普通高等教育中医药类创新课程"十四五"精品教材

全国高等中医药院校教材

实用急救医学

（第3版）

供中医学·中西医临床医学·针灸推拿学等专业用

主编

钱义明

副主编

封启明　何　建　童朝阳　王瑞兰

王永霞　奚　耀　朱长清　丁　辉

上海科学技术出版社

图书在版编目（ＣＩＰ）数据

实用急救医学 / 钱义明主编. -- 3版. -- 上海 ：
上海科学技术出版社，2023.11
普通高等教育中医药类创新课程"十四五"精品教材
全国高等中医药院校教材
ISBN 978-7-5478-6393-0

Ⅰ．①实… Ⅱ．①钱… Ⅲ．①急救－中医学院－教材
Ⅳ．①R459.7

中国国家版本馆CIP数据核字(2023)第207425号

实用急救医学(第3版)

主编 钱义明

上海世纪出版(集团)有限公司
上海 科 学 技 术 出 版 社 出版、发行
(上海市闵行区号景路 159 弄 A 座 9F－10F)
邮政编码 201101   www.sstp.cn
常熟市华顺印刷有限公司印刷
开本 787×1092   1/16   印张 22.25
字数 550 千字
2013 年 6 月第 1 版
2023 年 11 月第 3 版   2023 年 11 月第 1 次印刷
ISBN 978－7－5478－6393－0/R · 2874
定价：90.00 元

编委会名单

——— 主　编

钱义明　上海中医药大学附属岳阳中西医结合医院

——— 副主编

封启明　上海交通大学医学院附属第六人民医院

何　建　海军军医大学第三附属医院（上海东方肝胆外科医院）

童朝阳　复旦大学附属中山医院

王瑞兰　上海交通大学医学院附属第一人民医院

王永霞　河南中医药大学第一附属医院

奚　耀　上海中医药大学附属岳阳中西医结合医院

朱长清　上海交通大学医学院附属仁济医院

丁　辉　贵州省第二人民医院

——— 编　委

郭　健　上海中医药大学附属岳阳中西医结合医院

姜洪斌　同济大学附属上海市肺科医院

沙媛媛　上海中医药大学附属岳阳中西医结合医院

谢　晖　上海交通大学医学院附属第一人民医院

熊剑飞　上海交通大学医学院附属仁济医院

徐　卿　上海交通大学医学院附属第六人民医院

夏一春　上海中医药大学附属岳阳中西医结合医院

姚晨玲　复旦大学附属中山医院

赵　雷　上海中医药大学附属岳阳中西医结合医院

——— 编写秘书

胡冠宇　上海中医药大学附属岳阳中西医结合医院

孙　旗　上海中医药大学附属岳阳中西医结合医院

编写说明

急救医学是一门以多种医学专业知识为基础,并具有自身专业特点的综合性医疗学科。凡在急救范围内各种疾患的救治都属于急救医学的范畴,包括院前和院内急救、医院急诊、重症监护治疗病房、急救医疗管理体系等部分。急救医学综合和发展了临床各学科中与危急重症救治相关的理论知识,形成规范的临床学科体系,成为现代医学飞速进步的一个标志。随着急救医学的发展,急诊科的模式也由通道式向专科病房式转变,这不仅要求急诊科医师具有扎实的理论知识和专业技能,还要具有严谨缜密的临床思维逻辑和快速敏捷的应急反应能力。因此,提高临床医师的急救意识和专业技能已成为当前医学教育和培训的重要任务,在临床教学中开设急救医学课程也是医学发展、与时俱进的要求。

中医学是我国传统文化的瑰宝,经过几千年的洗礼和发展,如今已在现代医学领域里占据不可动摇的地位。中医急救医学作为中医学的重要分支学科,有其独特、完整的理论体系,积累了丰富的临床经验。如何加强对中医急救医学的整理研究,建立统一完善、科学实用的诊疗规范,努力推动中医急救医学标准化、现代化和国际化是每一位医学工作者值得研究的课题。

《实用急救医学》第1版和第2版分别于2013年6月和2018年8月出版,受到广大医学生和医师的欢迎,并荣获"上海中医药大学优秀教材"奖。5年过去了,随着医学科学的发展创新,临床诊疗方法也不断完善和更新。同时,近年来新出现的疾病如新型冠状病毒感染等,成为对人类生命新的威胁,也要求我们医务工作者迅速做出应对措施。第3版教材秉承前2版教材的特点,致力于总结西医急救医学的最新成果和进展,在阐述西医的先进理论和技术的同时,介绍有特色的中医急救理论和辨证论治经验,并对当前一些新出现疾病的诊疗研究进行论述,中西合璧、互相借鉴、取长补短,力求为创建有中国特色的急救医学学科、丰富急救医学理论和实践做一些有益的探索与尝试。

根据目前全国中医药院校的实际情况,结合中医学和中西医临床医学等专业的特点,我们在教材编写上力求重点突出、精炼实用、理论紧密结合临床,在对急救医学的常见疾病进行全面系统而简明扼要论述的同时,着重阐述急救医学的最新理论知识和急救技术,用图表进行归纳和总结,内容翔实规范、实用性强,期望能对提升中医药院校的急救医学教学水平,提高中医药院校学生的急救专业理论知识、诊疗思维和实践操作能力有所裨益。

　　本书的编写得到了上海中医药大学教务处和岳阳中西医结合医院及其他兄弟医院领导、专家的大力支持，王蠡、王卓琦和李丹阳医师在本书编写中做了很多具体的工作，在此一并致以由衷的感谢。本书适用对象为高等中医药院校的中医学、中西医结合临床医学及针灸推拿学等临床专业的本科生和研究生，也可作为西医急诊及其他科室医师、医学生和护理工作者的参考用书。

　　教材建设是一项长期任务，本教材难免存在不足之处，敬请各位同道和读者不吝给予批评和指正，以便进一步修订和完善。

《实用急救医学》编委会

2023 年 8 月

目　录

附录

第一章
急救医学总论

 导学 熟悉急救医疗服务体系的基本结构。了解急救医学发展历史和现状。

第一节 急救医学的发展概况

急救医学是一门跨专业、跨学科的独立医学专科，很多内容与其他专科存在重叠交叉。急救医学突出人的整体观，注重保护急危重症患者的重要脏器功能及维持内环境稳定，研究疾病急性期及危重症期共同的病理生理特点，从而保证患者生命延续，为进一步专科治疗赢得时机，避免危重状态下致死、致残，有效地提高急危重症患者抢救的成功率。

随着医学的快速发展，急救模式及急救方法、水平得到空前提高，相关技术及理论也得到发展和完善。大多数国家都非常重视发展医疗紧急救援，除广泛普及急救知识和在大型、重要的公共场所设立急救医疗设施外，还建立了急救医疗服务体系(emergency medical service system，EMSS)。急救医学已经成为当代医学的重要组成部分，反映了当代医学发展的方向和趋势。

一、急救医学发展简史和现状

近现代战争中伤兵救治是世界各国曾面临的一个重要医学难题。第一次世界大战中伤兵病死率高达 18%，第二次世界大战时就降至 4.5%，朝鲜和越南战争期间则降至 2.5%；伤兵病死率由高到低的显著改善，有效的现场急救系统起了重要作用。近 1 个世纪以来，由于城市汽车的不断增多，交通事故急剧增加，加上其他意外事故及心脑血管疾病不断增多，各国政府逐渐认识到发展急诊医疗服务的重要性和迫切性。1924 年，意大利佛罗伦萨就建立了世界上第一个急救医疗服务组织来进行患者的救护和转运。1968 年，美国麻省理工学院倡导建立"急诊医疗服务体系"。1970 年，美国部分城市成立了地区性的急诊医疗体系，通过通讯指挥中心统一的急救呼叫，协调院前的现场急救。1972 年，美国医学会正式承认急诊医学是医学领域中的一门新学科，当时的尼克松总统决定由联邦政府拨款建立急诊医疗系统试点。1973 年，美国国会通过了《加强急诊医疗法案》。1976 年，美国国会又对急诊医疗法案进行了修改，并完成了立法程序，建立了全国规模的急诊医疗服务网络。现在急诊医学已被正式定为美国的第 23 个临床医学专业，急救住院医师训练项目基地迅速增加，急诊医师迅速专业化，急诊室逐步演变成现代急诊科(emergency department)。由于急诊医师对各专科疾病抢救技能的全面掌握，急诊科整体装备、结构和管理水平大幅提高，急诊科的综合抢救诊治水平得到了整体改善。

由于历史原因,我国的急救医学起步较晚,但发展很快。20世纪50年代中期开始,我国曾在大中城市建立急救站,但囿于当时国家的财力和认识水平,急救站规模小、设备简陋,实际上只能起到对伤病员的转运作用。改革开放以后,我国的西医急救医学进入了一个全新的发展时期。1980年,卫生部颁发了《加强城市急诊工作》的文件。1982年3月,卫生部主持召开了"建立城市急诊工作"的咨询会。1983年,卫生部颁布了《城市医院急诊科(室)建立方案》,明确提出城市综合性医院要成立急诊科,并规定了急诊科的任务和急诊医疗工作的方向、组织管理以及制定了急诊工作的规章制度。1986年11月,通过了《中华人民共和国急救医疗法》。1987年5月,经中华医学会批准正式成立了中华医学会急诊分会,正式承认其为一门独立的学科。1993年,在上海建立全国急救人员培训中心。2005年,成立了中华医学会重症医学分会。开展医院等级评审工作后,卫生部又明确规定急诊科作为一级临床科室是医院必备的组成部分。到20世纪90年代末,全国县级以上医院基本建立了急诊科,全国80多个大中型城市建立了一定规模的独立或附属于医院的急救中心,全国统一急救电话号码为"120",很多中、大型医院都建立了重症监护治疗病房(intensive care unit, ICU),并配备了专业队伍。

二、中医急救医学发展简史和现状

纵观中国历史,中医学绵延数千年,中医名家和传世经典浩如烟海、灿若星辰。随着时代变迁经历了辉煌和没落,繁华盛世时宠辱不惊,亡佚散落后伺待星火燎原,从未消散在历史浪潮中,因人、因时、因地不断地变化适应和发展,证明了中医学理论具有强大的生命力。从传统意义来说,虽不存在中医急救医学这个概念,但是中医学体系中包含非常丰富的中医急救的内容。从现实意义来看,中医急救医学属于现代危重病急救医学范畴中的一个分支。所以说,中医急救医学是一门古老而新兴的学科,是运用中医学理论和中医临床思维方法研究急危重症的病因病机、证候演变规律、辨证救治与处理等问题的一门临床学科。

中医急救史源远流长,先贤辈出。早在春秋战国时期的《黄帝内经》就总结了秦汉以前的急症理论和经验。扁鹊、华佗等都是千古传诵的名医,流传了许多危重患者被抢救成功的事例。东汉张仲景的《伤寒杂病论》开创了急症辨证论治的先河,对高热、结胸、出血、暴泻及厥证等急症总结出较系统的理法方药,广泛应用于临床并沿用至今;《金匮要略·杂疗方》论述了多种急救方法,首创"令人以桂屑着舌下"的舌下给药法,首创"救自缢死方"涵盖现代心肺复苏术的基本技术,尤其是其"形神并重"的急救理念对现代急救医学仍有启迪意义。晋代葛洪的《肘后备急方》是中医第一部急救手册,最早记载天花的症状,描述其危险性、传染性;提出了结核病"死后复传及旁人"的传染特性,涉及骨结核、肠结核;首创用疯犬的脑子涂在伤口上治疗狂犬病的方法;提出了"疠气"的概念;最早最准确地描述了寄生虫病;记载了鲜青蒿榨汁治疗疟疾并沿用至今,成为获得诺贝尔奖成果的理论依据;记载了口对口吹气法,远早于现代医学的人工呼吸技术。唐代孙思邈对于急症的理论和治法又有突破,所著《千金翼方》记载备急方27首,专为抢救垂危之症而用;《备急千金要方》中首创的葱管导尿法与现代医学的导尿术只是工具上的差异而已,堪称世界医学之最。宋金时期,由于战乱、瘟疫流行,危重病时现,"金元四大家"成为这一时期的杰出代表,其中张从正所著《儒门事亲》极大丰富了急症的治法,他提倡使用汗、吐、下三法治疗各种急症多达20余种,涵盖内、外、妇、儿和五官等多科疾病;除常规的口服给药外,张氏还提出了其他一些给药途径如经鼻、眼、耳、皮肤及肛门等,对中医急救医学的发展做出了不可磨灭的贡献。明清时期著名医家如吴有性、叶桂和薛雪等对戾气、温病及湿温病等进行了深入的研究,所论述伏邪温病、疫疠的发病方式及传播途径等,均与现代细菌微生物学的论述相近,对于近年来出现的传染性非典型肺炎、人感染高致病性人禽流感、新型冠状病毒感染及流感等传染病的预防及治疗也有很大的借鉴意义。

然而自 20 世纪中叶至今,随着西医学在我国迅速发展,对临床危急重症的救治形成了一套较为完整的处理方法体系,中医急救的发展则相形见绌,而在患者心目中普遍存在"中医治慢,西医救急"的观念,也在一定程度上影响了中医急救的进步,故 21 世纪中医急救医学的研究、发展任重而道远。

21 世纪是生命科学的时代,中医急救医学面临的既是机遇又是挑战,我们中医和中西医结合工作者不必妄自菲薄,应该立足中医学传统宝库,学习西医的先进知识和急救技术,加强中西医结合理论和技术的研究、创新,努力提高专业技术水平,不忘初心、牢记使命,踔厉奋发、笃行不息,在继承中发展、在实践中进取,开创具有中国特色的急救医学学科,为全人类的健康事业做出应有的贡献。放眼未来,中西合璧的急救医学事业将迎来更加美好、辉煌的明天!

第二节　急救医疗服务体系

EMSS 是集院前急救、院内急诊科和 ICU 诊治的急救网络,即院前急救负责现场急救和途中救护,急诊科和 ICU 负责院内救护。这既适合于平时的急诊医疗工作,又适合于大型灾害或意外事故的急救。一个完整的 EMSS 包括完善的通讯指挥系统、现场救护、配备监测和急救装置的运输工具,以及高水平的医院急诊服务和强化治疗。该系统的组成部分既有各自的工作职责和任务,又相互密切联系,是一个有严密组织和统一指挥的急救网络。EMSS 已被实践证明是有效、先进的急救医疗服务结构,在挽救危重患者的生命时发挥着越来越大的作用,最大程度保证了危重患者的生命安全。

EMSS 的建立使传统的医疗就诊模式发生了根本性改变,为急危重病患者得到争分夺秒的救治提供了可行的安全体系。EMSS 为急危重病患者提供救治生命的绿色通道,其服务对象是急诊患者,包括内、外、妇、儿、神经、五官及皮肤等各专科的普通急症患者和生命体征不稳定的危重患者。

一、院前急救系统

1.**基本要求**　院前急救作为 EMSS 中最初和重要的一环,是指患者从现场到医院之前的就地抢救、监护运送至医院的过程。院前急救医疗以生命支持和对症治疗为主要原则,内容是挽救和维持患者的基本生命体征、缓解其剧烈疼痛、防止搬送途中的继发损伤及安全转送,着重在呼吸、循环系统功能的支持与监护,外伤的止血、包扎、固定和搬运,进行解痉、镇痛、止血、平喘及止吐等对症处理。一个健全、高效的院前急救系统应该具备下列条件:① 灵敏可靠的通信网络,尽可能大的通讯覆盖面积;② 布局合理、急救半径较小的急救网络;③ 众多专业素质良好的医技人员;④ 性能良好的急救运输工具、完备的急救器材设备和药品等。

2.**模式**　我国目前城市院前急救的模式大致有 5 种:① 独立的急救中心模式;② 不设床位,以院前急救为主要任务的模式;③ 依托于一所综合性医院的院前急救模式;④ 有一个全市统一的急救通讯指挥中心,院前急救全部由各医院分片出诊的模式;⑤ 小城市(县)三级急救网络模式。

二、医院急诊科

医院内的急诊科(室)是 EMSS 体系中最重要的中间环节,也是医院内急救的第一站,承担着 24 小时急诊和抢救的医疗服务。医院急诊的能力和质量能够体现出医院的管理、医护人员素质和技术的急救整体水平。急诊科是作为跨多学科专业的二级综合性临床科室,在医院有相对独立的区域,布局机构合理、急救设备齐全、人员相对固定,能承担医疗、教学和科研工作,主要任务是担负急危重症患者的院内救治和部分特别危重患者的急诊监护治疗。

1. **医务人员配备** 急诊科医护人员需经过急诊专业培训及考核,主治医师职称以上的医务人员比例≥50%,至少配备 1 名副高以上专业职称的医师负责业务技术把关;固定在急诊科的医师比例≥70%,其余可由其他专科医师轮换,但应相对固定在半年以上;急诊科医师应担任住院医师满 2 年、轮转医师应担任住院医师满 3 年后,方可在急诊科独立值班;有专职的急诊科护士长,护士和观察床位之比≥1∶2。

2. **运行模式**

(1)独立型:急诊科具有相对独立的综合性诊治能力,配备所有专业的专科医师,可以处理各种急危重症,可不依赖其他临床专科而独立运作。一般是大型综合医院或急救中心。

(2)全科型:急诊科配备的医师在所有临床专科轮训后再固定于急诊工作,急诊科医师对所有急症患者做出初步处理,病情危重或属专科急症再转专科处理或会诊。一般是县级(二级)以下医院。

(3)支援型:急诊科有相对固定的部分急诊医师(如内科和外科),其他不足部分的医师由各科抽调。此型的急诊科医师容易出现专业思想不牢固、急救意识不强及抢救技术不熟练等不足之处。

3. **仪器配备**

(1)"五机八包":"五机"指呼吸机、心电图机、除颤仪、洗胃机和吸痰机;"八包"指静脉切开包、气管切开包、缝合包、开胸包、胸穿包、腰穿包、导尿包和接生包。

(2)抢救室设备要求:每床至少配备心电监护仪及呼吸机各 1 台;配备心肺复苏抢救车(车上备有喉镜、气管导管、各种接头、急救药品以及其他抢救用具等)、心电图机、除颤仪及简易呼吸器等。

三、ICU

ICU 是专门收治各种急危重症患者的医疗单元,现已成为医院急危重患者的抢救中心。在 ICU 内的患者接受全面系统的检查、准确细致的监测和及时精确的治疗护理,以最大限度地保证患者的生命安全、提高抢救成功率。ICU 的医疗监护水平如何、设备是否先进,已成为衡量一个医院水平的重要标志。我国 ICU 的建设开始于 20 世纪 80 年代初期,虽起步较晚,但发展很快,目前国内三甲医院均设有各类 ICU,大部分二级医院也已设置了 ICU。

1. **医务人员配备** ICU 人员配备按其功能定位不同,采用不同编制。原则上应设主任医师或副主任医师 1～2 名,主治医师 3～5 名,住院医师 5～7 名;医师总数与 ICU 床位数之比为(1.5～2)：1;护士总数与床位数之比为(3～4)：1。综合性 ICU 应在院长领导下,实行科主任负责制,由科主任全面负责 ICU 的医教研和行政工作;主治医师带领住院医师分级负责患者的医疗工作;护士长在科主任领导下负责护理工作,监督日常护理的完成情况和检查 ICU 规章制度的执行。

2. 运行模式　ICU 有专科性和综合性之分,前者指临床各专科为救治本专业危重患者而设置的,如外科重症监护治疗病房(SICU);后者主要是为收治某个部门或整个医院各种危重患者而设置的,如急诊重症监护治疗病房(EICU)。

3. 仪器设备

(1) 一般配置:每床须配备功能完善的设备带或功能架,提供电、氧气、压缩空气和负压吸引等功能支持;每张监护病床装配电源插座 12 个以上,氧气接口 2 个以上,压缩空气接口 2 个和负压吸引接口 2 个以上;医疗用电和生活照明用电线路分开,每个床位电源应是独立的反馈电路供应;ICU 必须配备不间断电力系统和漏电保护装置,每个电路插座的主面板都要有独立的电路短路器;配备适合 ICU 使用的多功能病床,配备防压疮床垫。

(2) 治疗和监护配置

1) 监护系统:每床须配备床旁监护系统,进行心电、血压、脉搏、血氧饱和度及有创血流动力学监测等生命体征监护;为便于安全转运患者,每单元配备便携式监护仪 1 台。

2) 呼吸机:三级医院的 ICU 应该每床配备 1 台呼吸机,二级医院的 ICU 可根据实际需要配备适当数量的呼吸机;每床配备简易呼吸器(复苏呼吸气囊);为便于安全转运患者,每个 ICU 单元应至少有 1 台便携式呼吸机。

3) 输液泵和微量注射泵:每床均应配备,其中微量注射泵每床 2 套以上,另配备一定数量的肠内营养输注泵。

4) 其他设备:心电图机、血气分析仪、除颤仪、血液净化仪、连续性血流动力学与氧代谢监测设备、心肺复苏抢救装备车(车上备有喉镜、气管导管、各种接头、急救药品和其他抢救用具等)、体外心脏起搏器、纤维支气管镜和电子升降温设备等。此外,根据患者病情需要随时提供床旁 B 超、X 线、生化和细菌学等检查设备。

除上述必备设备外,各医疗单位可根据条件选配以下设备:简易生化仪和乳酸分析仪;闭路电视探视系统;成像探头;脑电双频指数监护仪;输液加温设备;胃黏膜 CO_2 张力和 pH 测定仪;呼气末 CO_2 和代谢等监测设备;体外膜肺氧合(extracorporeal membrane oxygenation, ECMO)设备;床旁脑电图和颅内压监测设备;主动脉内球囊反搏(intra-aortic balloon pump, IABP)和左心辅助循环装置;防止下肢深静脉栓塞发生的反搏治疗仪器;胸部震荡排痰装置等。

第二章
急危重症的监测

 导学 掌握常规监测项目的种类、危重患者血流动力学、循环和呼吸、出凝血功能及神经系统监测项目及临床意义。熟悉接诊危重患者的要点。

随着医学科学的发展,ICU 特别是综合性 ICU 正在我国各地医院逐渐建立。ICU 的基本任务不只是加强护理,而是利用现代化仪器和设备,对能反映危重患者重要器官(如心、肺、脑及肝肾等)功能的参数进行监测,从而及时判断病情变化,迅速采取有针对性的医疗措施,必要时给予机械通气和各种循环辅助等措施,以协助患者度过危及生命的不稳定状态,重建新的平衡。危重患者的监测对于提高抢救成功率、降低病死率具有举足轻重的意义。

第一节 常规监测

危重患者的监测是一个复杂的问题,迄今仍没有一个适用于所有 ICU 的标准模式,大致有以下基本要求。

一、环境要求

为了有效地避免环境因素增加危重患者精神上的负担,对 ICU 环境提出了如下要求:① 尽可能保持患者白天清醒、晚上睡眠的正常生理秩序;② 让患者住单间,保持安静并遮住光线,以免影响睡眠;③ 所有监测、治疗设备适当远离患者,尽量使患者看不见仪器、听不到噪声;④ 尽可能去掉持续且单调的声音(如电扇、通风机等);⑤ 让每一位患者都能看到明显的时钟和日历。

二、常规监测项目

(一)生命体征

所有危重患者都需监测体温、血压、心率和心律。呼吸系统及神经系统疾病、药物中毒、内分泌代谢紊乱、高颅内压及临终患者需监测呼吸频率和节律;休克、脑血管意外、各种危重患者及应用血管活性药物(如硝普钠、去甲肾上腺素等)时均应常规监测血压。

(二)呼吸状态

监测呼吸道通畅与否;监测呼吸状态可采用较简单的经皮动脉血氧饱和度(SpO_2)和动脉血氧分压(SaO_2)监测,以初步判断氧合是否正常、鉴别酸碱失衡的性质,对于指导氧疗、机械通气各项参数的调节以及补充酸碱缓冲类药物和电解质有重要意义;如有条件还可进行肺功能监测。

（三）循环功能

床旁漂浮导管监测是对危重患者进行抢救时一项重要的循环功能监测方法，有助于了解疾病的严重性，指导治疗方法的选择，以及评价疗效和预后。由于存在一定的创伤性，使临床应用受到限制。

（四）神经系统功能

对意识障碍程度的判定、指导抢救及判断预后具有重要意义。瞳孔改变常见于眼部疾病、中枢神经系统疾病、药物或毒物中毒等；颅内压监测可随时了解脑脊液压力的改变、颅内压增高趋势和对脑功能的影响，有利于及时诊断和指导治疗。

（五）体液和电解质

体液和电解质的监测是危重患者全身管理的重要内容。具体包括：体重；出入液量；尿量和尿渗透压；血清电解质、血糖和血浆渗透压等。

（六）酸碱状态

酸碱失衡的及时发现和正确判断常常是治疗成败的关键。常用指标有 pH、碳酸氢根（HCO_3^-）、剩余碱（BE）及阴离子间隙（AG）等。

（七）常用生化指标

主要监测各脏器功能状况，包括血清尿素氮（BUN）、肌酐（Scr）、谷丙转氨酶（ALT）及心肌酶谱等。

（八）其他

其他监测包括末梢循环、呕吐物及排泄物的性质、量，特殊治疗或特殊操作后的观察等。

总之，各种危重患者的病情复杂、瞬息万变，对于危重患者的监测是一项连续、不间断的工作，要求医务人员必须具备高度的责任感，密切观察，及时发现问题、准确处理。

三、接诊危重患者

（一）例行接待

由于危重病的复杂性，在处理危重患者时往往有抽象化的倾向。为了避免这种情况，ICU 的工作人员应力求与患者有具体的接触，并与患者交换意见，表达对患者的关怀之情。当患者长期处于辅助呼吸时，更应采取特殊的措施，使其心理上感觉有所依靠。一般说来，危重患者对周围其他患者是不关心的，对事物比较淡漠，这种淡漠的状态是 ICU 中危重患者的特点，但在临床工作中却发现许多患者很警觉，因此 ICU 工作人员谈话时切勿轻率评论，以免患者产生不必要的疑虑。

应当维护患者时间与空间的概念，这可由工作人员做出安排，如床旁放置时钟、日历或报纸等措施；安排专门人员来协调多位医师对某位患者的治疗，这样可以使每一位危重患者都能得到最完善的监测，并避免会诊的矛盾；及时通知患者家属探视等。

（二）病史采集和体格检查

从患者或其家属处采集尽可能详尽的病史，要特别注意用过什么药物、过敏史、出血性疾患及过去存在的任何问题（特别是与现病史有关的情况）；必须迅速而全面地进行体格检查，特别要重视心肺系统的检查，这样不仅能获得患者完整的病情资料，而且能让医师和工作人员直接接触患者，在第一时间内做出准确的诊断。

（三）基本的辅助检查

询问病史及体检的同时，要进行基本的实验室及生理检查（如生命体征、体重及意识状态等),还要注意患者身上所有的输液管、引流管及电线等管道和应用的药物,这样在病史采集和体检完毕时就可获得必要的辅助检查资料,有利于诊断。

(四) 饮食

危重患者的饮食需因人而异,对于特殊的营养问题应该有特殊饮食的医嘱(如数量、浓度、类型及给予途径等)。

(五) 静脉输液

输液的医嘱包括输入液体的种类、速率及途径(如患者有一个以上的静脉通道时)。危重患者的输液常常十分复杂,应根据出入量、体温及生化检查等结果,因时因人因病而异,及时调整治疗方案。

(六) 记录出入量

准确地记录出入量很重要,每一次出入量均应记录,并分别总结;定时计算出入量及液体差额并做记录;确切的液体平衡记录加上每次测定的体重,可以避免危重患者发生意外负荷过度。

(七) 科学排列监测数据

要科学排列所记录监测项目的结果和监测的频度,包括体温、脉搏、血压、呼吸、血管内压(肺动脉压、肺毛细血管楔压及中心静脉压等)、精神状态及其他医师所需要的监测参数,便于分析、比较,准确处理。

(八) 药物

每一种药物及其服用次数、剂量及用药途径都应具体标明;危重患者常同时使用几种药物,医务人员必须熟悉用药配伍和药物间的相互作用。

第二节　危重患者的循环监测

循环是维持生命的主要标志,危重患者抢救或心跳、呼吸骤停复苏成功后,维持循环功能的稳定直接关系到患者的预后。因此,必须加强循环功能的监测,及时发现问题,并迅速和正确地处理及救治。

一、基础监测

(一) 听诊

ICU 均采用监护仪,可以持续、便捷而直观地监测患者的心率(律)。即便如此,心脏听诊所得到的临床资料是先进仪器和设备所不能替代的。心率是维持生命和血压的重要标志,正常成人心率为 60～100 次/分。

(二) 心电图

持续心电图监测是 ICU 最基本的监测项目。危重病患者接受持续心电图监测,不但可以了解心律失常的发生情况,还有助于对心肺功能状况的判断评估。需注意的是,心电监测(模拟心电图)不能替代常规心电图检查。

(三) 脉搏

脉搏是反映心率(律)和血压的间接指标,常用桡动脉触诊法监测心率(律)和血压的变化。紧急情况下尤其是低血压时,可直接触摸颈动脉和股动脉搏动,了解心脏搏动情况。

（四）血压

血压是维持生命和脏器血液灌注的基本保障，是重要的生命体征之一，也是 ICU 最常用的监测指标，目前使用的方法有两种。① 袖带式无创血压监测：可间断自动地监测血压变化，适用于所有危重病患者；② 桡动脉置管有创血压监测：有一定创伤性，适用于一些特殊患者，如心脏大手术后或循环状态严重不稳定时。

（五）中心静脉压

中心静脉压（central venous pressure，CVP）是指腔静脉与右心房交界处的压力，是反映右心前负荷的指标。中心静脉压由 4 部分组成：右心室充盈压；静脉内壁压，即静脉内容量产生的压力；静脉外壁压，即静脉收缩压和张力；静脉毛细血管压。因此，CVP 的高低与血容量、静脉压力和右心功能有关。CVP 的参考值为 $5\sim12$ cmH$_2$O；<5 cmH$_2$O，提示血容量不足，有容量反应性；>15 cmH$_2$O，提示心功能不全、静脉血管床过度收缩或肺循环阻力增高；>20 cmH$_2$O，一般表示患者存在充血性心力衰竭，没有容量反应性。CVP 作为距离右心最近的上腔静脉局部的客观压力，可以是血流动力学治疗的目标，但评价容量反应时作用相对比较有限；作为液体治疗的安全限制以及后向器官保护的指标，作用较为明确。

CVP 的测量属于有创性监测，需要中心静脉穿刺置管，目前应用较多的是颈内静脉和锁骨下静脉，监测方法分为简便法、机器测定法两种。临床应用时通常进行连续测定，动态观察其变化趋势。

（六）末梢循环或微循环

末梢循环或微循环是反映组织血液灌注的重要临床指标。目前微循环灌注的监测方法包括活体显微镜检查法、激光多普勒技术、扫描激光多普勒和反射式激光扫描共聚焦显微镜、甲襞微循环、正交偏振光谱和测流暗场等，对脓毒症休克患者也常使用皮肤温度梯度、毛细血管回流时间、外周灌注指数、中心/混合静脉血氧饱和度（S$_v$O$_2$）以及乳酸等指标来监测微循环。

二、特殊检测

血流动力学是循环的重要指标，能反映心脏的舒缩功能和心排血量，是危重患者不可缺少的监测指标。血流动力学指标不但能客观反映患者疾病的状态与演变过程，而且能帮助临床医师揭示疾病本质、找出治疗突破点。临床上大致分无创、微创和有创等监测方法，常见监测方法见表 2-1。其测试原理不同，临床价值各有利弊。

表 2-1　常用血流动力学监测方法

监测 方法	血流动力学 监测措施	可评价指标
无创	生命体征监测	血压、心率、脉搏及 SpO$_2$
	超声心动图监测	每搏输出量（stroke volume，SV）、心排血量（cardiac output，CO）、心排血指数（cardiac index，CI）、左室舒张末期容积（left ventricular end-diastolic volume，LVEDV）、左室收缩末期容积（left ventricular end-systolic volume，LVESV）、射血分数（ejection fraction，EF）及 E／A峰比值等
	阻抗法无创血流动力学监测	SV、CO、CI、LVEDV、LVESV、EF 及 E／A 峰比值等

（续表）

监测方法	血流动力学监测措施	可 评 价 指 标
微创	脉搏指示连续心排血量监测（pulse-induced contour cardiac output, PiCCO）	CO、心脏前负荷、全心舒张末期容量（global end-diastolic volume, GEDV）、每搏量变异（stroke volume variation, SVV）、心肌收缩力、全心射血分数（global ejection fraction, GEF） 全身血管阻力（systemic vascular resistance, SVR）/全身血管阻力指数（systemic vascular resistance index, SVRI） 容量性指标：GEDV、胸内血容量（intrathoracic blood volume, ITBV）和血管外肺水（extravascular lung water, EVLW）
有创	肺动脉漂浮导管（pulmonary artery catheter, PAC）	右房压（right atrial pressure, RAP）或 CVP、右室压（right ventricular pressure, RVP）、肺动脉收缩压（pulmonary artery systolic pressure, PASP）、肺动脉楔压（pulmonary artery wedge pressure, PAWP）和 CO 等

（一）无创血流动力学

目前临床应用较多、测定值较可靠的监测方法是借助超声心动图进行监测。无创血流动力学监测方法虽然无损伤，但与有创血流动力学指标的等效性还有待于探讨。

1. 超声心动图　是目前能够在床旁实时提供有关心脏、肺脏及血管等结构和功能信息的唯一影像工具；心功能测定包括左（右）心室的收缩功能和舒张功能。

（1）左心室功能评估：左室射血分数（LVEF）能较早评价全心收缩功能，且重复性好。组织多普勒技术（TDI）测量的心肌收缩速度可以代表全心室功能，尤其是二尖瓣环心肌收缩速度。心肌收缩速度指标可以在显性心肌肥厚和显性心脏收缩功能不全出现之前即可发现心肌收缩功能受损。TDI 测定的心肌做功（Tei）指数是无创、敏感可行的评价左心室功能的指标，是对常规测定的血流多普勒参数的重要补充。

（2）右心功能评估：右心室大小与室间隔运动较为重要。

（3）心脏舒张功能：重症患者心脏舒张功能受累十分常见，须引起重视、及时干预。

2. 胸部生物阻抗法　针对生物阻抗的局限性，胸部生物阻抗法采用了不同的阻抗信号处理装置。这些设备以类似的方式运行，但使用扩展算法来检测经胸电压的相移（取决于胸电阻和电容，此两者仅随胸液量体积的急剧变化而变化）。这类检查只能检测脉动流，不会受到肺水存在的影响。现常用的生物反应系统包括 NICOM 和 AESCULON，尽管这些设备通过最小化肺水的影响而避免误差，但与生物阻抗设备有许多相同的局限性。与经胸热稀释测量相比，NICOM 系统在测量心排量方面的精确性很高，但尚未能确定其在危重患者中的准确程度。

（二）微创与有创血流动力学

1. 肺动脉漂浮导管　1970 年，Jeremy Swan 和 Wiliam Ganz 合作研制了顶端带气囊、血流导向的肺动脉漂浮导管，因此常把肺动脉漂浮导管称为 Swan-Ganz 导管。一般来说，对任何原因引起的血流动力学不稳定及氧合功能改变，或存在可能引起这些改变危险因素的情况，都有应用 Swan-Ganz 导管的指征（表 2-2）。常用的血流动力学参数及参考正常范围见表 2-3。

表2-2 血流动力学监测的临床应用

诊 断 应 用	指 导 治 疗
肺水肿的鉴别诊断	指导液体量的管理
休克的鉴别诊断	调节肺水肿时的液体平衡
肺动脉高压	降低充血性心力衰竭患者的前负荷
心脏压塞	维持少尿型肾衰竭患者的液体平衡
急性二尖瓣关闭不全	指导休克治疗
右心梗死	指导血容量的调整和液体复苏
	机械通气时调节容量和正性肌力药的剂量
	增加组织的氧输送(DO_2)
	调节正性肌力药和血管扩张药的剂量

表2-3 常用血流动力学指标及参考正常范围

指 标	计 算 方 法	参 考 正 常 值
平均动脉压(MAP)	直接测量	80～100 mmHg
右心房压(RAP)	直接测量	0～6 mmHg
右心室压(RVP)	直接测量	收缩压18～30 mmHg,舒张压0～6 mmHg
平均肺动脉压(MPAP)	直接测量	11～16 mmHg
肺动脉嵌顿压(PAWP)	直接测量	6～12 mmHg
心率(HR)	直接测量	60～100 次/分
血红蛋白含量(Hb)	直接测量	120～160 g/L
心排血量(CO)	直接测量	66.68～100.02 ml/s(4～6 L/min)
心排血指数(CI)	CO/体表面积(BSA)	41.68～70.01 ml/(s·m^2)
每搏输出量(SV)	CO/HR	60～90 ml/beat
每搏指数(SVI)	SV/BSA	30～50 ml/m^2
体循环阻力(SVR)	80×(MAP－CVP)/CO	90～150 kPa·s/L(900～1 500 dyn·s/cm^5)
体循环阻力指数(SVRI)	80×(MAP－CVP)/CI	1 760～2 600 dyn·s/(cm^5·m^2)

（续表）

指 标	计 算 方 法	参 考 正 常 值
肺循环阻力(PVR)	$80 \times (MPAP - PAWP)/CO$	$2 \sim 13$ kPa·s/L($20 \sim 130$ dyn·s/cm^5)
肺循环阻力指数(PVRI)	$80 \times (MPAP - PAWP)/CI$	$45 \sim 225$ dyn·s/(cm^5·m^2)
左心室每搏功指数(LVSWI)	$SVI \times (MAP - PAWP) \times 0.0136$	$45 \sim 60$ g/(m·m^2)
右心室每搏功指数(RVSWI)	$SVI \times (MPAP - CVP) \times 0.0136$	$5 \sim 10$ g/(m·m^2)
DO$_2$	$CI \times CaO_2 \times 10$	$520 \sim 720$ ml/(min·m^2)
氧耗量(VO$_2$)	$CI(CaO_2 - CvO_2) \times 10$	$100 \sim 180$ ml/(min·m^2)
氧摄取率(O$_2$ext)	$(CaO_2 - CvO_2)/CaO_2$	$22\% \sim 30\%$

肺动脉漂浮导管的临床应用：

（1）PAWP 的生理意义：正常值为 $6 \sim 12$ mmHg。因 PAWP 与 LVEDP 呈正相关性变化，通常认为在心排血量正常时，若 PAWP 在正常范围则提示心室功能良好；在低心排血量或在有循环障碍征象时，若 PAWP≤6 mmHg 则提示有相对性血容量不足，需增加左心室的充盈量，以保证足够的循环做功；PAWP 高于正常范围则相反。PAWP 与肺毛细血管静脉压基本一致，在左心衰竭或因输液过量所致者，PAWP 均超过 18 mmHg。一般情况下，平均 PAWP 增高的程度与肺水肿的严重程度呈正相关（表 2-4）。实验证明，在血浆蛋白浓度正常时，若左心房压或 PAWP 增高，超过 24 mmHg 时即发生肺水肿；当血浆蛋白浓度稀释至正常的 1/2 时，即使 PAWP 为 11 mmHg，亦可发生肺水肿。

表 2-4 平均 PAWP 与心源性肺水肿的关系

平均 PAWP(mmHg)	心源性肺水肿程度
<18	无
18～20	轻度
21～26	中度
18～20	重度
20～30	明显肺水肿

（2）PAWP 与 CI 的相关性：心力衰竭时，PAWP 明显增高可引起肺水肿，CI 降低即导致周围循环灌注不足，结合心力衰竭患者血流动力学改变可分为 4 种亚型。PAWP 与 CI 的相关性见表 2-5。

表 2-5 心力衰竭的临床及血流动力学分型和预后的关系

分 型	肺 水 肿 (PAWP>18 mmHg)	周围灌注不足 CI<2.2 L/(min·m²)	病死率(%)
Ⅰ	−	−	3
Ⅱ	+	−	9
Ⅲ	−	+	23
Ⅳ	+	+	51

Ⅰ型者,如适量给予补液而使平均 PAWP 不增高或仅轻微增高时,CI 可回升至正常范围,说明其心功能正常,原 CI 的降低系由于有效循环容量减低所致。

Ⅱ型者,心力衰竭有较早期的表现,也是临床上较常见的类型。可在密切观察下给予补液,如补液后平均 PAWP 明显增高,而 CI 增高不明显,则表示其心功能已处于 Frank-Starling 定律的代偿期;处理原则为给予利尿剂或扩张小静脉为主的血管扩张剂,以减轻前负荷。

Ⅲ型者,发生主要与容量不足有关。应先给予补液,因此类患者左心室功能曲线的最佳值通常在左心室舒张末压 20~24 mmHg,故应在血流动力学监测下进行补液。

Ⅳ型者,心力衰竭的程度很严重,已进入心源性休克的阶段,治疗应选用血管扩张剂。对血压明显下降者应先用升压药,适当提高动脉压,以增加冠状动脉的灌注压。但本型对药物反应较差,病死率高。药物治疗反应不佳可采用 IABP 治疗,若心力衰竭在病情改善后而对反搏术有依赖者,则应及时行冠状动脉及左心室造影,了解有无冠状动脉旁路移植术或冠状动脉腔内球囊扩张术的指征。

2. PiCCO 技术 是一种新的脉搏轮廓连续心排血量与经肺热稀释心排血量联合应用技术,在热稀释测量的同时,分析动脉脉搏轮廓并计算出主动脉顺应性,根据校正动脉脉搏轮廓公式计算个体化的 SV、CO 和 SVV 等参数,以达到多数据联合应用监测血流动力学变化的目的。

适应范围:① 任何原因引起的血流动力学不稳定,或存在可能引起这些改变的危险因素,或存在可能引起 EVLW 增加的危险因素;② 凡需要心血管功能和循环血容量状态监测的患者,包括休克、急性呼吸窘迫综合征(acute respiratory distress syndrome,ARDS)、急性心功能不全、肺动脉高压及严重创伤等。

第三节 危重患者的呼吸监测

呼吸监测主要对象是呼吸功能不全或呼吸衰竭的危重患者,是 ICU 最基本的检测项目之一。依据监测的种类可分为基本与特殊监测。

一、基本监测

(一) 呼吸频率

正常呼吸频率是 12~20 次/分,呼吸频率明显减慢(<10 次/分)或增快(>24 次/分),均是疾病引起的病理生理改变。危重患者呼吸频率改变十分常见，是许多疾病最先出现的临床表现之一，及时发现与处理是治疗的关键。此外，在监测呼吸频率的同时，自主呼吸的状态也需要一并监测，可通过视觉直观或触诊法进行监测；ICU采用仪器监测，不但能得到持续的呼吸频率数据，还可得到直观代表呼吸频率的曲线。

（二） 呼吸幅度

正常人呼吸平稳，呼吸幅度小；出现呼吸困难时，不但呼吸幅度增加，通气量增加，还可能出现辅助呼吸肌的运动，如张嘴、抬肩、鼻翼扇动及三凹征等。呼吸幅度的变化可通过观察胸廓或腹部抬举或起伏的幅度来判断；根据呼吸幅度变化能得到很多有价值的临床信息，如了解通气量、是否存在呼吸困难以及判断人工气道的位置等。

（三） 呼吸音与异常呼吸音

了解呼吸音变化和是否有异常呼吸音出现（如干、湿啰音和哮鸣音等），对疾病的诊断、判断病情的发展和改善、调节呼吸机参数及预防并发症等，均有重要的临床意义。

1. 判断呼吸道是否通畅　保持呼吸道通畅是维持呼吸功能最基本的条件和保障。根据呼吸道阻塞的部位和程度，可出现相应的呼吸音变化。如呼吸道阻塞发生在上呼吸道，患者出现鼻翼扇动、三凹征等呼吸困难症状的同时，还可能出现呼吸音减低甚至消失；如发生在下呼吸道，可能出现相应部位的呼吸音减低；有人工气道的患者，借助呼吸音的变化能够判断人工气道的位置和通畅情况。

2. 了解呼吸道分泌物的量、黏稠度及部位　通过肺部听诊了解是否有异常呼吸音和啰音出现，是判断呼吸道分泌物数量及黏稠度的主要方法。分泌物增多时，肺部听诊干、湿啰音增多，尤其以湿啰音明显；分泌物黏稠时，肺部听诊闻及干啰音为主；气道狭窄时，如分泌物阻塞或支气管痉挛等，以哮鸣音为主。此外，肺部听诊干、湿啰音的粗细，还能判断分泌物所在的部位，并借此了解肺部病变的性质和严重程度。

3. 协助诊断肺不张、气胸等并发症　危重患者在接受治疗过程中，尤其是在接受呼吸机治疗时，肺不张或气胸是经常出现或可能存在的疾病和并发症，反复呼吸音听诊有助于这些疾病的早期诊断。

（四） 呼吸功能

缺氧和CO_2潴留是呼吸功能受损最常见的临床症状，监测方法很多。

1. 发绀　口唇和甲床发绀是缺氧最直接的临床表现，发绀改善也是缺氧纠正最直接的证据。

2. SpO_2　SpO_2是利用红外线的测试原理，测定末梢组织中的氧合血红蛋白含量，间接反映SaO_2，并可通过调节吸氧浓度（FiO_2）来维持$SaO_2 > 90\%$。临床上多用持续监测SpO_2替代SaO_2监测，这是目前ICU应用最常用的氧合状况监测方法。需要注意的是，末梢组织的血液灌注、循环及温度是影响SpO_2准确性的主要因素。

3. 动脉血气分析　动脉血气分析为有创监测，需要行动脉穿刺，目前临床应用较多。优点是损伤小，可以连续、多次取血，测得的动脉血氧分压（PaO_2）和动脉血CO_2分压（$PaCO_2$）是监测缺氧和CO_2潴留最可靠的依据（动脉低氧和高CO_2的生理测定见表2-6）。

4. 呼气末CO_2分压（$P_{ET}CO_2$）和呼气末CO_2浓度（$F_{ET}CO_2$）　$P_{ET}CO_2$和$F_{ET}CO_2$主要用于反映或代表肺泡CO_2分压（P_ACO_2）。$P_{ET}CO_2$与$PaCO_2$有很好的相关性，一定程度上能间

接代表 $PaCO_2$ 水平；$P_{ET}CO_2$ 正常值是 5 kPa(38 mmHg)，$F_{ET}CO_2$ 正常值是 5%。通过持续监测危重患者的 $P_{ET}CO_2$ 和 $F_{ET}CO_2$，可以持续了解患者的通气功能，也可以作为机械通气患者脱机和拔管的主要指征，并可作为设置最佳水平的呼气终末正压(positive end-expiratory pressure, PEEP)及判断心肺复苏有效性的标准。另外，正常的 $PaCO_2$ 与 $P_{ET}CO_2$ 差值是 4～5 mmHg，危重患者 $PaCO_2$ 与 $P_{ET}CO_2$ 差值会明显增大，动态监测两者的差值也有一定临床意义。

表 2-6　动脉低氧和高 CO_2 的生理测定

	呼吸衰竭原因	P_AO_2	PaO_2	$P_{A\text{-}a}DO_2$	$PaCO_2$
Ⅰ 型呼吸衰竭					
低通气	有	↓	↓	正常	↑
低 FiO_2	无	↓	↓	正常	正常,↑或↓
弥散障碍	有	正常	↓	↑	正常或↓
通气/血流值失调	有	正常	↓	↑	正常,↑或↓
Ⅱ 型呼吸衰竭					
肺泡通气降低，V_D 增加，V_E 不足，CO_2 产生增加	有	↓	↑	正常或↑	↑
V_D 正常，V_E 降低或不足	有	↓	↓	正常	↑

注：V_D 为无效腔通气量(呼吸频率×无效腔量)，V_E 为总通气量(呼吸频率×潮气量)，P_AO_2 为肺泡氧分压，$P_{A\text{-}a}DO_2$ 为肺泡-动脉氧分压差。

（五）呼吸道分泌物病原学检查

危重患者呼吸道感染十分常见，呼吸道分泌物病原学检查必不可少。一般应尽早且连续送检 3 次，包括涂片和细菌培养、药物敏感试验。

二、特殊监测

（一）一般呼吸力学

目前一些监测功能较全面的呼吸机可及时反映许多重要呼吸力学参数的变化，不仅能帮助临床医师随时了解患者呼吸功能的变化，而且可以指导机械通气，避免通气引起的肺损伤。

1. 气道压力

（1）气道峰压：为呼吸机送气过程中的最高压力，机械通气时应保持气道峰压<40 cmH_2O，过高会增加气压伤的风险。

（2）平台压：为吸气末屏气(吸气阀和呼气阀均关闭，气流为零)时的气道压力，用于克服肺和胸廓的弹性阻力。若吸入气体在体内有足够的平衡时间，可代表肺泡压。机械通气时如平台压>30 cmH_2O，发生气压伤的可能性增加，同时过高的平台压也会影响循环功能。

（3）平均气道压：为单个呼吸周期中气道压的平均值，与影响气道峰压的因素及吸气时间长短有关，能预计平均肺泡压力的变化。

(4) 呼气末压力：呼气即将结束时的压力,等于大气压或 PEEP。

(5) 内源性 PEEP(PEEPi)：指呼气末气体陷闭在肺泡内而产生的正压,主要与呼气阻力增加、呼吸系统顺应性增高、呼气时间不足、呼气气流受限和通气参数设置不当等因素有关。PEEPi 可使呼气末肺容积增加而引起气压伤,增加呼吸做功,发生人机对抗,影响血流动力学,并可能导致顺应性计算的误差。

2. **肺容量**　对动态观察病情,指导机械通气治疗有重要意义。

(1) 潮气量：指平静呼吸时每次吸入或呼出的气量,正常人为 10 ml/kg,气管插管和气管切开后可减少约 150 ml。ARDS、肺水肿、肥胖和腹水患者因呼吸浅快,潮气量减少;药物引起呼吸中枢抑制、肺实质病变、重症肌无力和阻塞性肺疾病导致通气不足时,潮气量显著减少;代谢性酸中毒、高通气综合征时,潮气量增加。

(2) 肺活量：指最大吸气后能呼出的最大气量,正常人为 $65\sim75$ ml/kg。当低于 $10\sim15$ ml/kg 时,患者大多不能维持自主呼吸,需进行机械通气。

(3) 每分钟通气量：为潮气量与呼吸频率的乘积,正常人为 $6\sim10$ L/min。每分钟通气量>10 L/min,提示通气过度;<4 L/min,提示通气不足,可造成低氧血症和 CO_2 潴留。

(4) 功能残气量：指平静呼气后肺内存留的气量,正常人约为 40 ml/kg。急性呼吸衰竭时,功能残气量减少;机械通气时使用 PEEP 或持续气道正压(CPAP)可增加功能残气量。

3. **气道阻力**　机械通气时,气道阻力为患者的气道阻力和气管导管、呼吸机管道的阻力之和,监测气道阻力可以直接了解患者气道阻塞的情况,临床上可以通过呼吸波形监测气道阻力的变化。

4. **顺应性**　机械通气时,监测顺应性对于明确急性呼吸衰竭的病因和指导机械通气有重要意义,如容量控制通气时利用呼吸机的吸气、屏气功能等监测。在屏气时气道内没有气体流动,不产生阻力,平台完全用于克服肺的弹性阻力,可用以下公式计算顺应性：

$$总静态顺应性＝潮气量/(平台压－总\,PEEP)$$
$$总动态顺应性＝潮气量/(气道峰压－总\,PEEP)$$

当患者存在 PEEPi 的情况下,患者实际的总 PEEP 值可能不同于呼吸机上设定的外源性 PEEP。总 PEEP 的测定需在无自主呼吸情况下进行,呼气屏气 3 秒以上测定实际呼气末气道内的压力。另外,静态压力容积曲线(P—V 曲线)的斜率也可监测顺应性,P—V 曲线斜率减少提示顺应性降低,斜率增大提示顺应性增加。

(二) 特殊呼吸力学

1. **P—V 曲线**　静态 P—V 曲线反映了呼吸系统的静态顺应性,需在镇静、肌肉松弛的状态下进行测量,以确保测量的准确性。描记静态 P—V 曲线的方法有采点法和连续法,低流速法描记的 P—V 曲线是目前临床上较常使用的描记静态 P—V 曲线的方法(图 2-1)。

2. **静态 P—V 曲线的临床意义**

(1) 反映呼吸系统顺应性：P—V 曲线可

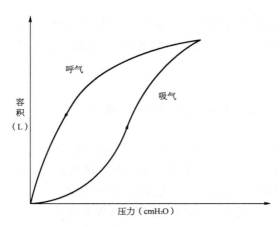

图 2-1　静态 P—V 曲线

以反映呼吸周期的顺应性、肺泡的复张程度及肺泡的可复张性。P—V 曲线的吸气和呼气曲线分开,曲线的斜率表示顺应性,曲线越靠近 x 轴,提示肺顺应性越差(图 2-2、图 2-3)。

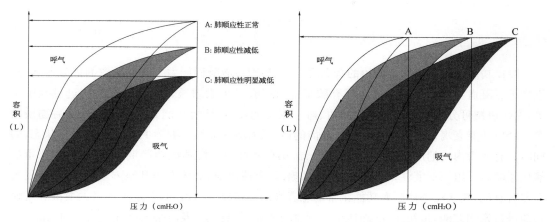

图 2-2　静态 P—V 曲线与肺顺应性
（压力相同时）

图 2-3　静态 P—V 曲线与肺顺应性
（容积相同时）

（2）指导 ARDS 患者最佳 PEEP 的选择:部分 ARDS 患者的静态 P—V 曲线会出现低位和高位转折点。目前研究多认为,低位转折点表示患者大量塌陷肺泡开始复张,因此低位转折点＋2 cmH₂O 对指导 PEEP 的选择有意义。

（三）呼吸中枢驱动力

呼吸中枢驱动力($P_{0.1}$)是指吸气开始后 0.1 秒时的口腔闭合压,与呼吸阻力无关,是反映呼吸中枢兴奋性和呼吸驱动力的指标。$P_{0.1}$ 已成为评估呼吸中枢功能的常用方法,正常值为 $0.2\sim0.4$ kPa($2\sim4$ cmH₂O)。适用于:① 了解呼吸中枢驱动力;② 了解呼吸机支持程度,以便选择适宜的支持水平,防止支持不足或过度;③ 预测并监测撤机,如 $P_{0.1}<0.6$ kPa(6 cmH₂O)可考虑撤离呼吸机,反之则不能撤机。

（四）肺复张容积

肺复张容积是评价肺复张效果、PEEP 水平及 ARDS 肺泡不均一性的有效指标,常用的监测方法有 P—V 曲线法和 CT 法。虽然目前临床上将每例 ARDS 患者在 CT 的监视下实施肺复张仍存在困难,但 CT 法测定肺复张容积能直接反映肺复张的效果,指导肺复张的实施,有利于 ARDS 患者的治疗。

（五）呼吸功

呼吸功即为呼吸肌克服呼吸阻力维持通气量所做的功。正常情况下,自主呼吸时吸气是主动、耗能的,呼气是被动、不做功的。因此,呼吸肌仅在吸气时做功,正常值为 $0.4\sim0.6$ J/L。呼吸功实际上是对呼吸肌后负荷的一种评估,分为弹力功和阻力功。弹力功是克服呼吸系统弹性阻力所做的功,受肺和胸廓顺应性的影响,顺应性降低时弹力功增加。阻力功是克服气道阻力、肺和胸廓的黏滞力所做的功,当气道阻力增加时阻力功增加。机械通气时监测呼吸功,有助于临床医师了解患者的呼吸功能和呼吸机对患者的影响,及时调整呼吸机参数。

此外,胸部 X 线和 CT 是临床上常用的肺部病变检查方法。危重患者生命体征不平稳,存在转运风险,床旁胸部 X 线检查是十分重要的检测手段。临床价值有:明确人工气道的位置;

明确肺部感染情况;并发症的诊断和鉴别诊断;应用呼吸机和脱离呼吸机的指征;选择人工气道的类型等。

第四节　危重患者的血液和凝血功能监测

凝血功能障碍是临床上常用的概念之一,是指因血液凝固能力下降而导致的低凝血状态。重症患者凝血功能障碍的常见病因有脓毒症、创伤、维生素缺乏、肝病、抗凝药物过量及中毒等,发病机制可分为凝血因子功能障碍、血小板功能障碍、纤溶功能亢进及病理性抗凝物质增多。凝血功能衰竭是指维系正常凝血功能的血管、血流和血液三要素共同失衡的危重状态,即同时具有血管内皮的严重损伤,凝血蛋白、血小板和纤溶系统功能的严重障碍,且合并严重的氧代谢障碍及组织低灌注;临床表现为皮肤瘀斑、黏膜出血、肢体发绀甚至末端坏疽,可发展为多器官衰竭,其病死率比凝血功能正常的患者升高 4 倍以上。因此,对危重患者的血液和凝血功能进行密切监测,是快速、准确地识别凝血功能障碍/衰竭并及时采取措施的前提和基础。

一、基本监测

(一) 红细胞系统

红细胞系统监测包括红细胞总数、血红蛋白(Hb)及血细胞比容(HCT)等,主要反映患者的贫血或失血状况。危重患者监测红细胞系统,能及时发现失血迹象,协助客观评价患者的贫血状况。另外,平均红细胞体积(MCV)、平均红细胞血红蛋白含量(MCH)、平均红细胞血红蛋白浓度(MCHC)及血小板分布宽度(PDW)等参数,对于评估患者的病情严重程度也有一定临床价值。

(二) 白细胞系统

白细胞系统监测包括白细胞总数、分类、分叶状况及中毒颗粒等,主要反映机体对炎症的反应状况。

(三) 血小板系统

正常参考值为$(100\sim300)\times10^9/L$,稀释性凝血病和消耗性凝血病均可有血小板计数降低,而功能性凝血病则可以正常。

(四) 红细胞沉降率(血沉)

血沉主要反映机体对炎症的反应。急性或慢性感染、恶性肿瘤、贫血以及具有组织变性或坏死性疾病(如心肌梗死、胶原组织病等)均会导致血沉加速。所以,血沉是一种非特异性试验,不能单独用以诊断任何疾病。

(五) 骨髓象监测

需行骨髓穿刺,属于有创监测项目。骨髓涂片镜检能协助诊断与疾病分类,骨髓培养能协助病原学诊断。

二、特殊监测

在各种危重疾病状态下,患者易出现、凝血功能障碍,引起严重的出血和血栓形成,造成组织和脏器的不可逆损伤,进一步加重病情,危及患者的生命。因此,对危重患者各项凝血指标动态监测具有十分重要的临床意义。

（一）出血时间（BT）

正常参考值为 1～3 分钟（Duke 法）或 1～6 分钟（Ivy 法）,BT 主要取决于血小板计数,也与血管收缩功能有关。血小板计数<$100×10^9$/L 时,BT 可延长,但由低温或酸中毒导致的功能性凝血病时,虽然 BT 延长,但血小板计数可正常;BT 缩短可见于高凝状态早期。由于 BT 受干扰因素较多,敏感性和特异性均较差,故临床价值有限。

（二）活化凝血时间（ACT）

正常参考值为 70～130 秒,为内源性凝血途径的筛选试验。ACT 延长见于凝血因子减少及抗凝物质（如肝素、双香豆素或纤溶产物）增加;缩短可见于高凝状态早期。

（三）活化的部分凝血活酶时间（APTT）

正常参考值为 31.5～43.5 秒,为反映内源性凝血途径的试验。凝血因子减少或抗凝物质增多均可导致 APTT 延长;缩短见于高凝状态早期。

（四）凝血酶原时间（PT）、凝血酶原时间比值（PTR）和国际标准化比值（INR）

这些是反映外源性凝血途径的试验。PT 正常参考值为 11～14 秒（Quick 一期法）;为使结果更准确,也可采用受检者与正常对照的比值,称为 PTR,正常参考值为 0.82～1.15;为进一步达到国际统一,又引入了国际敏感度指数（ISI）对 PTR 进行修正,即 INR,正常参考值与 PTR 接近。凝血因子减少或抗凝物质增加均可导致上述三项指标延长,缩短可见于高凝状态。

（五）凝血酶时间（TT）

正常参考值为 16～18 秒,是测定凝血酶将纤维蛋白原转化为纤维蛋白的时间。纤维蛋白含量不足（<1 g/L）或有抗凝物质（如肝素、纤维蛋白裂解产物）存在时,TT 可延长。

（六）纤维蛋白原含量（Fig/Fbg）

正常参考值为 2.0～4.0 g/L,下降提示消耗增加,特异性较好,但由于炎症反应可致纤维蛋白原增加,故敏感性较低。

（七）纤维蛋白降解产物（FDP）

正常参考值<10 mg/L（ELISA 法）。FDP 包括纤维蛋白原和纤维蛋白原降解产物,故对反映纤溶的特异性较差。

（八）D-二聚体（D-dimer）

正常参考值<400 μg/L（ELISA 法）,胶乳凝集法阴性。D-二聚体只来自纤维蛋白降解产物,故对诊断血栓性疾病和消耗性凝血病等继发性纤溶疾病有较高的特异性。原发性纤溶时,D-二聚体不会升高,故对于鉴别继发性与原发性纤溶十分重要。

（九）血浆鱼精蛋白副凝试验（3P 试验）

高凝状态时产生过量的纤维蛋白单体,鱼精蛋白能够使纤维蛋白单体聚合成胶体或条状物。3P 试验可检出>50 μg/L 的纤维蛋白单体,故具有较高的敏感性。消耗性凝血病的早、中期试验呈阳性,后期可呈阴性。

（十）其他

一些大分子标记物,如凝血酶-抗凝血酶复合物（TAT）、凝血酶原碎片 1+2（F_{1+2}）、纤溶酶抗纤溶酶复合物（PAP）及血浆中纤维蛋白肽 A（fibrinopeptide-A,FPA）等,敏感度高但特异性差,目前临床上还不能够常规检测。

第五节 危重患者的神经系统功能监测

中枢神经是控制生命器官功能的主要脏器,中枢神经系统功能监测对危重患者的综合救治十分重要。脑组织的解剖、生理、生化和代谢等特征,决定了其高代谢低储备、易损伤难修复的特点,故对脑功能实时监测具有重要意义。脑功能的监测根据监测项目的性质或目的可分为电生理监测、脑血流监测和脑代谢监测等,也可根据监测方法分为无创和有创。

一、基本监测

(一)意识状态

意识状态是反映中枢神经系统功能的主要指标。意识障碍大多为器质性脑病引起,也可能由其他脏器功能障碍所致。对意识障碍的监测应定时、准确,并按时记录。

(二)精神状态

危重患者的精神状态是全面反映病情的重要综合指标,对精神状态的监测有时需要细致和较长时间的观察、分析和判断。精神状态异常大致分兴奋和抑制型两种,危重患者表现为抑制型的较多,兴奋型多与电解质紊乱和酸碱平衡失调、相关药物及患者自身的精神异常等有关。

(三)瞳孔

瞳孔是监测重症昏迷患者的重要指标。监测瞳孔变化的内容包括:瞳孔大小与直径,双侧瞳孔是否等大、等圆及对称,对光反射的灵敏程度。临床常见疾病有对应的瞳孔变化:① 病灶侧瞳孔缩小见于天幕裂孔疝早期,继而出现瞳孔扩大;② 双侧瞳孔缩小见于桥脑出血或吗啡、阿片类药物中毒,亦可见于脑室或蛛网膜下腔出血;③ 一侧瞳孔扩大见于中脑受压;④ 双侧瞳孔散大、对光反应消失提示中脑严重损伤,患者可迅速死亡。

(四)眼底

对于危重患者应监测眼底变化,主要是通过观察视盘水肿和眼底出血情况,间接了解颅内压状况。

二、特殊监测

(一)脑脊液

对波及中枢神经系统的疾病,定期通过脑室或腰椎穿刺,直接测定脑脊液压力和进行脑脊液常规、生化及病原学检查十分必要。通过上述监测,不但有助于疾病的诊断与鉴别诊断,也便于对疗效的分析与判断。

(二)颅内压

颅内压(intracranial pressure,ICP)的监测方法可分为有创和无创监测,目前临床上多采用有创监测的方法。有创 ICP 监测的指征:头颅 CT 检查发现颅内异常(如颅内出血、脑挫裂伤、脑水肿及脑积水等)的急性重型颅脑创伤患者[格拉斯哥昏迷评分法(Glasgow coma scale,GCS)3~8 分];头颅 CT 检查有上述异常,GCS 为 9~15 分,虽为轻中型颅脑损伤,但合并有全身多脏器损伤及休克的患者。无创伤性颅内压监测,如视觉诱发电位(visual evoked cortical potentials，VEP)、经颅多普勒超声技术(TCD)等在监测ICP方面的效果仍待于进一步研究。

对颅内损伤的患者，生命体征或意识、瞳孔的监测具有一定的滞后性，在上述监测指标发生变化前，ICP往往已经出现上升，持续监测ICP可以早期发现患者ICP上升的速度和程度，有利于早期发现和处理迟发性血肿或血肿复发等病变。持续ICP监测结合患者的MAP监测，还可了解患者的脑灌注压(CPP)，从而判断脑灌注情况，为维持满意的脑血流灌注提供依据；并可帮助临床医生调整治疗策略，如调整脱水剂使用剂量、决定亚低温治疗时间及是否要开颅去骨瓣减压等。

（三）脑血流

临床上监测脑血流(CBF)的目的主要为预防脑缺血(氧)的发生，可直接测量CBF和局部脑血流量(rCBF)。监测方法包括：直接定量监测CBF和rCBF；间接非定量测量CBF，包括脑电图(EEG)、近红外线光谱技术和TCD。TCD是目前唯一无创伤、连续性临床CBF监测的简便技术，适用于围手术期。另外，Lindegaard比值(大脑中动脉与颅外颈内动脉血流速比)有助于鉴别血管痉挛和充血，如果Lindegaard比值>3：1，考虑存在血管痉挛。

（四）脑代谢

1. 颈内静脉血氧饱和度($S_{jv}O_2$)　$S_{jv}O_2$是通过光导纤维连续监测SpO_2，反映脑氧供及氧需求之间的关系，间接反映脑代谢情况，是目前临床上常用的监测严重脑损伤的手段。

2. 近红外线光谱技术　波长为650～1 100 nm的近红外线对人体组织具有良好穿透性，在通过头皮、颅骨进入脑实质后只被氧合、还原血红蛋白和细胞色素吸收，而处于不同氧合状态的血红蛋白吸收红外线光谱的程度存在差异，近红外线光谱技术是通过测定脑组织对近红外线的吸收情况推测出脑组织的血氧饱和度。正常范围是(64 ± 3.4)%，如<55%提示脑组织血氧饱和度降低，<35%提示脑组织严重缺氧。

3. 脑组织氧分压($P_{bt}O_2$)　$P_{bt}O_2$是直接反映脑组织氧合状态的指标，通过放置在颅脑局部的探头直接测量。正常范围16～40 mmHg，10～15 mmHg提示轻度脑缺氧，<10 mmHg则为重度缺氧。

（五）脑电生理

1. 脑电图(electroencephalography，EEG)　EEG是反映脑功能状态的一个电生理指标，是脑皮质神经细胞电活动的总体反应，受丘脑的节律性释放所影响。EEG是监测大脑癫痫放电的最佳方法，对于各种原因造成的昏迷患者，EEG监测也可有助于了解中枢神经系统功能。由于脑电活动与新陈代谢活动相关，因此EEG受到氧摄入、皮质脑血流量及pH等代谢活动因素的干扰。就危重患者而言，镇静、镇痛和抗癫痫药物的使用也会影响EEG的变化。

2. 诱发电位(EP)　EP是指中枢神经系统在感受外在或内在刺激过程中产生的生物电活动。临床上按给予刺激模式不同，分为躯体感觉刺激诱发电位(SEP)、听觉诱发电位(AEP)、VEP和运动诱发电位(MEP)。按潜伏期长短不同，分为短、中和长潜伏期诱发电位，其中短潜伏期诱发电位因其重复性好，受镇静药物和觉醒水平或主观意志的影响少，是目前临床监测中应用最多的一种。

此外，CT、MRI及DSA检查是中枢神经系统常用的监测途径，可根据病情不同选择相应的影像学检查项目。

第三章
休克、脓毒症和多器官功能障碍综合征

导学 掌握各型休克、脓毒症及多器官功能障碍综合征的定义、临床表现、诊断和治疗。熟悉不同分型休克的发病机制、辅助检查,以及脓毒症和脓毒症休克的鉴别诊断。了解各评分表的组成及中医中药治疗。

第一节 休 克 概 论

休克(shock)是各种病因所致的急性血液循环障碍,是以低血压和微循环灌注锐减为特点、导致重要器官灌注不足、组织供氧和需氧失衡以及细胞代谢功能紊乱的病理过程。组织低灌注是休克的血流动力学特征,组织细胞缺氧是休克的本质。因此,减少进一步的细胞损伤,维持最佳的组织灌注,纠正缺氧,是治疗休克的关键环节。

【病因和分类】

（一）传统病因分类

1. 感染性休克 临床常见病因为各种病原体,如细菌、病毒、真菌、寄生虫、螺旋体及立克次体等。

2. 心源性休克 临床上最常见的病因是急性心肌梗死(acute myocardial infarction, AMI),其他原因有充血性心力衰竭、急性心肌炎、大面积肺梗死、严重瓣膜病、严重心律失常、急性心脏压塞、心脏创伤和心脏手术等。

3. 低血容量性休克 临床常见于消化道出血、各种严重外伤、大血管破裂等导致的出血性因素,经胃肠道、皮肤、肾脏丢失水分或血浆和循环血容量转移至第三间隙的非出血性因素。

4. 过敏性休克 常见病因为引起本病的抗原性物质如异种(性)蛋白、抗生素、造影剂等。

5. 神经源性休克 多见于深度麻醉或强烈疼痛刺激(血管运动中枢被抑制);脊髓高位麻醉或损伤(交感神经传出径路被阻断);缓激肽、5-羟色胺等血管活性物质释放。

（二）血流动力学分类

1. 低血容量性休克 指包括创伤、烧伤、出血及失液等原因引起的休克,基本机制为循环血容量的丢失,各种原因引起的显性和(或)不显性容量丢失而导致的有效循环血容量减少、组织灌注不足、细胞代谢紊乱和功能受损的病理生理过程。

2. 分布性休克 主要包括感染性、神经源性和过敏性休克。分布性休克的基本机制是由于血管收缩舒张调节功能异常,容量血管扩张,循环血容量相对不足导致的组织低灌注。其中,感染性休克是临床上最常见、发病机制复杂、病情变化凶险、病死率高的一类休克,是全身性感染进一步发展的结果。

3. **心源性休克**　主要病因是 AMI、严重心律失常、急性心肌炎和终末期心肌病等,在前负荷正常状态下心脏泵功能减弱或衰竭、心排血量减少导致的组织低灌注。

4. **梗阻性休克**　主要病因包括腔静脉梗阻、心脏压塞、肺动脉栓塞及张力性气胸等,引起心脏内外流出通道的梗阻、心排血量减少。

【发病机制】

休克的病理生理过程是一个进行性发展的过程,即渐进性、连续性,无法绝对分割。

（一）微循环改变

1. **休克代偿期（早期）**　心排血量减少或外周阻力下降而出现血压下降趋势,致使机体迅速启动代偿反应系统,这类代偿反应包含大量的血管收缩因素,如交感—肾上腺髓质系统、肾素—血管紧张素—醛固酮系统、左心房容量感受器以及分泌血管加压素等,共同产生血管收缩性反应。在此期,微循环的改变主要是毛细血管前阻力增加,微循环动脉血液的灌注显著减少,组织缺氧则持续存在。整体上可代偿性地维持有效循环血容量、回心血量及血压,同时维持重要器官(如心、脑)的组织灌注在正常范围。

2. **休克进展及恶化（中期）**　如休克在早期不能得到纠正,组织器官的灌注将不能维持,细胞缺血缺氧将持续加重。组织中酸性代谢产物大量堆积,酸性环境导致微动脉及毛细血管前括约肌收缩反应性降低,毛细血管网血流入多少出、压力增高,同时出现毛细血管通透性增加,液体进入组织间隙,循环血容量进一步下降,器官微循环出现灌流减少和血液淤滞现象。

3. **休克不可逆（晚期）**　当微循环功能没有得到改善,将发生麻痹性扩张及反应性下降,出现微循环“无复流”现象,休克将进一步加重。微循环中血液浓缩、血流减慢、血小板和(或)红细胞聚集等都将导致弥漫性血管内凝血(DIC)的发生。微循环“无复流”现象及 DIC 将导致持续严重的器官功能障碍及低血压。

（二）代谢异常

首先,由于组织灌注不足和细胞缺氧,无氧糖酵解成为体内能量的主要途径。其次,微循环障碍导致不能及时清除酸性代谢产物,肝脏对乳酸的代谢能力也下降,乳酸盐不断堆积,引起代谢性酸中毒,可致心率减慢、血管扩张和心排血量降低,呼吸加深、加快以及意识障碍。代谢性酸中毒和能量不足,还影响细胞膜、核膜、线粒体膜等质膜的稳定及跨膜传导、运输和细胞吞饮及吞噬等功能。内脏器官发生继发性损伤具体表现如下。

1. **肺**　休克时肺毛细血管内皮细胞和肺泡上皮受损,表面活性物质减少。

2. **肾**　由于有效循环血容量减少,血压下降(MAP＜60 mmHg),儿茶酚胺分泌增加,肾入球血管痉挛和肾滤过率明显下降而发生少尿;休克时,肾内血流重新分布并转向髓质,不但尿量减少,而且可导致皮质区的肾小管缺血坏死,发生急性肾损伤(acute kidney injury, AKI)。

3. **心**　冠状动脉灌流的80％发生于舒张期,当心率过快而致舒张期过短或灌注压力下降时,冠状动脉供血减少,导致心肌缺氧和酸中毒,造成心肌损害;心肌微循环内血栓形成还可引起心肌的局灶性坏死;心肌含有较丰富的黄嘌呤氧化酶系统,是易遭受缺血再灌注损伤的器官之一。

4. **脑**　脑组织灌注的基本条件是足够的灌注压和灌流量。脑血管平滑肌的舒缩功能主要受 $PaCO_2$ 和 pH 的影响,当 $PaCO_2$ 增加和 pH 下降时,脑血管表现为扩张,灌注量增加;在低血压状态下,灌注压的维持主要依靠身体其他部分血管的收缩,脑血管则被动受益。如果全身血压下降,则脑灌注压也难以维持。休克时,由于脑灌注压和血流量下降将导致脑缺氧,缺氧、CO_2 潴留和酸中毒会引起脑细胞肿胀、血管通透性增加而导致脑水肿和颅内压升高。

5. **胃肠道** 在发生低血压和低灌注时,机体为了保证心、脑等重要生命器官的灌注,首先减少其他器官和皮肤等部位的灌注。肠黏膜细胞富含黄嘌呤氧化酶系统,在遭受缺血再灌注后极易产生自由基损伤;缺血和再灌注损伤可导致胃肠道黏膜的糜烂、溃疡、出血、坏死和细菌、毒素易位等。

6. **肝** 当心排血量下降至基础值的 50% 时,肝动脉和门静脉的血流量分别减少 30%。肝脏作为体内最重要的物质代谢场所、门静脉系统作为主要的血液接收器官和体内最大的单核吞噬细胞系统,休克时除受缺血和缺氧的损害,还会成为来自胃肠道的有害物质(如细菌和毒素)攻击的靶器官,网状内皮细胞可被大量激活,释放的炎症介质对全身感染的产生重要影响。

【临床表现】

(一) 症状
休克早期时患者可出现面色苍白、皮肤湿冷,口唇或四肢末梢轻度发绀,神志清楚,但伴有轻度兴奋、烦躁不安。休克中期时患者可出现全身皮肤淡红、湿冷,但四肢尚温暖,烦躁不安,逐渐出现神志不清。休克晚期时患者出现全身皮肤黏膜发绀、紫斑,四肢厥冷、冷汗淋漓,意识不清、昏迷。

(二) 体征
休克早期时患者血压大多正常,脉率快、脉压差缩小,呼吸深而快,尿量较少,眼底动脉痉挛。休克中期时患者体温正常或升高,脉搏细弱,收缩压可下降至 $60 \sim 80$ mmHg($8.0 \sim 10.7$ kPa),可有呼吸衰竭,尿量明显减少(<20 ml/h),眼底动脉扩张。休克晚期时患者体温不升,脉搏细弱,血压明显降低或测不出,心音呈单音,伴呼吸衰竭、严重低氧血症和酸中毒、无尿以及全身出血倾向。

【辅助检查】

(一) 实验室检查
1. **常规检查** 如红细胞计数、Hb、白细胞计数、尿常规和粪便隐血等;血小板计数、出凝血时间、血浆纤维蛋白原及凝血酶原时间测定等,可明确是否发生 DIC;血电解质、肝功能、Scr 和 BUN 测定等。

2. **动脉血气分析** 动脉血 pH、$PaCO_2$、PaO_2、实际碳酸氢盐(AB)、标准碳酸氢盐(SB)、碱剩余(BE)和 SaO_2 可为患者酸碱失衡和组织供氧水平等提供诊断依据。

(二) 特殊检查
胸部/腹部 X 线、CT 及心电图等检查可为确定病因提供诊断依据。

(三) 监测
1. **有创血流动力学监测** 包括有创血压、CVP、CO、SVR、肺动脉压(PAP)、PAWP 以及 GEDV、胸腔内血容量(ITBV)等。

2. **功能性血流动力学监测** 包括 SVV、脉搏压变异度(PPV)、被动抬腿试验(PLRT)等均是功能性血流动力学指标,可以评估液体复苏过程中对容量的反应性。

3. 组织灌注的监测 全身灌注指标(血乳酸、BE)以及局部组织灌注指标[胃黏膜 pH(pHi)和胃肠黏膜 CO_2 分压($PgCO_2$)]可以反映组织灌注情况,提示休克的程度和指导液体复苏。动脉血乳酸是反映组织缺氧的高度敏感的指标之一,常较其他休克征象先出现,乳酸清除率是反映组织低灌注改善和组织细胞无氧代谢被纠正的指标。BE 也可以反映全身组织酸中毒的严重程度,异常升高大多与活动性出血有关。pHi 和 $PgCO_2$ 能够反映肠道组织的血流灌注和病理损害情况,间接反映出全身组织的氧合状态,对评估复苏效果和胃肠道黏膜内的氧化代谢情况有一定的临床价值。

4. 氧代谢监测 包括 DO_2、VO_2、混合静脉血氧饱和度(SvO_2)/中心静脉血氧饱和度($ScvO_2$)、静动脉血 CO_2 分压差值($Pcv-aCO_2$)等。

5. 超声监测 对休克患者,超声检查可准确迅速判断低血压的原因,确定治疗方向。如通过下腔静脉内径及变异度、左心室舒张末面积大小等,判断是否存在低血容量休克;通过评价右心室功能、左心室收缩舒张功能,判断是否存在心源性休克;通过评价下肢深静脉血栓、右心室大小、室间隔运动、肺动脉压及心包积液等,判断是否存在梗阻性休克。

6. 床边微循环监测 正交偏振光谱(OPS)和暗视野侧流成像(SDF)床边直视下监测技术可以观察低血容量休克患者的微循环变化,包括血管密度下降和未充盈、间接充盈毛细血管比例升高。

需要说明的是,任何一种血流动力学指标的意义都是相对的,影响因素很多,因此在监测和评估患者时,应该注意结合患者的临床症状和体征,动态观察各指标的变化,并注重多项指标的综合评估。

【诊断和鉴别诊断】

（一）诊断

凡是遇到严重创伤、大量出血、重度感染以及过敏和有心脏病病史患者,应想到并发休克的可能;临床观察中,对于出现出汗、兴奋、心率加快、脉压小或尿少等症状,应怀疑有休克。若患者出现神志淡漠、反应迟钝、皮肤苍白、呼吸浅快、收缩压降至 90 mmHg 以下,则提示已经进入休克失代偿期。

（二）鉴别诊断

根据各类休克的血流动力学特征(表3-1),可进行休克类型的鉴别,同时有助于指导休克的治疗。

表 3-1 各类型休克的血流动力学特征

		MAP	CO	SVR	PAWP	CVP	SvO₂	Lac
低血容量性休克		↓	↓↓	↑	↓↓	↓↓	↓	↑
分布性休克	感染性休克	↓	↑↑或正常	↓或↓↓	↓或正常	↓或正常	↑或↑↑	↑
	过敏性休克	↓	↑↑或正常	↓或↓↓	↓或正常	↓或正常	↑或↑↑	↑

（续表）

		MAP	CO	SVR	PAWP	CVP	SvO₂	Lac
心源性休克	心肌梗死	↓	↓↓	↑	正常或↑	↑↑	↓	↑
	心肌病	↓	↓↓	↑	↑↑	↑↑	↓	↑
	急性室间隔缺损	↓	LVCO↓↓ RVCO>LVCO	↑	正常或↑	↑↑	↑或↑↑	↑
	急性二尖瓣反流	↓	↓↓	↑	↑↑	↑或↑↑	↓	↑
梗阻性休克	心脏压塞	↓	↓或↓↓	↑	↑↑	↑↑	↓	↑
	大面积肺栓塞	↓	↓↓	↑	正常或↓	↑↑	↓	↑

注：LVCO，左心室排血量；RVCO，右心室排血量；Lac，血乳酸。

【治疗】

基本原则：包括维持最佳的组织灌注和DO_2，减少进一步的细胞损伤，保护器官功能。可分为病因和支持治疗两方面，两者相辅相成，不可截然分开。

（一）早期识别

患者出现血压下降或者组织灌注不良的表现即可进行相关评估，给予及时处理。

1. 判断病因　迅速检查患者，初步判断病情变化的原因，并即刻采取有效措施，争取遏制病情发展。

2. 评估与监测　详见本节"辅助检查"。

（二）早期复苏

休克早期复苏的目标是尽快改善组织灌注，纠正组织细胞缺血缺氧，恢复器官的正常功能。

1. 气道管理　维持良好的呼吸功能是保证DO_2的基本条件之一，选择合适的氧疗方案，必要时建立人工气道，进行机械通气，既可保证气道通畅，降低VO_2，又能改善组织缺氧。

2. 液体复苏　适当的前负荷水平是维持心排血量的基础，应尽快恢复最佳的容量负荷。无论胶体液或者晶体液均可用于液体复苏治疗，必要时补充红细胞。复苏时应该注重早期、快速和适量，一旦循环功能稳定，应保持容量负荷的最低状态，尽可能减少液体治疗的副作用。

3. 维持灌注压和优化DO_2　在积极体液复苏的同时，如果仍然存在组织灌注不良的表现，如血乳酸升高、尿量减少等，应监测心脏功能，给予正性肌力药物适当提高心排血量，提高组织DO_2。血压水平不足以维持组织灌注压时，可选择去甲肾上腺素等升压药物，提高血压、维持组织灌注压。常用的升压药物和正性肌力药物见表3-2。

4. 复苏终点　为达到纠正组织细胞缺血缺氧的目标，有必要选择某些参数指导复苏治疗，血压、CVP、CO、血乳酸清除率、$SvO_2/ScvO_2$、$Pcv-aCO_2$等可作为阶段性复苏目标。

表 3-2 常用的升压药物和正性肌力药物

药 物	作用受体	CO	SVR	常用剂量 [μg/(kg·min)]
肾上腺素	α_1,β_1(β_2)	↑↑	↑	0.02～0.5
去甲肾上腺素	α_1,β_1	↑	↑↑↑	0.01～1.5
多巴胺	β_2,DR(α)	↑	↑	2～20
多巴酚丁胺	β_1,β_2	↑↑	↑	2～20
血管加压素	V_1,V_2,V_3	↓	↑↑↑	5～20
米力农	磷酸二酯酶抑制剂	↑	↓↓	0.25～0.75

（三）器官功能保护

组织细胞缺血缺氧造成器官功能损伤,毛细血管通透性增加使液体复苏时容易发生组织器官水肿、内环境紊乱等,更加重了器官功能障碍。因此,在治疗过程中应该通过 CVP 水平、心率、肺部啰音、氧合情况、组织水肿程度等指标的严密监测,评估各器官功能状态,在保持循环功能稳定的同时,注意采取脱水、利尿等措施减轻组织器官水肿,纠正内环境紊乱和酸中毒,调节凝血功能,改善微循环,促进器官功能恢复。

【中医中药】

休克归属于中医学"脱证"的范畴。脱证是由多种病因导致的气血阴阳受损,脏气损伤,阴阳互不维系,欲脱欲离,络脉俱竭的危急病证。临床上以面色苍白,四肢厥逆,汗出淋漓,目合口开,二便自遗,脉微欲绝或乱,神情淡漠或烦躁,甚至不省人事为特征。"脱"在《灵枢·血络论》云:"阴阳之气,其新相得而未合和,因而泻之,则阴阳俱脱,表里相离,故脱色而苍苍然。""脱"在《灵枢·决气》中分为精脱、气脱、津脱、液脱及血脱等不同类型。脱证的病因复杂,概而论之,是由于邪毒内侵,内陷营血,邪闭正衰,气血逆乱,或久病不愈,耗气伤精,损及五脏,气血衰败,或大汗、暴吐、暴泻、大失血之后,气随津脱,元气耗竭,终致阴损及阳,阳损及阴,以至阴阳不相维系,导致阴阳离决。

其辨证分型主要有邪盛正衰证、气虚阳脱证、气虚阴脱证和阴竭阳脱证。邪盛正衰证治以泄热解毒开窍、益气养阴固脱之法,方选人参白虎汤或黄连解毒汤合生脉散加减;气虚阳脱证治以益气回阳固脱之法,方选参附汤或四逆汤等加减;气虚阴脱证治以益气养阴固脱之法,方选生脉散或固阴煎加减;阴竭阳脱证治以敛阴益气、回阳救逆之法,方选生脉散合四逆汤加减。

若为益气养阴固脱,中成药可选用生脉注射液或参麦注射液,或独参汤、生脉散煎汤鼻饲;若为益气回阳固脱,可选用参附注射液,或参附汤、四逆汤煎汤鼻饲。热毒内陷者可针刺水沟、百会、大椎、曲池、涌泉等穴位,或用三棱针点刺十宣、曲泽、委中等穴位出血。气虚阳脱者可艾灸神阙、气海、关元等穴位。

第二节 休 克 各 论

低血容量性休克

低血容量性休克发病的基本机制为血管内容量绝对或相对的不足。主要原因是急性失血,其他还包括大面积烧伤、严重创伤及体液丧失等因素,从而导致有效循环血容量急剧减少、组织血流灌注不足、重要器官和细胞功能代谢障碍及结构损害的全身性病理生理过程。

【病因】

(一) 出血性

消化道出血如胃、十二指肠溃疡出血,食管胃底静脉破裂出血,应激性溃疡,急性糜烂性胃炎,胆道出血,急性缺血坏死性肠炎,血管畸形和肿瘤等;肝、脾脏破裂出血;主动脉夹层破裂、手术及外伤所致的大血管破裂出血;支气管扩张、空洞型肺结核等支气管和肺脏大出血;泌尿系统外伤、肿瘤破裂出血(如肝癌破裂)、卵巢囊肿破裂、宫外孕及产后大出血等泌尿生殖系统出血。

(二) 非出血性

严重呕吐、腹泻等经胃肠道丢失;烧伤、中暑等经皮肤丢失;过度利尿、渗透性利尿、尿崩症和失盐性肾病等经肾脏丢失;大量胸腹水、出血坏死性胰腺炎、过敏及肾病综合征等疾病引起血容量转移至第三间隙。

【发病机制】

有效循环血容量丢失触发机体各系统器官产生一系列代偿的病理生理反应(包括交感神经-肾上腺轴兴奋,儿茶酚胺类激素、醛固酮及抗利尿激素释放等)以保存体液,并且通过心排血量的增加以维持重要器官的灌注压。低血容量性休克的血流动力学特点表现为"低排高阻"。但早期的代偿机制同样可能导致以血压下降为导向的休克判定存在滞后性,并且血容量与血管容积的不匹配,持续减少外周组织灌注,从而出现微循环障碍、氧代谢异常、炎症反应、凝血障碍以及内脏器官的继发性损害。

【临床表现】

(一) 代偿期表现

主要以液体丢失、容量血管收缩代偿为主要表现,包括:皮肤和面色苍白,手足发冷,口渴,呼吸加快、心动过速,精神紧张、烦躁及焦虑,注意力不集中,尿量正常或减少等,此期血压可能正常甚至偏高。

(二) 失代偿期表现

组织缺血进一步加重,可能出现神志淡漠、反应迟钝甚至昏迷;口唇、黏膜发绀,四肢湿冷,脉搏细数,血压下降,脉压明显缩小,少尿、无尿,皮肤花斑。此时期可出现各脏器功能障碍,特别是 ARDS 甚至多器官功能障碍综合征(multiple organ dysfunction syndrome,MODS)。

低血容量性休克的发生与否及其程度,取决于机体血容量丢失的量和速度。以急性失血为例,根据失血量及临床表现等指标将失血严重程度分为 4 级,见表 3-3。另外,休克指数(SI)是脉率与收缩压的比值,正常值为 0.5,可用于创伤失血性休克现场和早期的快速判定;SI 在 1.0~1.5 时提示已有明显休克存在,≥2.0 表示为重度休克,见表 3-4。

表 3-3 失血严重程度的分级(以成人体重 70 kg 为例)

参 数	I	Ⅱ	Ⅲ	Ⅳ
失血量(ml)	<750	750~1 500	1 500~2 000	>2 000
失血量占比(%)	<15	15~30	30~40	>40
心率(次/分)	<100	100~120	120~140	>140
血压	正常	轻度下降	显著下降	显著下降
呼吸频率(次/分)	14~20	20~30	30~40	>40
尿量(ml/h)	>30	20~30	5~15	无尿
神经系统症状	轻度焦虑	中度焦虑	萎靡	昏睡

表 3-4 SI 与失血量、休克程度的关系

SI	失血量(%)	休克程度
1.0~1.5	20~30	轻度
1.5~2.0	30~50	中度
≥2.0	50~70	重度

【辅助检查】

(一) 实验室检查

1. 血常规检查 监测红细胞计数、Hb 及 HCT 的数值变化,可了解血液有无浓缩或稀释,对低血容量性休克的诊断和判断是否存在继续失血有参考价值,动态监测更有意义。

2. 凝血功能检查 主要包括血小板计数、PT、APTT 和 INR 等,动态监测更有意义。

3. 血乳酸检查 是判断休克程度与组织灌注状态较好的指标。

(二) 特殊检查

1. 影像学和超声检查 X线、CT 和 B 超检查对明确病因有一定诊断价值。

2. **心电图检查** 重度休克时,心电图检查可显示心肌缺血的表现,如病理性 Q 波和 ST 段压低等。

3. **血流动力学监测** 低血容量患者血流动力学往往表现为血压正常或降低,CVP 动态下降,CO 降低,PAP 和 PAWP 降低,SVR 升高,GEDV 和 ITBV 降低,SVV、PPV 及 PLRT 通常阳性。

【诊断和鉴别诊断】

（一）诊断

通常存在血容量丢失、补充不足的病史;患者精神状态改变,皮肤湿冷,尿量<0.5 ml/(kg·h),心率>100 次/分,收缩压下降(<90 mmHg 或较基础血压下降 40 mmHg 以上)或脉压差减少(<20 mmHg),可明确诊断。

（二）鉴别诊断

见本章第一节"休克概论"相关内容。

【治疗】

以创伤后失血引起的低血容量性休克为例,包括原发病治疗和纠正休克两个方面。原发病的有效治疗是休克抢救成功的基础,早期、快速和适量扩容是休克抢救成功的关键,而组织氧供的维持则是休克抢救成功的重要保证。

（一）病因治疗

尽快纠正引起容量丢失的病因是治疗低血容量性休克的基本措施。对于出血部位明确、存在活动性失血的休克患者,应尽快进行手术或介入止血。应迅速利用包括超声和 CT 检查在内的各种必要手段,检查与评估出血部位不明确、存在活动性失血的患者。

（二）液体复苏

1. **失血性休克（未控制）** 治疗强调"限制性的容量复苏策略",即对于出血未控制的患者(严重脑损伤除外)采用控制性液体复苏,实施允许性低血压,一般以维持收缩压 80 mmHg 或者可触及桡动脉搏动为复苏目标。单纯大量输注晶体液不但会导致稀释性凝血病发生,而且可使已形成的血凝块脱落进一步加重出血,还会增加发生 ARDS 和 MODS 等并发症的风险,应在出血控制后再进行积极的容量复苏。

2. **复苏时液体的选择** 输液种类可以选择晶体溶液(平衡液及生理盐水)和胶体溶液(首选白蛋白)。目前尚无足够的证据表明,晶体液与胶体液用于低血容量性休克液体复苏的疗效与安全性方面有明显差异。

3. **输注血制品** 输血并非补充全部血细胞成分,可进行成分输血(如红细胞、血浆或血小板),并根据病情选择补充凝血因子。临床上输注红细胞的指征为血红蛋白≤70 g/L;输注血小板的指征为血小板数量减少(<50×10⁹/L)或功能异常伴有出血倾向的患者;输注新鲜冰冻血浆的指征是补充凝血因子的不足,另外大量输注红细胞的同时应适量使用新鲜冰冻血浆。血浆冷沉淀含有凝血因子 Ⅴ、Ⅶ、Ⅻ 及纤维蛋白原等,适用于纤维蛋白原和某些凝血因子缺乏所引起的疾病以及肝移植围手术期、肝硬化食管静脉曲张等出血。

（三）止血

1. 止血药物　一般多用于无手术指征的内科出血性疾病（如咯血、便血、鼻衄或阴道出血等），也可用于术前出血患者的辅助用药。常用药物有：① 收缩毛细血管、改善其通透性的药物，如卡巴克络、曲克芦丁、垂体后叶素、维生素 C 及肾上腺糖皮质激素等。② 合成凝血相关成分所需的药物，如维生素 K_1、K_3 及 K_4 等。③ 抗纤溶药物，如氨基己酸、氨甲苯酸及抑肽酶等。④ 局部止血药物，如凝血酶、巴曲酶及吸收性明胶海绵等。

2. 手术止血　对于大多数创伤大出血引起的低血容量性休克及内科治疗难以控制的脏器出血（如肝脾破裂、消化道大出血或异位妊娠等），应及早进行手术治疗，根治病因。

（四）升压药物与正性肌力药物

临床上通常首先进行液体复苏，对充分液体复苏后仍存在低血压或者未开始输液就已经存在严重低血压的患者，才考虑应用升压药物（如去甲肾上腺素或多巴胺）。

分 布 性 休 克

分布性休克的发病基本机制为血管收缩舒张调节功能异常。这类休克一部分是由于容量血管扩张、循环血容量相对不足所致，而体循环阻力通常是正常的，如神经源性休克、过敏性休克；另一部分表现为体循环阻力降低，血液重新分布，主要见于感染性休克，是分布性休克的典型类型。当机体遭受各种感染（细菌、真菌、病毒、寄生虫及毒素）时激活机体免疫炎症系统，导致全身炎症反应，引起组织细胞的自身性破坏，最终发生感染性休克。因感染性休克在临床上与脓毒症休克基本一致，故下面主要对过敏性休克进行论述。

【病因】

（一）异种（性）蛋白

内分泌激素（胰岛素、血管加压素）、酶（糜蛋白酶、青霉素酶）、花粉浸液（豚草）、食物（蛋清、牛乳、坚果及海产品等）、抗血清（抗淋巴细胞血清或抗淋巴细胞丙种球蛋白）、职业性接触的蛋白质（橡胶产品）及蜂类毒素等。

（二）多糖类

如右旋糖酐铁（葡聚糖铁）。

（三）常用药物

如抗生素（青霉素、头孢菌素、两性霉素 B 及硝基呋喃妥因等）、局部麻醉药（普鲁卡因、利多卡因）、维生素（维生素 B_1、叶酸）、诊断性制剂（碘化 X 线造影剂、磺溴酞）及职业性接触的化学制剂（乙烯氧化物）。

【发病机制】

IgE 介导的抗原抗体反应属Ⅰ型超敏反应。在初次进入机体的抗原刺激下，B 细胞转化为浆细胞而产生 IgE，IgE 可与外周血中的嗜碱性粒细胞及分布于呼吸道、消化道黏膜和皮下疏松结缔组织及血管周围肥大细胞上的 IgE 受体结合，使机体处于致敏阶段。当相同抗原再次进入机体，与吸附在靶细胞表面的 IgE 受体结合，激发了细胞内一系列酶反应，使细胞释放出嗜碱性颗粒。该颗粒脱出后，在一定条件下可释放出组胺、5-羟色胺等生物活性物质，作用于皮肤、血管、呼吸道及消化道等效应器官,引起平滑肌痉挛、毛细血管扩张、血管通透性增加及腺体分泌增加等,若发生在全身引起有效循环血容量急骤下降则出现过敏性休克。

【临床表现】

(一) 症状

本病大多猝然发生。约半数患者在 5 分钟内出现症状,多见于注射药物后(如青霉素等),仅 10% 的患者症状发生在半小时以后,极少数患者在连续用药的过程中出现本病。患者在休克出现之前或同时,常有一些与过敏相关的症状,这是过敏性休克的特点之一。

1. 皮肤黏膜表现 往往是过敏性休克最早且最常出现的征兆,包括皮肤潮红、瘙痒,继以广泛的荨麻疹和(或)血管神经性水肿;还可出现连续性打喷嚏、水样鼻涕及声音嘶哑,甚至影响呼吸。

2. 呼吸道阻塞症状 是本病最常见的表现,也是最主要的死因。由于气道水肿、分泌物增加,加上喉和(或)支气管痉挛,患者出现喉头堵塞感、胸闷气急、喘鸣、憋气及发绀,以致因窒息而死亡。

3. 循环衰竭表现 患者先有心悸、出汗、面色苍白及脉细速,然后发展为肢冷、发绀、血压迅速下降及脉搏消失,最终心跳停止。少数原有冠状动脉硬化的患者可并发心肌梗死。

4. 意识改变 往往先出现恐惧感、烦躁不安和头晕,随着脑缺氧和脑水肿加剧,可发生意识不清或完全丧失,还可出现抽搐、肢体强直等。

5. 其他症状 比较常见的有刺激性咳嗽、恶心呕吐及腹痛腹泻,严重时可出现二便失禁。

(二) 体征

有休克表现即血压急剧下降到 80/50 mmHg 以下,患者出现意识障碍,轻则朦胧,重则昏迷,休克纠正后可迅速改善,这也是过敏性休克的特点之一。

【诊断和鉴别诊断】

(一) 诊断

有过敏史及变应原接触史的患者出现了休克的临床表现;常伴有喉头水肿、气管痉挛及肺水肿等,以及神经、消化系统的症状和体征。

(二) 鉴别诊断

见本章第一节"休克概论"相关内容。

【治疗】

(一) 一般处理

1. 立即脱离或停止摄入可疑的过敏物质 在注射或虫咬部位以上的肢体进行结扎(必须 10~15 分钟放松 1 次,以免组织缺血),也可在注射或叮咬的局部用 0.1% 肾上腺素 0.1 ml 皮下注射以减缓过敏物质的吸收。

2. 保持呼吸道通畅 面罩或鼻导管给氧,如有明显的支气管痉挛,可以喷雾吸入 0.5% 沙丁胺醇溶液 0.5 ml 以缓解喘息症状,必要时予气管内插管。

3. 监测　对神志、血压、心率及 SaO_2 等生命体征进行密切监测。

（二）肾上腺素治疗

肾上腺素是抢救本病的首选药物。立即给予 0.1% 肾上腺素 0.3～0.5 ml 大腿中外侧肌内注射，如果病情需要可以间隔 15～20 分钟再注射 1～2 次，经过 1～2 次注射后多数患者在半小时内均可逐渐恢复。

（三）糖皮质激素治疗

糖皮质激素可以阻止迟发相变态反应的发生。若休克者持续不见好转，应及早给予地塞米松 10～20 mg、琥珀酸氢化可的松 200～400 mg 或甲泼尼龙 120～240 mg 静脉滴注。

（四）补充血容量

应及时补充血容量，以恢复有效循环。首剂补液 500 ml 快速静滴，成人首日补液量一般可达 2 000～3 000 ml。

（五）升血压药物使用

对于顽固性低血压也可酌情选用一些药效较持久、副作用较小的抗休克药物，如去甲肾上腺素、间羟胺等，以维持血压稳定。

（六）抗过敏药物使用

常用的有氯苯那敏 10 mg 或异丙嗪 25～50 mg 肌内注射，必要时可以使用 H_2 受体阻滞药如雷尼替丁、法莫替丁。

心 源 性 休 克

心源性休克的发病基本机制为由于各种原因引起心脏功能减退，导致心排血量显著减少，重要脏器及组织供血不足，全身微循环发生障碍的病理过程。

【病因】

以 AMI 最多见，其他如急性暴发性心肌炎、原发或继发性心肌病、药物或毒品等引起的心脏抑制，心脏压塞、严重心律失常以及所有类型心脏疾病终末期等均可导致本病。

【发病机制】

核心机制是心脏泵功能的衰竭，大部分心源性休克的血流动力学特点为低排高阻型休克，主要有以下几种情况。

（一）AMI

AMI 发生后心肌细胞缺血性损伤及坏死是引起心肌收缩、舒张功能障碍，心排血量降低，并导致心源性休克的根本原因。AMI 后心肌收缩力和心排血量下降的同时，由于缺乏有效心室舒张，导致心脏前负荷降低，影响冠状动脉血流量，进一步加重心肌缺血缺氧性损伤，使心肌梗死的范围扩大，形成恶性循环。心脏每搏输出量（SV）的下降还可影响心肌的化学和压力感受器与主动脉弓和颈动脉窦内压力感受器之间的协同作用，使之趋向于强烈的负性调节，此过程称为交感肾上腺反应。其结果是交感神经末梢释放大量儿茶酚胺，一方面刺激心肌细胞，使非梗死区域的心肌纤维收缩加强，增快心率；另一方面，刺激周围血管的 α 受体产生收缩血管效应，维持动脉压以保证冠状动脉灌注。但过度的交感肾上腺反应会增加心肌耗氧量，加重冠状动脉狭窄,使心肌缺血区域扩大,心排血量进一步下降,从而导致循环衰竭。

（二） 缺乏代偿能力的心肌病

急性暴发性心肌炎或原发/继发性心肌病、感染性休克导致的严重心肌抑制发生后,心肌本身无法正常收缩舒张,且缺乏代偿能力,是导致心源性休克发生的直接原因。

（三） 恶性心律失常

可导致心脏收缩节律的异常或不同步,舒张期心室不能有效充盈,可能影响冠状动脉血流灌注,从而造成心肌缺血缺氧;收缩期心室收缩不同步直接引起心排血量的减少;严重心律失常时动脉压降低也可以导致冠状动脉灌注不足,甚至发生心肌梗死。

（四） 其他因素

使用过量的 β 受体阻滞剂、肾素血管紧张素转换酶抑制剂（ACEI）、血管紧张素 Ⅱ 受体拮抗剂（ARB）或镇静镇痛药物等,如同时合并酸中毒、凝血功能异常,更易加重心源性休克。

【临床表现】

（一） 症状

早期患者烦躁不安、面色苍白,诉口干、出汗,但神志尚清,以后逐渐出现表情淡漠、意识模糊、神志不清直至昏迷;尿量减少<0.5 ml/(kg·h),甚至无尿。

（二） 体征

心率增快>120 次/分,脉搏细弱;收缩压<80 mmHg,脉压差<20 mmHg,严重时血压测不出。

【辅助检查】

见本章第一节"休克概论"相关内容。

【诊断和鉴别诊断】

（一） 诊断

有 AMI、急性心肌炎或严重心律失常等病史,伴有上述症状和体征;血流动力学监测提示 CO 降低、LVDEP 升高等相应的血流动力学异常;周围组织低灌注状态。

（二） 鉴别诊断

见本章第一节"休克概论"相关内容。

【治疗】

（一） 基本治疗

绝对卧床休息,胸痛由 AMI 所致者应给予有效镇痛镇静;建立有效的静脉通道,并视病情选择血流动力学监测项目;持续心电、血压和 SaO_2 监测;监测出入量,必要时留置导尿;持续鼻导管或面罩吸氧,必要时建立人工气道并进行机械通气;纠正电解质紊乱及酸碱失衡等。

（二） 改善心功能及外周循环

1. **正性肌力药物** 原则上选用增加心肌收缩力但不会大幅度增加氧耗或导致心律失常的

药物。

（1）多巴酚丁胺：是选择性 β_1 肾上腺素能受体激动剂，常规剂量 5～15 $\mu g/(kg \cdot min)$ 静脉滴注，可以在不显著增加心率及外周血管阻力的情况下增加心肌收缩力及心排出量，但仍会增加心肌耗氧。

（2）洋地黄类：一般在 AMI 24 小时内，尤其是 6 小时内应尽量避免使用洋地黄制剂，通常只在伴发快速性房性心律失常时方考虑使用。

（3）磷酸二酯酶抑制剂：在增强心肌收缩力的同时，对血管尤其是肺循环血管有一定的扩张作用。常用药物有米力农和奥普力农，一般首先予以负荷剂量后继续静脉维持，常见不良反应有低血压和心律失常。

（4）Ca^{2+} 通道增敏剂：直接与肌钙蛋白相结合，使 Ca^{2+} 诱导的心肌收缩所必须的心肌纤维蛋白的空间构型得以稳定，从而使心肌收缩力增加，而心率、心肌耗氧无明显变化；同时能激活三磷酸腺苷（ATP）敏感的钾通道，使外周静脉扩张，降低心脏前负荷；大剂量使用时有一定的磷酸二酯酶抑制剂作用。常用药物有左西孟旦，用法：负荷剂量 6～12 $\mu g/kg$ 静脉注射，维持剂量 0.1～0.2 $\mu g/(kg \cdot min)$ 静脉滴注，通常维持用药 24 小时。

（5）重组人 B 型利钠肽：常用药物有新活素，用法：先予负荷剂量 1.5 $\mu g/kg$ 静脉缓慢注射，继以 0.007 5～0.015 $\mu g/(kg \cdot min)$ 静脉滴注，疗程一般 3 日。

2. 血管活性药物　血流动力学指标和临床症状综合评估，如血压低同时存在外周血管阻力降低，在调整前负荷的基础上，可考虑选择血管收缩剂以提高血压；当外周血管阻力增加时，应选择血管扩张剂如硝酸甘油、硝普钠，达到降低心脏前后负荷、改善微循环和心肌供血的目的。

（三）其他治疗

1. 机械辅助循环　经上述处理后休克无法纠正者，可考虑 IABP、ECMO 及左心室辅助泵等机械性辅助循环。成人二尖瓣功能不全所致的心源性休克，应立即（<12 小时）行 IABP 并给予血管或心脏活性药物治疗来维持手术过程中循环的稳定。

2. 病因治疗　如 AMI 患者应尽早进行再灌注治疗，溶栓失败或有禁忌证者应在 IABP 支持下进行急诊经皮冠状动脉介入治疗（percutaneous coronary intervention，PCI）；急性心脏压塞者应立即进行心包穿刺减压；乳头肌断裂或室间隔穿孔者应尽早进行外科修补；成人主动脉瓣或二尖瓣功能不全所致的心源性休克应及时更换瓣膜等。

梗 阻 性 休 克

引起梗阻性休克的病因包括腔静脉梗阻、心包缩窄、心脏瓣膜狭窄、肺动脉栓塞及主动脉夹层等多种疾病。根据梗阻部位的不同而表现各异，大多是由于血流的通道受阻导致心排血量减少，DO_2 下降，从而引起循环灌注不良，组织缺血缺氧。

【病因】

根据梗阻部位的不同分为心内梗阻和心外梗阻性休克。

（一）心内梗阻

常见于瓣膜和其他心脏结构异常、肥厚性心肌病、左心房黏液瘤或血栓、乳头肌断裂及室间隔穿孔等。

（二）心外梗阻

可表现为静脉回流受阻、右心室后负荷明显增加或左心室后负荷明显增加，如心包填塞、张力性气胸及肺动脉栓塞等。

【发病机制】

由于血流的通道受阻引起心脏充盈受限、前负荷不足，导致心排血量明显减少，循环灌注不足，缺血、缺氧引起相应的脏器和组织功能出现病理性改变。

【临床表现】

（一）症状

心包缩窄或心脏压塞者多由慢性疾病进行性恶化所致，多有心包积液史，或胸壁穿透性损伤病史；张力性气胸者可有胸闷、呼吸困难；腔静脉的梗阻可见全身水肿；肺动脉栓塞可有胸痛、咳嗽、咯血及呼吸急促；心脏瓣膜病变可有心功能减退表现。

（二）体征

不同病因可表现出不同体征，如张力性气胸时胸部叩诊可出现鼓音，听诊患侧呼吸音消失，纵隔向健侧移位，气管移位伴颈静脉怒张等；心瓣膜病变时可在相应心脏瓣膜听诊区闻及杂音等。

【辅助检查】

（一）实验室检查

1. D-二聚体检查　可作为肺动脉栓塞的阴性预测指标，$<500\ \mu g/L$ 可以排除肺动脉栓塞。

2. 凝血功能检查　可指导抗凝治疗。

（二）特殊检查

1. 影像学检查　肺动脉 CT 血管造影（CTA）、胸部 X 线、MRI 及超声心动图等检查可以明确肺动脉栓塞的诊断，判定肺动脉栓塞的程度，并估计预后。

2. 血流动力学监测　表现为心排血量减少、体循环阻力（代偿性）增加、前负荷或充盈压等，随病因而不同。

【诊断和鉴别诊断】

（一）诊断

有梗阻性病因及与病因相应的临床表现，符合休克的诊断标准即可诊断为梗阻性休克。

（二）鉴别诊断

见本章第一节"休克概论"相关内容。

【治疗】

（一）病因治疗

如心包穿刺、胸腔穿刺/引流及治疗肺动脉栓塞等，是重要的病因治疗措施。

（二）容量复苏和药物治疗

应迅速建立大静脉通路补充循环血容量，在对循环功能进行评估的同时，调整心脏前负荷，使前负荷处于心肌收缩力的最佳状态。

第三节 脓 毒 症

脓毒症是指感染引起的宿主反应失调所导致的致命性器官功能障碍，可以进展为脓毒症休克，易并发 MODS。脓毒症的定义已经从炎症反应转化到机体对感染刺激的综合反应，包括免疫、内分泌代谢、炎症及凝血等系统的综合反应。脓毒性休克是指在脓毒症的基础上出现补液无法纠正的低血压以及血乳酸水平>2 mmol/L。

脓毒性和脓毒症休克是重要的医疗健康问题，每年全球有数百万人罹患本病，其中$1/6 \sim 1/3$的患者死亡。国际拯救脓毒症运动（surviving sepsis campaign，SSC）自 2004 年发布首部《脓毒症与脓毒性休克处理国际指南》以来，分别在 2008 年、2012 年、2016 年和 2021 年进行了更新，为脓毒症的规范化诊疗提供了纲领性指南。

【病因】

（一）感染性

最常见的病因是感染，包括革兰阴性和阳性细菌、真菌、病毒、寄生虫及非典型病原体等导致的肺炎、腹膜炎、胆囊炎、泌尿系、血流感染及皮肤蜂窝织炎等感染。

（二）非感染性

如严重创伤、烧伤以及重症急性胰腺炎等，也可引起脓毒症。

【发病机制】

脓毒症起源于进入宿主血液中的微生物或毒素，使得宿主对其产生免疫反应。微生物的侵袭是感染性休克的始动因子，而脓毒性休克是机体炎性反应失控的结果。病理生理机制主要包括：微生物侵袭；宿主因素；血管血流稳定性失衡；内皮细胞功能不全；循环、呼吸、消化和神经等多系统功能不全。当病原微生物入侵时，机体免疫系统被激活，固有免疫发挥效应，同时启动获得性免疫反应，最大限度地清除病原微生物。当感染在可控制的范围内时免疫系统能够有效发挥防御作用，保护机体的内环境稳定，但如果免疫反应过度也会对机体造成损伤，甚至出现混合拮抗反应综合征（mixed antagonist response syndrome，MARS）（图 3-1）。

【临床表现】

（一）症状和体征

详见本章第一节"休克概论"相关内容。

（二）分型

临床上按血流动力学的特点分为低动力型休克和高动力型休克两型。低动力型休克即低排高阻型休克（又称为冷休克），患者出现血压降低、心排血指数降低和外周动脉阻力升高等表现；高动力型休克即高排低阻型休克（又称为暖休克），患者心排血量增加、外周血管阻力明显降低以致血流动力失衡，出现低血压等表现。

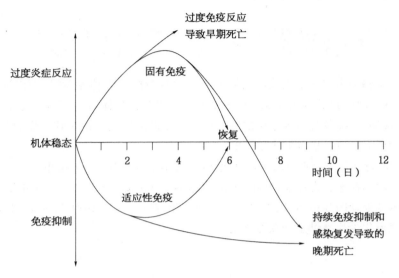

图 3-1 严重感染时宿主炎症反应

【辅助检查】

（一）实验室检查

1. 血常规检查　白细胞计数多升高，中性粒细胞增加、核左移；如感染严重、机体免疫力明显下降时，白细胞计数可降低；HCT 和 Hb 增高提示血液浓缩；当感染进一步加重甚至发展至 DIC 时，血小板可出现进行性下降。CRP、降钙素原（PCT）等指标有助于评估感染的状况。

2. 生化检查　① 心功能：心肌酶谱、脑钠肽（BNP）可判断心室容量变化、有无心肌损伤；② 肾功能：当存在肾功能衰竭时，尿比重由初期偏高转为低而固定，血肌酐和尿素氮升高，尿肌酐/血肌酐＜1：5，尿渗透压降低，尿/血浆渗透压的比值＜1.5，尿钠排出量＞40 mmol/L。

3. 血气分析　常有低氧血症、代谢性酸中毒，早期呈呼吸性碱中毒，晚期出现呼吸性酸中毒。

4. 细菌学检查　应尽早进行感染病灶的病原菌检查。

（二）影像学检查

X 线、CT 及超声等检查有一定的病因诊断价值。

（三）血流动力学监测

常规血流动力学监测可以用于基础循环状态、容量复苏和药物治疗效果的评价，其核心内容是组织灌注与氧代谢状况，包括全身和局部灌注指标的监测。

1. 无创血流动力学监测　包括无创血压、超声心动图、胸电阻抗法及超声心排血量监测等。

2. 有创血流动力学监测　包括 CVP、有创动脉压、$P_{cv-a}CO_2$、肺动脉漂浮导管及 PiCCO 等。

3. 氧代谢监测　包括动脉血乳酸、$ScvO_2/SvO_2$、pHi、DO_2 及 VO_2 等。

【诊断和鉴别诊断】

（一）诊断

1. **脓毒症**　对于感染或疑似感染的患者，当序贯器官衰竭评分（sequential organ failure assessment，SOFA）较基线上升≥2分可诊断为脓毒症（表附录5-6），即脓毒症＝感染＋ΔSOFA≥2。由于 SOFA 评分操作起来比较复杂，临床上也可以使用床旁快速 SOFA（quick SOFA，qSOFA，见表3-5）标准初步识别重症患者，如果符合 qSOFA 标准≥2分时，应进一步评估患者是否存在脏器功能障碍。

表3-5　qSOFA 评分表

项　目	指　标	分　值
收缩压	≤100 mmHg	1
呼吸频率	≥22次/分	1
意识障碍(GCS)	<13分	1

2. **脓毒症休克**　在脓毒症的基础上，出现持续性低血压，在充分容量复苏后仍需血管活性药来维持 MAP≥65 mmHg，以及血乳酸水平＞2 mmol/L。

3. **脓毒症和脓毒性休克**　其诊断流程见图3-2。

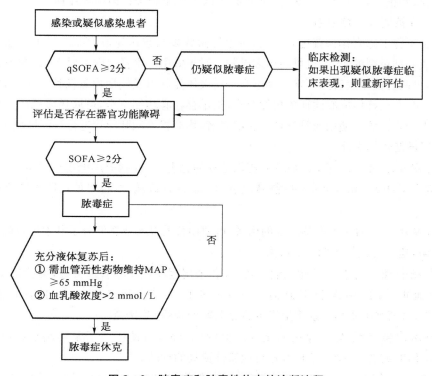

图3-2　脓毒症和脓毒性休克的诊断流程

（二）鉴别诊断

见本章第一节"休克概论"相关内容。

【治疗】

（一）液体复苏

1. 复苏液体及评估　应尽早开始，对脓毒症所致的低灌注，在拟诊为脓毒性休克起3小时内输注至少30 ml/kg的平衡晶体液进行初始复苏，若仍需继续输注大量平衡晶体液，可加用白蛋白。通常更多的是通过动态措施（如容量反应试验）来指导液体复苏。完成初始复苏后，评估血流动力学状态以指导下一步的液体使用。

2. 早期复苏目标　在复苏最初6小时内的治疗目标包括：CVP 8～12 mmHg；MAP达到65 mmHg；尿量≥0.5 ml/(kg·h)；$ScvO_2$≥70%或者SvO_2≥65%；血乳酸≤2.0 mmol/L。

（二）抗感染治疗

应尽快明确其感染源并及时处理，尽快寻找、诊断或排除那些急需进行感染源控制的特定解剖部位感染（如坏死性软组织感染、腹膜炎、胆管炎及肠坏死等）。控制手段包括引流脓肿或局部感染灶、感染后坏死组织清创、摘除可引起感染的医疗器具，对仍存在微生物感染的源头进行控制。尽快启动抗菌药物治疗（最佳在1小时内，延迟不超过3小时），对于脓毒性休克早期处理，推荐经验性联合使用抗菌药物，经验性使用可能覆盖所有病原体的抗菌药物；对于脓毒症而没有休克的患者或中性粒细胞减少的患者，不推荐常规联合使用抗菌药物。对于脓毒性休克患者，如果初始应用联合治疗后临床症状改善或在病原学诊断及药敏结果明确后，推荐降阶梯治疗，停止联合应用抗生素，目前主要以PCT水平指导抗菌药物疗程。

（三）血管活性药物使用

目前去甲肾上腺素作为首选升压药，肾上腺素或多巴胺作为替代品。对于快速性心律失常风险低或心动过缓的患者，也可使用多巴胺。对于应用去甲肾上腺素后MAP仍不达标的脓毒症患者，可联合使用血管加压素。经过充分的液体复苏以及使用血管活性药物后，如循环血容量充足、MAP达标但低灌注征象持续存在，提示存在心功能不全，可联用多巴酚丁胺或者单独使用肾上腺素。需要使用血管活性药物的患者，均应置入动脉导管进行连续性血压测定。

（四）其他药物治疗

1. 糖皮质激素　需要持续血管升压药治疗的患者，可静脉应用糖皮质激素，首选氢化可的松，剂量为每日200 mg，每6小时静脉注射50 mg或连续输注，也可使用同等效价的其他糖皮质激素。

2. 抗凝治疗　对于没有禁忌证的患者，可使用普通肝素或者低分子肝素进行静脉血栓栓塞症的预防，建议首先使用低分子肝素。

3. 血糖管理　对于ICU脓毒症患者，推荐采用程序化血糖管理方案，推荐每1～2小时监测一次血糖，连续两次测定血糖＞10 mmol/L时启用胰岛素治疗，目标血糖为8～10 mmol/L，血糖水平及胰岛素用量稳定后逐渐减少血糖监测次数。

4. 预防应激性溃疡　存在消化道出血的风险时，可使用质子泵抑制剂（proton pump inhibitors，PPI）或者H_2受体拮抗剂进行应激性溃疡的预防。

5. MODS的防治　当机体受到严重感染、创伤、烧伤等后，两个或两个以上器官发生序贯性功能障碍,称为 MODS。防治措施详见本章第四节"多器官功能障碍综合征"。

（五）其他治疗

1. 呼吸支持 包括高流量鼻导管给氧、无创通气和有创机械通气。有创机械通气保护性通气可使用小潮气量通气策略（6 ml/kg）,以 30 cmH$_2$O 的平台压为上限目标,并推荐使用较高的 PEEP。建议每日使用俯卧位通气超过 12 小时。

2. 肾脏替代治疗 如果发生 AKI,有明确肾脏替代治疗指征时可使用连续或者间断的肾脏替代治疗。

3. 营养支持 对于能够接受肠内营养的患者,推荐早期启动（72 小时以内）肠内营养;如果喂养不耐受,建议使用促胃肠动力药物;如果喂养不耐受或存在高误吸风险者,建议留置空肠管。

4. ECMO 常规机械通气失败时,推荐在有条件且经验丰富的医疗中心使用静脉—静脉体外膜肺氧合（VV-ECMO）。

【中医中药】

脓毒症属于中医学"外感热病""脱证""血证""暴喘""神昏""脏竭病"等范畴。由于素体正气不足,外邪入侵,入里化热,耗气伤阴;正气虚弱,毒邪内陷,络脉气血运行不畅,导致毒热、瘀血、痰浊内阻,进而致各脏器受邪而损伤。

脓毒症治疗的要旨是在脓毒症初期阶段即截断其病势,防止向严重脓毒症方向发展。可采用"四证四法",即毒热证治以清热解毒法,可予热毒宁、清开灵注射液、醒脑静注射液及安宫牛黄丸等;腑气不通证治以通里攻下法,方用大承气汤;血瘀证治以活血化瘀法,方用血府逐瘀汤,也可予以红花、赤芍、川芎、当归及丹参等活血化瘀中药,以及复方丹参注射液和血必净注射液;急性虚证治以扶正固本法,可予生脉注射液、参麦注射液及参附注射液。

第四节 多器官功能障碍综合征

多器官功能障碍综合征（MODS）是指严重创伤、感染、大手术及大面积烧伤等疾病 24 小时后,同时或序贯出现两个或两个以上器官功能障碍,即急性损伤患者多个器官功能改变且不能维持内环境稳定的临床综合征,受损器官可包括心、肺、肝、胃肠、肾、脑等脏器以及凝血、代谢系统等。

【病因】

与脓毒症病因相同。

【发病机制】

（一）炎症反应

感染、创伤和缺血再灌注损伤等不同的因素,除直接引起细胞损伤外,更重要的是通过激活内源性炎症介质的过度释放、炎症细胞的激活、组织缺氧和氧自由基的产生、肠道屏障功能破坏和细菌/毒素易位等,导致机体炎症反应失控。其中,炎症反应是 MODS 发病机制的基石。

（二）二次打击学说

感染或创伤引起的持续全身炎症反应失控的临床表现成为全身性炎症反应综合征(systemic inflammatory response syndrome，SIRS)，诊断标准见表 3-6。SIRS 是感染性或非感染性因素导致机体过度炎症反应的具体特征,当进行性加重后可能发展为脓毒症,甚至 MODS。代偿性抗感染反应综合征(compensatory anti-inflammatory response syndrome，CARS)是感染或创伤发生时,机体免疫功能降低的内源性抗感染反应,其意义在于作为 SIRS 的对立面,限制炎症,保护宿主免受炎症的损害。一般正常的体内炎症和抗感染作用保持一定的平衡。SIRS/CARS 的失衡将导致不管倾向于哪一方的反应最终的结果是炎症反应失控,使其保护性作用转变为自身破坏性作用,损伤局部组织,同时打击其他器官,发生 MODS。

表 3-6 SIRS 诊断标准

项　　目	标　　准
体　温	>38℃或<36℃
心　率	>90 次/分
呼　吸	>20 次/分,或 $PaCO_2$<32 mmHg
白细胞	外周血白细胞>$12×10^9$/L 或<$4×10^9$/L 或幼稚杆状核白细胞>10%

（三）分类

根据 MODS 发生的主要原因以及 SIRS 在器官功能损伤中的地位,可分为原发性和继发性。

1. 原发性　指某种明确的损伤直接引起器官功能障碍,即器官功能障碍由损伤本身引起,在损伤早期出现。如严重创伤后,直接肺挫伤导致急性呼吸衰竭,横纹肌溶解导致肾衰竭,大量出血补液导致凝血功能异常。在原发性 MODS 的发病和演进过程中,SIRS 在器官功能障碍发生中所占比例较低。

2. 继发性　MODS 并非是损伤的直接后果,而与 SIRS 引起的自身性破坏关系密切。损伤引起 SIRS,而异常的炎症反应继发性造成远距离器官发生功能障碍。所以,继发性 MODS 与原发损伤之间存在一定的间歇期,易合并感染。在继发性 MODS 中,SIRS 是器官功能损害的基础,全身性感染和器官功能损害是 SIRS 的后继过程。SIRS—全身性感染—MODS 就构成一个连续体,继发性 MODS 是该连续体造成的严重后果。

【临床表现】

主要有原发病、SIRS、脓毒症、严重脓毒症或脓毒性休克及多个脏器系统功能障碍的症状和体征,个体差异性很大。MODS 的主要表现有:ARDS;应激性溃疡和(或)中毒性肠麻痹;急性肝衰竭或肝性脑病;少尿和(或)AKI;低血压/心力衰竭/毛细血管渗漏综合征;意识障碍或昏迷;DIC 等。

【辅助检查】

详见本章相关内容。

【诊断和鉴别诊断】

（一）诊断标准

见表 3 - 7。

表 3 - 7 MODS 的诊断标准

项 目	诊 断 标 准
心血管功能障碍	收缩压<90 mmHg；MAP<70 mmHg；发生心源性休克、室性心动过速或心室颤动等严重心血管事件
呼吸功能障碍	$PaO_2 / FiO_2 <300$ mmHg
中枢神经功能障碍	意识出现淡漠或躁动、嗜睡、浅昏迷、深昏迷；GCS≤14 分
凝血功能障碍	血小板计数<$100×10^9/L$；凝血时间(CT)、APTT、TT 延长或缩短；3P 试验阳性
肝脏功能障碍	总胆红素>20.5 μmol / L；白蛋白<28 g / L
肾脏功能障碍	Scr>123.76 μmol / L；尿量<500 ml / 24 h
胃肠功能障碍	肠鸣音减弱或消失；胃引流液、粪潜血阳性或出现黑便、呕血；腹内压（膀胱内压）≥11 cmH_2O

注：符合每一系统条件中一项，即可诊断。

（二）鉴别诊断

MODS 需排除以下情况：某些慢性疾病终末期出现的多个脏器功能障碍；系统性疾病（如系统性红斑狼疮）累及多个脏器；相互无关联的多种疾病引起多个脏器功能损害。

【治疗】

（一）一般治疗

对创伤、低血容量、休克患者，及时充分的复苏，提高有效循环血容量，合理使用血管活性药物，以保证组织细胞满意的氧合。对于开放性创伤或术后感染，早期清创、充分引流是预防感染最关键的措施。情况许可时尽早进行肠内营养，保持肠道屏障的完整，防止菌群失调及易位。建立较完善的监测手段，尽早发现器官功能损害。

（二）病因治疗和脏器功能支持

所有 MODS 患者原则上均应进入 ICU 治疗，主要包括病因治疗和器官功能支持。

1. 病因治疗 积极消除引起 MODS 的病因和诱因，控制原发病是 MODS 治疗的关键。

对于严重感染患者使用有效抗生素,积极引流感染灶。创伤患者应早期清创、充分引流,预防感染发生。保护胃肠功能,避免肠胀气、肠麻痹的发生,及时予以胃肠减压或恢复肠道功能,防止细菌、毒素的易位和播散;选择性肠道去污技术对降低感染率可能有一定作用。休克患者应尽快改善组织器官灌注,避免进一步加重器官功能损害。

2. 纠正组织缺氧 主要手段包括增加 DO_2、降低 VO_2 和提高组织细胞利用氧的能力。其中,提高氧供是目前改善组织缺氧最可行的手段,可采取以下措施:维持正常的 Hb 含量;给予氧疗,必要时机械通气支持呼吸,使 $SaO_2 > 90\%$;维持正常的心功能和有效循环血容量,可适当使用血管活性药物,维持组织器官灌注;可通过镇静、降低体温和机械通气支持呼吸等手段实现降低氧耗。

3. 器官功能支持 ① 呼吸支持治疗:是提高 DO_2 和降低 VO_2 的重要手段之一,应注意防治呼吸机相关肺损伤,尽可能减少机械通气对器官功能的影响;必要时可运用 ECMO 进行体外心肺支持。② 循环支持治疗:监测血流动力学和尿量,判断体液复苏介入时间,可适当使用血管活性药物。③ 肾脏支持治疗:积极治疗原发病,及早发现危险因素;加强液体管理,维持内环境稳定;必要时行肾脏替代治疗等。④ 胃肠道支持治疗:对 MODS 患者使用 PPI 或 H_2 受体拮抗剂预防应激性溃疡的发生;维护肠道微生物生态环境等。⑤ 肝脏支持治疗:目前对急性肝衰竭尚缺乏有效的治疗措施,采取措施保持肝脏充足的血液灌注,控制感染和内毒素血症,适当的营养支持以及注意避免肝毒性药物的使用等,都是常用的方法;适当补充高渗葡萄糖液和维生素 K 有一定益处;病情加重时可考虑使用人工肝清除毒素、维持内环境和代谢平衡。⑥ 血液系统支持治疗:炎症介质可以抑制抗凝物质并激活外源性凝血系统,早期血液处于高凝状态,且有可能进一步发展为 DIC,因此抗凝治疗十分必要;应用重组人类活化蛋白C(APC)、肝素或低分子肝素抗凝以及尿激酶或组织型纤溶酶原激活物(tPA)溶栓,已成为MODS 的重要治疗措施;重症患者早期应用血浆或血液置换,不仅可清除促凝物质,还可清除大量的炎症介质。

4. 代谢和营养支持治疗 MODS 患者处于高度应激状态,导致机体出现以高分解代谢为特征的代谢紊乱。机体分解代谢明显高于合成代谢,蛋白质和脂肪分解、糖异生明显增加,糖的利用能力降低,血糖升高,故临床上需要血糖监测,必要时用胰岛素调控血糖。在 MODS早期,营养支持的目的是提供适当的营养底物,防止细胞代谢紊乱,支持器官、组织的结构功能,参与调控免疫功能,减少器官功能障碍的产生;而在 MODS 后期,代谢和营养支持的目标是进一步加速组织修复,促进患者康复。

5. 抗炎和免疫治疗 免疫调控治疗也是 MODS 病因治疗的重要措施之一。① 血液净化治疗:可改善肾功能,维持血流动力学稳定;清除炎症介质、调节免疫;维持内环境稳定;通过消除肺间质水肿、改善局部微循环和实质细胞摄氧能力,促进氧合、提高组织氧利用,起到保护肺和肝功能等作用。② 糖皮质激素:抗炎治疗除选用合适的抗生素控制感染外,糖皮质激素能否用于治疗严重感染及脓毒症还存在很大争议,目前倾向于疗程在 1~2 周的小剂量激素疗法。③ 丙种球蛋白(MG):可对抗细菌黏附、中和细菌抗原而减轻炎症反应,还能激活补体系统,增强免疫功能。④ 其他药物:如胸腺肽、γ-干扰素、氟尿嘧啶、环磷酰胺和甲氨蝶呤等在抑制免疫反应、减少炎症介质释放中也有一定作用。⑤ 基因和抗凋亡治疗:还处于研究阶段,具有一定的应用前景。

第四章
循环系统急症

🔍 **导学**

掌握心脏停搏、急性冠脉综合征、急性心力衰竭、恶性心律失常、高血压急症和主动脉夹层临床表现、诊断和治疗；心肺脑复苏的操作方法。熟悉相关疾病的病因、发病机制、辅助检查，心肺脑复苏的常用药物。了解脑复苏的结局及相关疾病的中医中药治疗；紧急心脏电复律和除颤术。

第一节　心脏停搏与心肺脑复苏

心脏停搏(cardiac arrest)是指各种急性原因导致心脏突然失去有效排血能力的病理生理状态，也意味着临床死亡的开始。心源性猝死(sudden cardiac death, SCD)是指因心脏原因引起的无法预测的自然死亡，是心脏停搏的直接后果。对于心源性猝死的时限尚未达成完全共识，目前倾向于"心脏原因所致瞬间发生或症状在 1 小时内发生的突发性死亡"，具有突发性和不可预测性。

心肺复苏(cardiac pulmonary resuscitation，CPR)是针对心脏停搏采取的抢救措施。从 20 世纪 70 年代起有学者提出"心肺脑复苏"(cardiopulmonary cerebral resuscitation，CPCR)的概念，目的是强调脑保护和脑复苏的重要性。目前多数文献中 CPR 和 CPCR 是相通的。

【病因】

任何疾病或意外均可导致心脏停搏，一般分为心源性和非心源性两大类。

（一）心源性

心血管疾病是心脏停搏最常见且最重要的原因。其中，以冠心病及其并发症最为常见(约占 80%)，尤其是 AMI 的早期；余下 20% 为其他心血管疾病所引起，如先天性冠状动脉异常、马方综合征、心肌炎、心肌病、心瓣膜病、心脏压塞及原发性电生理紊乱(如窦房结病变、预激综合征及 Q-T 间期延长综合征)等。

（二）非心源性

1. *严重电解质与酸碱平衡失调*　严重的钾代谢紊乱易导致严重心律失常而引起心脏停搏。高钾血症(血清钾＞6.5 mmol/L)可抑制心肌收缩力和心脏自律性，引起心室内传导阻滞、心室自主心律缓慢或心室颤动(ventricular fibrillation)而发生心脏停搏；严重的低钾血症可引起多源性室性期前收缩、非持续性阵发性室性心动过速(ventricular tachycardia)、心室扑动和颤动，均可导致心脏停搏。低钠和低钙血症可产生类似高血钾症的心肌抑制作用，低镁血症可产生类似低钾血症的致心律失常作用，如同时出现两种以上电解质紊乱(如低钾低镁血症等)，具有加重心律失常的协同效应。另外，严重高钙和高镁血症也可导致房室和室内传导阻滞、室性心律失常,甚至发生心室颤动。酸中毒时,细胞内钾外移,使血钾增高,可诱发心脏停搏。

2. **其他因素** 如手术、治疗操作与麻醉意外;严重创伤、窒息、中毒、药物过量及脑卒中等可致呼吸衰竭甚至呼吸骤停;各种原因的休克、药物变态反应等;突发意外事件如雷击、溺水及自缢等。在美国心脏协会(AHA)所发布的心肺复苏及心血管急救指南中为了帮助大家更好地记忆,把心脏停搏的常见病因归纳为"6H"和"6T",见表4-1。

表4-1 心脏停搏的常见病因

6H	6T
低血容量(hypovolemia)	张力性气胸(tension-pneumothorax)
缺氧(hypoxia)	心脏压塞(tamponade,cardiac)
酸中毒(acidosis)	毒物／药物中毒(tablets poisoning)
低钾／高钾血症(hypo／hyperkalemia)	肺栓塞(thrombosis,pulmonary)
低／高血糖(hypo／hyperglycemia)	创伤(trauma)
低体温(hypothermia)	冠状动脉血栓形成(thrombosis,coronary)

【发病机制】

(一) 主要脏器对缺血缺氧的耐受力

脑是人体中最易受缺血损害的器官,耐缺氧能力也最差,且各部分耐受力不同:大脑为4～6分钟,小脑为10～15分钟,延髓为20～30分钟,脊髓45分钟,交感神经节为60分钟。心肌和肾小管细胞在正常体温时不可逆缺氧损伤时限为30分钟,肝细胞为1～2小时,肺脏耐受时间相对较长。

(二) 急性缺氧的病理机制

1. **全身性反应** 儿茶酚胺释放促进外周血管收缩,以保证心、脑等重要脏器供血;无氧代谢导致乳酸生成增多,引起代谢性酸中毒,换气不足又引起呼吸性酸中毒,此时机体对儿茶酚胺反应性减弱,导致外周血管扩张,重要脏器的血流灌注减少。

2. **各器官损害**

(1)脑:缺氧造成脑部损害最为严重,大脑尤以额叶和颞叶皮质更为敏感。如脑血流量保持正常的20%以上,脑神经元仍可维持正常ATP含量;脑血流量降到正常的15%左右时,ATP含量降低,细胞不能保持膜内外离子梯度,致使K^+外流、Na^+内流,加上乳酸盐堆积,细胞渗透压升高,引起脑细胞水肿;当脑血流量降至正常的10%以下时,ATP迅速丧失,代谢中断,细胞酸中毒,蛋白质及细胞变性,溶酶体酶释放,终致不可逆损伤。

(2)心脏:心脏缺氧后可出现酸中毒及儿茶酚胺增多,可使希氏束及浦氏系统自律性增高,室颤阈值降低,还可改变心脏正常去极化过程,导致心律失常;严重缺氧时,心肌细胞损伤,肌纤维破裂、肿胀,加之缺氧对心脏微血管的严重损伤,导致心肌收缩单位减少,再进一步发展则溶酶体膜损伤,水解酶释放,心肌超微结构受损,导致不可逆损害。

(3)其他脏器:如呼吸、循环障碍及酸中毒常伴膈肌活动增强,氧耗增加;膈肌功能严重受损可致换气不足;持久缺血缺氧可引起消化道出血、急性肾小管坏死、肠梗阻等并发症。

3.复苏后的病理机制

(1)再灌注损伤:恢复血循环后可引起再灌注损伤,Ca^{2+}、氧自由基及 Fe^{3+} 在这些损害中起重要作用。①无氧缺血时钙内流致细胞内 Ca^{2+} 增多,在线粒体中堆积的 Ca^{2+} 妨碍 ATP 的产生;Ca^{2+} 激活磷脂酶 A_2,游离脂肪酸积聚,使细胞膜的完整性破坏;再灌注恢复供氧后释放出的花生四烯酸经酶催化生成大量血栓烷,后者加重细胞损害;Ca^{2+} 内流阻碍肌动—肌凝蛋白复合体的松弛,使血管平滑肌痉挛,引起复苏后脑组织低灌注状态。②细胞缺血后重新氧化呼吸,使游离氧自由基明显增加,同时无氧状态时氧自由基增加,超过自身清除能力,引起广泛的脂质过氧化酶的连锁反应。③Fe^{3+} 的破坏作用主要是在氧自由基的促发作用下,引起 Fe^{3+} 催化的 Haber - Weiss 反应,产生反应力极强的氢氧基。

(2)"无血流"和"低灌注"的争论:根据常理推断,心肺复苏时脑细胞有少量血流灌注应该比无血流灌注好,但动物实验证明,脑血流完全中断者于复苏后损伤脑神经元的恢复比脑血流未完全中断仅有涓流灌注者(脑血流低于正常的10%)要好;而高血糖时不完全性脑缺血(低灌注)较完全性脑缺血会产生更为严重的神经功能障碍,因此在低灌注时补充葡萄糖对神经元恢复不利。

【临床表现】

心源性猝死的临床表现可分为4个时期,即前驱期、终末事件期、心脏停搏和生物学死亡,不同患者在各个时期表现可有明显差异。

（一）前驱期

在猝死前数日至数个月,有些患者可出现胸痛、气促、疲乏及心悸等非特异性症状。亦可无前驱期表现,瞬间发生心脏停搏。

（二）终末事件期

这是指心血管状态出现急剧变化到心脏停搏发生前的一段时间,自瞬间至持续1小时不等。心源性猝死所定义的1小时,实质上是指终末事件期的时间在1小时内。由于猝死原因不同,终末事件的临床现象也各异,典型的表现包括严重胸痛、急性呼吸困难、突发心悸或眩晕等。若心脏停搏瞬间发生,事先无预兆,则绝大部分是心源性。在猝死前数小时或数分钟内常有心电活动的异常改变,其中以心率加快及室性期前收缩增加最为常见,心室颤动猝死的患者常先有室性心动过速,另有少部分患者以循环衰竭发病。

（三）心脏停搏

心脏停搏后脑血流量急剧减少,可导致意识突然丧失,伴有局部或全身性抽搐(阿-斯综合征)。心脏停搏刚发生时脑中尚存少量含氧的血液,可短暂刺激呼吸中枢,出现呼吸断续,呈叹息样或短促痉挛性呼吸,随后呼吸停止、皮肤苍白或发绀、瞳孔散大、二便失禁。需强调的是,心脏停搏的判断以意识和脉搏评估最为重要,切忌对怀疑心脏停搏的患者进行反复测量血压和心音听诊,或等待心电图检查而延误抢救时机;瞳孔散大虽然是心脏停搏的重要指征,但反应滞后且易受药物等因素影响,所以临床上不应等瞳孔发生变化后才确诊。

（四）生物学死亡

从心脏停搏至发生生物学死亡时间的长短取决于原发病的性质以及心脏停搏至复苏开始

的时间。心脏停搏发生后,大部分患者将在 4～6 分钟内开始发生不可逆脑损伤,随后经数分钟过渡到生物学死亡。心脏停搏发生后立即实施心肺复苏和尽早除颤,是避免发生生物学死亡的关键。心脏复苏成功后死亡最常见的原因是中枢神经系统损伤,其他常见原因有继发感染、低心排血量及心律失常复发等。

【辅助检查】

心脏停搏时,心脏虽丧失了泵血功能,但心电和心脏活动并未完全停止,常见的心电图类型包括心室颤动、无脉搏性室性心动过速、心室停顿和无脉搏电活动(pulseless electrical activity,PEA)等,根据是否需要进行电击除颤及电击是否能够有效恢复灌注性心律,又可分为可电击性心律和非可电击性心律两类。

1. 可电击性心律　包括心室颤动和无脉搏室性心动过速,发病率最高,抢救成功率也很高。抢救成功的关键在于及早电击除颤和及时有效的 CPR。

2. 非可电击性心律　指心室停顿和 PEA。PEA 涵盖一组不同的无脉搏心律,包括电机械分离、心室自主节律、心室逸搏节律及除颤后心室自主节律等,复苏成功率极低。

【诊断和鉴别诊断】

(一) 诊断

当患者突然出现神志丧失和大动脉(如颈动脉和股动脉)搏动消失时,即可判断为心脏停搏。

(二) 鉴别诊断

1. 心血管虚脱　又称血管抑制型晕厥。指急性心脏和(或)外周血管功能异常引起有效血流不足的临床综合征,分为血管抑制型、心脏抑制型和混合型。一般症状较轻,可自行恢复,发作时呼吸、血压和大动脉搏动等基本正常。

2. 惊厥和抽搐　与阿-斯综合征发作有些类似,可根据病史、生命体征状况及辅助检查进行鉴别。

3. 呼吸衰竭　主要表现为呼吸改变,缺氧状况明显,心脏症状轻于呼吸症状,可通过病史、体格检查及辅助检查进行鉴别。

【治疗】

心脏停搏一旦确诊,应立即进行心肺脑复苏,可分为三个阶段:基础生命支持(basic life support,BLS)、高级生命支持(advanced life support,ALS)和复苏后处理。无论何种原因所致的心脏停搏,现场抢救的基础生命支持措施相同,即 A(airway),开放气道;B(breathing),人工通气;C(circulation),胸外心脏按压建立人工循环。《2015AHA 心肺复苏与心血管急救指南》推荐对成人和儿科患者(包括儿童和婴幼儿,除外新生儿)基础生命支持的顺序从"A—B—C"改为"C—A—B",同时强调延误或中断胸外按压会降低生存率,所以整个复苏过程中应尽可能避免延误和中断。《2020 年 AHA 心肺复苏和心血管急救指南》进一步在原有院前院内"双五环"生命链的基础上增加复苏后康复环节,形成"双六环"生命链(图 4-1)。

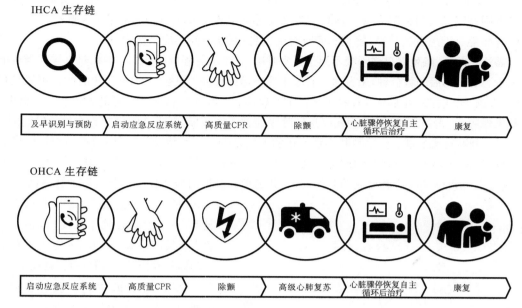

图 4 - 1　IHCA 和 OHCA 生存链

　　完整的成人 CPR 救治过程汇总在"成人生存链"(图 4 - 1)中,由于在心搏骤停病因、施救场景、配套医疗条件及转运需求中的不同,院外心搏骤停(out-of-hospital cardiac arrest, OHCA)和院内心搏骤停(in-hospital cardiac arrest, IHCA)有着各自不同的生存链。但无论 OHCA 还是 IHCA,与预后相关的基本环节都包括以下几个方面:心搏骤停的预防和早期预警;心搏骤停发生时的早期识别和及时启动抢救;无自主循环时的充分生命支持和及早达到自主循环恢复的努力;自主循环恢复后的脏器功能监护、支持和保护;及时的预后评估和康复。

(一) BLS 阶段

　　BLS 阶段是指心脏停搏发生后就地进行的抢救,其目的是在尽可能短的时间内进行有效的人工循环和人工呼吸,为心脑提供最低限度的血流灌注和氧供。

　　1. 生存链　多年来,AHA 一直采用、支持并帮助发展心血管急救(ECC)系统的概念,生存链一词为 ECC 系统概念中的要素提供了有用的比喻。

　　(1) IHCA 生存链环节:及早识别与预防;启动应急反应系统;高质量 CPR;除颤;心脏骤停恢复自主循环后治疗;康复。

　　(2) OHCA 生存链环节:启动应急反应系统;高质量 CPR;除颤;高级心肺复苏;心脏骤停恢复自主循环后治疗;康复。

　　2. 心脏停搏的判断　心脏停搏的判断越迅速越好,只需进行患者的"有无应答""有无呼吸"和"有无心跳"三方面的判断。院内外可略有区别(如患者在监测下心脏停搏),但也应避免不必要的延误,如找听诊器听心音、量血压、接心电图或检查瞳孔等。

　　(1) 判断有无反应:循环停止 10 秒,大脑可因缺氧而发生昏迷,所以意识消失是心脏停搏的首要表现;判断意识消失的方法是"轻拍高叫"。

（2）判断有无呼吸：心脏停搏患者大多数呼吸停止，偶尔也可有叹息样或不规则呼吸，有些患者则有明显气道梗阻表现。判断的方法是用眼观察胸廓有无隆起的同时，施救者应将自己的耳面部靠近患者的口鼻，感觉和倾听有无气息；判断时间不应超过 10 秒。

需注意的是，濒死叹息样呼吸不属于正常呼吸，这是心脏停搏的标志。濒死叹息样呼吸可能发生于心脏停搏后的数分钟，患者通常看起来像要迅速吸进大量空气的样子，患者的口可能是打开的，下颌、头或脖颈可能会随着濒死叹息样呼吸移动。濒死叹息样呼吸可能表现有力或微弱，听起来像哼声、鼾声或呻吟声；濒死叹息样呼吸通常频率缓慢，呼吸之间可能会有较长的间隔。

（3）判断有无心跳：徒手判断心跳停止的方法是触颈动脉搏动，首先用示指和中指触摸到甲状软骨，向外侧滑到甲状旁沟即可触及；与呼吸判断同步，判断时间不超过 10 秒。需注意的是，为婴儿检查脉搏时应触摸肱动脉搏动，为儿童检查脉搏时应触摸颈动脉或股动脉搏动。

（4）启动应急反应系统：在所有情况下，一旦确定心脏停搏发生，必须启动应急反应系统或支援，并派人去获取自动体外除颤仪（AED）和急救设备。

3. 胸外心脏按压　胸外心脏按压通过提高胸腔内压力和直接压迫心脏产生血流。按压产生的血流可为心肌和脑组织提供一定水平的血流灌注，对于恢复自主循环和减轻脑缺氧损害非常重要（图 4-2）。

（1）体位：患者应仰卧于硬板床或地上。

（2）按压部位：胸骨中下部位的中间，直接将手掌置于胸部中央，相当于男性双乳头连线水平。

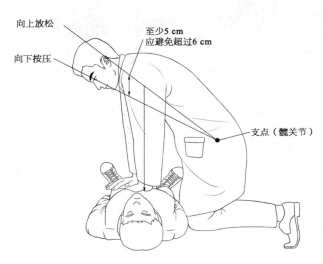

图 4-2　胸外心脏按压法示意图

（标注：向上放松；向下按压；至少 5 cm 应避免超过 6 cm；支点（髋关节））

（3）按压手法：抢救者位于患者一侧，以一手掌根部置于按压部位，手掌与胸骨纵轴平行以免按压肋骨；另一手掌重叠在该手背上，手指交叉并翘起；抢救者肘关节伸直，借助双臂和躯体重量向脊柱方向垂直快速下压。需注意的是，婴儿（单人施救）用两指按压；婴儿（双人施救）用双拇指环绕手法按压；儿童用一手或两手按压。

（4）按压深度：成人每次按压使胸骨下压至少 5 cm，但应避免超过 6 cm，婴幼儿和儿童至少为胸部前后径的 1/3（婴儿约 4 cm，儿童约 5 cm）；按压力量要均匀，不可过猛，并最大限度减少中断；按压后放松胸骨，让胸廓充分回弹，便于心脏舒张，按压与放松的时间应大致相等，但手不能离开按压部位；施救者在按压间隙应尽量避免依靠在患者胸壁上。

（5）按压频率：100～120 次/分，尽量减少胸部按压中断的次数和持续的时间。

（6）胸外按压/通气：对于所有年龄段患者实施单人 CPR，或者对成人实施 CPR（无论单人或双人），均按照 30∶2 给予按压和通气（即按压 30 次后给予 2 次人工呼吸）。因小儿心脏停搏多由窒息导致，所以专业急救人员对婴儿及青春期前儿童进行双人 CPR 时，按压/通气可按照 15∶2。

（7）轮换按压：正确的胸外按压施救者极易疲劳，因此多人施救应尽可能轮换进行，避免影响按压质量。一般 5 个周期（按压/通气 30∶2 为一个周期）约 2 分钟后轮换 1 次，可利用轮换时间进行心律检查。

（8）并发症：由于按压时操作不当，可发生肋骨骨折，骨折端可刺破心、肺、气管和腹腔脏器或直接造成脏器破裂，导致气胸、血胸、消化道穿孔及脂肪栓塞等并发症。

4. 开放气道　心脏停搏后昏迷患者的舌根、软腭及会厌等口咽软组织松弛后坠，极易导致上呼吸道梗阻，因此开放气道、保持呼吸道通畅是施行人工呼吸的首要条件，常用以下手法。

（1）仰头抬颏法：是最常用的开放气道手法。抢救者一手按压患者前额，轻轻使头部后仰；另一手置于患者下颏的骨性部分，轻轻抬起使颈部前伸（图4-3）。操作时不要用力按压颏下的软组织，以免造成人为气道堵塞。另外，如果婴儿的头部伸展抬离了正中（嗅探位）体位，可能会引起气道阻塞，因此将婴儿置于正中体位（外耳道与婴儿肩部上方在同一个水平上），可最大限度地保持气道通畅。

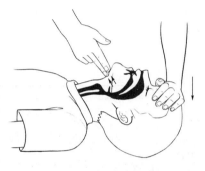

图4-3　仰头抬颏法

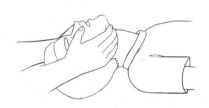

图4-4　推举下颌法

（2）推举下颌法：本法适用于怀疑颈椎损伤的患者。施救者站或跪在患者头顶端，将两手分别置于患者头部两侧，将双肘置于患者仰卧的平面上，将手指置于患者的下颌角下方并用双手提起下颌，使下颌前移；如果患者双唇紧闭，可用拇指推开下唇，使嘴巴张开（图4-4）。如果本法未能成功开放气道，应改用仰头抬颏法。

绝大多数患者的口腔软组织导致的气道梗阻通过上述手法可以清除，如果效果不佳，应查找其他导致梗阻的原因（包括口腔内异物、义齿等）。

5. 人工通气　无论采取何种方式通气，均要求在通气之前开始胸外按压。单人施救者应首先进行30次胸外按压，然后开放患者气道进行2次人工呼吸。需注意的是，应在10秒内继续进行胸外按压。

（1）口对口或口对鼻人工呼吸法：急救者一手捏住患者鼻孔，另一手推起患者颏部保持气道开放，眼睛观察胸廓起伏。吸一口气（不必深吸气）后，用口包住患者的口部，向里吹气持续1秒，观察到患者胸廓起伏；对口腔严重创伤不能张口，或口对口通气无法密闭等，可采用口对鼻通气；对于婴儿最好使用口对口鼻技术。

（2）球囊面罩人工呼吸法：院内CPR时一般用球囊面罩进行人工通气。单人进行球囊面罩通气操作方法为施救者站或跪在患者正上方，施救者提起下颌保持气道开放，使用E-C钳技术将面罩固定就位（将一手拇指和示指放在面罩一侧，形成"C"形，并将面罩边缘压向患者面部，用其他3指形成"E"形提起下颌角，开放气道，使面部紧贴面罩），挤压球囊给予急救呼吸(每次 1 秒),同时观察胸廓是否隆起。无论是否给氧,每次急救呼吸均需持续 1 秒。

6. **体表电除颤**　早期体表电除颤是心脏停搏后存活的关键,因为心脏停搏最常见的初始心律是心室颤动,电击除颤是治疗心室颤动的有效手段;除颤成功的可能性随时间推移而迅速下降,若不及时终止心室颤动,有可能在数分钟内转变为心室停顿等更难救治的心律失常。详见本章附 1"紧急心脏电复律/电除颤术"。

7. **自主循环恢复(ROSC)的表现**　大动脉能触摸到搏动;可测到血压,收缩压≥60 mmHg;发绀的口唇渐转为红润;散大的瞳孔开始缩小;甚至出现自主呼吸或意识恢复。

8. **停止心肺复苏的指征**　心肺复苏超过 30 分钟仍无生命指征(无反应、无呼吸、无脉搏及瞳孔无回缩),可宣布临床死亡。如出现复苏有效指征,可进行下一步心脏停搏后治疗。

9. **BLS 医务人员抢救成人心脏停搏流程**　见图 4-5。

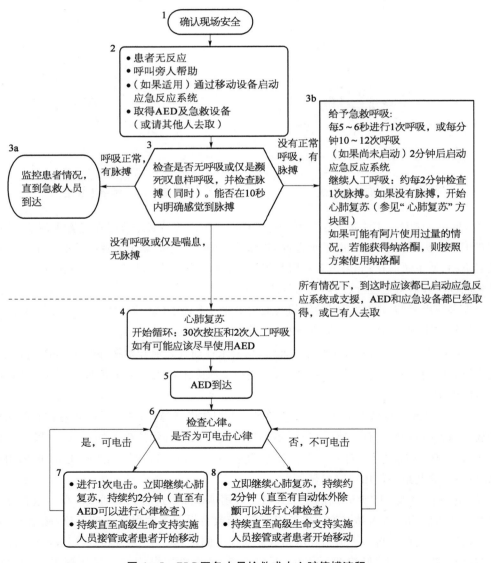

图 4-5　BLS 医务人员抢救成人心脏停搏流程

（二）ALS 阶段

ALS 阶段是指由专业医务人员在心脏停搏现场，或向医疗机构转送途中进行的抢救阶段。此阶段需要借助药品、辅助设备和特殊技术恢复并保持自主呼吸和循环，包括应用复苏药物和开放静脉通路、心电监测和电击除颤及建立人工气道和实施人工通气等手段，为 ROSC 和脑复苏提供有利条件。

1. 呼吸管理 在 ALS 阶段，开放气道和保持充分通气仍然是重要步骤。

（1）基本气道开放设备：口咽和鼻咽通气管。

（2）高级气道开放设备：气管导管、喉罩和食管气管联合导管。一般认为气管导管是心脏停搏时开放气道的最佳器械，后两种则可作为有效替代。

（3）人工通气和氧疗：人工通气和氧疗包括简易呼吸器、麻醉机和呼吸机应用，详见第五章"机械通气"。

2. 建立用药途径 施救人员对心脏骤停患者首先尝试建立静脉通路进行给药；如果静脉通路尝试不成功或不可行，可考虑骨内通路；如骨内通路和静脉通路均无法建立，经过充分培训的施救人员可尝试建立中心静脉通路；其他通路都不可行时，可考虑进行气管内给药。

3. 复苏药物

（1）肾上腺素：是首选的心脏复苏药物。对于初始心律为非可除颤心律的患者，应尽早使用肾上腺素；对于初始心律为可除颤心律的患者，建议尽快进行电除颤，若除颤后转律失败，尽早使用肾上腺素。用法：推荐标准剂量为 1 mg 静脉注射或骨髓腔内注射，若无效可每 3～5 分钟重复注射 1 次。

（2）胺碘酮：是作用于心肌细胞的抗心律失常药物，通过对 Na^+、K^+ 和 Ca^{2+} 等通道的影响发挥作用。对于心室颤动或血流动力学不稳定的室性心动过速，胺碘酮可能改善对电除颤的反应，因此可用于对 CPR、电除颤和肾上腺素等治疗无反应的心室颤动或无脉搏性室性心动过速患者。用法：首剂 300 mg，用 5％葡萄糖稀释至 20 ml 静脉注射或骨髓腔内注射，无效则间隔 3～5 分钟再追加 150 mg。

（3）利多卡因：是一种相对安全的抗心律失常药物，但是用于心脏停搏抢救治疗的疗效未得到证实，仅作为没有胺碘酮时抢救心脏停搏的替代品。用法：首剂 50～100 mg 静脉注射，以后以 1～4 mg/min 持续静脉滴注。

（4）硫酸镁：可用于治疗电击无效、可能存在低镁血症的顽固性心室颤动；可能存在低镁血症的室性快速性心律失常；尖端扭转型室性心动过速；洋地黄中毒。用法：首剂 25％硫酸镁 10～20 ml，用 25％葡萄糖液 20 ml 稀释后缓慢静脉注射，以后每小时 1～2 克静脉滴注。

（5）阿托品：用于血流动力学不稳定的窦性、房性或交界性心动过缓，不建议在治疗 PEA 或心脏停搏时常规使用阿托品。

（6）钙剂：仅在高钾血症、低钙血症及 Ca^{2+} 通道阻滞剂中毒时使用，不宜与碳酸氢钠经同一通路同时补钙。

（7）碳酸氢钠（$NaHCO_3$）：心搏、呼吸骤停必然导致代谢性中毒和呼吸性酸中毒，恢复酸碱平衡最有效的方法是通过高质量的 CPR 用以支持组织灌注和心排血量，争取尽早进入 ROSC，所以 $NaHCO_3$ 不作常规使用。但是血气分析 pH<7.2（BE<−10 mmol/L）时可考虑使用，若同时存在危及生命的高钾血症、原有严重的代谢性酸中毒和三环类抑郁药中毒时可积极使用。

(8) β 受体阻滞剂：不支持心脏停搏后常规使用 β 受体阻滞剂，但因心室颤动或无脉性室性心动过速导致心脏停搏而入院后，可以考虑尽早开始口服或静脉注射。

（三）复苏后处理

心搏骤停患者的预后在很大程度可能取决于心搏骤停发生后及时充分的生命支持和尽早达到 ROSC。尽管如此，基于 CPR 过程导致全身缺血再灌注这一基本的病理生理过程，ROSC 后患者必然存在全身系统性的多脏器损伤，包括全身炎症反应激活及脑、心血管、肾、肠道和凝血系统的各种原发或继发损伤，同时患者还可能存在心搏骤停的各种原发病因（如 AMI、急性肺动脉栓塞、严重缺血缺氧和中毒等）导致的严重脏器损伤，上述变化可导致意识障碍、呼吸衰竭、血流动力学不稳定、代谢紊乱、细菌移位、继发感染和血栓形成等一系列病理生理变化。ROSC 后早期的病理生理状态也被概括为包括脑损伤、心功能障碍、系统性缺血再灌注反应和原发疾病损伤等组成的心搏骤停后综合征。

心搏骤停患者达到 ROSC 后仍需全面的医疗干预，主要包括复苏后早期生命支持和脏器保护治疗、复苏后康复治疗以及适时全面的预后评估。

1. 复苏后目标温度管理（target temperature management，TTM）　TTM 能改善患者神经功能康复，已经成为心脏骤停患者复苏后的关键治疗措施。对于各种类型的心脏骤停患者均建议实施 TTM，目前建议对 ROSC 后仍处于昏迷的患者，将体温控制在 ≤37.5℃（以往通常要求维持并稳定于 32～36℃），在达到目标温度后维持至少 24 小时；积极预防发热至少 72 小时。若进行 TTM，建议采取体表或血管内温度控制技术，并使用具备持续温度监测反馈系统的温度控制设备来维持目标温度；不建议在 ROSC 后常规采用快速静脉输注冰水的方法进行院前低温治疗。

2. 循环支持　维持血流动力学稳定是所有重症患者支持治疗的基本要素。血流动力学支持的最初始目标在于维持有效的灌注压，具体方法涉及各种血流动力学监测（如氧代谢监测、各种有创高级血流动力学监测和超声心动图等）和支持治疗（包括液体复苏、血管活性药物、强心药物和植入性循环支持装置等）。

(1) 心血管疾病和冠状动脉缺血是心脏停搏的常见原因，因此 ROSC 后应尽快行十二导联心电图检查，明确有无 ST 段抬高和新发左束支传导阻滞。一旦高度怀疑 AMI，应立即启动相关治疗，恢复冠状动脉灌注。

(2) 心脏停搏后常出现血流动力学不稳定，导致低血压、低心排血量，往往与容量不足、血管调节机制异常和心功能不全有关，因此需要继续应用缩血管药物维持血压或增加补液等，同时加强血流动力学监测；目前认为在复苏后维持收缩压 ≥90 mmHg 和 MAP ≥65 mmHg 较为合适。

3. 呼吸支持　导致心搏骤停的原发疾病、胸外心脏按压所致损伤、反流误吸和急性肺损伤等都可能导致通气功能异常和氧合状态改变，表现为低氧血症或高氧血症（氧中毒），致使 ROSC 后脑、心等脏器的进一步损伤，而维持特定的氧合状态可能对再灌注损伤产生潜在的保护作用。继发于通气异常的高碳酸或低碳酸血症，也可能导致血管舒缩障碍、脑血流改变等进而影响脏器功能。所以，对有需要的患者尽早建立合适的人工气道后，维持适当的氧合和通气是呼吸支持的基本目标。

4. 脑保护　是心肺脑复苏最后成功的关键，主要措施如下。

(1) 复苏后目标温度管理（TTM）：详见前文。

(2) 癫痫样发作的控制：缺血再灌注导致的脑损伤是 ROSC 后普遍面临的问题，而各种癫痫样发作是脑损伤后导致的常见临床问题。对 ROSC 后有临床症状的癫痫样发作患者进行治疗,治疗方法与其他病因导致的癫痫治疗方法相同;在 ROSC 后所有昏迷患者中采用 EEG 进行癫痫诊断;不建议进行癫痫预防性治疗。

(3)脱水:应用渗透性利尿剂配合降温处理,以减轻脑组织水肿和降低颅内压。

(4)促进早期脑血流灌注:抗凝治疗可疏通微循环;用 Ca^{2+} 通道阻滞剂可解除脑血管痉挛。

(5)高压氧治疗:能显著提高血氧张力、脑组织与脑脊液中的氧分压,增加组织氧储备,增强氧的弥散率和弥散范围,纠正脑缺氧,减轻脑水肿,降低颅内压。

(6)缺血再灌注损伤:ROSC 后恢复脑血流灌注后,损伤仍可继续。一些底物重新获得氧后产生酶促氧化反应,因线粒体功能障碍而发生再氧合损伤。再氧合损伤是一系列瀑布样生化反应,包括 Fe^{3+}、氧自由基、一氧化氮(NO)及儿茶酚胺等释放和钙移位等,最终导致线粒体损伤和 DNA 断裂,大脑易损部位的神经元死亡(凋亡),形成缺血缺氧性脑病。相关脑保护药物(如促进脑组织代谢药物、氧自由基清除剂及 Ca^{2+} 通道阻滞剂等)可能对脑细胞缺血再灌注损伤有一定保护作用。

5. 其他治疗　心搏骤停后患者在 ROSC 后可出现各种重症情况如脓毒症、DIC、休克及 MODS 等,调整内环境、脏器功能支持(如机械通气、连续性肾脏替代治疗及 ECMO)、营养治疗、各种有创或无创监测均是需要采用的手段。所以,心搏骤停后患者的救治需要全面、结构化诊治和多学科的通力协作。

(四)康复

对于经历过 ICU 住院治疗的各种重症患者,由于原发疾病、ICU 特殊的治疗环境、各种医源性干预的不良影响以及各种可能的后遗症等因素的影响,患者可能在认知功能、脏器功能、行动能力、心理状态以及社会功能等方面都会发生不同程度的损害或缺失。因此需要对心搏骤停存活者及其护理人员进行焦虑、抑郁、创伤后应激和疲劳度的结构化评估;患者在出院前进行生理、神经、心肺和认知障碍方面的多模式康复评估和治疗;患者及其护理人员接受全面的多学科出院计划(表 4-2),并纳入医疗和康复治疗建议及恢复活动/工作的预期。

表 4-2　心搏骤停存活者不同阶段的康复目标和具体计划

	超 短 期	短 期	中 期	长 期
预期	(1)早期物理功能恢复,原发病因识别,认知能力的恢复,降低焦虑和创伤后应激障碍高风险 (2)癫痫样发作和药物副作用监测 (3)吞咽功能再评估	(1)认知功能提高 (2)日常生活行动力和心血管恢复力的持续提高	(1)回忆改善 (2)返回工作或基础行为	(1)时常改善焦虑、抑郁及创伤后应激障碍,以及生活质量 (2)疲劳度和认知障碍可能持续存在
行动计划	(1)与物理治疗/职业治疗/言语治疗师/康复师一起工作以恢复力量和功能 (2)与物理治疗/职业治疗/言语治疗师和家庭成员讨论认知和行为改变 (3)寻求策略、推荐心理学家/神经心理学家,以及药物治疗撤离	(1)继续策略和行为活化 (2)增加心血管锻炼	(1)继续策略 (2)考虑支持小组介入,防止再次心搏骤停;评价家庭成员行为	(1)继续策略 (2)防止再次心搏骤停 (3)评价家庭成员行为

第二节 急性冠脉综合征

急性冠脉综合征(acute coronary syndrome，ACS)是指冠状动脉内不稳定的粥样斑块破裂或糜烂引起血栓形成所导致心脏急性缺血综合征，涵盖 ST 段抬高型心肌梗死(ST elevated myocardial infarction，STEMI)、非 ST 段抬高型心肌梗死(NSTEMI)和不稳定型心绞痛(unstable angina，UA)，其中 NSTEMI 和 UA 合称非 ST 段抬高型 ACS(NSTE-ACS)。

ACS 是成人心源性猝死的最主要原因。若紧急状态下对 UA 和 AMI 鉴别不清时可以统称为 ACS，若能明确诊断为 UA 或 AMI 时，一般仍应使用各自的诊断名称。

【病因】

（一）危险因素

1. 年龄和性别　本病多见于 40 岁以上的中老年人，但近年来发病有年轻化趋势。与男性相比，女性发病率较低，但在更年期后发病率增加。

2. 血脂异常　脂质代谢异常是动脉粥样硬化最重要的危险因素。总胆固醇(TC)、三酰甘油(TG)、低密度脂蛋白(LDL)和极低密度脂蛋白(VLDL)及相应的载脂蛋白 B(ApoB)增高，高密度脂蛋白(HDL)和载脂蛋白 A(ApoA)降低，都被认为是危险因素。此外，脂蛋白 a[Lp(a)]增高也可能是独立的危险因素。在临床上以 TC 及 LDL 增高最受关注。

3. 高血压　血压增高与本病关系密切。60%～70%的冠状动脉粥样硬化患者有高血压，高血压患者患本病较血压正常者高 3～4 倍；收缩压和舒张压增高都与本病密切相关。

4. 吸烟　与不吸烟者比较，吸烟者的发病率和病死率增高 2～6 倍，且与每日吸烟的支数呈正比；被动吸烟也是危险因素。

5. 糖尿病/糖耐量异常　糖尿病/糖耐量异常患者中不仅本病发病率较非糖尿病者高出数倍，且病变进展迅速，病情更重。

6. 其他因素　① 肥胖；② 从事体力活动少，脑力活动紧张，经常有工作紧迫感；③ 西方的饮食方式：常摄入较高热量、含较多动物性脂肪、胆固醇、糖和盐的食物；④ 遗传因素：家族中有年龄<50 岁时患本病者，其近亲属得病的概率比无这种情况的家族高 5 倍；⑤ 性情急躁、不善于劳逸结合、好胜心和竞争心强的 A 型性格等。

7. 新近发现的危险因素　血中同型半胱氨酸增高；胰岛素抵抗增强；血纤维蛋白原及一些凝血因子增高；病毒或衣原体感染等。

（二）诱因

气温骤变或过度寒冷；情绪激动或紧张；劳累或睡眠不足；用力排便；血压突发性过高或降低；突发严重快速型或缓慢型心律失常；创伤或剧烈疼痛；严重的低血糖；某些药物影响；急性冠状动脉缺血或进行性贫血；严重感染；甲状腺功能亢进；手术或麻醉影响等。

【发病机制】

冠状动脉粥样硬化斑块的不稳定是绝大多数 ACS 发病的共同机制。ACS 患者冠状动脉内往往存在易损斑块,与稳定斑块相比,易损斑块纤维帽较薄、脂核大、富含炎症细胞和组织因子。斑块破裂的主要机制包括:单核-巨噬细胞或肥大细胞分泌的蛋白酶(如胶原酶、凝胶酶及基质溶解酶等)消化纤维帽;斑块内 T 淋巴细胞通过合成 γ-干扰素抑制平滑肌细胞分泌间质胶原,使斑块纤维帽变薄;动脉壁压力、斑块位置和大小、血流对斑块表面的冲击;冠状动脉内压力升高、血管痉挛、心动过速时心室过度收缩和扩张所产生的剪切力以及斑块滋养血管破裂,诱发与正常管壁交界处的斑块破裂。

极少数 ACS 由非动脉粥样硬化性疾病所致(如动脉炎、外伤、夹层、血栓栓塞、先天异常、滥用可卡因或心脏介入治疗并发症等)引起。

【临床表现】

(一)症状

1. **典型表现** 发作性胸骨后闷痛,紧缩压榨感或压迫感、烧灼感,可向左上臂、下颌、颈、肩背部或左前臂尺侧放射,呈间断性或持续性,伴有发热、出汗、恶心呕吐、上腹胀、呼吸困难及窒息感,甚至晕厥;胸痛症状持续>10~20 分钟,含服硝酸甘油不能完全缓解时常提示 AMI。部分患者在 AMI 发病前数日有乏力、胸部不适,活动时心悸、气促、烦躁及心绞痛等前驱症状。

2. **不典型表现** 可有牙痛、咽痛、上腹隐痛、消化不良、胸部针刺样痛或仅有呼吸困难,这些常见于老年、女性、糖尿病、慢性肾功能不全或痴呆症患者。如果临床表现缺乏典型胸痛,特别是当心电图正常或临界改变时,常易被忽略和延误治疗,应注意动态监测。

(二)体征

一般无特异性体征。心绞痛发作时常见心率增快、血压升高等;心肌梗死时可出现血压降低、心力衰竭等。心脏听诊可有各种心律失常,心尖区第一心音减弱,有时出现第四或第三心音奔马律;乳头肌缺血致二尖瓣关闭不全或断裂时,心尖区可出现收缩期杂音或伴收缩中晚期喀喇音。

(三)并发症

1. **乳头肌功能失调或断裂** 发生率可高达 50%。造成不同程度的二尖瓣脱垂并关闭不全,可引起急性心力衰竭,重症者可在数日内死亡。

2. **心脏破裂** 少见,常在起病 1 周内出现,多为心室游离壁破裂,造成猝死。偶为心室间隔破裂造成穿孔,可引起急性心力衰竭和休克,多在数日内死亡。心脏破裂也可为亚急性,患者能存活数个月。

3. **栓塞** 发生率 1%~6%,见于起病后 1~2 周。可为左心室附壁血栓脱落所致,引起脑、肾、脾或四肢等动脉栓塞;也可因下肢深静脉血栓脱落所致,产生肺动脉栓塞,大面积肺动脉栓塞可导致猝死。

4. **心脏室壁瘤** 主要见于左心室,发生率 5%~20%。体检可见左侧心界扩大,心脏搏动范围较广,心尖部闻及收缩期杂音,瘤内发生附壁血栓时心音减弱。心电图表现为 ST 段持续抬高数个月以上,超声心动图、反射性核素心脏血池显像和左心室造影可见局部心缘突出,搏动减弱或有反常搏动。室壁瘤可导致心功能不全、栓塞和室性心律失常等,偶有猝死。

5. **心肌梗死后综合征** 发生率约 10%。于 AMI 后数周至数个月内出现,可反复发生,表现为心包炎、胸膜炎或肺炎，出现发热、胸痛等症状。

【辅助检查】

（一）实验室检查

1. 心肌损伤标志物　AMI 时会出现心肌损伤标志物的升高，且其增高水平与心肌梗死范围及预后明显相关。

（1）肌红蛋白（Myo，Mb）：起病后 2 小时内升高，12 小时内达到高峰，24～48 小时内恢复正常。Myo 在 AMI 后出现最早，也十分敏感，但是特异性不强。

（2）肌钙蛋白 I（cTnI）或 T（cTnT）：起病 3～4 小时后升高，cTnI 于 11～24 小时达高峰，7～10 日降至正常，cTnT 于 24～48 小时达高峰，10～14 日降至正常。肌钙蛋白增高是诊断 AMI 的敏感指标。

（3）肌酸激酶同工酶（CK - MB）：起病后 4 小时内增高，16～24 小时达高峰，3～4 日恢复正常。其升高的程度能较准确地反映梗死的范围，高峰出现的时间是否提前有助于判断溶栓治疗成功与否。

2. 其他检查　C 反应蛋白（CRP）、脑钠肽（BNP）/氨基末端脑钠肽前体（NT - proBNP）及纤维蛋白原等对评估 ACS 严重程度有一定价值。

（二）特殊检查

1. 心电图检查　对心肌急性缺血、损伤、坏死及心律失常定性有重要的鉴别意义，是 ACS 必查的项目。患者应在就诊 10 分钟内记录十二导联心电图并由经验丰富的医师进行解读，之后的 6～9 小时、24 小时及每次胸痛发作时均应进行十二导联心电图检查；若十二导联心电图正常，应描记 V_3R、V_4R、V_7～V_9 导联。首次心电图不能明确诊断时，需在 10～30 分钟后复查，与既往心电图进行比较有助于诊断。左束支传导阻滞患者发生 AMI 时，心电图诊断困难，需结合临床情况仔细判断；建议尽早开始心电监测，以发现恶性心律失常。

2. 超声心动图检查　AMI 及严重心肌缺血时可见室壁节段性运动异常；同时有助于了解左心室功能，诊断室壁瘤和乳头肌功能失调等。

3. 其他影像学检查　放射性核素、多层螺旋 CT 冠脉造影（图 4 - 6）及心脏磁共振等检查，对于评估心肌缺血程度有一定临床价值。

【诊断和鉴别诊断】

（一）诊断

1. STEMI　cTnT/I>99[th]正常参考值上限（ULN）或 CK - MB>99[th]ULN，心电图表现为 ST 段弓背向上抬高，伴有下列情况之一或以上者：① 持续缺血性胸痛；② 超声心动图显示节段性室壁活动异常；③ 冠状动脉造影异常。

2. NSTEMI　cTnT/I>99[th]ULN 或 CK - MB>99[th]ULN，并同时伴有下列情况之一或以上者：① 持续缺血性胸痛；② 心电图表现为新发的 ST 段压低或 T 波低平、倒置；③ 超声心动图显示节段性室壁活动异常；④ 冠状动脉造影异常。

3. UA　cTnT/I 和 CK - MB 正常，有缺血性胸痛，心电图表现为一过性 ST 段压低或 T 波低平、倒置，ST 段抬高少见（血管痉挛性心绞痛可出现）。

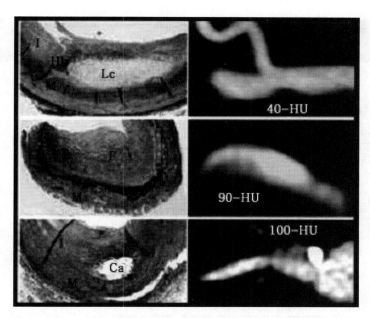

图 4-6　多层螺旋 CT 冠脉造影摄片

（二）风险评估

ACS 患者的风险评估是一个连续的过程，需根据临床情况动态评估。

1. STEMI　高龄、女性、Killip Ⅱ～Ⅳ级、既往心肌梗死史、心房颤动、前壁 AMI、肺部啰音、收缩压<100 mmHg、心率>100 次/min、糖尿病、Scr 增高及 BNP/NT-proBNP 明显升高等指标，是 STEMI 患者死亡风险增加的独立危险因素；溶栓治疗失败、伴有右心室梗死和血流动力学异常的下壁 STEMI 及合并机械性并发症的 STEMI 患者死亡风险增大。冠状动脉造影可为 STEMI 的风险分层提供重要信息。

2. NSTE-ACS　可使用确定的风险评分体系进行病情和预后评估。

（1）缺血风险评估：包含全球急性冠状动脉事件注册（global registry of acute coronary events，GRACE）评分（表 4-3）和 TIMI 危险评分（表 4-4）。

表 4-3　NSTE-ACS 的 GRACE 评分

年龄（岁）	得分	心率（次/分）	得分	收缩压（mmHg）	得分	Scr（μmol/L）	得分	Killip 分级	得分	危险因素	得分
<30	0	<50	0	<80	58	0～34.5	1	Ⅰ	0	入院时心脏骤停	39
30～39	8	50～69	3	80～99	53	35.4～69.8	4	Ⅱ	20	心电图 ST 段改变	28
40～49	25	70～89	9	100～119	43	70.7～105.2	7	Ⅲ	39	心肌坏死指标物升高	14

（续表）

年龄（岁）	得分	心率（次/分）	得分	收缩压（mmHg）	得分	Scr（μmol/L）	得分	Killip分级	得分	危险因素	得分
50～59	41	90～109	15	120～139	34	106.1～140.6	10	Ⅳ	59		
60～69	58	110～149	24	140～159	24	141.4～175.9	13				
70～79	75	150～199	38	160～199	10	176.8～352.7	21				
80～89	91	≥200	46	≥200	0	≥353.6	28				

注：≤88为低危，出院后6个月死亡风险＜3%；89～118为中危，出院后6个月死亡风险3%～8%；＞118为高危，出院后6个月死亡风险＞8%。

表4-4　NSTE-ACS的TIMI危险评分

项　　目	分　值
年龄≥65岁	1分
≥3个冠心病危险因素(高胆固醇、家族史、高血压、糖尿病及吸烟)	1分
7日内应用阿司匹林	1分
已知冠心病(冠状动脉造影显示冠状动脉堵塞≥50%)	1分
24小时内≥2次静息心绞痛发作	1分
心电图ST段变化	1分
心脏损伤标志物水平升高	1分

注：总分7分，0～2分为低危，3～4分为中危，5～7分为高危。

（2）出血风险评估：对于接受冠状动脉造影的ACS患者，CRUSADE评分考虑基线患者特征（女性、糖尿病史、周围血管疾病史或卒中等）、入院时的临床参数（心率、收缩压和心力衰竭体征）和入院时实验室检查（如HCT、校正后的肌酐清除率等），对严重出血具有合理的预测价值，用以评估患者住院期间发生出血事件的可能性。

（三）鉴别诊断

1. 稳定型心绞痛　胸痛常由体力劳动、情绪激动（如愤怒、焦急或过度兴奋等）所诱发，饱食、寒冷、吸烟、心动过速及休克等亦可诱发。疼痛多发生于劳力或激动的当时，而不是在一日劳累之后。典型的心绞痛常在相似的条件下重复发生，疼痛出现后常逐步加重，然后在3～5分钟内逐渐消失；停止诱发症状的活动或舌下含服硝酸甘油能在数分钟内缓解。

2. 主动脉夹层　胸痛开始即达高峰，常放射到背部、肋部、腹部、腰部和下肢，两上肢的血压和脉搏可有明显差别，可有主动脉瓣关闭不全的表现，偶有意识模糊和偏瘫等神经系统受损症状，但无血清心肌损伤标志物升高等可以鉴别。超声心动图、主动脉CT血管造影（CTA）或磁共振等检查有助于诊断。

3. **急性肺栓塞**　可发生胸痛、咯血、呼吸困难和休克，有右心负荷急剧增加的表现，如发绀、肺动脉瓣区第二心音亢进、颈静脉充盈、肝大及下肢水肿等；心电图示 $S_I Q_{III} T_{III}$ 等改变，可以鉴别。

4. **急腹症**　急性胰腺炎、消化性溃疡穿孔、急性胆囊炎或胆石症等，均有上腹部疼痛，可能伴休克。仔细询问病史、体格检查及心电图检查、心肌损伤标志物测定可协助鉴别。

5. **急性心包炎**　全身症状一般不如AMI严重，胸痛与发热同时出现，呼吸和咳嗽时加重，早期即有心包摩擦音，心包摩擦音和疼痛在心包腔出现渗液时均消失；心电图除aVR外，其余导联均有ST段弓背向下的抬高、T波倒置，无异常Q波出现；心肌损伤标志物无动态改变。

【治疗】

早期诊断和治疗是提高抢救成功率的关键。ACS的快速诊断和治疗可前移至院前急救体系进行，并与院内急诊处理保持连续性。ACS诊治流程见图4-7。

（一）**常规处理**

包括心电监护、吸氧（低氧血症时）、开放静脉通道以及必要的镇痛（如吗啡）等。

（二）**抗血小板、抗凝和抗缺血治疗**

1. **抗血小板治疗**　所有无阿司匹林禁忌证的患者均立即服用阿司匹林（负荷量300 mg口服，继以每日75～100 m长期维持）；在阿司匹林基础上，联合应用一种 P_2Y_{12} 受体拮抗剂至少12个月，除非有极高出血风险等禁忌证；首选替格瑞洛（首剂180 mg口服，以后90 mg，每日2次）；既往服用氯吡格雷的患者，在入院早期可换用替格瑞洛，除非存在替格瑞洛禁忌证；如不能使用替格瑞洛的患者，可用氯吡格雷（首剂300～600 mg口服，以后75 mg，每日1次）；接受溶栓治疗的患者，应尽早在阿司匹林基础上联用替格瑞洛或氯吡格雷；对于有消化道出血高风险的患者，可在双联抗血小板治疗的基础上加用PPI；在有效的双联抗血小板及抗凝治疗情况下，冠状动脉造影前不常规应用GPⅡb/Ⅲa受体拮抗剂。

2. **抗凝治疗**　确诊为ACS时，应尽快启动肠道外抗凝治疗，并与抗血小板治疗联合进行，警惕并观察出血风险；如果患者在早期（4～48小时内）接受介入性治疗，建议选用普通肝素或比伐卢丁；经静脉溶栓治疗的患者应接受普通肝素或低分子肝素抗凝治疗，疗程2～8日或至血运重建；如果患者拟行非介入性治疗，宜先用磺达肝癸钠或低分子肝素，对于出血风险高的患者可选用磺达肝癸钠。

3. **抗缺血和其他治疗**　如无β受体阻滞剂禁忌证的患者，在发病后24小时内常规口服β受体阻滞剂；对于疑似或确诊变异型心绞痛患者使用 Ca^{2+} 通道阻滞剂和硝酸酯类药物，避免使用β受体阻滞剂；舌下含服或静脉应用硝酸酯类药物用于缓解缺血性胸痛、控制高血压或减轻肺水肿，但收缩压<90 mmHg或较基础血压降低>30%、严重心动过缓（<50次/分）或心动过速（>100次/分）、拟诊右心室梗死的STEMI患者不宜使用；建议所有无血管紧张素转换酶抑制药（ACEI）禁忌证的患者均可服用ACEI长期治疗，不能耐受ACEI者可用血管紧张素受体拮抗药(ARB)替代;所有无他汀类药物禁忌证的患者尽早开始他汀类药物治疗;避免使用短效二氢吡啶类钙通道阻滞剂。

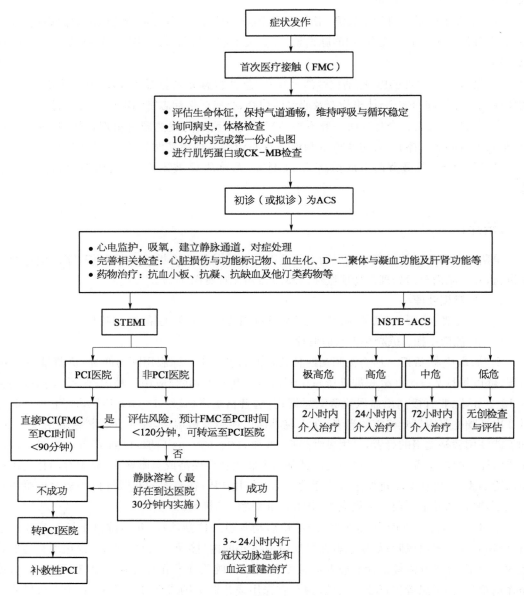

图 4-7 ACS 的诊治流程

（三）再灌注治疗

早期再灌注治疗至关重要,主要包括经皮冠状动脉介入治疗(PCI)和经静脉溶栓治疗,少数患者需要行紧急冠状动脉旁路移植术(coronary artery bypass grafting, CABG)。

1. 静脉溶栓治疗　临床应用的主要溶栓药物包括特异性纤溶酶原激活剂(阿替普酶、瑞替普酶、替奈普酶和重组人尿激酶原)和非特异性纤溶酶原激活剂(尿激酶等)两大类。对发病 3 小时内的患者,溶栓治疗的即刻疗效与直接 PCI 相似,有条件时可在救护车上开始溶栓治疗;发病 12 小时以内、预期 PCI 时间延迟 120 分钟以上者,如无禁忌证可行溶栓治疗;发病 3～12 小时行溶栓治疗的疗效不及直接 PCI,但仍能获益;发病 12～24 小时仍有持续或反复缺血性胸痛和持续 ST 段抬高,溶栓治疗仍然有效;拟行直接 PCI 者不宜溶栓治疗;ST 段压低的患者(除正后壁心肌梗死或合并 aVR 导联 ST 段抬高)不宜溶栓治疗;STEMI 发病超过 12 小时,症状已缓解或消失的患者不宜溶栓治疗。

溶栓治疗成功(血管再通)的临床评估指标:① 60～90 分钟内心电图抬高的 ST 段回落超过 50%;② CK - MB 峰值提前至发病 12～14 h 内;③ 2 小时内胸痛症状明显缓解;④ 2～3 小时内出现再灌注心律失常,如加速性室性自主心律、房室传导阻滞、束支传导阻滞突然改善或消失,或下壁心肌梗死患者出现一过性窦性心动过缓、窦房传导阻滞,伴或不伴低血压。具备上述 4 项中的 2 项及以上者考虑再通,但仅有③和④两项不能判定。

2. 急诊 PCI 治疗 适用于发病 12 小时内(包括正后壁心肌梗死)或伴有新出现左束支传导阻滞的患者;伴严重急性心力衰竭或心源性休克的患者(不受发病时间限制);发病 12～24 小时内存在持续性心肌缺血、心力衰竭或致命性心律失常表现的患者;对就诊延迟(发病后 12～48 小时)并具有临床和(或)心电图缺血证据的患者可行直接 PCI。

3. CABG 治疗 紧急 CABG 也是再灌注治疗的一种手段,仅在少部分患者中考虑实施:溶栓治疗或 PCI 后仍有持续或反复心肌缺血;冠状动脉造影显示血管解剖特点不适合行 PCI;AMI 合并机械并发症如室间隔穿孔、乳头肌功能不全或断裂等。

4. 心源性休克的处理 心源性休克可为 STEMI 的首发表现,也可发生在急性期的任何时段。可行血流动力学监测,评价左心功能的变化、指导治疗及观察疗效。除一般处理措施外,严重低血压时可予去甲肾上腺素 $0.05～0.4\ \mu g/(kg \cdot min)$ 静脉滴注,也可予多巴胺 $5～15\ \mu g/(kg \cdot min)$ 静脉滴注,必要时可同时予多巴酚丁胺 $2.5～10\ \mu g/(kg \cdot min)$ 静脉滴注。

【中医中药】

ACS 一般归属于中医学"胸痹""心痛""真心痛"的范畴。胸痹病名始见于《金匮要略》,认为本病的病机特点为"阳微阴弦",即上焦阳气不足,下焦阴寒气盛,阴乘阳位而形成。其病因主要包括寒邪入侵、饮食不当、情志失调及年老体虚等。其病机有虚、实两方面:实为寒凝、气滞、血瘀和痰阻,痹遏胸阳,阻滞心脉;虚为心脾肝肾亏虚,心脉失养。

其辨证分型主要有心血瘀阻证、痰浊壅塞证、阴寒凝滞证、心肾阴虚证、气阴两虚证和阳气虚衰证。心血瘀阻证治以活血化瘀、通络止痛,方选血府逐瘀汤加减;痰浊壅塞证治以通阳泄浊、豁痰开结,方选栝蒌薤白半夏汤加味;阴寒凝滞证治以辛温通阳、开痹散寒,方选栝蒌薤白白酒汤加枳实、桂枝、附子、丹参和檀香;心肾阴虚证治以滋阴益肾、养心安神,方选左归饮加减;气阴两虚证治以益气养阴、活血通络之法,方选生脉散合人参养营汤加减;阳气虚衰证治以益气温阳、活血通络之法,方选参附汤合右归饮加减。

近年来,治疗胸痹心痛病的各种单方、中成药种类较多,有一定疗效。如冠心苏合丸,主要用于寒凝气滞、心脉不通证;速效救心丸可以行气活血、祛瘀止痛,用于气滞血瘀证;麝香保心丸则具有芳香温通、益气强心之效,可用于气滞、寒凝、血瘀之胸痹。也可针刺内关透外关、心俞及足三里等穴位。

第三节　急性心力衰竭

心力衰竭(heart failure)是由于心脏结构和(或)功能异常导致心室充盈和(或)射血能力受损的一组临床综合征,其病理生理学特征为肺淤血和(或)体循环淤血、伴或不伴有组织器官低灌注,主要临床表现为呼吸困难、乏力(活动耐量受限)和(或)液体潴留(外周水肿),以及血浆BNP水平升高。心力衰竭是大部分心血管疾病发展的最终阶段。

急性心力衰竭(acute heart failure,AHF)是指继发于心脏功能异常而迅速发生或恶化的症状和体征,并伴有血浆BNP升高。临床上可以表现为新发的AHF(左心或右心衰竭)以及急性失代偿心力衰竭(acute decompensated heart failure,ADHF),其中以ADHF多见,约占70%。与ADHF相比,新发的AHF有更高的院内死亡率,但出院后死亡率和再住院率较低。急性右心衰竭(acute right sided heart failure,ARHF)虽较少见,但近年有增加的趋势。

【病因】

AHF的常见病因包括心肌损害(如心肌梗死、心肌炎及心肌病等)、心瓣膜病变(狭窄/关闭不全)、容量或阻力负荷过重(如高血压、肺动脉高压等)及机械性梗阻(如主动脉狭窄、左房黏液瘤或心脏压塞)等,其中新发急性左心衰竭最常见的病因包括由急性心肌缺血、严重感染和急性中毒等所致的急性心肌细胞损伤或坏死,以及急性心脏瓣膜功能不全和急性心脏压塞;ADHF大多是由一个或多个诱因所致,如感染、严重心律失常、未控制的高血压、心力衰竭患者不恰当地调整或停用药物以及静脉输入液体过多过快等。常见病因和诱因见表4-5。

表 4-5　AHF 常见病因及诱因

心　源　性	非　心　源　性
ACS	急性感染(肺炎、病毒性心肌炎及感染性心内膜炎等),脓毒症
严重心律失常(心动过速如房颤、室性心动过速等,心动过缓)	钠盐过量摄入,过多或过快输注液体
高血压急症	急性中毒(酒精、一氧化碳及化学毒物等)
原发性心肌病	药物(如非甾体类药、糖皮质激素、负性肌力药及具有心脏毒性的化疗药等)
瓣膜性心脏病(风湿性、退行性等)	慢性阻塞性肺疾病急性加重
先天性心脏病	肺动脉栓塞
妊娠和围产期心肌病	代谢/激素水平变化(如淀粉样心肌病、甲状腺功能亢进或减退、糖尿病酮症酸中毒及肾上腺皮质功能不全等)

（续表）

心 源 性	非 心 源 性
交感神经张力增高,应激性心肌病	严重贫血
心脏压塞	AKI／慢性肾脏病
急性机械性损伤(ACS 并发心脏破裂、胸部外伤、心脏介入术、主动脉夹层、急性原发或继发性瓣膜关闭不全等)	外科手术或围手术期并发症

【发病机制】

（一） 心肌损害导致左心室功能障碍

常见的原发病有 AMI、急性心肌炎和肥厚型心肌病等,心肌缺血导致部分心肌处于顿抑或冬眠状态,严重长期缺血导致心肌发生不可逆的损害;当健存心肌的负荷超过其代偿能力时,可发生 AHF。

（二） 心脏负荷加重

1. 容量负荷(前负荷)加重　多见于某些疾病引起的急性主动脉瓣或二尖瓣关闭不全,如乳头肌急性缺血、腱索断裂或瓣膜穿孔等,以及先天性心血管病。血液反流导致左心室容量负荷过重,左心室舒张末期压(LVEDP)及左心房平均压(LAP)升高,继而肺毛细血管压升高,引起急性左心衰竭和肺水肿。心外疾病如甲状腺功能亢进症、严重贫血及动静脉瘘等,由于血容量过多或循环速度加快,回心血量增加也可引起左心衰竭。

2. 压力负荷(后负荷)过重　如高血压、主动脉狭窄及肺动脉高压等可使左心室压力负荷增加,引起 LVEDV 和 LVEDP 增加,可导致急性左心衰竭和肺水肿。

（三） 神经内分泌激活

肾素-血管紧张素-醛固酮系统(renin-angiotensin-aldosterone system,RAAS)和交感神经系统长期过度兴奋导致多种内源性神经激素(如儿茶酚胺、醛固酮等)与细胞因子(白介素系列、内皮素等)分泌增加,加重心肌和血管内皮损伤、血流动力学紊乱,这些又进一步刺激RAAS和交感神经系统进一步激活,形成恶性循环。

（四） 心脏机械性梗阻

如左心房黏液瘤阻塞二尖瓣口、各种疾病(如风湿性心脏病)引起二尖瓣狭窄、心包炎或心包积液引起心脏压塞等,左心室血液充盈受限、LAP升高,可导致急性左心衰竭和肺水肿。

【临床表现】

AHF 的临床表现以肺淤血/肺水肿、体循环淤血、低心排血量和组织器官低灌注为特征,严重者并发急性呼吸衰竭、心源性休克。

（一） 症状

1. 肺淤血/肺水肿　端坐呼吸、夜间阵发性呼吸困难、皮肤黏膜发绀、咳嗽并咯血痰或粉红色泡沫痰等。

2. **体循环淤血** 颈静脉充盈或怒张、外周水肿(双侧)、腹胀及食欲减退等。

3. **低心排血量与组织器官低灌注** 四肢皮肤湿冷、少尿[尿量<0.5 ml/(kg·h)]、意识模糊及头晕等。

4. **心源性休克** 指因心脏功能障碍导致心排血量明显减少而引起组织器官严重灌注不足的临床综合征,常见于 AMI、暴发性心肌炎等,也可能是进展的 ADHF,主要表现为:没有低血容量存在的情况下,出现至少一个组织器官低灌注的表现,如意识改变、皮肤湿冷、少尿及血乳酸升高等。

5. **呼吸衰竭** 是由于心力衰竭、肺淤血或肺水肿所导致的严重呼吸功能障碍,引起动脉血 $PaO_2 < 60$ mmHg,伴或不伴有 $PaCO_2 > 50$ mmHg,并出现一系列病理生理紊乱的临床综合征。

(二) 体征

1. **肺淤血/肺水肿** 肺部湿啰音伴或不伴哮鸣音、P_2 亢进、S_3 和(或)S_4 奔马律等。

2. **体循环淤血** 肝淤血(肿大伴压痛)、肝-颈静脉回流征、胸腔或腹腔积液等。

3. **低心排血量与组织器官低灌注** 低血压(收缩压<90 mmHg)、血乳酸升高、肝功能异常、Scr 水平升高≥1 倍或肾小球滤过率下降>50% 等。需注意的是,低灌注常伴有低血压,但不等同于低血压。

4. **心源性休克(cardiogenic shock)** 在没有低血容量存在的情况下,收缩压<90 mmHg 持续 30 分钟及以上,或需要血管收缩药才能维持收缩压>90 mmHg;存在肺淤血或左室充盈压升高[肺毛细血管楔压(PCWP)≥18 mmHg]和心脏指数显著降低[CI≤2.2 L/(min·m²)]等。

【辅助检查】

(一) 实验室检查

1. **常规和血生化检查** 如血尿常规、电解质、肝肾功能、血糖、D-二聚体、乳酸及甲状腺激素水平等,可以了解各脏器功能和代谢情况。

2. **动脉血气分析** 监测 PaO_2、$PaCO_2$、SaO_2 及 BE 等,有助于了解内环境状况。

3. **心力衰竭标志物检测** 诊断心力衰竭公认的客观指标为 BNP/NT-proBNP 的浓度增高,这对于 AHF 有诊断和评估病情及预后的价值,有条件者可行床旁即时检测。

4. **心肌损伤标志物检测** 心肌损伤标志物如 cTnT 或 cTnI 对评估心肌受损的特异性和敏感性均较高,其中血清 cTnI 水平持续升高为 AHF 的危险分层提供参考,有助于了解严重程度和预后。

(二) 特殊检查

1. **心电图检查** 常可提示原发疾病。

2. **胸部 X 线和 CT 检查** 早期间质水肿时上肺静脉充盈、肺门血管影模糊及小叶间隔增厚;肺水肿表现为蝶形肺门;严重肺水肿表现为弥漫全肺的大片阴影。根据患者情况和检查条件也可行肺部 CT 检查,以进一步了解心肺状况。

3. **超声心动图检查** 可了解心脏的结构和功能、心瓣膜状况、是否存在心包病变、AMI 的机械并发症、室壁运动失调及 LVEF 等。对于初发 AHF 和心脏原发病不明的患者,应当早期(入院 24～48 小时内)检查;对于血流动力学不稳定特别是心源性休克或是怀疑有致命性的心脏结构和功能异常的患者(如机械并发症、急性瓣膜反流或主动脉夹层等),应紧急行床旁超声心动图检查。另外,肺部超声可发现肺间质水肿的征象(增多的 B 线及呈现肺"火箭征"),具有很好的临床诊断价值。

4. 血流动力学监测 无创性血流动力学监测方法包括生物阻抗法、连续多普勒心排血量监测(USCOM),使用安全方便,患者易于接受,可获得部分心血管功能参数;有创性监测包括 CVP、动脉内血压监测、肺动脉导管(Swan-ganz)及 PiCCO 等。

【诊断和鉴别诊断】

(一)诊断

1. 诊断 根据基础心血管病因和诱因、临床表现和各种检查(心电图、胸部 X 线、超声心动图和 BNP/NT-proBNP)等,可做出 AHF 的诊断。

2. 临床分型与分级

(1)"干湿冷暖"分型:根据是否存在肺/体循环淤血(干湿)和组织器官低灌注(冷暖)的临床表现,快速地将 AHF 分为 4 型(表 4-6),其中以暖而湿型最常见。

表 4-6 AHF 的临床分型

分　　型	组织低灌注	肺/体循环淤血
暖而干型	－	－
暖而湿型	－	＋
冷而干型	＋	－
冷而湿型	＋	＋

(2)收缩压分型:① 收缩压正常性 AHF:收缩压(90～140 mmHg);② 高血压性 AHF:收缩压升高(>140 mmHg);③ 低血压性 AHF:收缩压降低(<90 mmHg)。通常前两种情况预后较好。

(3)LVEF 分型:可分为 LVEF 降低(<40%)的心力衰竭(HFrEF)、LVEF 保留(≥50%)的心力衰竭(HFpEF)和 LVEF 轻度降低(40%～49%)的心力衰竭(HFmrEF)。此外,基线 LVEF≤40%,再次测量时>40% 且较基线水平提高≥10%,称为射血分数改善的心力衰竭(HFimpEF)。

(4)Killip 分级:AMI 合并 AHF 可应用 Killip 分级,与患者的近期病死率相关,见表 4-7。

(二)鉴别诊断

AHF 出现急性呼吸困难可以与支气管哮喘、AECOPD 等相鉴别;与肺水肿并存的心源性休克可以与其他原因所致的休克相鉴别;疑似 AHF 患者可行 BNP/NT-proBNP 检查相鉴别,阴性者几乎可以排除 AHF 的诊断。

表 4-7 AMI 合并 AHF 的 Killip 分级

分级	表　　现	近期病死率(%)
I	无明显心功能损害,肺部无啰音	6
II	轻至中度心力衰竭,肺部啰音和 S_3 奔马律,X 线示肺淤血	17
III	重度心力衰竭,肺部啰音超过两肺野的 50%,X 线示肺水肿	38
IV	心源性休克,伴或不伴肺水肿	81

【治疗】

治疗目标:根据病情的不同阶段而不同。早期急救以迅速稳定血流动力学状态、纠正低氧、改善症状、维护重要器官灌注和功能为主;后续阶段应进一步明确并纠正 AHF 的病因和诱因、控制症状及预防血栓栓塞;病情趋稳定后应进一步优化治疗方案,制定随访计划,改善远期预后。治疗原则:减轻心脏前后负荷、改善心脏收缩与舒张功能、积极去除诱因和治疗原发病。AHF 早期处理流程见图 4-8。

（一）一般治疗

一般治疗包括无创心电监测、建立静脉通路。急性肺水肿患者通常取端坐位,两下肢下垂。

（二）氧疗与呼吸支持

氧疗适用于呼吸困难明显伴低氧血症($SaO_2 < 90\%$ 或 $PaO_2 < 60$ mmHg)的患者。

1. 常规氧疗　包括:① 鼻导管吸氧,适用于轻至中度缺氧者,氧流量从 1～2 L/min 起始,根据动脉血气结果可增加到 4～6 L/min;② 面罩吸氧,适用于伴呼吸性碱中毒的患者。

2. 无创辅助通气　当常规氧疗效果不满意或呼吸频率 >25 次/min、$SpO_2 < 90\%$ 的患者,除外禁忌证后应尽早使用无创正压通气(NIPPV);对于有 NIPPV 适应证但无法耐受的轻至中度低氧型呼吸衰竭患者,可应用经鼻高流量湿化氧疗(HFNC)。

3. 有创机械通气　经积极治疗后如患者病情仍继续恶化,出现意识障碍、呼吸频率异常(>35～40 次/分或 <6～8 次/分)和节律异常(如胸腹矛盾运动),自主呼吸微弱或消失,$PaCO_2$ 进行性升高或 pH 下降者,应行气管内插管及机械通气。

（三）药物治疗

1. 镇痛药物　阿片类药物可减少肺水肿患者焦虑和呼吸困难引起的痛苦,也可以扩张血管、降低前负荷,并减少交感兴奋。常用药物是吗啡,但严重肺部疾患和老龄患者应慎用或禁用。

2. 利尿剂　适用于 AHF 伴肺循环和(或)体循环明显淤血以及容量负荷过重的患者。首选髓袢利尿剂如呋塞米、托拉塞米或布美他尼等,静脉应用可在短时间内迅速降低容量负荷;噻嗪类利尿剂(氢氯噻嗪)和醛固酮受体拮抗剂(阿米洛利、螺内酯)仅作为袢利尿剂的辅助或替代药物,或联合使用。利尿剂联合应用的疗效优于大剂量单一利尿剂,且不良反应也更少。

应注意的是,由于过度利尿可能发生低血容量、休克与电解质紊乱等,应间断使用。

新型利尿剂托伐普坦是血管加压素受体拮抗剂,可选择性阻断肾小管上的精氨酸血管加压素受体,具有排水不排钠的特点,能减轻容量负荷加重诱发的呼吸困难和水肿,并纠正低钠血症,特别适用于心力衰竭合并低钠血症的患者,不良反应是血钠增高。

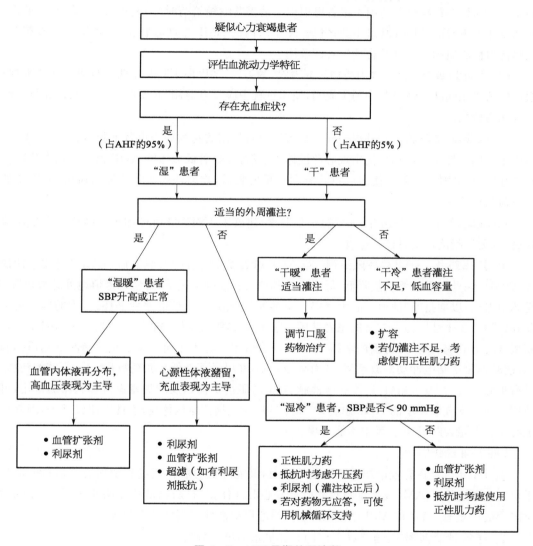

图 4-8 AHF 早期处理流程

3. 血管扩张剂 通过降低静脉张力(优化前负荷)和动脉张力(降低后负荷)来缓解 AHF 患者的症状,对高血压性 AHF 比较有效。目前常用药物有硝酸甘油、硝酸异山梨醇酯、硝普钠、乌拉地尔及脑钠素等。治疗时应避免血压过度降低,SBP<90 mmHg(或症状性低血压)患者禁用,对于有明显二尖瓣或主动脉瓣狭窄的患者应当慎用。

4. 正性肌力药物 可分为洋地黄类和非洋地黄类两种,仅用于心排血量严重降低而导致重要器官受损的患者。正性肌力药尤其是肾上腺能受体激动剂可引起心动过速,并诱发心肌缺血和心律失常,因此必须从小剂量开始,密切监测、逐步加量。

（1）洋地黄类：最适用于伴快速心室率（>110 次/分）的心房颤动患者，用法：毒毛花苷 K 或毛花苷丙 0.2～0.4 mg，用适量葡萄糖水稀释后缓慢静脉注射，必要时可以重复，24 小时内总量不超过 1.2 mg；地高辛 0.125～0.25 mg，每日 1 次，长期口服。注意事项：静脉用药前应注意询问患者此类药物的使用情况（如是否正在口服地高辛制剂）；原则上静脉重复给药应间隔 4～6 小时，但首次给药使用半量者可根据病情需要缩短给药时间；老年人、严重缺氧、低钾、高钙及休克患者应慎用或减量用药；发病 24 小时内的 AMI、急性心脏压塞、重度二尖瓣狭窄、肥厚梗阻性心肌病及预激综合征患者应禁用。

（2）非洋地黄类：目前常用药物有氨力农、米力农、多巴酚丁胺及左西孟旦等。注意事项：根据病情采用间断、短疗程、小剂量原则，使用过程中应心电监测，必要时可与其他正性肌力药或升压药联用。

5. **血管收缩药物**　对外周动脉有显著缩血管作用的药物如去甲肾上腺素、肾上腺素等，多用于应用正性肌力药物后仍出现心源性休克，或合并显著低血压的 AHF 患者。此类药物具有正性肌力药物作用，可以使血液重新分配至重要脏器，收缩外周血管并提高血压，但以增加后负荷为代价。

6. **抗凝治疗**　抗凝治疗（如低分子量肝素）建议用于深静脉血栓和肺动脉栓塞发生风险较高，且无抗凝治疗禁忌证的患者。

7. **其他药物**　① β 受体阻滞剂：若 AHF 患者发生持续的心肌缺血、心动过速或急性快速房颤时，除外严重收缩功能降低、低血压及其他禁忌证的情况下，可考虑谨慎地静脉或口服 β 受体阻滞剂，以期打断"缺血—心力衰竭—交感神经激活—缺血"的恶性循环；严重的容量超负荷和（或）需要正性肌力药支持的患者禁用。② 血管紧张素受体-脑啡肽酶抑制剂（ARNI）：是新型抗心力衰竭药物，具有脑钠素和 ARB 的联合效果。③ 伊伐布雷定：是选择性 If 通道抑制剂，能减慢窦房结电冲动发放频率，从而减慢心率，并可显著降低心肌耗氧量。④ 茶碱类药物：具有扩张支气管、改善通气、轻度扩张静脉、降低心脏前负荷以及增加肾血流和利尿的作用，可适用于伴有支气管痉挛的 AHF 患者；严重不良反应包括低血压休克、室性心律失常等，因其增加心肌耗氧量，在 AHF 患者中不能常规使用。

（四）非药物治疗

1. **IABP**　是在有效增加心肌灌注的同时，又能降低心肌耗氧量和增加心排血量的治疗手段。主要适用于 AMI 或严重心肌缺血并发心源性休克，且药物治疗无法纠正；伴血流动力学障碍的严重冠心病（如 AMI 伴机械并发症）；心肌缺血伴顽固性肺水肿等。

2. **连续性肾脏替代治疗（CRRT）**　详见本书第八章附篇。

3. **心室机械辅助装置**　AHF 经常规药物治疗无明显改善时，有条件的可应用此种技术，这类装置有 ECMO、心室辅助泵（如可置入式电动左心辅助泵、全人工心脏）等。在积极纠治基础心脏病的前提下，使用心室机械辅助装置短期辅助心脏功能，可作为心脏移植或心肺移植过渡期的治疗方法。

（五）长期治疗

对于 HFrEF 患者的治疗，在本世纪初已经形成了以改善心力衰竭远期预后为主要目标的"金三角"治疗模式，即"血管紧张素转换酶抑制剂（ACEI）/血管紧张素 Ⅱ 受体拮抗剂（ARB）＋β 受体阻滞剂＋盐皮质激素受体拮抗剂（MRA）"的治疗模式。随着新型心力衰竭治疗药物不断涌现,多种能改善预后的新型心力衰竭治疗药物不断涌现,包括 ARNI、钠-葡萄糖共转运蛋白 2 抑制剂(SGLT2i)。ARNI 和 SGLT2i 的大量临床获益证据,使得改善 HFrEF 患者预后的药物治疗模式从"金三角"晋阶为"新四联",即"ARNI 或 ACEI/ARB+SGLT2i+β 受体阻滞剂+MRA"。

【中医中药】

AHF 归属于中医学"心衰""心水"的范畴,是指心体受损、脏真受伤和心脉"气力衰竭,无力运血行气"所导致的常见急危重症。《金匮要略方论·水气病脉证并治》云:"心水者,其身重少气,不得卧,烦而躁,其人阴肿。"《医参》云:"心主脉,爪甲不华,则心衰矣。"其病因主要在于内外二因交互作用于心体,造成心体受损。病机可以归纳为邪实犯心、心阳耗脱,外在风湿热毒,乘虚内侵,塞滞于心脉之中,直伤心体;或内在五邪,壅遏血脉,或药毒入血,或年老体衰,或久病心阳失养,或素体心阳亏损,造成心之阳气耗损,心之运血行脉之功受累,发生心力衰竭。

其辨证分型主要分为痰瘀内阻证、痰水凌心证和心气阳虚证。痰瘀内阻证治以化瘀利水,方选血府逐瘀汤合苓桂术甘汤加减;痰水凌心证治以豁痰利水,方选葶苈大枣泻肺汤合皂荚丸加减;心气阳虚证治以温阳利水,方选真武汤。中成药可用参附注射液或参麦注射液。

第四节　恶性心律失常

伴血流动力学不稳定的各种心律失常称为恶性心律失常,主要表现为心律失常伴低血压和重要脏器灌注不足,分为快速性和缓慢性心律失常。恶性快速性心律失常包括室性心动过速和心室颤动、血流动力学不稳定的快速心房颤动、阵发性室上性心动过速(paroxysmal supraventricular tachycardia,PSVT)等;恶性缓慢性心律失常包括显著窦性心动过缓、高度房室传导阻滞等。

【病因】

恶性心律失常绝大部分有明确的病因与诱因,仔细分析心律失常的病因和诱因是临床诊治的重要环节和前提。恶性心律失常的病因与诱因主要有以下几个方面。

（一）器质性心脏病

各种器质性心脏病是引发心律失常的最常见原因,任何可以导致心肌缺血缺氧、急性炎症反应以及损伤、坏死的因素均可能引发心肌细胞的电生理异常,在临床上发生心律失常。因此,对发生心律失常的重症患者应注意病史的采集,特别是缺血性心脏病、心力衰竭和心源性休克等器质性心脏病极易引发严重心律失常,甚至发生严重的血流动力学障碍导致猝死。

（二）非心源性疾病

急性坏死性胰腺炎、急性脑血管意外、妊娠高血压综合征及慢性阻塞性肺疾病等非心源性疾病也是引发恶性心律失常的常见病因。主要机制是由于心肌抑制因子释放进入血液循环、致病微生物及毒素对心肌细胞的损害、免疫复合物在心肌的沉积及损伤作用、心脏自主神经功能紊乱、严重缺血或缺氧引起心肌细胞代谢紊乱等,导致心肌细胞的电生理异常。

(三) 电解质紊乱和酸碱平衡失调

电解质紊乱和酸碱平衡失调是各种重症患者常见的并发症,低钾血症、高钾血症、低镁血症及低钙血症等电解质紊乱和各类酸碱失衡均可引发心肌细胞自律性、兴奋性和传导性异常,导致各种心律失常。

(四) 医源性因素

患者出现不明原因的心律失常要注意对医源性因素的排查。对于应用肾上腺素、去甲肾上腺素、间羟胺、多巴胺及阿托品等作用于心血管受体药物和洋地黄与非洋地黄类强心药,以及某些快速脱水药物、具有致心律失常或心肌损害作用药物(如酒石酸锑钾、抗肿瘤药)的患者要注意药物的致心律失常作用,特别是抗心律失常药物具有致心律失常的作用是不可忽视的一种特殊因素。另外,实施动静脉介入性操作、有创血流动力学监测、IABP、体外循环支持、使用临时起搏器,以及先天性或后天性心脏病术后及 AMI 溶栓治疗等因素也可促发心律失常,应注意鉴别。

(五) 生理和心理性因素

自主神经功能紊乱也是诱发心律失常发生的一种重要因素。虽然某些室上性心律失常和期前收缩一般不会导致明显的血流动力学改变,但与重症同时发生时也应予以重视。

(六) 理化和中毒因素

严重中暑、电击伤、某些有机溶剂类工业性毒物、有机磷农药及动植物毒素等均可引起恶性心律失常。

【发病机制】

心律失常的发生机制是心脏传导系统自律性和(或)传导异常,严重者可引起血流动力学不稳定而产生晕厥、休克甚至猝死等后果。

(一) 自律性异常

心脏窦房结、结间束、房室结远端和希氏束等处的心肌细胞均具有自律性。当各种因素引起自律性改变时,可出现异常冲动发放。另外,原来无自律性的心肌细胞(如心房和心室肌细胞)在特定情况下(如感染)也可出现自律性异常,产生各种快速性心律失常。

(二) 传导异常

折返是快速心律失常的主要发生机制,产生折返的基本条件是折返环、单向传导阻滞区和缓慢的传导速度。心脏两个以上部位的传导性与不应期不相同而形成一个闭合环,即"折返环";冲动传导时一条通道发生单向传导阻滞(即单向传导阻滞区),而另一通道传导缓慢,使原先发生阻滞的通道能够恢复兴奋性而再次激动,完成一次折返激动;冲动在折返环内反复循环,可产生快速性心律失常。

(三) 血流动力学改变

影响心脏泵血功能的主要因素有心室舒张末期容积、心肌收缩力、心房和心室收缩的协调性。快速心律失常时心室快速充盈期缩短、心排血量减少,同时心脏舒张期缩短,可引起心室充盈受损、冠状动脉灌注减少。严重快速或缓慢性心律失常都可减弱心脏收缩功能和改变房室协调性,降低心排血量,引起血流动力学改变。

【临床表现】

（一）症状

可有胸闷心悸、气促疲乏及心前区疼痛等，如有血流动力学改变可出现眼花、黑矇或头晕，严重者可出现阿-斯综合征或猝死。

（二）体征

可有低血压、心动过速或过缓及心律不齐，有时可闻及心脏杂音。

（三）分类

心律失常有多种分类方法，以对血流动力学有无影响进行分类更有利于临床救治，见表4-8。

表4-8 常见心律失常的分类

对血流动力学有明显影响	对血流动力学有潜在影响	对血流动力学无明显影响
阵发性室性心动过速	显著窦性心动过速	轻度窦性心动过速
持续性室性心动过速	持续性房性心动过速	一度房室传导阻滞
尖端扭转型室性心动过速	PSVT	二度Ⅰ型房室传导阻滞
心室扑动	心房扑动	单源性房性期前收缩
心室颤动	心房颤动	单源性室性期前收缩
二度Ⅱ型房室传导阻滞	多源性室性期前收缩	非阵发性交界性心动过速
三度房室传导阻滞	成对室性期前收缩	
心室停搏	R-on-T型室性期前收缩	
无脉性电活动		

【辅助检查】

（一）实验室检查

合并感染时可有白细胞及CRP升高；合并心力衰竭时可有BNP/NT-proBNP升高；电解质紊乱多见，特别是高钾和低钾血症；血清心肌损伤标志物如有特征性动态变化提示ACS，急性心肌炎时也可有轻至中度升高，但无特征性动态变化。

（二）特殊检查

1. 心电图检查 为确诊各种心律失常的最重要检查方法，需尽早、反复多次检查；必要时可进行24小时动态心电图检查，以进一步明确心律失常的数量、性质和时间分布等。

2. 其他检查 胸部X线、超声心动图及多层螺旋CT冠状动脉造影等检查有一定的病因诊断价值。

【诊断和鉴别诊断】

（一）诊断

根据临床表现和心电图检查,可明确诊断各种心律失常,心电图是主要诊断依据。

（二）鉴别诊断

宽 QRS 心动过速是指 QRS 时限≥0.12 秒、心室率>100 次/分的心律失常,包括室性心动过速、PSVT 合并束支传导阻滞或室内差异性传导和预激性宽 QRS 心动过速。临床上与宽 QRS 心动过速的鉴别诊断是难点,目前鉴别的常用方法是 Brugada 三步、四步诊断法和 Vereckei 法(图 4-9 和表 4-9)。Vereckei 法是以 aVR 单导联诊断宽 QRS 心动过速,Vi 是指 QRS 波初始 40 ms 的激动速率(振幅值),Vt 是指 QRS 波终末前 40 ms 的激动速率(振幅值),计算起始和终末室壁激动速率比(Vi/Vt),若比值>1 提示为 PSVT,≤1 提示为室性心动过速。

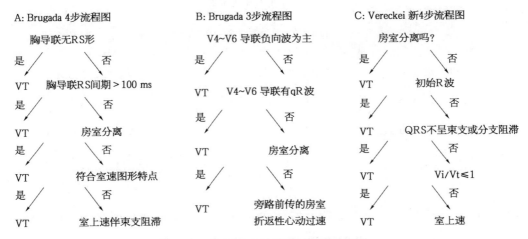

图 4-9　宽 QRS 心动过速的鉴别流程图

表 4-9　PSVT 和室性心动过速的鉴别

项　　目	PSVT	室性心动过速
器质性心脏病	多无	多有
反复发作史	有	多无
发作时的血流动力学影响	多不明显	多严重
心脏听诊	第一心音强度一致,心律绝对整齐	第一心音强度略不等,心律略不齐
QRS 波形态	向量一致,呈束支阻滞型或预激图形,V1 呈单相(R 型)或双相,多呈右束支阻滞型,或 V1～V6 导联主波电轴正常或右偏	向量不同,QRS 时间均一致(全部向上或<0.14 s 向下),电轴常左偏
房室分离	无	常有

（续表）

项　　目	PSVT	室性心动过速
心室夺获	无	可有
室性融合波	无	可有
刺激迷走神经	可突然中止或无效	无效

【治疗】

（一）常用的静脉注射用抗心律失常药物

见表 4-10。

表 4-10　常用的静脉注射用抗心律失常药物

药物名称	起始剂量	使用方法	维持量	24 h 最大剂量	禁忌证
利多卡因	50～100 mg	50 mg/min 静脉注射	1～4 mg/min	2 000 mg	心动过缓、心力衰竭、预激综合征及严重房室传导阻滞
普罗帕酮	70～140 mg	10 mg/min 静脉注射	70 mg,每 8 小时 1 次	350 mg	窦房结功能障碍、严重房室传导阻滞、心源性休克
胺碘酮	150 mg	50～75 mg/min 静脉注射	1 mg/min 维持 6 小时后减为 0.5 mg/min,同时给予口服	2 000～2 200 mg	严重窦房结功能异常、房室传导阻滞、心动过缓、肺间质纤维化及甲状腺功能异常
美托洛尔	5 mg	稀释后缓慢静脉注射	10 min 后可重复注射 1 次,继以口服维持	10 mg	支气管哮喘、心动过缓、严重房室传导阻滞、心源性休克及心力衰竭
索他洛尔	1 mg/kg	静脉注射 10 min	每 6 小时可重复 1 次	480 mg	支气管哮喘、心动过缓、严重房室传导阻滞、心源性休克及心力衰竭
腺苷	6～12 mg	静脉注射 1～2 s	140 μg/(kg·min)		严重房室传导阻滞、窦房结功能障碍、支气管哮喘
维拉帕米	5～10 mg	静脉注射 3～5 min	5～10 mg/h	50～100 mg	心源性休克、心力衰竭、严重房室传导阻滞、低血压、病窦综合征及预激综合征
毛花苷丙	0.2～0.6 mg	缓慢静脉注射	每 2～4 小时重复 0.2 mg,必要时给予口服	1.2～1.4 mg	二尖瓣狭窄、肥厚梗阻性心肌病、预激综合征

（续表）

药物名称	起始剂量	使用方法	维持量	24 h最大剂量	禁忌证
阿托品	0.5～1 mg	皮下注射或静脉注射	每1～2小时重复1次	根据病情而定	青光眼、前列腺增生、颅内压增高
异丙肾上腺素	1～2 mg	1～4 μg／min静脉滴注			冠心病、心肌炎、甲状腺功能亢进症及嗜铬细胞瘤

（二）各类恶性心律失常的紧急处理

处理原则：对血流动力学有明显影响的急性心律失常无论何种类型都可能在短时间内致命，此时快速心电图检查是准确治疗的前提，同时对急性致命性心律失常应给予果断处理。治疗原则：尽快使用有效的抗心律失常药物，如药物治疗无效可采取紧急直流电复律或人工心脏临时起搏术，并尽快查找病因，采取针对性治疗。

1. **心室扑动、心室颤动和无脉性室性心动过速**（图4-10） 首先给予一次电除颤后立即开始CPR，但若无立即可用除颤装置，需马上给予高质量的持续CPR，准备好除颤仪后给予360 J（单相波除颤仪）或200 J（双相波除颤仪）电除颤，对于ICU内发生的心室颤动，从心室颤动到给予电击时间不应超过3分钟；电除颤后立即给予5个循环的CPR。在不影响胸外按压和电除颤的情况下开始气管内插管，建立静脉通路；细颤时可静脉注射肾上腺素1 mg，30～60秒后再给予电除颤。如果除颤成功，为防止复发可给予胺碘酮或利多卡因持续静脉注射；若除颤不成功应注意查找原因，注意是否存在低氧血症、高碳酸血症和电解质紊乱等，并给予紧急纠正。在难以复律时可考虑使用硫酸镁1～2 g静脉注射，或普鲁卡因胺30 mg/min静脉滴注。

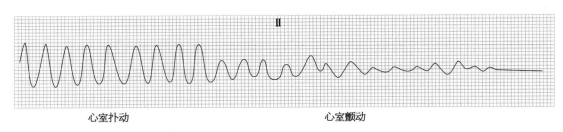

心室扑动　　　　　　　　　心室颤动

图4-10　心室扑动和心室颤动心电图

2. **危险性室性早搏** 一般是指有器质性心脏病患者出现频发室性早搏（6次/min以上），呈多形性、成对或连续3个以上出现，或R波落在前一个T波上（R-on-T）（图4-11）。应治疗原发病和去除诱因；药物可用利多卡因、胺碘酮、普罗帕酮及β受体阻滞剂。

3. **血流动力学正常的室性心动过速** 应治疗原发病和去除诱因；如无显著的血流动力学改变，可静脉注射利多卡因、普罗帕酮、普鲁卡因胺或胺碘酮，如无效可行同步直流电复律。

4. **尖端扭转型室性心动过速**（torsade de pointes，TDP）

（1）Q-T间期延长的TDP：首先寻找并处理Q-T间期延长的原因，如低血钾、低血镁或药物因素等，停用可能引起或加重Q-T间期延长的药物。先天性病因所致者首选β受体阻滞剂;获得性病因所致者首选硫酸镁,首剂 2～5 g 静脉注射(3～5 分钟),然后以 2～20 mg/min 速度静脉滴注,或异丙肾上腺素 1～4 μg/min 静脉滴注;也可用Ⅰb类抗心律失常药物,如利多卡因、苯妥英钠;禁用Ⅰa、Ⅰc及Ⅲ类抗心律失常药物。

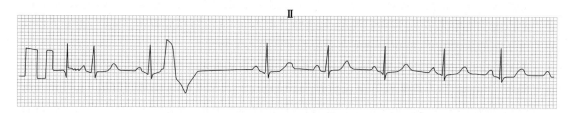

图 4-11　危险性室性早搏 R-on-T 心电图

(2) Q-T 间期正常的 TDP:联律间期正常者首选Ⅰ或Ⅱ类抗心律失常药物;联律间期极短者首选维拉帕米 5～10 mg 静脉注射,也可行心脏起搏术。

5. **宽 QRS 波群心动过速**　血流动力学不稳定者应尽快行电复律;血流动力学稳定者首先应进行鉴别诊断。如短期内无法明确心动过速的类型,可考虑电复律,或静脉应用普鲁卡因胺或胺碘酮;有器质性心脏病或心功能不全的患者,不宜使用利多卡因、索他洛尔、普罗帕酮、维拉帕米或地尔硫䓬。

6. **严重缓慢型心律失常**　阿托品 1～2 mg 静脉注射,必要时持续滴注;异丙肾上腺素主要用于原发性或除颤后心动过缓的治疗,并立即使用体外经皮心脏临时起搏或安置临时心脏起搏器。

7. **心脏停搏和 PEA**　给予高质量心肺复苏,在不影响胸外按压的情况下进行气管内插管,建立静脉通路。心脏停搏需要至少两个导联以上确认后,给予肾上腺素 1 mg 静脉注射,每 3～5 分钟 1 次或按需重复使用,也可使用体外经皮心脏临时起搏或安置临时心脏起搏器。

(三) 对血流动力学有潜在影响的急性心律失常的治疗

包括 PSVT、快速心房扑动/颤动等。此类心律失常依然可能引起严重后果,所以在急救中应采取对症治疗,及时消除或控制心律失常向恶性类型发展的趋势;在缓解期进行病因治疗,减少或消除发作,并降低发作时的风险。

1. **PSVT**　常用药物有腺苷、胺碘酮、腺苷三磷酸(ATP)、维拉帕米和普罗帕酮等。

2. **快速心房扑动/颤动**　常用药物有艾司洛尔、胺碘酮、普罗帕酮和毛花苷丙等。

【中医中药】

恶性心律失常一般归属于中医学"心悸""怔忡"的范畴。心悸是因外感或内伤,致气血阴阳亏虚,心失所养;或痰饮瘀血阻滞,心脉不畅,引起以心中急剧跳动、惊慌不安,甚则不能自主为临床表现的一种病证。《素问·平人气象论篇》曰:"左乳下,其动应衣,宗气泄也。"《素问·举痛论篇》云:"惊则心无所倚,神无所归,虑无所定,故气逆矣。"病情较轻者为心悸;若终日悸动、稍劳尤甚,全身情况差、病情较重者为怔忡。心悸的病位主要在心,由于心神失养、心神动摇而悸动不安,但其发病与脾、肾、肺和肝四脏功能失调相关。如脾不生血、心血不足、心神失养则动悸;脾失健运,痰湿内生,扰动心神,心神不安而发病。肾阴不足,不能上制心火,或肾阳亏虚,心阳失于温煦,均可发为心悸。肺气亏虚,不能助心以主治节,心脉运行不畅则心悸不安。肝气郁滞、气滞血瘀,或气郁化火,致使心脉不畅、心神受扰,都可引发心悸。若虚极邪盛,无惊自悸、悸动不已,则成为怔忡。

心悸应分虚实论治。虚证予以补气、养血、滋阴和温阳,实证则应祛痰、化饮、清火和行瘀。但本病以虚实错杂为多见,且虚实的主次、缓急各有不同,故治当相应兼顾。同时,由于心悸均有心神不宁的病理特点,故应酌情配合养心安神或镇心安神之法。

其辨证分型主要有阳气虚弱证、气阴两虚证、痰瘀内盛证和心阳暴脱证。阳气虚弱证治以益气温阳、宁心定悸,方选桂枝甘草龙骨牡蛎汤加减,中成药可选用参附注射液,也可针刺膻中、巨阙、气海、内关及足三里等穴位;气阴两虚证治以益气养阴、补血宁心,方选黄芪生脉饮合黄连阿胶汤加减,中成药可选用生脉注射液,也可针刺厥阴俞、内关、三阴交、安眠及气海等穴位;痰瘀内盛证治以化痰祛瘀、宁心定悸,方选丹参饮合温胆汤加减,中成药可选用丹参注射液,也可针刺巨阙、丰隆、膻中、内关及足三里等穴位;心阳暴脱证治以温补心肾、回阳固脱,方选参附汤合苓桂术甘汤加减,中成药可选用参附注射液,也可针刺膻中、气海及关元等穴位。

第五节　高血压急症

高血压急症(hypertensive emergency,HE)是一组以短时间内血压严重升高[通常收缩压>180 mmHg 和(或)舒张压>120 mmHg],并伴有高血压相关靶器官损害(hypertension mediated organ damage,HMOD),或器官原有功能受损进行性加重为特征的一组临床综合征。高血压急症是急诊科、心血管科及很多临床科室经常遇到的急危重症之一,起病急、预后转归变化快、病死和致残率高是主要临床特点。

【病因】

导致血压急剧升高的常见诱因有:停用降压药或未按医嘱服用降压药最为常见;服用影响降压药代谢的药物(如非甾体抗炎药、类固醇、免疫抑制剂、胃黏膜保护剂及抗血管生成治疗等);服用拟交感毒性药品(可卡因、麦角酸二乙酰胺及安非他命等);严重外伤、手术;急、慢性疼痛;急性感染;急性尿潴留;情绪激动、精神紧张或惊恐发作;对伴随的危险因素(如吸烟、肥胖症、高胆固醇血症和糖尿病)控制不佳等。

在临床诊疗过程中还需要考虑继发性高血压病因,如嗜铬细胞瘤、肾脏疾病和肾动脉狭窄等。同时,HMOD 表现如主动脉夹层、脑卒中等会加重血压升高,形成恶性循环。

【发病机制】

HE 的发病机制尚未完全阐明,但核心机制是全身小动脉收缩痉挛,动脉血压突然急剧升高,导致 HMOD,多种神经体液因素及病理生理机制参与其中并相互影响,形成恶性循环。HMOD 发病的核心在于微循环损害及自身调节障碍。

在上述各种诱因的作用下,神经反射、内分泌激素水平异常,使交感神经和 RAAS 系统激活、缩血管活性物质(如肾素、血管紧张素等)释放增加,导致全身小动脉收缩痉挛,短时间内动脉血压急剧升高。一方面,全身小血管收缩导致压力性多尿、循环血量减少,反射性使 RAAS 系统进一步激活,全身和局部缩血管物质及促炎介质持续增加,加重病理损伤。另一方面,急剧升高的血压通过高剪切力造成内皮细胞受损,小动脉纤维素样坏死,引发器官缺血,血管活性物质进一步释放,造成恶性循环;同时痉挛的小动脉无法发挥调节作用,自身调节能力失效;内皮受损引起凝血激活、血小板激活和纤维蛋白形成,导致血栓形成。以上机制综合作用致使微循环损害,导致 HMOD,出现各种临床表现。

【临床表现】

（一）症状和体征

1. **症状**　血压急剧升高,尤以收缩压变化明显,常超过 200 mmHg,甚至可达 260 mmHg 以上。HE 的主要临床表现为短时间内血压急剧升高,伴有明显的头晕头痛、眩晕、视物模糊/视力障碍、烦躁、胸闷及呼吸困难等表现。另外,还可能出现一些不典型的临床表现,如胃肠道症状(腹痛、恶心及厌食)等。

2. **体征**　在保证患者安全的前提下,血压应重复多次测量,同时评估患者容量状态;须测量四肢血压,四肢血压明显不同可见于主动脉夹层、主动脉缩窄或大动脉炎等;循环系统查体侧重于有无心力衰竭的判定,如颈静脉怒张、双肺湿啰音、病理性第三或第四心音奔马律等;神经系统查体侧重评估意识状态、脑膜刺激征、四肢感觉及运动功能、视野改变及病理征等;眼底镜检查发现新发的出血、渗出及视乳头水肿均提示 HE 可能。

3. **HMOD**　主要表现为 ACS、急性主动脉夹层、AHF、急性脑卒中、特殊类型 HE[恶性高血压、高血压性脑病及高血压血栓性微血管病(HTM)]及其他类型,部分非 HMOD 症状如自主神经功能紊乱等容易被误判为 HE,需注意区分。

(1) ACS:急性胸痛胸闷、放射性肩背痛、咽部紧缩感、烦躁出汗及心悸等;心电图有心肌缺血表现,AMI 患者可出现心肌损伤标记物阳性。

(2) 急性主动脉夹层:撕裂样胸背部痛,双侧上肢血压测量值差异大;因夹层波及的血管范围不同而导致临床表现多样。

(3) AHF:呼吸困难、发绀及咳粉红泡沫痰;肺部啰音、心脏扩大、心率增快及奔马律等。

(4) 急性脑梗死:失语、面舌瘫、偏身感觉障碍、肢体瘫痪、意识障碍及癫痫样发作等。

(5) 脑出血:动态起病,进行性加重,常出现头痛、喷射性呕吐、不同程度意识障碍及偏瘫失语等症状。

(6) 蛛网膜下腔出血:剧烈头痛或颈背部痛、恶心呕吐、意识障碍、抽搐及偏瘫失语等,脑膜刺激征阳性。

(7) AKI:少尿或无尿,蛋白尿、血尿及管型尿;BUN 及 Scr 显著升高。

（二）HE 的特殊类型

1. **恶性高血压**　指血压显著升高(通常>200/120 mmHg),同时伴有头痛、视物模糊,眼底检查见双眼视网膜晚期进展性病变,包括双侧火焰状出血、棉绒斑、可伴视乳头水肿;典型患者可合并 AKI 和(或)HTM。

2. **高血压脑病**　指血压急剧升高,伴有以下一种或多种症状:癫痫发作、嗜睡、昏迷或皮质盲。皮质盲是大脑枕叶皮质的血管痉挛缺血或受毒素影响而引起的中枢性视觉功能障碍,表现为双眼视觉完全丧失,瞳孔光反射正常,眼底正常,可伴有偏瘫等症状。

3. HTM 指在排除其他疾病情况下,血压显著升高伴有溶血(Coomb's 试验阴性,乳酸脱氢酶水平升高,结合珠蛋白降低或检测不到,可见碎裂红细胞)和血小板减少的疾病,经降压治疗后溶血和血小板减少可改善。

【辅助检查】

(一)实验室检查

血尿常规、血液生化(肝肾功能、电解质)、凝血功能及 D-二聚体等;心脏及其他脏器功能相关检查如心肌损伤标志物、心肌酶谱、BNP/NT-proBNP、血气分析、尿蛋白定量、血尿儿茶酚胺、立卧位肾素、血管紧张素Ⅱ和醛固酮等。

(二)特殊检查

1. 心电图和超声心动图检查 作为常规的心脏功能检查。

2. 头颅 CT/MRI 检查 对有肢体运动异常或昏迷者应做头颅 CT/MRI 检查以排除脑血管意外。

3. 肾脏彩超、肾上腺 CT/MRI 检查 慢性肾功能障碍者常伴有肾脏萎缩,而嗜铬细胞瘤者常有肾上腺区的占位性改变。

4. 胸部 X 线检查 AHF 或急性肺水肿可出现肺纹理增强紊乱,呈片状云雾形,肺门阴影增大呈蝶形,可见 KerleyA 或 B 线,心影增大呈主动脉型,或主动脉弓迂曲延长。

5. 胸腹部 CT/CTA 及 MRI 检查 对疑为急性主动脉夹层者 CT 平扫常不能显示假腔,可行疑似部位的 CTA 或 MRI 检查。

【诊断和鉴别诊断】

(一)诊断

HE 无论是发生在原发性还是急进型高血压的基础上,临床突出的共同特点就是血压明显升高,同时伴 HMDO 相应的临床改变,结合相应辅助检查结果可确诊。

(二)鉴别诊断

HE 须与高血压亚急症相鉴别。高血压亚急症是指血压明显升高但不伴严重临床症状及进行性 HMOD,一般可以通过口服降压药控制血压,不需要静脉使用降压药。患者也可以因血压明显升高出现症状,如头痛、胸闷、鼻出血和烦躁不安等,因此血压升高的程度和症状不是区别 HE 与高血压亚急症的指标,区别两者的唯一标准是有无新近发生的急性进行性 HMOD。另外,HTM 需要与血栓性血小板减少性紫癜和溶血性尿毒症综合征相鉴别,HTM 常伴有重度血压升高,可出现晚期视网膜病变,外周血涂片中仅有极少的血细胞和中度血小板减少,有效的降压治疗后 24~48 小时内血液指标好转。

【治疗】

降压目标:① 早期:初始阶段(1 小时)MAP 的降低幅度不超过治疗前水平的 25%;在随后的 2~6 小时将血压降至较安全水平,一般为 160/100 mmHg 左右;当病情稳定后 24~48 小时,血压逐渐降至正常水平;根据不同疾病的降压目标和降压速度进行后续血压管理。② 不同疾病:降压时需充分考虑到患者的年龄、病程、血压升高的程度、HMOD和合并的临床状况,因人而异制订具体的方案。HE伴发ACS患者血压一般控制在130/80 mmHg以下,但须维持舒张压>60 mmHg;伴发主动脉夹层患者控制收缩压至少<120 mmHg,心率50～60次/分,但要注意维持组织有效灌注;伴发急性左心衰竭患者在初始1小时内MAP的降低幅度不超过治疗前水平的25%,目标收缩压<140 mmHg但血压不低于120/70 mmHg;伴发急性脑出血患者在没有明显禁忌证的情况下,收缩压应维持在130～180 mmHg;恶性高血压患者降压不宜过快,在数小时内将MAP逐渐降低20%～25%。

（一）一般治疗

如吸氧、安静休息、心理护理、监测生命体征和维持水、电解质、酸碱平衡及防治并发症等,酌情使用镇静药可减轻患者恐惧、应激心理状态;在维持生命体征的前提下进行各项检查,评估患者是否合并HMOD。

（二）治疗用药物

1. 常用静脉降压药物　硝普钠50 mg加入5%葡萄糖液250 ml,起始剂量0.5 μg/(kg·min)静脉滴注,根据血压调整剂量,最大维持剂量10 μg/(kg·min),使用时注意避光,持续使用时间不超过72小时;酚妥拉明5 mg稀释后缓慢静脉注射,继以0.1～0.5 mg/min静脉滴注;乌拉地尔10～50 mg稀释后缓慢静脉注射,继以100～300 μg/min静脉滴注;尼卡地平10 mg稀释后以0.5～6 μg/(kg·min)静脉滴注;艾司洛尔50 mg稀释后缓慢静脉注射,继以50～200 μg/(kg·min)静脉滴注;硝酸甘油10～30 mg稀释后以5～10 μg/min静脉滴注,根据血压逐渐增加剂量,有效剂量为20～100 μg/min;25%硫酸镁1.0～2.5 g加入25%葡萄糖液20～100 ml稀释后静脉注射,继以每小时1～2 g持续静脉滴注,24小时总量不超过30 g,用药期间须注意呼吸、膝腱反射和尿量。

2. 快速脱水剂　呋塞米20～40 mg稀释后静脉注射或持续静脉滴注,适用于HE伴发急性左心衰竭/肺水肿;20%甘露醇125～250 ml快速静脉滴注,适用于高血压脑病或HE伴发脑血管意外。

3. 镇静剂　地西泮10 mg静脉注射或肌内注射,也可用咪达唑仑或右美托咪定。

（三）注意事项

老年HE患者由于器官功能多处于临界状态,抢救时降血压不宜过快、过低;HE伴发急性左心衰竭/肺水肿患者不宜选用高渗脱水剂;伴发脑出血同时发生应激性溃疡出血患者不宜选用快速长效降压药物;伴发AMI患者宜选用半衰期较短的硝酸酯类或β受体阻滞剂;伴发子痫患者可用硫酸镁作为首选的降压药物。

【中医中药】

HE归属于中医学"眩晕"的范畴。"眩"即眼花（目眩）,"晕"即头晕,两者常同时并见,轻者闭目可止,旋转不定,不能站立,或伴有恶心呕吐、汗出及面色苍白等症状。眩晕一证首载于《黄帝内经》,《素问·至真要大论篇》云:"诸风掉眩,皆属于肝。"其病因主要包括肝阳上亢、气血亏虚、肾精不足及痰湿中阻。其病机不外虚实两端,虚者髓海不足,或气血亏虚,清窍失养;实者为风、火、痰、瘀扰乱清空。

其辨证分型主要可分为肝肾不足、肝阳上亢证和中气亏虚、痰瘀阻络证。肝肾不足、肝阳上亢证治以滋补肝肾、平肝潜阳,方选天麻钩藤饮加减;中气亏虚、痰瘀阻络证治以补气升阳、化痰通络,方选益气聪明汤加减。另外,可以用针灸治疗,选用风池、内关、合谷和丰隆等穴位,采取泻法。

第六节　主动脉夹层

急性主动脉综合征(acute aortic syndrome,AAS)又称为急性胸痛综合征,包括主动脉夹层(aortic dissection)、壁内血肿和穿透性主动脉溃疡(penetrating aortic ulcer,PAU)三种严重威胁生命的主动脉疾病,这三种疾病均以动脉中层破坏为特征,其中主动脉夹层最为常见(62%~88%),其次为壁内血肿(10%~30%)。本节将重点讨论主动脉夹层。

主动脉夹层又称主动脉壁内动脉瘤、主动脉分离或主动脉夹层血肿,是由于主动脉内膜撕裂后,腔内血液从内膜破裂口进入主动脉中膜,形成夹层血肿,并沿着主动脉壁向周围延伸剥离,造成真假两腔的心血管系统急危重症。主动脉夹层起病急、进展快,病死率极高,如未及时诊治,患者发病48小时内的病死率以每小时1%的速度增长,1周时达到70%,3个月可高达90%。近年来以腔内介入治疗为主的综合治疗手段使本病的预后得到明显改善。

【病因】

主动脉夹层是主动脉异常中膜结构和异常血流动力学相互作用的结果。基本病理变化是遗传或代谢性异常导致主动脉中层囊样退行性变,部分患者为伴有结缔组织异常的遗传性先天性心血管病,但确切病因并不清楚。

(一) 遗传性疾病

主要是指一些可以引起结缔组织异常的遗传性疾病。马方综合征是目前较为公认的易患主动脉夹层的遗传病,其他如 Turner 综合征、Noonan 综合征和 Ehlers - Danlos 综合征等常染色体遗传性疾病也易发生主动脉夹层。患者发病年龄较轻,主要病变为主动脉中膜的纤维素样病变坏死,这与中膜结构先天性发育缺陷有关。

(二) 先天性心血管畸形

先天性主动脉缩窄患者的主动脉夹层发病率是正常人的 8 倍。在先天性主动脉瓣二瓣化畸形中,主动脉中膜层常有囊性坏死的结构性改变,而主动脉缩窄的中膜有退行性变。血管形状的改变导致了血流动力学的变化,使得应力在某点集中,累积效应造成此点中膜结构改变,直至主动脉夹层形成。

(三) 高血压

约80%的主动脉夹层患者合并有高血压。研究发现,血压变化率(dP/dt_{max})越大,主动脉夹层也就越易发生且进展越快。

(四) 特发性主动脉中膜退行性变化

中膜退行性变化主要出现于高龄患者的夹层主动脉壁中,包括囊性坏死和平滑肌退行性变化。这种中膜中空化在使得管壁对抗血流动力学应力作用下降的同时,也造成了血管管壁顺应性变化,继而导致血流动力学改变,相互作用最终形成主动脉夹层。

（五）主动脉粥样硬化

研究表明，粥样硬化斑块与夹层动脉瘤形成的关联可能是斑块堵塞了动脉滋养血管，引起壁内血肿，但斑块出血对夹层形成的影响并不大。也有认为粥样硬化斑块破坏了主动脉壁的顺应性，导致血流动力学的改变，使得斑块周围的内膜易被撕裂。

（六）主动脉炎性疾病

主动脉炎症性疾病造成主动脉夹层较为罕见，主要是一些结缔组织病变如巨细胞动脉炎、SLE 及肾病性胱氨酸病等。其中，巨细胞动脉炎通过免疫反应引起主动脉壁损害，与主动脉夹层形成被认为有较密切的关系。

（七）损伤

外力撞击引起的主动脉夹层并不罕见，由于位于固定与相对不固定交界处的主动脉中膜内膜在瞬间外力的冲击下发生扭曲断裂，血液涌入，导致夹层动脉瘤形成。但有研究表明，若无中膜层的病变基础，外力撞击最多形成局限性血肿或夹层，甚至部分夹层血栓化，而不会导致广泛的主动脉夹层形成。

（八）妊娠

妊娠期好发主动脉夹层，可能是由于妊娠期血流动力学变化引起的，但也有认为是与妊娠期间结缔组织的变化有关。

【发病机制】

主动脉夹层绝大多数是由于主动脉内膜撕裂后血流进入中层，部分患者是由于中层滋养动脉破裂产生血肿后压力过高而撕裂内膜所致；内膜裂口多发生于主动脉应力最强的部位。组织学可见主动脉中膜退行性改变，弹力纤维减少、断裂和平滑肌细胞减少的变化，慢性期可见纤维样改变。

【临床表现】

本病的临床表现取决于主动脉夹层的部位、范围、程度和主动脉分支受累情况、有无主动脉瓣关闭不全以及向外破溃等并发症。

（一）症状

1. 疼痛　疼痛是本病最主要和常见的表现。约 90％ 患者表现为突发前胸或胸背部持续性撕裂样或刀割样剧痛。疼痛可放射到肩背部，尤其可沿肩胛间区向胸、腹部和下肢等处放射。疼痛部位与病变位置有关。值得注意的是，马方综合征、长期激素治疗和糖尿病等患者在极少数情况发生主动脉夹层可无疼痛。

2. 心血管症状

（1）主动脉瓣关闭不全和心力衰竭：约半数Ⅰ型及Ⅱ型主动脉夹层患者出现主动脉瓣关闭不全，主要是由于夹层使瓣环扩张、瓣叶下移、瓣叶或瓣环撕脱引起，可出现胸闷、心悸及充血性心力衰竭表现。

（2）AMI：当少数近端夹层的内膜破裂下垂物遮盖冠状窦口时可致 AMI，多数影响右冠状动脉窦，因此多见下壁 AMI。此时严禁溶栓、抗血小板等治疗，诊断时应仔细鉴别。

（3）心脏压塞：临床症状为 Beck 三联征，即低血压、心音低弱和颈静脉怒张。

3. 脏器和肢体缺血表现　夹层累及内脏动脉、肢体动脉及脊髓供血动脉时,可出现相应脏器组织缺血表现,如肾脏缺血、下肢缺血或截瘫等症状。

4. 夹层动脉瘤破裂　主动脉夹层动脉瘤可破入左侧胸膜腔引起胸腔积液,也可破入食管、气管内或腹腔,出现休克以及呕血、咯血等相应症状。

（二）体征

1. 血压变化　95％以上的患者合并高血压,存在两上肢或上下肢血压相差较大的情况(>30 mmHg)。如果出现心脏压塞、血胸或冠状动脉供血受阻引起心肌梗死,则可能出现低血压;严重休克仅见于夹层瘤破裂大量出血进入胸腹腔时。

2. 主动脉受累　根据主动脉受累部位可有不同体征,如主动脉瓣受累,体检主动脉瓣区可闻及典型叹气样舒张期杂音,在心力衰竭严重或心动过速时杂音可不明显。腹主动脉受累可有急腹症表现等。

（三）分型、分期

1. 分型　根据夹层起源和主动脉受累部位,可将主动脉夹层按 DeBakey 系统分为 3 型或按 Stanford 系统分为 2 型,这两种分型系统有助于制订治疗策略。

（1）DeBakey 分型:Ⅰ型:夹层起源于升主动脉,扩展超过主动脉弓到降主动脉,甚至腹主动脉。Ⅱ型:夹层起源并局限于升主动脉。Ⅲa 型:夹层局限于胸降主动脉;Ⅲb 型:夹层起源于降主动脉并扩展至远端。

（2）Stanford 分型:A 型:累及升主动脉(即 DeBakey Ⅰ型和Ⅱ型主动脉夹层)。B 型:不累及升主动脉(即 DeBakeyⅢ型主动脉夹层)。

2. 分期　根据病程长短可分为 4 期:超急性期(<24 小时)、急性期(2～7 日)、亚急性期(8～30 日)和慢性期(>30 日)。

3. 根据病变复杂程度分型　分为复杂型和非复杂型(主要用于 Stanford B 型主动脉夹层)。复杂型主动脉夹层是指存在以下危重征象:夹层病变进展;主动脉壁外出血(先兆破裂);内脏及下肢等终末器官灌注不良;难治性高血压(3 种以上降压药物仍无法控制血压平稳降低);顽固性疼痛不缓解;发病早期假腔即发生扩张。复杂型主动脉夹层需要在药物治疗的基础上早期手术干预;非复杂型则无上述危重征象,可采取药物及腔内介入治疗。

【辅助检查】

（一）实验室检查

1. D-二聚体检测　夹层破裂可激活凝血系统,同时血流进入假腔后相对缓慢,易于形成血栓,导致主动脉内广泛血栓形成,进而激活纤溶系统,引起血 D-二聚体水平显著升高,因此 D-二聚体水平可以作为主动脉夹层的早期筛查指标,D-二聚体正常基本可排除主动脉夹层。

2. 可溶性 ST2(sST2)检测　为 IL-1 受体家族的成员,是一种心血管损伤相关的生物标志物。近期研究发现,sST2 浓度与主动脉夹层的发生密切相关,可作为诊断和鉴别诊断的依据。

（二）特殊检查

1. 胸部 X 线及心电图检查　一般均无特异诊断价值。胸片可见上纵隔或主动脉弓影增大,主动脉外形不规则,有局部隆起。病变累及冠状动脉时,心电图可出现心肌急性缺血甚至 AMI 改变,但 1/3 的患者心电图可正常。

2. 超声心动图检查　优点是可在床旁检查,可识别真、假腔或查获主动脉的内膜裂口下垂物,以及主动脉瓣关闭不全、心包和胸腔积血等并发症;经食管超声心动图(TOE)检查更加准确。但病变如局限于升主动脉远端和主动脉弓部,受到主气道内空气影响,超声检查则可能漏诊。

3. 主动脉CT血管造影(CTA)及磁共振血管造影(MRA)检查　均有很高的诊断价值,其敏感性与特异性可达98%左右,是确诊主动脉夹层的重要检查方法(图4-12)。

4. 数字减影血管造影(DSA)　对Ⅲ型主动脉夹层的诊断价值精确度较高,但对Ⅰ、Ⅱ型的分辨力较差。

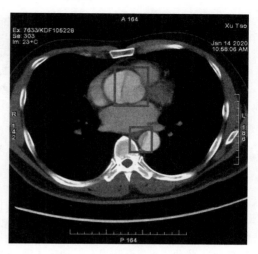

图4-12　主动脉CTA检查

【诊断和鉴别诊断】

(一) 诊断

根据突发胸背部撕裂样剧痛,伴有虚脱表现但血压下降不明显甚至增高,脉搏速弱甚至消失,或两侧肢体动脉血压明显不等,突然出现主动脉瓣关闭不全或心脏压塞体征,急腹症或神经系统障碍,肾功能急剧减退伴血管阻塞等临床表现,即应考虑主动脉夹层的诊断。超声心动图、主动脉CTA和MRA等检查可明确诊断。

(二) 鉴别诊断

由于本病的急性胸痛为首要症状,鉴别诊断主要考虑AMI、气胸和急性肺栓塞;因本病可产生多系统血管的压迫,导致组织缺血或夹层破入某些器官,引发多种症状。可从病史、体检和辅助检查结果进行全面分析,与各种相关系统类似表现的疾病进行鉴别。此外,作为AAS的疾病之一,主动脉夹层可与另外两种类型进行鉴别(表4-11)。

表4-11　AAS三种主要类型的比较

类型	主动脉夹层		壁内血肿	PAU
	A 型	B 型		
比例	最常见(62%~88%),2/3为A型,其余为B型		次常见(10%~30%)	最少见(2%~8%)
危险因素	高血压、结缔组织疾病、二叶主动脉瓣		高血压	高血压、男性、动脉粥样硬化
临床特征	突发疼痛,血压升高,主动脉瓣关闭不全,心肌缺血,心脏压塞,脑卒中,主动脉破裂	突发疼痛,血压升高,肾脏或下肢缺血,截瘫,主动脉破裂	突发疼痛,血压升高,主动脉瓣关闭不全,心包积液,胸腔积液	突发疼痛,血压升高,多位于胸降主动脉,升主动脉罕见

（续表）

类型	主动脉夹层		壁内血肿	PAU
	A 型	B 型		
预后	24％患者 24 小时内死亡,不治疗 1 年死亡率为 90％	非复杂性患者 1 年存活率为 84％	近端血肿较远端血肿易进展为主动脉夹层	高危主动脉破裂,高度症状性患者预后差
影像学检查	CTA(急性)、超声心动图(急性)、MRI随访	CTA(急性)、MRI(随访)	CTA、MRI(随访)	CTA、MRI(随访)
特异性影像学表现	真假腔,夹层扩展,撕裂部位,假腔血栓形成,累及主动脉瓣、冠状动脉或主动脉弓血管,心包积液,主动脉破裂	真假腔,夹层扩展,撕裂部位,假腔血栓形成,累及内脏动脉、肾动脉或髂动脉,胸腔积液,主动脉破裂	平滑新月体形成或环形主动脉壁增厚(≥5 mm),主动脉管壁能量衰减 39～72 HU,主动脉破裂	不规则边缘外翻,内膜钙化,主动脉粥样硬化样改变,主动脉破裂
治疗	开胸手术	药物治疗合并症,联合血管内干预	开胸手术或药物治疗	A 型症状性 PAU 紧急开胸手术,B 型症状性 PAU 血管内手术

【治疗】

（一）非手术治疗

1. 控制血压　目的是通过控制患者血压及心肌收缩,减轻患者主动脉病变处的层流剪切力损伤。可长期服用 β 受体阻滞剂,达到减慢心率及降低血压的目的;马方综合征患者可预防性使用 β 受体阻滞剂、ACEI 或 ARB 等药物,减缓主动脉扩张或相关并发症的进展;慢性主动脉病变患者的血压宜控制在 140/90 mmHg 以下。

2. 治疗合并症　相当一部分主动脉病变患者伴有糖尿病、冠心病及高脂血症等疾病,应积极治疗相关疾病。

3. 养成良好生活习惯　戒烟可减缓主动脉夹层的进展;适度运动可以减缓主动脉粥样硬化的进程。

（二）外科治疗

1. A 型主动脉夹层　开胸手术是 A 型主动脉夹层治疗的基石,可以修补撕裂口、排空假腔,重建主动脉;病变累及冠状动脉或主动脉瓣膜时,可相应行冠状动脉再植入术或主动脉瓣膜修补/置换术。对于不适宜外科手术,主动脉解剖位置适宜的患者也可施行血管内治疗,适用于撕裂口位于远端、夹层逆行累及升主动脉的患者。

2. B 型主动脉夹层　非复杂型 B 型主动脉夹层可进行规范的药物治疗,同时联合血管内主动脉修复。对于复杂型 B 型主动脉夹层患者则可选择开胸手术或血管内治疗,血管内支架移植治疗的死亡率和致残率均较开胸手术低。

附 1

紧急心脏电复律/电除颤术

心脏电复律/电除颤术是指在严重快速型心律失常时,用较强的脉冲电流通过心肌,使心肌各部分在瞬间同时除极,造成短暂的心脏电活动停止,然后由最高自律性的起搏点(通常为窦房结)重新主导心脏节律,达到终止异位心律、恢复窦性心律的治疗目的。

目前多采用直流电复律,根据心脏电复律器发放脉冲是否与 R 波同步,又分为同步和非同步电复律。前者是指除颤仪由 R 波的电信号激发放电,后者是指电除颤仪在心动周期的任何时间都可放电。近年来研制的双相波电复律仪具有复律能量较低(150～200 J)、心肌损伤小及复律成功率高等优点,已逐渐取代了以往的单相波电复律仪。另外,自动体外除颤仪(AED)具有自动分析、操作简单及携带方便的特点,已广泛应用于公共场所,成为基础生命支持中的重要组成部分。本文重点论述紧急状况时的心脏电复律。

(一) 适应证

1. 非同步电复律 心室颤动及心室扑动是非同步电复律的绝对适应证,部分室性心动过速患者心室率极快、QRS 波畸形明显、T 波与 QRS 波难以区分而类似心室扑动,当出现血流动力学障碍时(无脉搏室性心动过速)也可采用非同步电复律。在心室颤动时的电复律治疗也称电击除颤。

2. 同步电复律 凡异位快速性心律失常经药物治疗无效者,均是同步电复律治疗的指征。快速心房颤动是电复律最常见的适应证,预激综合征合并快速心房颤动首选同步直流电复律;其他还有血流动力学稳定的室性心动过速、PSVT、快速心房扑动及性质不明的异位性心动过速等。

(二) 禁忌证

1. 绝对禁忌证 洋地黄中毒引起的心律失常者;室上性心律失常伴高度或完全性房室传导阻滞者;病态窦房结综合征伴发的快—慢综合征者;复律后在奎尼丁和(或)胺碘酮的维持下又复发或不能耐受抗心律失常药物维持治疗者;阵发性心动过速反复频繁发作者(不宜多次反复电复律);近期有动脉栓塞或经超声心动图检查心房内存在血栓而未接受抗凝治疗者。

2. 相对禁忌证 心房颤动伴下列情况:拟进行心脏瓣膜病外科手术者;洋地黄过量或低血钾患者,电复律应在纠正后进行;甲状腺功能亢进伴心房颤动而未进行正规治疗者;AHF 未纠正,或有风湿活动,或有急性心肌炎者;心脏明显扩大者。

(三) 操作方法

1. 术前准备

(1) 除颤仪作为急救设备,应始终保持性能良好,蓄电池电量充足,在紧急状态下随时能实施紧急电击除颤。

(2) 配备各种抢救和心肺复苏所需要的器械和药品,如氧气、吸引器、心电血压监测设备、心脏起搏器、气管插管和人工呼吸器,以及配有常规抢救药品的抢救车等,并建立静脉输液通道。

2. 操作步骤

(1) 体位:患者宜仰卧于硬木板床上,不与周围金属物及他人接触,将所有与患者连接的仪器接地,开启复律器电源。

(2) 心电监护:除常规描记心电图外,选择 R 波较高的导联进行示波监测;置电复律器"工作选择"为 R 波同步类型,再次检查与患者 R 波同步的准确性。

(3) 镇静:当发生心室颤动或心室扑动后,患者已失去知觉,电击时无须任何镇静剂,应在积极行心肺复苏的同时即刻进行非同步电复律;神志清楚的患者可用地西泮 20~30 mg,2 mg/min 静脉推注,待患者处于朦胧状态、睫毛反射和痛觉消失时即可进行电复律;也可用硫喷妥钠 2~5 mg/kg,5% 葡萄糖液稀释后缓慢静脉滴注。

(4) 安放电极板:将两电极板涂以导电糊或包以浸过生理盐水的纱布,分别置于胸骨右缘第 2 肋间(或胸骨柄)和左腋前线第 5 肋间,或心尖区和左肩背区。

(5) 充电:设定同步或非同步状态,并充电到预定的复律能量。一般情况下预设的复律能量(双相波除颤仪):心房扑动和 PSVT 为 50~100 J,心房颤动为 100~150 J,单形性室性心动过速为 100 J,多形性室性心动过速、心室扑动和心室颤动应给予高能量电复律(单相波除颤仪为 300~360 J,双相波除颤仪为 200 J)。儿童电复律能量一般为 5~50 J,不主张反复高能量电击;心室颤动时可用 100~200 J;婴幼儿所需电能应更低一些。开胸做心脏直接电击除颤时所需电能:成人为 20~100 J,儿童为 5~25 J。

(6) 复律:按除颤仪或电极板把手上的"放电"按钮进行电复律,放电后患者的胸部和上肢肌肉会抽动一下。随即密切观察放电后 10 余秒的心电图情况,判断复律成功与否。如出现窦性心律,可认为电复律有效;如未转复,可增加复律能量,间隔 30~60 秒再次电复律;若心室颤动波幅小,可静脉注射肾上腺素 1 mg 增大颤动波后再行电复律。

(7) 术后监测:患者复律后需卧床休息,密切观察呼吸、血压、心率与心律变化,直至清醒。

(四) 注意事项

1. 时机 发生室性心动过速、心室颤动和心室扑动时必须争分夺秒、尽快实施电复律术,不需做特殊术前准备及家属告知;其他各种快速型心律失常拟采用电复律的患者均应根据适应证和禁忌证准确选择最佳治疗措施,决不能仓促实施电复律。

2. 抗凝 对心房扑动/颤动持续≥48 小时或时间不详但血流动力学稳定者,建议至少在复律前 3 周和复律后 4 周应用华法林抗凝(维持 INR 2.0~3.0);对心房扑动/颤动持续≥48 小时或时间不详伴血流动力学不稳定者,需立即复律,同时应尽快启动抗凝;对心房扑动/颤动持续<48 小时的患者,若为脑卒中高危,建议在复律前尽快或复律后立即应用肝素或低分子量肝素,并在复律后长期使用新型口服抗凝药物(NOAC)进行抗凝治疗;所有心房颤动患者在复律后是否需长期抗凝治疗,取决于血栓栓塞风险的评估结果。

3. 操作要点 电极板应该紧贴患者的皮肤并稍加压,不能留有空隙,边缘不能翘起,两电极板之间及把手要保持干燥。

4. 上限 电复律重复 3 次或能量达到 300 J(双向波电除颤仪)以上仍未转复为窦性,应停止继续电复律。

(五) 并发症及处理方法

1. 低血压 复律后患者可发生暂时性轻度低血压,一般情况下不必处理,适当补液后可恢复,严重时可用多巴胺。

2. 心律失常 多为一过性而不需处理。极少数出现严重的室性心律失常,如持续性室性心动过速、心室扑动或心室颤动,应立即予非同步电除颤治疗。电复律后也可能发生显著的窦性心动过缓、窦性停搏、窦房阻滞或房室传导阻滞等,轻症者能自行恢复,如症状较重、不能自行恢复时可使用阿托品或异丙肾上腺素,个别患者需安装临时心脏起搏器。

3.心肌损害 心电图表现为 ST-T 波改变,血清心肌酶升高,一般持续数小时到数日。应避免使用不必要的高能量电击,选用适当大的电极板,并避免两电极板距离过近。

4.急性肺水肿 一般发生在二尖瓣和(或)主动脉瓣病变伴心房颤动电复律后 1～3 小时内,可按急性左心衰竭处理。

5.栓塞 如脑栓塞、肺栓塞等,多发生于电复律后 24～48 小时内,见于心房颤动持续时间较长、左心房显著扩大的患者,尤以术前未接受抗凝治疗者为多。心房颤动患者复律前后应给予抗凝治疗,一旦发生则予相应治疗。

6.其他并发症 几乎所有患者在电复律后电极接触部位均有皮肤灼伤,与操作时按压不紧、导电糊不足、连续电击及高能量电击等因素有关,通常做对症处理即可。麻醉剂可能引起呼吸抑制,一旦发生应气管插管并进行辅助通气。

附2

临时心脏起搏器安装术

心脏起搏器是通过发放一定形式的电脉冲刺激心脏,使之激动和收缩,即模拟正常心脏的冲动和传导,以治疗由于某些心律失常所致的心脏功能障碍。虽然心脏起搏技术和种类多样,但是在急救领域应用较多的还是安置临时心脏起搏器。

（一）适应证

1.治疗 有生命威胁的缓慢心律失常时,维持适当的心率。

（1）阿-斯综合征发作:房室传导阻滞、窦房结功能衰竭等各种原因引起的心脏停搏所导致的阿-斯综合征发作,是紧急临时起搏的绝对指征。

（2）AMI、急性心肌炎、药物中毒及电解质紊乱等疾病时出现的缓慢心律失常。

（3）心脏直视手术引起的房室传导阻滞。

2.诊断 作为某些临床诊断及电生理检查的辅助手段,如判断预激综合征类型、窦房结/房室结功能、折返性心律失常及评估抗心律失常药物的效果。

3.预防

（1）心脏起搏传导系统功能不全的患者拟施行大手术、心血管造影检查或心律转复治疗时可安置临时起搏器保护。

（2）心律不稳定的患者在安置永久起搏器之前,可先安置临时起搏器以保证安全。

（3）更换永久性起搏器时的过渡措施。

需注意的是,近年来临时起搏器的局限性日益得到临床医师的关注,包括起搏电极的移位、起搏阈值的升高、电池耗竭及间歇性感知功能不良等,尤其是长期应用对患者活动的限制、增加感染和血栓形成的风险。因此,应尽量减少临时起搏器的应用,使用时间宜尽量缩短。

（二）操作方法

1.紧急临时起搏 有经胸壁穿刺安置紧急起搏电极、开胸直接安置心肌电极和经静脉安置心内膜电极三种方法。胸壁穿刺法需要用心腔穿刺针和特殊细软的起搏电极,使电极与心室肌接触,并用另一皮下注射针作为无关电极,即可行临时起搏。一旦心搏稳定,根据需要改为经静脉起搏。如已开胸做心脏按压,可直接在心室表面缝上心肌电极起搏。如患者情况允许则可移至 X 线透视室做经静脉临时起搏,也可在床旁直接用带球囊的漂浮起搏导管或在心腔内心电图监视下送入起搏导管,但如果心脏停搏无血流推动或无心电显示者,则难以成功。

2. 择期临时起搏　多采用经静脉双极心内膜起搏法,通常选用股静脉或锁骨下静脉穿刺送入起搏导线。

（三）注意事项

术中应建立静脉通路,备好抢救药品;植入临时起搏器之后,如评估患者有植入永久性起搏器的指征,应尽早更换。

（四）并发症及处理方法

1. 术时并发症及处理

（1）心律失常:安置心内膜电极时,当电极进入右心室后,往往因机械性刺激引起室性期前收缩、短阵室性心动过速,一旦电极固定或撤离右心室,心律失常即可消失;如持续地机械刺激,可能引起心室扑动甚至心室颤动。术前保持患者情绪稳定或用少量镇静剂,术中除心率极缓者外应尽量避免使用异丙肾上腺素,有阿-斯综合征发作倾向的患者先进行临时起搏等。

（2）急性心脏穿孔:如在 X 线透视下可见导管不经正常途径进入肺野或进入心包腔,考虑有急性心脏穿孔。此时应小心将导管撤回心腔,并严密观察患者血压和心脏情况,如有心包填塞应行心包引流或心脏修补。

（3）空气栓塞:可发生在颈内静脉切开和锁骨下静脉穿刺时。手术时取头低脚高位,静脉切开后患者避免深呼吸动作,防止胸腔负压骤增;咳嗽或打喷嚏时阻断静脉切口,可预防空气栓塞的发生。

（4）其他:锁骨下穿刺操作不当可误入大动脉引起出血或穿破胸膜产生气胸、锁骨下动静脉瘘及远期起搏导管断裂等并发症,可行胸腔穿刺引流、血管修补或更换起搏导管等。

2. 术后并发症及处理

（1）阈值升高:可分为早期和晚期升高。临时起搏可发生早期起搏失效,可通过程控功能,增高能量输出来防止。

（2）起搏器皮下囊血肿:与手术时止血不完全有关。一旦发现应在严格的无菌操作下抽除积血,必要时及时切开引流。

（3）皮肤压迫性坏死:常见于皮下囊袋或皮下隧道过浅的消瘦患者以及导线跨越锁骨前的部位,一旦出现应立即做坏死区切除,以免引起继发感染。

（4）感染:多为局部感染,感染部位早期呈红肿硬结,可考虑静脉用抗生素并局部用药外敷,一旦化脓必须重新改变位置埋置新的起搏系统。

（5）膈肌刺激:常因电极靠近膈神经而引起顽固性呃逆,可调低输出强度,无效则需改变电极位置。

（6）电极脱位:是术后的常见并发症,可导致间歇起搏、起搏完全失效及感知功能障碍,须重新安置起搏器电极。

（7）导线折断及接插件松脱:可导致起搏完全失效及感知功能障碍,须更换或重新安置电极导管,或重新固定接插件及螺丝。

第五章
呼吸系统急症

导学　掌握重症肺炎、重度哮喘、AECOPD、ARDS、呼吸衰竭和急性肺栓塞的临床表现、诊断及治疗。熟悉相关疾病的病因和发病机制、辅助检查；机械通气的临床适应证及各参数的临床意义。了解相关疾病的中医中药治疗；了解ECMO在急救领域的应用。

第一节　重症肺炎

肺炎（pneumonia）是指终末气道、肺泡和肺间质的炎症，可由病原微生物、免疫损伤、免疫因素、过敏及药物所致。其中，细菌性肺炎是最常见的肺炎，也是最常见的感染性疾病之一。近年来，由于新型严重急性呼吸综合征冠状病毒2（SARS‐CoV‐2）和新型冠状病毒病（COVID‐19）流行，导致全球因肺炎伴多器官疾病住院的人数大幅增加。

重症肺炎是指除肺炎常见呼吸系统病况外，尚有呼吸衰竭和其他系统明显受累的表现。因社会人口老龄化，肺炎病原菌谱和耐药性明显变化，尤其是多重耐药（multidrug-resistant，MDR）病原体增加等多种因素，导致重症肺炎的治疗难度增加，病死率高达30%～50%，也加重了社会医疗经济负担。

【病因】

（一）致病因素分类

1. **细菌性肺炎**　如肺炎链球菌、金黄色葡萄球菌、甲型溶血性链球菌、肺炎克雷伯杆菌、流感嗜血杆菌、铜绿假单胞菌肺炎和鲍曼不动杆菌等。

2. **非典型病原体所致肺炎**　如军团菌、支原体和衣原体等。

3. **病毒性肺炎**　如腺病毒、呼吸道合胞病毒、流感病毒、冠状病毒、麻疹病毒、巨细胞病毒和单纯疱疹病毒等。

4. **真菌性肺炎**　如念珠菌、曲霉菌、隐球菌、肺孢子菌和毛霉菌等。

5. **其他病原体所致肺炎**　如立克次体（如Q热立克次体）、弓形体（如鼠弓形体）和寄生虫（如肺包虫、肺吸虫）等。

6. **理化因素所致的肺炎**　如放射性损伤引起的放射性肺炎，胃酸吸入引起的化学性肺炎，对吸入或内源性脂类物质产生炎症反应的类脂性肺炎等。

（二）环境因素分类

1. **社区获得性肺炎（community acquired pneumonia，CAP）**　指在医院外罹患的感染性肺实质性（含肺泡壁，即广义上的肺间质）炎症，包括具有明确潜伏期的病原体感染而在入院后平均潜伏期内发病的肺炎。大多数 CAP 患者门诊治疗即可,病死率较低(<1%～5%),需住院患者则病死率较高(约 15%)。随着 65 岁以上老年人比例增加,CAP 进展为重症肺炎的发病率有增加趋势。

2. 医院获得性肺炎(hospital acquired pneumonia,HAP) 指患者入院时不存在也不处于潜伏期,而是入院 48 小时后在医院内发生的肺炎。根据发生 HAP 的时间不同,分为早发和晚发 HAP。早发 HAP 指住院 4 日内发生的肺炎,通常由常见敏感菌引起,预后较好;晚发 HAP 是指住院 5 日以后发生的肺炎,致病菌常为多重耐药菌(MDRO),病死率高。另外,呼吸机相关性肺炎(ventilator associated pneumonia,VAP)也属于 HAP。

【发病机制】

正常的呼吸道免疫防御机制(支气管内黏液—纤毛运载系统、肺泡巨噬细胞等细胞防御的完整性等)使气管隆凸以下的呼吸道保持无菌,是否发生肺炎取决于病原体和宿主因素两个因素。如果病原体数量多、毒力强和(或)宿主呼吸道局部及全身免疫防御系统损害,即可发生肺炎。病原体可通过下列途径引起肺炎:空气吸入;血行播散;邻近感染部位蔓延;上呼吸道定植菌的误吸等。HAP 还可通过误吸入胃肠道的定植菌(胃食管反流)和通过人工气道吸入环境中的致病菌引起。病原体直接抵达下呼吸道后,滋生繁殖,引起肺泡毛细血管充血、水肿,肺泡内纤维蛋白渗出及细胞浸润。除金黄色葡萄球菌、铜绿假单胞菌和肺炎克雷伯杆菌等可引起肺组织的坏死性病变易形成空洞外,肺炎治愈后多不遗留瘢痕,肺脏结构与功能均可恢复。

【临床表现】

(一) 症状

肺炎的症状可轻可重,决定于病原体、宿主状态及治疗反应性。常见症状有发热、咳嗽、咳痰,或原有呼吸道症状加重,出现脓性痰或血痰,伴或不伴胸痛,严重者可出现呼吸困难、意识障碍及休克等表现。

(二) 体征

早期肺部体征无明显异常,重症者可有呼吸频率增快、鼻翼扇动及发绀;肺实变时有典型的体征,如叩诊浊音、触觉语颤增强和支气管呼吸音等,也可闻及湿啰音;并发胸腔积液者,患侧胸部叩诊浊音,触觉语颤和呼吸音减弱。

(三) 肺炎严重程度的评估

肺炎的严重程度取决于肺部局部炎症的程度、炎症的播散和全身炎症反应的程度三个主要因素。目前用于评估肺炎病情严重程度的评分标准很多,最常使用的是 CURB-65 评分、临床肺部感染评分(CPIS)和 PSI 评分。其中,CURB-65 是一个较简单实用的评分系统,该方法使用 5 个简单标准判断较低风险患者的不良事件,包括:① 意识不清;② 肾功能损害(BUN >7 mmol/L);③ 呼吸频率>30 次/分;④ 收缩压<90 mmHg 或舒张压<60 mmHg;⑤ 年龄≥65 岁。0～1 个危险因素病死率约 0.7%,2 个危险因素病死率约 9.2%,3～5 个危险因素病死率约 57%。有 0～1 个危险因素的患者可以门诊治疗,有 2 个危险因素者应住院治疗,有 3 个及以上危险因素者应收住 ICU。

【辅助检查】

（一）实验室检查

1. 血常规检查　白细胞及其分类、红细胞、Hb、HCT及血小板等指标可以了解感染严重程度，指导治疗。在重症肺炎可因骨髓抑制出现白细胞减少症（$<4×10^9$/L）或血小板减少症（$<100×10^9$/L），多提示预后不良。

2. 生化检查　包括乳酸、肝功能（谷丙转氨酶、胆红素及白蛋白/球蛋白值等）、肾功能（Scr、BUN）、血糖和电解质等指标。其中，乳酸≥4 mmol/L多提示预后不良，而乳酸持续增高较单次测定值更能反映预后，建议连续监测。

3. 动脉血气分析　重症肺炎患者应尽快检查并连续监测动脉血气分析，同时记录标本采集时的 FiO_2，重点关注 pH、PaO_2、$PaCO_2$、BE 及 HCO_3^- 等指标。临床意义：维持机体酸碱平衡；改善缺氧、纠正 CO_2 潴留；协助机械通气患者呼吸机参数调整等。

4. 凝血功能检测　重症感染及其炎症反应可导致凝血功能障碍、血栓形成及出血风险，严重者可引起 DIC 的发生，故监测凝血功能及 D-二聚体等指标应作为重症肺炎患者的常规检查。

5. C反应蛋白（CRP）和降钙素原（PCT）检测　CRP 可以较好地反映机体的急性炎症状态，敏感性高，但对感染或非感染性疾病的鉴别缺乏足够的特异性，也不能用于细菌性感染和病毒性感染之间的鉴别。PCT 是细菌感染早期的一个诊断指标，与感染的严重程度和预后密切相关。

6. 病原学检查　重症肺炎患者的病原学检查方法有痰涂片及培养、血培养、胸腔积液培养、肺泡灌洗液、非典型病原体筛查、呼吸道病毒筛查、嗜肺军团菌 1 型尿抗原及肺炎链球菌尿抗原等。目前细菌学的标准为呼吸道分泌物细菌计数 $>10^5$ CFU/ml，肺泡灌洗液 $>10^4$ CFU/ml 及防污染毛刷 $>10^3$ CFU/ml，即可判定阳性结果。

（二）特殊检查

1. 胸部 X 线检查　患者应于入院时常规进行胸部正侧位 X 线检查，对于体位受限及不方便移动的患者可行床旁摄片。对于复查时机，目前国内外并无权威的统一推荐，但对于重症患者，尤其初始治疗无反应甚至加重时，需注意短期内（2～3 日）复查影像学并与之前结果进行比较，以利于调整治疗方案。

2. CT 检查　如条件许可应行胸部 CT 进一步精确了解肺部病变情况。

重症肺炎的诊断及病情评估，需利用现有的病情及脏器功能评分系统、实验室检查、病原学检查及影像学检查等综合考虑，以指导临床治疗（表 5-1）。

表 5-1　常见肺炎的临床表现和 X 线检查征象

病原体	临床表现	X 线检查征象
肺炎链球菌	起病急、寒战、高热、咳铁锈色痰、胸痛及肺实变体征	肺叶或肺段实变，无空洞，可伴胸腔积液
金黄色葡萄球菌	起病急、寒战、高热、脓血痰、气急、毒血症状及休克	肺叶或小叶浸润，早期空洞，脓胸，可见液气囊腔

（续表）

病原体	临床表现	X线检查征象
肺炎克雷伯杆菌	起病急、寒战、高热、全身衰竭及咳砖红色胶冻状痰	肺叶或肺段实变，蜂窝状脓肿，叶间隙下坠
铜绿假单胞菌	毒血症症状明显，脓痰，可呈蓝绿色	弥漫性支气管炎，早期肺脓肿
大肠埃希菌	原有慢性病，发热、脓痰及呼吸困难	支气管肺炎，脓胸
流感嗜血杆菌	高热、呼吸困难及呼吸循环衰竭	支气管肺炎，肺叶实变，无空洞
厌氧菌	吸入病史，高热、腥臭痰，毒血症症状明显	支气管肺炎，脓胸、脓气胸，多发性肺脓肿
军团菌	高热、肌痛及相对缓脉	下叶斑片浸润，进展迅速，无空洞
支原体	起病缓，可小流行，乏力、肌痛及头痛	下叶间质性支气管肺炎，3～4周可自行消散
念珠菌	慢性病史，畏寒、高热及黏痰	双下肺纹理增多，支气管肺炎或大片浸润，可有空洞
曲霉菌	免疫抑制宿主，发热、干咳或棕黄色痰、胸痛、咯血及喘息	以胸膜为基底的楔形影、结节或团块影，内有空洞，有晕轮征和新月体征

【诊断和鉴别诊断】

（一）诊断

1. 肺炎　需具备下述前4项中任何1项加上第5项标准，并除外肺结核、肺部肿瘤、非感染性肺间质性疾病、肺水肿、肺不张、肺栓塞、肺嗜酸性粒细胞浸润症或肺血管炎等疾病。诊断标准：① 新近出现的咳嗽、咳痰或原有呼吸道症状加重，出现脓性痰，伴或不伴胸痛；② 发热；③ 肺实变体征和（或）湿啰音；④ 外周血 WBC$>10\times10^9$/L 或 $<4\times10^9$/L，伴或不伴核左移；⑤ 胸部影像学检查显示新出现片状、斑片状浸润性阴影或间质性改变，伴或不伴胸腔积液。

2. 重症肺炎　参照《中国急诊重症肺炎临床实践专家共识（2016 年）》采用简化诊断标准。符合1项主要标准或≥3项次要标准者可诊断为重症肺炎，需密切观察、积极救治，并建议收住 ICU 治疗。

（1）主要标准：① 需要气管插管行机械通气治疗；② 脓毒症休克积极体液复苏后仍需要血管活性药物治疗。

（2）次要标准：① 呼吸频率≥30 次/分；② 氧合指数（PaO_2/FiO_2）<250 mmHg；③ 多肺叶浸润；④ 意识障碍和（或）定向障碍；⑤ BUN≥7 mmol/L；⑥ 收缩压<90 mmHg 需要积极的液体复苏。

（二）鉴别诊断

主要为病原体的鉴别诊断，可行痰培养、血培养及尿抗原试验等检查，或取支气管肺泡灌洗液、经纤维支气管镜或人工气道吸引痰液等进一步明确病原菌。

【治疗】

（一）基础疾病治疗

老年重症肺炎患者多继发于慢性呼吸系统疾病或脑卒中、糖尿病、慢性支气管炎及其他免疫功能低下的疾病。此外，置管、气管插管或切开等医源性因素，长期吸烟、营养不良、长期卧床及使用安眠药等个人因素，以及衰老导致的各器官功能低下等，均是老年重症肺炎的危险因素。儿童重症肺炎高危因素包括早产儿、低体重、年龄≤3 个月、非母乳喂养、先天性心脏病、先天性或获得性免疫功能缺陷、先天性代谢遗传性疾病、生活环境不良及营养不良等。因此，在积极抗感染的同时应有效治疗基础疾病。

（二）抗生素治疗

应立即给予适当的经验性初始抗菌药物治疗，给予抗菌药物治疗前应留取病原学检测标本。根据临床和流行病学情况，抗菌药物方案应尽量覆盖可能的致病菌。在重症肺炎致病菌未能明确时，推荐广谱抗菌药物治疗。

1. **青年患者和无基础疾病的 CAP** 常用青霉素类、第一代头孢菌素等；对耐药肺炎链球菌可使用呼吸喹诺酮类。

2. **老年患者、有基础疾病或住院的 CAP** 常用呼吸喹诺酮类、第二/第三代头孢菌素、β-内酰胺类/β-内酰胺酶抑制剂或厄他培南，可联合使用大环内酯类抗生素。

3. **HAP** 常用第二/第三代头孢菌素、β-内酰胺类/β-内酰胺酶抑制剂、碳青霉烯类或氟喹诺酮类等，根据病原体检查和药敏结果及时调整。

4. **重症 CAP** 对于无铜绿假单胞菌感染危险因素的患者可选用 β-内酰胺类药物（如头孢噻肟、头孢曲松或氨苄西林/舒巴坦）联合阿奇霉素，或上述 β-内酰胺类药物联合氟喹诺酮类药物（青霉素过敏者可用呼吸氟喹诺酮类药物和氨曲南）。有铜绿假单胞菌感染危险因素的患者可选用具有抗假单胞菌活性的 β-内酰胺类药物（哌拉西林/他唑巴坦、头孢吡肟、亚胺培南或美罗培南）联合环丙沙星或左氧氟沙星，或上述 β-内酰胺类药物联合氨基糖苷类和阿奇霉素，或上述 β-内酰胺类药物联合氨基糖苷类和抗肺炎链球菌氟喹诺酮类（对青霉素过敏患者可用氨曲南）。对于军团菌感染患者首选氟喹诺酮类或阿奇霉素，备选药物为多西环素。

5. **抗感染疗程** 抗感染治疗一般可使用至热退和主要呼吸道症状明显改善后 3～5 日停药，但疗程根据不同病原体及病情严重程度而异，不能把肺部阴影完全吸收作为停用抗菌药物的指征。肺炎链球菌感染用药至患者热退后 72 小时即可；对于金黄色葡萄球菌、铜绿假单胞菌、克雷伯菌属或厌氧菌等易引起肺组织坏死的致病菌所致的感染，抗菌药物疗程＞2周；对于非典型病原体治疗反应较慢者疗程可延长至 10～14 日；军团菌属感染的疗程为 10～21 日。

（三）免疫调节治疗

重症肺炎患者的免疫功能异常可分为过度炎症反应和免疫功能抑制两种类型。对重症肺炎的治疗不应局限在控制感染和支持治疗方面，免疫调节主要治疗免疫过度或免疫缺陷，以调节机体免疫平衡状态。

1. 免疫支持治疗　若患者发生严重感染并存在免疫抑制时,可采用相关的免疫支持治疗,可使用 γ 干扰素(INF－γ)、胸腺素(胸腺肽 α1)和粒细胞巨噬细胞集落刺激因子(GM－CSF)等改善免疫抑制。

2. 抑制过度免疫反应治疗　临床上主要通过应用糖皮质激素治疗严重感染及感染性休克,但一直存在争议。糖皮质激素能抑制机体的炎症防御机制,在感染未控制的情况下导致加重。近年来研究显示,大剂量、短疗程糖皮质激素冲击治疗并不能改善感染性休克的预后,而小剂量激素能够减少肺炎的严重反应和改善疾病进展。对于全身感染或合并感染性休克的患者可使用小剂量激素治疗(氢化可的松不超过每日 300 mg),一般疗程 5～7 日,当患者能够停用血管活性药物时即可停用激素。

（四）脏器支持治疗

1. 呼吸支持治疗　重症肺炎患者常发生呼吸衰竭,特征为严重的低氧血症,往往需要进行呼吸支持治疗,以纠正缺氧和酸中毒。对不需要立即气管内插管的低氧血症或呼吸窘迫患者,可使用无创呼吸机。在 ICU 治疗的重症肺炎患者,如伴有严重的呼吸衰竭,则应进行气管插管和指令通气治疗,临床上常用的通气模式为同步间歇指令通气(SIMV)或辅助/控制通气(A/C)模式,并根据低氧血症的严重程度和肺顺应性的情况来调节呼气末正压(PEEP)。俯卧位通气也是治疗重症肺炎的有效方法。机械通气方式详见本章第四节"急性呼吸窘迫综合征"。

2. 肾脏替代治疗　重症感染患者早期进行 CRRT 既可以稳定机体内环境,保证液体平衡,又可在血液净化实施过程中吸附一定的炎症介质,控制病情进展。但 CRRT 在重症非肾脏疾病中的应用仍有争议。

3. 营养支持　重症感染患者处于高分解代谢状态,合理的营养支持是机体恢复的物质基础,可提高机体免疫力、纠正电解质紊乱。加强全身支持治疗,尽可能早期胃肠内营养或部分胃肠内营养,只有完全无法进食的患者才考虑全胃肠道外营养(TPN),并应尽可能缩短 TPN 时间,促进消化功能恢复。

4. ECMO　重症肺炎可导致各系统的严重并发症,如 ARDS、严重心功能不全、急性胃肠损伤及 DIC 等,在综合治疗仍然无法使病情得到缓解的情况下,可以考虑实施 ECMO。

5. 内分泌功能支持　重症 CAP 患者存在各种不同程度的内分泌功能异常,应根据临床评估患者是否存在/存在何种内分泌功能异常,并给予针对性治疗(如控制血糖、纠正肾上腺皮质功能紊乱等)。

【中医中药】

重症肺炎归属于中医学"风温肺热病"的范畴。风温肺热病是感受风热病邪所引起的四时皆有而以冬春两季多发的急性外感热病,主要表现为发热、咳嗽咳痰,属于中医外感热病范畴。其源于《素问·刺热篇》:"肺热病者,先淅然厥,起毫毛,恶风寒,舌上黄,身热,热争则喘咳,痛走胸膺背,不得大息,头痛不堪,汗出而寒。"本病多由机体正气不足、卫不御外、肺卫受邪、宣降失常而致,可由肺卫顺传气分、营分甚至血分,也可由肺卫逆传心包,热扰心营,上扰神明。病位在肺,与心、肝关系密切。病性多属实热,具有起病急、病情重和变化快的特点。

其辨证分型分为初期、极期和恢复期。初期为热在卫分证,治以辛凉疏散,方选银翘散加减。极期分为痰热壅肺证、热陷心包证和阴竭阳脱证,痰热壅肺证治以清热化痰,方选麻杏石甘汤合千金苇茎汤,中成药可选用痰热清注射液或热毒宁注射液;热陷心包证治以清热豁痰开窍,方选清营汤合菖蒲郁金汤,中成药可选用安宫牛黄丸、清开灵注射液或醒脑静注射液;阴竭阳脱证治以益气养阴、回阳固脱,方选四逆汤合生脉散,中成药可选用参附注射液或生脉注射液。恢复期为气阴两伤、余邪未净证,治以养阴清热,方选沙参麦冬汤加减。

热在卫分证可针刺大椎、曲池和合谷等穴位,也点刺十宣穴放血;痰热壅肺证可针刺风池、肺俞和丰隆穴等穴位,痰黏难咳者加天突穴;热陷心包证可针刺水沟、内关和涌泉穴等穴位;气阴两伤证可针刺关元、气海,或灸关元、百会等穴位。

第二节　重度哮喘

支气管哮喘急性发作是临床上经常遇到的急症,多数轻、中度哮喘发作的处理并不困难,但重度哮喘(severe asthma)发作的诊治却是一个难题,抢救不及时或抢救不当,极易造成死亡。重度哮喘曾被命名为潜在致死性哮喘、难治性急性重症型哮喘、突发窒息性哮喘、突发致死性哮喘及哮喘持续状态等。

《支气管哮喘防治指南(2020 年版)》规范重度哮喘的定义为:在过去 1 年中需要使用《全球哮喘防治创议》(GINA)建议的第 4 级或第 5 级哮喘药物治疗才能够维持控制或即使在上述治疗下仍表现为“未控制”的哮喘。重度哮喘发作持续 24 小时以上,常规疗法不能缓解,称哮喘持续状态。

【病因】

哮喘的病因非常复杂,受宿主因素和环境因素双重影响。宿主因素包括遗传素质、免疫状态、精神心理状态、内分泌和健康状况等;环境因素包括各种变应原、刺激性气体、感染、气候、居住环境、药物、运动及食物等。重度哮喘约占哮喘急性发作的 1%,但病死率很高(30%～50%)。引起重度哮喘的原因很多,各种原因可相互重叠引起哮喘持续不能缓解,常见的病因如下。

（一）致病原持续存在

由于哮喘本身是由变应原引起的变态反应导致支气管痉挛、气道炎症和气道高反应性,造成气道狭窄。如果患者持续接触变应原,导致气道炎症进行性加重,黏膜充血水肿、黏液大量分泌,痰栓形成,严重阻塞呼吸道,导致症状持续难以改善。

（二）呼吸道感染未能有效控制

感染可以是哮喘急性发作的一个诱因,也可以由哮喘急性发作后痰液排出不畅而继发。感染可使气道上皮细胞损伤,感觉神经末梢暴露,气道高反应性加重。此外,感染导致黏膜分泌物增加、变稠,阻塞小气道,使支气管解痉剂不能起效,导致哮喘重度发作或持续不缓解。病毒感染特别是呼吸道合胞病毒感染是诱导儿童哮喘急性发作的主要原因,而细菌、支原体或衣原体感染是成人哮喘急性发作的主要原因。

（三）其他影响哮喘控制的因素

1. 依从性差　没有正确使用药物吸入装置；拒绝吸入糖皮质激素治疗；没有正确、客观评估和监测自身病情，随意调整药物；不能定期随访；擅自使用哮喘"验方"等。

2. 环境因素　常见的变应原、烟草烟雾、大气污染[大气中可吸入颗粒物（PM2.5）、氮氧化物、二氧化硫和臭氧]及职业性暴露等。

3. 药物因素　很多药物可以诱发或加重哮喘，至今发现可能诱发哮喘发作的药物有数百种，其机制为药物过敏和药物反应两种。药物过敏包括阿司匹林等抑制前列腺素合成的非甾体抗炎药、青霉素及亚硫酸盐等；药物反应包括 β 受体阻滞剂和 ACEI 等。药物使用不当，尤其是糖皮质激素使用不当也是导致哮喘发作的常见原因。

4. 共患疾病　如上呼吸道感染、鼻炎/鼻窦炎、鼻息肉、社会和心理因素、声带功能障碍、肥胖、阻塞性睡眠呼吸暂停低通气综合征、内分泌因素及胃食管反流等。

【发病机制】

（一）炎症细胞和炎症介质

哮喘反复发作的主要病理机制是气道慢性炎症，表现为以肥大细胞、嗜酸性粒细胞和 T 淋巴细胞为主的多种炎症细胞在气道浸润和聚集。这些细胞相互作用可以分泌出多种炎症介质和细胞因子，炎症细胞与炎症介质相互作用、相互影响构成复杂的细胞因子网络，使气道炎症持续存在。总之，哮喘的气道慢性炎症是由多种炎症细胞、炎症介质和细胞因子参与，相互作用形成恶性循环，使气道炎症持续存在。

（二）气道重塑

气道壁损伤和修复的重复循环可引起气道壁结构改变，即气道重塑。气道结构性细胞（如上皮细胞、平滑肌细胞等）在重度哮喘气道重塑中发挥着重要作用，可通过释放如表皮生长因子（EGF）等细胞因子、趋化因子和生长因子参与气道炎症与气道重塑，引起持续性气流受限并加重气道高反应性。气道重塑使气道弹性下降，气流高反应性持续，症状更严重，导致哮喘难以控制。

（三）遗传因素

遗传因素和环境因素共同参与了哮喘的发生和发展，重度哮喘亦存在遗传性。全基因组关联分析研究证明，重度哮喘易感性的基因突变和基因多态性具有重要作用。

（四）糖皮质激素反应性降低

重度哮喘表现为对糖皮质激素反应性降低，使用糖皮质激素治疗后临床症状无明显改善，且外周血或痰中嗜酸性粒细胞无明显减少。

【临床表现】

（一）症状

患者卧位休息时仍有严重的喘息、呼吸困难，大多呈前倾位端坐呼吸、大汗淋漓，只能说出单个字，干咳或咳大量白色泡沫痰，随着病情加重则完全不能讲话，在夜间及凌晨发作和加重是特征性症状；精神焦躁不安，严重时甚至嗜睡或意识模糊。哮喘急性发作时病情严重程度的分级见表 5-2。

表 5-2 哮喘急性发作时病情严重程度的分级

临床特点	轻度	中度	重度	危重
气短	步行、上楼时	稍事活动	休息时	—
体位	可平卧	喜坐位	端坐呼吸	—
讲话方式	连续成句	单句	单词	不能讲话
精神状态	可有焦虑,尚安静	时有焦虑或烦躁	常有焦虑、烦躁	嗜睡或意识模糊
出汗	无	有	大汗淋漓	—
呼吸频率	轻度增加	增加	常>30 次/分	
辅助呼吸肌活动及三凹征	常无	可有	常有	胸腹矛盾呼吸
哮鸣音	散在,呼吸末期	响亮、弥散	响亮、弥散	减弱,乃至无
脉率(次/分)	<100	100~120	>120	脉率变慢或不规则
奇脉	无,<10 mmHg	可有,10~25 mmHg	常有,>25 mmHg(成人)	无,提示呼吸肌疲劳
最初支气管舒张剂治疗后 PEF 占预计值或个人最佳值	>80%	60%~80%	<60% 或 100 L/分或作用时间<2小时	—
PaO_2(吸空气,mmHg)	正常	≥60	<60	<60
$PaCO_2$(mmHg)	<45	≤45	>45	>45
SaO_2(吸空气,%)	>95	91~95	≤90	≤90
pH	正常	正常	正常	降低

注:只要符合某一严重程度的某些指标,而不需满足全部指标,即可提示为该级别的急性发作;1 mmHg=0.133 kPa;—,无反应或无变化;PEF,呼气峰值流量。

(二) 体征

呼吸急促(频率>30 次/分),口唇、甲床发绀,有明显的三凹征或胸腹矛盾呼吸;双肺广泛的哮鸣音,但哮鸣音并非是评估气道阻塞严重程度的可靠体征,如果是"静胸(silent chest)"型哮喘(沉默肺),小气道被黏液严重栓塞,听诊哮鸣音不明显,且呼吸音很低,这是一种病情极严重的哮喘,患者疲惫不堪,常不能讲话,嗜睡或意识模糊,呼吸浅快,有胸腹矛盾运动、三凹征,呼吸音减弱或消失,心率>120 次/分,或伴严重的心律失常,常有肺性奇脉(吸气与呼气期肱动脉收缩压差>25 mmHg)。

【辅助检查】

(一)实验室检查

1. **血常规检查** 红细胞计数及 HCT 有助于了解有无红细胞增多症或出血;一般白细胞计数无明显改变,部分患者血白细胞计数增高及中性粒细胞核左移可为呼吸道感染提供诊断依据。

2. **血气分析** 哮喘发作时,由于气道阻塞和通气/血流比例失调,导致 PaO_2 降低,又因通气量增加,$PaCO_2$ 下降,但随着病情的加重,通气功能进一步下降,CO_2 潴留加重。

3. **痰液检查** 痰液涂片在显微镜下可有较多嗜酸性粒细胞,可见嗜酸性粒细胞退化形成的尖棱结晶(Charcot‐Leyden 结晶体)、黏液栓(Curschmann 螺旋)和透明的哮喘珠(Laennec珠),如合并呼吸道细菌感染,痰涂片革兰染色、细菌培养及药物敏感试验有助于病原菌诊断及指导治疗。

(二)特殊检查

1. **胸部 X 线检查** 哮喘发作时可见两肺透亮度增加,膈肌下降,活动度降低;合并呼吸道感染时则可见肺纹理增多及炎症性浸润阴影;还有助于发现肺不张、气胸或纵隔气肿等并发症的存在。

2. **胸部 CT 检查** 较胸部 X 线具有更好的诊断价值。

3. **肺功能检查** 在哮喘发作时,由于呼气流速受限,表现为第 1 秒用力呼气量(FEV_1)、第 1 秒率[FEV_1/用力肺活量(FVC)]%、最大呼气中期流量(MMEF)、呼出 50% 与 75% 肺活量时的最大呼气流量(MEF 50% 与 MEF 75%)以及呼气峰值流量(PEFR)均减少;FVC 减少,残气量增加,功能残气量和肺总量的比值增加,残气量占肺总量的百分比增高等。

【诊断和鉴别诊断】

(一)诊断

1. **重度哮喘的评估** 包括 9 个方面的内容:① 哮喘病史;② 环境暴露;③ 共存疾病和混杂因素;④ 治疗依从性;⑤ 身心疾病史;⑥ 体格检查要点;⑦ 有无药物不良史;⑧ 哮喘病情评估;⑨ 针对共存疾病的其他检查,如 24 小时食管 pH 监测、高分辨率 CT 等。

2. **诊断标准** 重度哮喘未控制的常见特征:① 症状控制差:哮喘控制问卷(ACQ)评分>1.5,哮喘控制测试(ACT)评分<20 或符合 GINA 定义的未控制;② 频繁急性发作:前一年需要 2 次以上连续全身应用激素(每次 3 日以上);③ 严重急性发作:前一年至少 1 次住院、进入 ICU 或需要机械通气;④ 持续性气流受限:尽管给予充分的支气管舒张剂治疗,仍存在持续的气流受限(FEV_1 占预计值%<80%,FEV_1/FVC<正常值下限);⑤ 高剂量吸入糖皮质激素或全身应用激素(或其他生物制剂)可以维持控制,但只要减量哮喘就会加重。

(二)鉴别诊断

哮喘急性发作的鉴别诊断主要包括:心脏疾病(如心脏瓣膜病和充血性心力衰竭);慢性阻

塞性肺疾病急性加重（AECOPD）；肺炎；过敏性支气管曲霉病；慢性嗜酸性肺炎；上呼吸道梗阻性疾病（喉头水肿、喉部赘生物或肿瘤、异物及声带功能异常等）；气管内疾病（新生物或肿瘤、异物及支气管狭窄等）；肺动脉栓塞；类癌；变态反应；其他疾病（胃食管反流疾病、非心源性肺水肿、阿狄森病或过度通气伴惊恐发作）等。

【治疗】

（一）教育和管理

依从性差、吸入药物使用不正确是哮喘难以控制的重要因素，教育的目的是提高患者依从性，规范用药，掌握正确的吸药技术，并自我监测病情。

（二）去除诱因和治疗合并症

变应原持续暴露、社会心理因素及合并症的存在是哮喘难以控制的重要因素。治疗重度哮喘，首先要识别诱发因素，避免接触各种变应原及各种触发因素。对于存在心理因素、严重鼻窦炎、胃食管反流及阻塞性睡眠呼吸暂停综合征等合并症者，给予积极有效的治疗。

（三）基础治疗

1. 氧疗　为尽快改善患者的缺氧状态，立即经鼻导管或鼻塞吸入较高浓度的氧气（4～6 L/min）。病情危重、已出现 CO_2 潴留的患者则应按照 Ⅱ 型呼吸衰竭的氧疗原则给予持续低流量吸氧，一般不采用面罩供氧。哮喘患者气道反应性增高，因此吸入的氧气应温暖、湿润，以免加重气道痉挛。

2. 补液　重度哮喘发作时，患者张口呼吸，过度通气，呼吸道水分蒸发量增多，加上出汗、饮水困难及利尿剂的应用等，机体失水明显，脱水使呼吸道黏膜干燥，痰液黏稠，导致支气管管腔狭窄，甚至形成痰栓堵塞小气道，加重通气障碍，影响呼吸功能。因此，积极补液可以纠正脱水、改善循环、湿化气道及促进排痰，对于增加通气、减轻缺氧有着重要的作用。首先在抢救初期 2 个小时内应快速补液，以达到稀释痰液的目的，一般无明显心功能不全患者以 800～1 000 ml/h 的速度补液，老年患者及有心肺功能并发症者，输液速度应适当减慢；其次是严密监测补液前后病情变化，如心率、肺部啰音的变化及尿量情况，必要时进行血流动力学监测。

3. 纠正酸碱失衡　主要以纠正呼吸性酸中毒为主，治疗方法为改善通气，如伴有其他酸碱平衡紊乱则需进一步纠正病因，避免盲目单纯补酸或补碱。

（四）药物治疗

包括糖皮质激素、长效 $β_2$ 受体激动剂（LABA）、白三烯调节剂（LTRA）、缓释茶碱及长效抗胆碱能药物（LAMA）等。

1. 糖皮质激素　重度哮喘常需要同时吸入大剂量糖皮质激素和口服/静脉使用激素。① 吸入糖皮质激素（inhaled corticosteroids, ICS）：一般而言，哮喘患者 ICS 剂量越大，抗炎作用越强。2015 年 GINA 发布的常见高剂量 ICS 种类及剂量见表 5-3。ICS 的剂量—疗效反应存在个体差异，进一步加大 ICS 的剂量以及吸入超微颗粒的糖皮质激素对重度哮喘可能更有效。② 口服激素：对于大剂量 ICS 治疗再联合其他药物仍未控制者，或反复急性加重的患者，建议加用口服激素作为维持用药，推荐初始剂量：泼尼松（龙）片每日 30～40 mg，当哮喘症状控制并维持一段时间后,逐渐减少口服激素剂量,并确定每日最低维持剂量(≤7.5 mg)长期口服治疗。③ 肌内注射长效激素。

表 5-3 基于不同年龄段每日高剂量 ICS 的定义

ICS(剂型)	每日高剂量 ICS 的阈值(μg)	
	6～12 岁	>12 岁
二丙酸倍氯米松(CFC)	>400	>1 000
二丙酸倍氯米松(HFA)	>200	>400
布地奈德(DPI)	>400	>800
布地奈德(雾化剂)	>1 000	—
环索奈德(HFA)	>160	>320
丙酸氟替卡松(DPI)	>400	>500
丙酸氟替卡松(HFA)	>500	—
糠酸莫米松(HFA)	>440	>440

注:ICS,吸入糖皮质激素;CFC,氯氟羟推进剂;HFA,氢氟烷羟推进剂;DPI,干粉吸入剂;—,不使用。

注意事项:既往有消化道溃疡、高血压、肺结核或糖尿病患者的激素剂量不可过大;对于以前较长时间应用糖皮质激素或正在应用糖皮质激素者,或同时接受利福平、苯巴比妥及苯妥英钠等药物(可加速糖皮质激素的代谢,降低其血药浓度)者所需剂量较大;LABA、LTRA、茶碱类及 LAMA 都需要与 ICS 联合使用。

2. β 受体激动剂 这是最有效的支气管扩张剂,广泛用于哮喘的临床治疗。分类:1 类起效迅速、作用时间长,如吸入型福莫特罗;2 类起效缓慢、作用时间长,如吸入型沙美特罗;3 类起效缓慢、作用时间短,如口服型沙丁胺醇、特布他林;4 类起效迅速、作用时间短,如吸入型沙丁胺醇、特布他林。

短效 β_2 受体激动剂(SABA)是目前最常用于迅速改善急性哮喘症状的药物,但长期规律使用可致哮喘患者气道反应性进一步增高,支气管平滑肌 β_2 受体下调,从而对药物产生耐受,过度使用会使病情恶化而增加死亡率;LABA 则可以使舒张支气管平滑肌的作用维持 12 小时以上,在应用 LABA 的基础上逐步增加吸入糖皮质激素剂量能进一步改善哮喘的控制;如不联合吸入糖皮质激素,仅单独应用 β_2 受体激动剂(SABA 和 LABA)则可能导致哮喘恶化。

3. 茶碱类 这是一类非选择性磷酸二酯酶抑制剂,不仅有扩张支气管的作用,还具有弱的免疫调节和抗炎作用,可减轻持续性哮喘症状的严重程度,减少发作频率。影响茶碱代谢的因素较多,如发热、妊娠、肝脏疾患、充血性心力衰竭以及合用西咪替丁或氟喹诺酮类、大环内酯类等药物,均可影响茶碱代谢而使其排泄减慢,应酌情调整剂量。

4.**抗胆碱能药物** 吸入型抗胆碱能药物多作为哮喘治疗的辅助用药,对夜间哮喘发作有一定的预防作用。常用药物有异丙托溴铵、噻托溴铵,后者作用时间可维持 24 小时,适用于高龄、哮喘病史较长,合并冠心病、严重高血压、心动过速及不能耐受 β_2 受体激动剂者。

5.**LTRA** 包括半胱氨酰 LTRA 和 5-脂氧合酶抑制剂,是 ICS 之外唯一可单独应用的长期控制性药物,可作为轻度哮喘的替代治疗药物和中重度哮喘的联合用药。

6.**抗 IgE 单克隆抗体** 作为首个分子靶向药物,对重度过敏性哮喘显示出很好的疗效。

(五)抗生素治疗

重度哮喘发作后由于黏液痰栓的阻塞导致痰液引流不畅,同时大剂量应用糖皮质激素导致机体免疫力下降,加之茶碱等药物对中性粒细胞趋化作用的抑制,患者极易并发感染。早期感染症状不明显又没有细菌学证据时,首选大环内酯类抗生素,大环内酯类抗生素对哮喘患者具有调控变态反应、抗气道炎症及减少糖皮质激素用量等作用。以后可根据痰培养结果调整使用抗生素。

(六)呼吸支持治疗

重度哮喘治疗首先是尽快缓解气道痉挛和去除导致痉挛的诱发因素,气道痉挛的后果是呼吸时气道阻力明显升高,呼吸支持的主要策略是打开痉挛的气道,维持通气。当患者出现严重的呼吸困难、呼吸不能维持机体需求时则需要机械通气治疗。为了克服气道阻力,往往需要较高的吸气支持压力,而外源性 PEEP 设置可以根据内源性 PEEP 而设定;如果常规机械通气仍不能满足机体的通气要求,则需要充分镇静镇痛,必要时给予神经肌肉阻滞剂,待诱因去除后再逐渐过渡到自主呼吸。机械通气方式的选择与 AECOPD 相似,无创和有创通气的续贯使用应在有效的呼吸支持的基础上,还应尽可能减少机械通气相关的并发症。

(七)并发症的处理

1.**低血压** 重度哮喘患者机械通气时发生低血压十分常见,发生原因大多由于动态过度充气、应用镇静剂及气胸,少见的是心律失常或其他原因,低血容量可加重各种原因引起的低血压。发生低血压的机制可能是胸膜腔内压增高后妨碍静脉血回流和肺泡过度扩张,使肺血管阻力增加。开始治疗低血压时应通过呼吸暂停试验来排除动态过度充气,如进行呼吸暂停试验时血压改善、CVP 降低,则强烈提示动态过度充气是低血压的原因,应减慢机械通气的频率,同时增加补液。

2.**气胸** 在重度哮喘患者中发生气胸的最常见原因是机械通气引起过高的动态过度充气和中心静脉导管插入时的意外,一旦确诊立即行胸腔闭式引流。

3.**消化道出血** 发生与以下因素有关:应激性反应;应用大剂量糖皮质激素;外周静脉血回流受阻导致胃肠道淤血;胃管的机械性损伤等。治疗可应用 H_2 受体阻滞剂、PPI 等。

4.**乳酸性酸中毒** 主要原因是缺氧、无氧性肌肉活动和大剂量应用 β_2 受体激动剂。β_2 受体激动剂可直接刺激糖酵解途径导致乳酸产生增加,而在肌肉内的无氧代谢则使乳酸代谢减少。乳酸性酸中毒可造成休克、脏器功能损害等严重后果,须动态监测、及时处理。

(八)哮喘患者急性发作的医院内治疗流程

摘自中华医学会呼吸病学分会哮喘学组《支气管哮喘防治指南(2020 年版)》(图 5-1)。

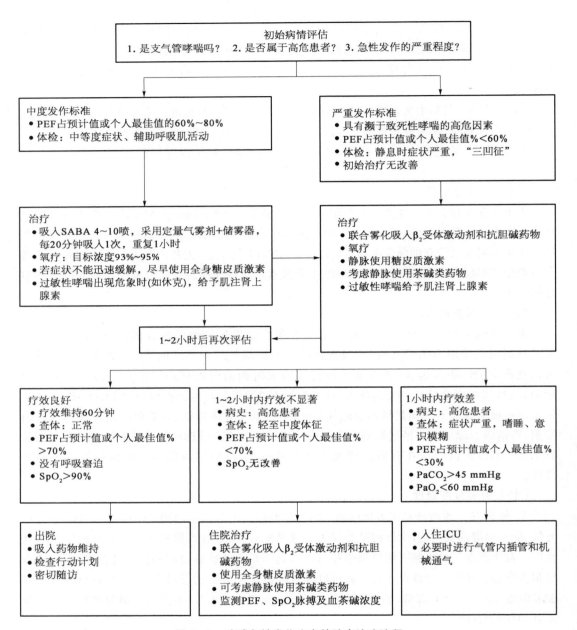

图5-1 哮喘急性发作患者的院内治疗流程

【中医中药】

重度哮喘归属于中医学"哮证"的范畴。其病因病机历代医家均有论述,朱震亨提出"专主于痰",李用粹提出"内有壅塞之气,外有非时之感,膈有胶固之痰,三者相合闭拒气道,搏击有声,发为哮病",指出本病病机主要为内有伏痰,多因外邪引触而发,致痰气交阻,阻塞气道,气道挛急,肺失宣肃。本病病位在肺,与肺脾肾三脏功能障碍有关。

其辨证分型分为发作期和缓解期。发作期主要分为寒哮证和热哮证,寒哮证治以温肺散寒、化痰平喘,方选射干麻黄汤;热哮证治以清热宣肺、化痰定喘,方选定喘汤;若出现阳气暴脱证,则治以回阳救逆、补肾固脱,方用参附汤和黑锡丹加减。缓解期主要分为肺虚证、脾虚证和肾虚证,肺虚证治以补肺固卫,方选玉屏风散;脾虚证治以健脾化痰,方选六君子汤加减;肾虚证治以补肾摄纳,方选金匮肾气丸或七味都气丸。

第三节　慢性阻塞性肺疾病急性加重

慢性阻塞性肺疾病(chronic obstructive pulmonary disease,COPD)是一种异质性的肺部疾病,特征是由于呼吸道异常(支气管炎、毛细支气管炎)和(或)肺泡(肺气肿)引起的慢性呼吸道症状(包括呼吸困难、咳嗽咳痰等),导致持续、反复恶化的气流阻塞,是严重危害人类健康的常见病。根据 2023 版慢性阻塞性肺疾病全球倡议(Global Initiative for Chronic Obstructive Lung Disease,GDLD),COPD 发生急性加重(acute exacerbation of chronic obstructive pulmonary disease,AECOPD)被定义为 14 日内以呼吸困难和(或)咳嗽及咳痰增加为特征的事件,可伴有呼吸急促和(或)心动过速,通常与感染、污染或其他气道损伤因素引起的局部和全身炎症增加有关。COPD 患者每年发生 0.5～3.5 次的急性加重,是引起死亡的重要因素。因此,AECOPD 的治疗目标是尽量减少本次急性加重造成的不良影响,并预防未来急性加重的发生。

【病因】

（一）病因

AECOPD 最常见的原因是上呼吸道病毒感染和气管-支气管感染,气道内细菌负荷增加或出现新菌株。感染菌株引起的特异性免疫反应,造成气道炎症反应加重,而细菌、病毒及其他病原体均可引起炎症反应,但也有部分 AECOPD 的病因难以确定。

（二）诱因

包括吸烟、空气污染、吸入变应原、外科手术、应用镇静药物、停用 COPD 吸入药物治疗、气胸、胸腔积液、充血性心力衰竭、心律失常和肺动脉栓塞等。

【发病机制】

COPD 的发病机制复杂、尚未完全阐明。吸入烟草烟雾等有害颗粒或气体可引起气道氧化应激、炎症反应以及蛋白酶/抗蛋白酶失衡等多种途径参与 COPD 发病。多种炎症细胞参与 COPD 的气道炎症,包括巨噬细胞、中性粒细胞以及 T 淋巴细胞等。激活的炎症细胞释放多种炎症介质作用于气道上皮细胞,诱导上皮细胞杯状化生和气道黏液高分泌;慢性炎症刺激气道上皮细胞释放生长因子,促进气道周围平滑肌和成纤维细胞增生,导致小气道重塑;巨噬细胞基质金属蛋白酶和中性粒细胞弹性蛋白酶等引起肺结缔组织中的弹性蛋白破坏,T 淋巴细胞释放颗粒酶穿孔素损伤肺泡上皮,导致不可逆性肺损伤,引发肺气肿。此外,自身免疫调控机制、遗传危险因素以及肺发育相关因素也可能在 COPD 的发生发展中起到重要作用。上述机制的共同作用导致 COPD 的形成。AECOPD 发病与气道炎症加重有关,有感染引起的特异性免疫反应及中性粒细胞、CD8[+] T 淋巴细胞为主的炎症。细菌、病毒感染以及空气污染均可诱发急性加重,病毒、细菌等引起肺部感染和定植常伴随着 AECOPD。

【临床表现】

（一）症状

1. 主要症状　气促加重,常伴有喘息胸闷、咳嗽加剧、痰量增加、痰液颜色和(或)黏度改变以及发热等。

2. 非特异性症状　可出现心动过速、呼吸急促、全身不适、失眠、嗜睡、疲乏、抑郁和精神紊乱等非特征性症状。

3. 疾病加重症状　当患者出现运动耐力下降、发热和(或)胸部影像学异常时可能为 AECOPD 的临床表现;痰量增加及出现脓性痰常提示细菌感染;严重病例可出现 CO_2 潴留的症状或急性呼吸衰竭的各种并发症。

（二）体征

早期体征可不明显,随病情进展后可出现桶状胸、呼吸变浅、频率增快及辅助呼吸肌(如斜角肌、胸锁乳突肌)参加呼吸运动。由于肺过度充气使心浊音界缩小,肺肝界降低,肺叩诊过度清音;两肺呼吸音减低,呼气相延长,平静呼吸时闻及干性啰音,两肺底或其他肺叶可闻及湿啰音;心音遥远,剑突部心音增强。急性加重时可见胸腹矛盾运动,患者不时采用缩唇呼吸以增加呼出气量;肺部听诊可闻及新发或较日常状态增加的干、湿啰音;低氧血症者出现黏膜及皮肤发绀;伴右心衰竭时可有颈静脉怒张、肝脏肿大和下肢水肿等。

【辅助检查】

（一）实验室检查

1. 血常规检查　长期缺氧使 Hb 和红细胞增多,血红细胞计数及 HCT 有助于了解有无红细胞增多症或血液浓缩;血白细胞计数对判断肺部感染情况有一定帮助。

2. 生化检查　AECOPD 患者合并电解质紊乱十分常见,可继发于酸碱失衡,常见的有低氯、低钾、高钾及低钠等;部分患者尿中出现少量蛋白质、管型和红白细胞;并发 AKI 和肝功能损害时可有肝肾功能异常。

3. 血气分析　静息状态下在海平面呼吸空气条件下,$PaO_2 < 60$ mmHg,$PaCO_2$ 正常或降低,提示为 Ⅰ 型呼吸衰竭;$PaCO_2 > 50$ mmHg,提示为 Ⅱ 型呼吸衰竭;如 $PaO_2 < 50$ mmHg,$PaCO_2 > 70$ mmHg,pH < 7.30,提示病情危重。

4. 痰培养及药物敏感试验　AECOPD 有脓性痰者,在给予抗生素治疗的同时应进行痰培养及细菌药物敏感试验,对调整抗菌药物有一定指导意义。

（二）特殊检查

1. 肺功能检查　肺功能检查是判断气流受限的重复性较好的客观指标,对 COPD 的诊断、严重程度评价、疾病进展、预后及治疗反应等均有重要意义。气流受限是以 FEV_1 和 FEV_1/FVC 降低来确定的;当 $FEV_1 < 50\%$ 预计值时,提示为严重发作。肺功能检查需要受试者有一定的配合能力,故 AECOPD 患者常难以满意地完成肺功能检查。

2. 胸部影像学和心电图检查　胸部 X 线和 CT 检查有助于 AECOPD 与其他具有类似

症状的疾病相鉴别,可判断是否合并肺炎、胸腔积液或其他情况。心电图对心律失常、心肌缺血及右心室肥厚的诊断有一定帮助。

【诊断和鉴别诊断】

(一) 诊断

目前 AECOPD 的诊断完全依赖于临床表现,即患者主诉症状的突然变化(基线呼吸困难、咳嗽咳痰情况)超过日常变异范围。AECOPD 是一种除外诊断,通过临床和实验室检查排除类似症状突然变化的其他特异疾病。

(二) 鉴别诊断

10%~30% 重度 AECOPD 患者治疗效果差,对于这些病例应重新评估是否存在容易与 AECOPD 混淆的其他疾病,如肺炎、充血性心力衰竭、气胸、胸腔积液、肺栓塞和心律失常等。药物治疗依从性差也可引起症状加重,与真正的急性加重难以区分。

【治疗】

(一) 控制性氧疗

氧疗是 AECOPD 住院患者的基础治疗。无严重合并症的 AECOPD 患者氧疗后一般可达到满意的氧合水平($PaO_2>60$ mmHg 及 $SaO_2>90\%$)。给氧途径包括鼻导管或文丘里面罩,但 FiO_2 不宜过高($<50\%$),需注意可能发生潜在的 CO_2 潴留及呼吸性酸中毒。

(二) 支气管扩张剂使用

1. 吸入剂 使用单一吸入 SABA,或 SABA 和 SHMA 联合吸入,是首选的支气管扩张剂。这些药物可以改善临床症状和肺功能,应用雾化吸入短效支气管扩张剂更适合于 AECOPD 患者。也可在急性加重期维持吸入长效支气管扩张剂(LABA/LAMA 或联合制剂),或联用 ICS 治疗。

2. 静脉使用茶碱类 为二线用药,适用于对短效支气管扩张剂疗效不佳以及症状较为严重的 AECOPD 患者,常用药物有氨茶碱、二羟丙茶碱和多索茶碱等,使用时应监测血药浓度。

(三) 糖皮质激素治疗

AECOPD 患者全身应用糖皮质激素可缩短康复时间,改善 FEV_1 和氧合,降低早期反复和治疗失败的风险,缩短住院时间;糖皮质激素对于外周血嗜酸性粒细胞增高的 AECOPD 患者治疗的反应更好,而对于血嗜酸性粒细胞水平低的患者治疗效果欠佳;糖皮质激素口服与静脉应用的疗效相当,但静脉应用糖皮质激素的疗程不应超过 5~7 日。

(四) 抗菌药物治疗

AECOPD 的感染病原体可能是病毒或细菌,但抗菌药物在 AECOPD 中的应用仍存在争议。

1. 抗菌药物治疗的指征 在 AECOPD 时,同时出现以下三种症状:呼吸困难加重、痰量增加和痰液变脓;患者仅出现以上三种症状中的两种,但包括痰液变脓这一症状;严重的 AECOPD 需要有创或无创机械通气。如果只出现两种加重表现但无痰液变脓,或者只有一种加重表现,一般不建议应用抗菌药物。

2. 抗菌药物的类型 临床上应用抗菌药物的类型应根据当地细菌耐药情况选择。对于反复发生急性加重的患者、严重气流受限和（或）需要机械通气的患者，应该行痰液培养和药敏检测，根据结果选择合适的抗生素。

（五）经验性抗病毒治疗

目前不推荐应用抗病毒药物治疗 AECOPD，尽管病毒感染（尤其是鼻病毒属）在 AECOPD 的发病过程中起了重要作用。临床研究发现，除神经氨酸酶抑制剂［奥司他韦（oseltamivir）和扎那米韦（zanamivir）］、金刚烷胺等少数药物能够有效地治疗流行性感冒外，其他抗病毒药物均未证实有可靠疗效。抗病毒治疗仅适用于出现流感症状（发热、肌肉酸痛、全身乏力和呼吸道感染）的时间<2 日并且正处于流感暴发时期的高危患者。

（六）呼吸兴奋剂使用

目前 AECOPD 患者发生呼吸衰竭时不推荐使用呼吸兴奋剂，只有在无条件或不建议使用无创通气时，可使用呼吸兴奋剂（如尼可刹米、二甲弗林等）。

（七）其他措施

在出入量和血电解质监测下，适当补充液体和电解质，注意维持水、电解质和酸碱平衡；注意营养治疗，对不能进食者需留置鼻胃管后鼻饲营养，或给予静脉高营养；注意痰液引流，积极排痰治疗（如刺激咳嗽、叩击胸部或体位引流等方法）；识别并治疗伴随疾病（冠心病、糖尿病或高血压等）及并发症（休克、DIC 或上消化道出血等）。

（八）经鼻高流量氧疗（HFNT）

HFNT 可改善氧合与通气，减少高碳酸血症，延长下一次 AECOPD 的发生时间，并改善急性高碳酸血症患者在 AECOPD 期间或接受长期氧疗的稳定高碳酸血症 COPD 患者的健康相关生活质量。

（九）机械通气

AECOPD 患者并发呼吸衰竭时机械通气的应用目的：纠正严重的低氧血症，增加 PaO_2，使 SaO_2>90%，改善重要脏器的氧供应；治疗急性呼吸性酸中毒，纠正危及生命的急性高碳酸血症，但不要急于纠正 $PaCO_2$ 至正常范围；缓解呼吸窘迫症状，纠正呼吸肌群的疲劳；当 AECOPD 患者因呼吸困难造成呼吸肌群和其他肌群的剧烈活动，可增加全身氧耗量及心脏负荷，此时应用机械通气可降低全身和心肌的耗氧量。

（十）并发症的处理

病情严重的 AECOPD 患者常常有多种并发症（心力衰竭、心律失常、肺动脉栓塞、肺动脉高压和右心功能不全等），加强对并发症的早期诊断和治疗可以改善预后。

【中医中药】

AECOPD 归属于中医学"肺胀病"的范畴，临床表现主要为胸部膨满、胀闷如塞、喘咳上气、痰多、烦躁及心慌等。其病程缠绵，时轻时重，日久则见面色晦暗，唇甲发绀，脘腹胀满，肢体浮肿，甚或喘脱等危重证候。肺胀之名源自《黄帝内经》，《灵枢·胀论》云："肺胀者，虚满而喘咳。肺手太阴之脉……是动则病，肺胀满膨膨而喘咳。"其病因主要为久病肺虚、感受外邪，其病机为久病肺虚、痰浊潴留，每因再感外邪诱使病情发作加剧。

其辨证分型主要有分为痰浊壅肺证、痰热郁肺证、痰蒙神窍证、肺肾气虚证和阳虚水泛证。痰浊壅肺证治以化痰降气、健脾益肺，方选苏子降气汤、三子养亲汤和六君子汤加减；痰热郁肺证治以清肺化痰、降逆平喘，方选越婢加半夏汤、桑白皮汤加减；痰蒙神窍证治以涤痰、开窍息风之法，方选涤痰汤加减，另服安宫牛黄丸或至宝丹；肺肾气虚证治以补肺纳肾、降气平喘，方选平喘固本汤、补肺汤加减；阳虚水泛证治以温肾健脾、化饮利水，方选真武汤合五苓散加减。

第四节　急性呼吸窘迫综合征

急性呼吸窘迫综合征（acute respiratory distress syndrome，ARDS）是各种肺内或肺外原因如严重感染、创伤、休克及烧伤等使肺毛细血管内皮细胞和肺泡上皮细胞损伤，引起弥漫性肺间质及肺泡水肿，导致急性低氧性呼吸功能不全或衰竭。以肺容积减少、肺顺应性下降和严重的通气/血流比例失调为病理生理特征，临床表现为进行性低氧血症、呼吸窘迫，肺部影像学表现为非均一性的渗出性病变。2012 年柏林诊断标准将 ARDS 按严重程度分为轻度、中度和重度 3 个亚型，并删除急性肺损伤（acute lung injury，ALI）的概念。ARDS 是 ICU 最常见的临床病症，也是导致重症患者呼吸衰竭最重要的原因，其发生率和病死率一直居高不下，近 10 年来病死率维持在 40% 左右。

【病因】

（一）直接引起肺损伤的因素
最主要是严重肺部感染，其他有误吸、肺挫裂伤，以及吸入有毒气体、淹溺及氧中毒等。

（二）间接引起肺损伤的因素
主要为肺外严重感染，其他如肺外严重损伤、重症急性胰腺炎、大量输血、体外循环、休克及 DIC 等也均可导致 ARDS，同时具有上述两种以上危险因素或危险因素的长时间暴露，均可显著增加 ARDS 的发生率。

【发病机制】

ARDS 发病的机制较为复杂，各种损伤因素引起的炎症反应是导致 ARDS 的重要机制。另外，微循环障碍、细胞凋亡、肺泡水肿液的清除障碍及一些信号通路也共同参与了 ARDS 的发生。一般认为通过直接与间接两条途径损伤肺组织。直接损伤因素可对肺泡上皮细胞产生直接损伤作用；间接损伤如脓毒血症、重症急性胰腺炎、肺外严重感染或休克等急性全身炎症反应可直接损伤肺毛细血管内皮细胞及间接损伤肺泡上皮细胞，其机制可能与细胞内 Ca^{2+} 的增加和结合钙降低有关。正常情况下，细胞内 Ca^{2+} 浓度维持在一定范围，在内毒素和其他致病因素作用下，引起细胞兴奋性增强和 Ca^{2+} 浓度升高，导致细胞损伤或死亡。

ARDS 的特征性病理改变是弥漫性肺泡损伤和塌陷，与预后密切相关，是不良预后的独立因素。主要病理特征是肺泡透明膜形成（富含蛋白质的肺泡和间质水肿），同时至少存在下列表现之一：Ⅰ型肺泡上皮细胞或肺毛细血管内皮细胞坏死、广泛的炎症细胞浸润、明显的间质纤维化和Ⅱ型上皮细胞增生（晚期）。

（一）病理学特征
1. 特征性的病理变化　ARDS 肺部病变的不均一性：病变部位的不均一；病理过程的

不均一;病理改变的不均一。这些不均一性导致 ARDS 机械通气治疗策略实施存在困难。

2. ARDS 病理生理特点 肺容积减少,表现为肺总量、肺活量、潮气量和功能残气量明显低于正常;肺顺应性降低,即机械通气时需要较高气道压力,才能达到所需的潮气量;通气/血流比例失调是导致 ARDS 低氧血症的主要原因;对 CO_2 清除的影响,ARDS 早期引起低碳酸血症,晚期肺组织纤维化后可出现高碳酸血症;肺循环改变,肺毛细血管通透性明显增加及肺动脉高压。

（二）病理分期

1. 渗出期(educative phase) 发病后 24～96 小时,主要特点是肺水肿、出血和充血性肺不张。肺泡表面活性物质层出现断裂、聚集或脱落到肺泡腔,腔内充满富含蛋白质的水肿液,同时可见灶性或大片性肺泡萎陷不张。

2. 增生期(proliferative phase) 发病后 3～7 日,显著增生出现于发病后 2～3 周。主要表现为Ⅱ型肺泡上皮细胞大量增生,覆盖脱落的基底膜,肺水肿减轻,肺泡膜增厚,毛细血管数目减少。肺泡囊和肺泡管可见纤维化,管腔狭窄。

3. 纤维化期(fibrotic phase) 肺组织纤维增生出现于发病后 36 小时,7～10 日后增生显著,若病变迁延不愈超过 3～4 周,肺泡间隔内纤维组织增生致肺泡隔增厚,Ⅲ型弹性纤维被僵硬的Ⅰ型胶原纤维替代,肺容积明显缩小,肺泡管纤维化是晚期 ARDS 患者的典型病理变化。进入纤维化期后,ARDS 患者有 15%～40%死于难以纠正的呼吸衰竭。

【临床表现】

ARDS 由于病因复杂,部分患者本身可能已经存在严重创伤,包括多发伤/复合伤、多发骨折等,同时又伴有强烈的精神创伤,故临床表现可以隐匿或不典型。主要表现为严重的呼吸困难,与胸部 X 线明显不一致,临床医师必须高度警惕。

（一）症状

急性起病,呼吸频速、呼吸窘迫、口唇及指端发绀进行性加重是 ARDS 的主要临床表现,通常在起病 1～2 日内,发生呼吸频速,呼吸频率＞20 次/分,并逐渐进行性加快,可达 30～50 次/分。随着呼吸频率增快,呼吸困难也逐渐明显,危重者呼吸频率可达 60 次/分以上,呈现呼吸窘迫症状。

随着呼吸频速和呼吸困难的发展,缺氧症状也愈加明显。患者表现为烦躁不安、心率增快、口唇及指甲发绀加重,缺氧症状用鼻导管或面罩吸氧等常规氧疗方法无法缓解。在疾病后期,多伴有肺部感染,表现为发热、畏寒、咳嗽和咳痰等症状。

（二）体征

疾病初期除呼吸频速外,可无明显的呼吸系统体征,随着病情进展,出现口唇及指甲发绀,吸气时锁骨上窝及胸骨上窝下陷,有些患者两肺听诊可闻及干、湿啰音和哮鸣音;后期可出现肺实变体征,如呼吸音减低或水泡音等。

【辅助检查】

（一）实验室检查

动脉血气分析是临床主要的检测方法。ARDS 早期常表现为呼吸性碱中毒和不同程度的低氧血症，$P_{A-a}DO_2$升高（$>35\sim45$ mmHg）。对于肺损伤恶化、低氧血症进行性加重而实施机械通气的患者氧合指数（PaO_2/FiO_2）进行性下降可反映 ARDS 低氧血症程度，与 ARDS 患者的预后直接相关，该指标也常常用于肺损伤的评分系统。另外，除表现为低氧血症外，ARDS 患者的换气功能障碍还表现为无效腔通气增加，在 ARDS 后期往往表现为 $PaCO_2$ 升高。因此，监测动脉血气分析对 ARDS 的诊断和治疗具有重要价值。

（二）特殊检查

1. **胸部 X 线检查**　柏林诊断标准定义的影像学改变为双侧浸润影不能用肺不张、肺实变或胸腔积液完全解释，较原有诊断标准的特异性增加。

2. **胸部 CT 检查**　在 ARDS 急性期，胸部 CT 检查主要表现为肺水肿、间质炎症浸润和肺泡塌陷，肺容积减少。相对于 X 线检查，CT 检查能更准确地反映肺病变区域的大小，通过病变范围变化可较准确地评估患者的病情。

3. **超声检查**　经胸超声是一种无创、可反复实时进行的床旁监测技术，对于肺泡—间质症状、肺实变、胸腔积液和气胸的诊断优于 X 线检查；同时超声检查有助于鉴别心源性肺水肿与 ARDS。

4. **肺力学和肺功能监测**　肺力学监测是反映肺机械特征改变的重要手段，可通过床旁呼吸功能监测仪监测，主要改变包括顺应性降低和气道阻力增加。肺功能检测可显示肺容量和肺活量、功能残气量和残气量均减少，呼吸无效腔增加，无效腔量/潮气量>0.5，静—动脉分流增加。在重度 ARDS 时常有呼吸系统顺应性降低（<40 ml/cmH$_2$O）和校正分钟通气量（VE_{CCOR}）升高（>10 L/min），或两者同时存在（$VE_{CCOR}=$每分通气量$\times PaCO_2/40$ mmHg）。

5. **血流动力学监测**　这对 ARDS 的诊断和治疗具有重要意义。虽然柏林诊断标准中去除肺动脉嵌顿压标准，但是心力衰竭或液体容量负荷过重引起的流体静力性水肿常与 ARDS 并存，因此血流动力学监测可直接指导 ARDS 治疗中的液体管理，避免输液过多或容量不足。

6. **支气管肺泡灌洗液**　支气管肺泡灌洗及保护性支气管毛刷是诊断肺部感染及细菌学检查的重要手段。

7. **肺泡毛细血管屏障功能和 EVLW**　肺泡毛细血管屏障功能受损是 ARDS 的重要特征，肺泡灌洗液中蛋白质含量与血浆蛋白质含量之比>0.7，应考虑 ARDS，而心源性肺水肿的比值一般<0.5；EVLW 增加也是肺泡毛细血管屏障受损的表现，正常人 EVLW 含量不超过 500 ml，ARDS 患者的 EVLW 可增加到 3 000$\sim$4 000 ml。PiCCO、肺血管外热容量通过热稀释法获得的 EVLW 指标可以动态评估 ARDS 患者的肺水情况。

8. **电阻抗断层成像技术**　电阻抗断层成像技术（electrical impedance tomography, EIT）具有无辐射、无创伤及床旁实时监测等优点，被认为是有广泛应用前景的床旁呼吸监测技术。

【诊断和鉴别诊断】

（一）诊断

《急性呼吸窘迫综合征：柏林新定义 2012》制定了 ARDS 诊断标准（表 5 - 4），明确了急性起病是指在 1 周内出现或加重的呼吸系统症状，ARDS 可以合并存在心功能不全，考虑到了

PEEP 对氧合的影响,在诊断标准中做出了明确的规定。依据改良的氧合指数将 ARDS 进行轻、中、重度分层诊断,ARDS 严重程度越高,病死率越高,机械通气时间明显延长。分层诊断既有利于早期发现 ARDS,又可反映患者疾病严重程度,为临床分层治疗提供了依据。

（二）鉴别诊断

ARDS 突出的临床征象为肺水肿和呼吸困难。在诊断标准上无特异性,因此需要与其他能够引起与 ARDS 症状类似的疾病相鉴别。

表 5-4　ARDS 诊断标准

项目	ARDS		
	轻　　度	中　　度	重　　度
时间	1 周内急性起病		
低氧血症	$PaO_2/FiO_2=201\sim300$ mmHg, PEEP/CPAP$\geqslant$5 cmH_2O	$PaO_2/FiO_2=101\sim200$ mmHg, PEEP$\geqslant$5 cmH_2O	$PaO_2/FiO_2\leqslant100$ mmHg, PEEP$\geqslant$5 cmH_2O
器官水肿	呼吸衰竭不能完全用心力衰竭或液体过负荷来解释,排除心力衰竭需要客观的手段(如超声心动图)		
X 线检查	双肺斑片状浸润影,不能用胸腔积液、结节来解释		

1. 引起心源性肺水肿的相关疾病　如冠心病、高血压心脏病、风湿性心脏病和尿毒症等。

2. 引起非心源性肺水肿的相关疾病　如肝硬化和肾病综合征等。

【治疗】

（一）原发病治疗

在积极支持治疗的基础上,原发病的治疗及转归往往决定患者最终的预后,因此控制原发病,积极控制感染(包括感染灶充分引流、抗生素合理使用等),早期纠正休克,改善微循环,遏制其诱导的全身失控性炎症反应,是预防和治疗 ARDS 的必要措施。

（二）评估 ARDS 的严重程度

在诊断 ARDS 后,要首先对 ARDS 患者进行严重程度评估,这是 ARDS 患者分层治疗的基础,并在治疗 24 小时后依据 PEEP 及氧合情况再次评估,以便调整治疗措施。评估主要依据柏林诊断标准将 ARDS 分为轻、中、重度,分层诊疗思路见图 5-2。

（三）呼吸支持治疗

1. 氧疗　ARDS 患者应及时进行氧疗,改善气体交换功能,纠正低氧血症,提高 DO_2,改善组织氧供。氧疗的目标为提高 $PaCO_2$ 至 55~60 mmHg,SaO_2>88%～92% 以上。一旦氧合改善就应尽快下调 FiO_2 至<60%,以防止高浓度氧疗引起的损伤。根据低氧血症改善的程度和治疗反应调整氧疗方式,首先使用鼻导管,当需要较高的 FiO_2 时,采用可调节 FiO_2 的文丘里面罩或带储氧袋的非重吸式氧气面罩。ARDS 患者往往低氧血症严重,大多数患者一旦诊断明确,常规氧疗常常难以有效,机械通气仍然是最主要的呼吸支持手段。

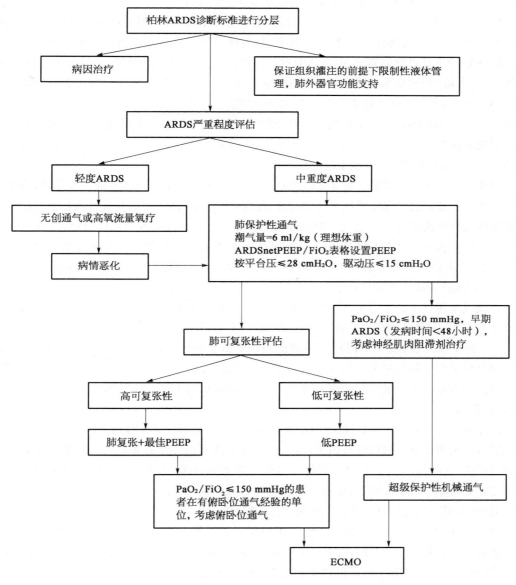

图 5 - 2　ARDS 分层诊疗思路

2. 无创机械通气　轻度 ARDS 患者可考虑首先选用无创机械通气（noninvasive ventilation，NIV）。对于神志清楚、血流动力学稳定、合并有免疫功能低下或预计病情能够短期缓解的轻度 ARDS 患者，在能够得到严密监测的情况下，可尝试 NIV 治疗。应用 NIV 治疗 ARDS 期间，要注意密切监测患者的氧合情况、生命体征，评估患者对治疗的反应。如 NIV 治疗后低氧血症不能改善或出现休克等恶化表现，提示 NIV 治疗失败，应及时改为有创通气。

3. 有创机械通气

（1）机械通气的时机选择：ARDS 患者经氧疗或无创通气仍不能改善低氧血症时，应及时气管插管进行有创机械通气，以有效地促进塌陷肺泡复张、改善通气/血流失调和低氧血症，并缓解呼吸窘迫、降低呼吸功,也有利于防止肺外器官功能损害。

(2)肺保护性通气:由于ARDS发生后大量肺泡塌陷,肺容积明显减少,常规或大潮气量通气易导致肺泡过度膨胀和气道平台压过高,加重肺及肺外器官的损伤。实施小潮气量通气是ARDS病理生理机制的要求,也是ARDS肺保护性通气策略的重要措施。目前认为,潮气量设置为6 ml/kg(理想体重),同时需要维持气道平台压<30 cmH₂O;但对于部分患者即使设置潮气量6 ml/kg时,仍有肺泡过度膨胀,需将潮气量进一步降低至4 ml/kg左右,并将平台压限制在25~28 cmH₂O,以减轻肺损伤。因此,对于部分重度ARDS患者可能需要更小的潮气量,实施超级肺保护性通气策略。除控制潮气量外,还需关注驱动压的影响,ARDS机械通气限制驱动压在15 cmH₂O以下,有利于改善患者预后。

当实施小潮气量肺保护性通气策略的同时,往往不可避免地导致肺泡通气量下降,当肺泡通气量下降不能通过增加呼吸频率代偿时,出现高碳酸血症,即所谓的允许性高碳酸血症。允许性高碳酸血症是肺保护性通气策略的不良反应之一,并非ARDS的治疗目标,要注意保持pH>7.20。目前通过体外CO₂清除(extracorporeal CO₂ removal,ECCO₂R)技术如动静脉无泵或静脉低流量CO₂清除系统等实现CO₂清除,可以部分克服"超级肺保护性通气"(潮气量3~4 ml/kg)导致的高碳酸血症。

小潮气量通气不仅适用于ARDS患者,而且对于非ARDS患者还可预防ARDS发生,减少肺内外并发症,应重视对有发生ARDS危险因素的非ARDS的患者实施保护性通气策略。

(3)肺复张:充分复张ARDS塌陷肺泡是纠正低氧血症和保证PEEP效应的重要手段。为限制气道平台压而被迫采取的小潮气量通气往往不利于ARDS塌陷肺泡的膨胀,而PEEP维持复张的效应依赖于吸气期肺泡的膨胀程度,且肺复张有利于减少肺泡反复开张与萎陷所致的剪切损害。

需注意的是,肺复张手法可能导致心排血量减少,使MAP下降,因此针对血流动力学不稳定的患者实施肺复张手法应格外慎重,尽量首先保证患者的充足容量状态。在实施肺复张手法的过程中,如收缩压<90 mmHg或较复张前下降30 mmHg,心率>140次/分或较复张前增加20次/分,SaO₂<90%或较复张前下降超过5%,或出现新发的心律失常时,要及时终止肺复张。另外,复张压力过高可能导致气压伤,要注意避免。

PEEP的选择:充分复张塌陷肺泡后,可应用适当水平PEEP防止呼气末肺泡塌陷,维持肺复张后肺开放效应持续时间,改善低氧血症,并避免剪切力。但由于ARDS肺部病变的不均一性,过高的PEEP可能导致非塌陷肺泡的过度膨胀,因此PEEP的选择需要临床医师在维持肺泡开放及避免过度膨胀间进行权衡,设置能防止肺泡塌陷的最低PEEP。

(4)镇静镇痛和肌肉松弛:机械通气患者应考虑使用镇静镇痛剂,以缓解焦虑、疼痛。镇静镇痛能改善ARDS患者人机同步性,减少人机对抗,减少主动吸气导致的胸腔压明显下降,降低跨肺压,实现肺保护。镇痛镇静应根据不同程度病情、不同的病理生理状态给予不同的治疗策略。可在重度ARDS充分镇静镇痛的同时联合应用神经肌肉阻滞剂,抑制自主呼吸,改善重度ARDS患者人机同步性,降低跨肺压,避免自主呼吸努力过强导致的肺损伤,从而改善患者预后。对于轻、中度ARDS患者而言,适当保留自主呼吸可通过膈肌主动收缩增加肺重力依赖区的通气,改善通气/血流比例失调,改善氧合,减少机械通气时间和ICU住院时间。

(5)俯卧位通气:是重度ARDS肺保护及肺复张的重要手段,为经典肺复张手法的延伸和补充。俯卧位通气通过改变体位,降低胸腔内压力梯度,减少背侧肺泡塌陷,改善肺通气均一性,降低应力和应变,有利于改善氧合、减轻呼吸机相关肺损伤,并促进分泌物引流,有利于感染控制。对于常规机械通气治疗无效的重度 ARDS 患者,可考虑早期采用俯卧位通气,并尽可能延长俯卧位时间。

俯卧位通气的相对禁忌证为严重低血压、室性心律失常、颜面部创伤及未处理的不稳定骨折。另外,体位改变过程中可能发生如气管插管及中心静脉导管意外脱落等情况,需要予以重视及预防。

(6) ECMO:已成为 ARDS 规范化治疗中重要的治疗手段。通过 ECMO 建立体外循环后在肺外进行气体交换可减轻肺负担、减少呼吸机相关肺损伤,有利于肺功能恢复。在保护性通气基础上,经充分肺复张等措施仍然无效的重度 ARDS 患者,若病因可逆应尽早考虑 ECMO 治疗。

(7) 其他机械通气方式:如液体通气、高频振荡通气等。

(四) ARDS 的液体管理

1. 利尿和限制体液输入　高通透性肺水肿是 ARDS 的病理生理特征,肺水肿的程度与 ARDS 的预后呈正相关,由于肺毛细血管通透性增加和肺毛细血管静水压增加可加重肺水肿。适当利尿和限制液体输入,可保持较低前负荷,降低肺毛细血管静水压,以减轻肺间质水肿。因此,通过积极的液体管理,对改善 ARDS 患者的肺水肿具有重要的临床意义。但是利尿减轻肺水肿的同时可能会导致心排血量下降,器官灌注不足。因此,ARDS 患者的液体管理必须考虑到两者的平衡,应在保证脏器灌注的前提下进行。

2. 输液品种的选择　对于 ARDS 患者输注晶体液还是胶体液进行液体复苏一直存在争论。最近研究显示,应用白蛋白进行液体复苏,在改善生存率、机械通气时间及 ICU 住院时间等方面与生理盐水无明显差异,但胶体渗透压是决定毛细血管渗出和肺水肿严重程度的重要因素,且低蛋白血症是严重感染患者发生 ARDS 的独立危险因素,因此对低蛋白血症的 ARDS 患者通过输入白蛋白提高胶体渗透压,同时可联合应用利尿剂,有助于实现液体负平衡,并改善氧合。

(五) 药物治疗

1. 糖皮质激素　全身和局部的炎症反应是 ARDS 发生和发展的重要机制,糖皮质激素对机体炎症反应有强烈的抑制作用,可减轻肺泡上皮细胞和毛细血管内皮细胞损伤、降低血管通透性、减少渗出。但迄今为止尚无充足的证据表明使用糖皮质激素预防或治疗 ARDS 能够获益,但在感染性休克并发 ARDS 患者,或者合并肾上腺皮质功能不全时,可考虑应用替代剂量的糖皮质激素。

2. 一氧化氮(NO)吸入　可选择性扩张肺血管,且 NO 分布于肺内通气良好的区域,可扩张该区域的肺血管,显著降低肺动脉压,减少肺内分流,改善通气/血流比例失调,并可减少肺水肿形成,但尚无证据证明其能改善病死率。因此,吸入 NO 不作为 ARDS 的常规治疗手段,仅在一般治疗无效的严重低氧血症时可考虑应用。

3. 其他药物　如肺泡表面活性物质能降低肺泡表面张力,减轻肺炎症反应,阻止氧自由基对细胞膜的氧化损伤。抗氧化剂 N-乙酰半胱氨酸(NAC)和丙半胱氨酸(procysteine)通过提供合成谷胱甘肽(GSH)的前体物质半胱氨酸,提高细胞内 GSH 水平,依靠 GSH 氧化还原反应来清除体内氧自由基,从而减轻肺损伤,抑制肺纤维化。

第五节　呼　吸　衰　竭

呼吸衰竭(respiratory failure)是由各种原因引起的肺通气和(或)换气功能严重障碍,以致在静息状态下亦不能维持足够的气体交换,导致 $PaO_2 < 60$ mmHg,伴或不伴有 $PaCO_2 > 50$ mmHg,从而引起一系列生理功能和代谢紊乱的综合征。

【病因】

(一) 呼吸道病变

气管-支气管炎症、支气管痉挛、肿瘤、异物及纤维化瘢痕等引起的气道阻塞,导致通气不足,气体分布不匀而产生通气/血流比例(V/Q)失调,发生缺氧和(或)CO_2潴留,甚至呼吸衰竭。

(二) 肺组织病变

肺炎、重度肺结核、肺气肿、弥散性肺纤维化、严重肺结核及肺水肿等,可累及肺泡和(或)肺间质,引起有效弥散面积减少,V/Q失调,造成缺氧和(或)CO_2潴留。

(三) 肺血管疾病

肺动脉栓塞、肺血管炎等可引起 V/Q 失调,或部分静脉血未经氧合直接流入肺静脉,发生缺氧。

(四) 心脏疾病

各种缺血性心脏疾病、严重心瓣膜疾病、心肌病、心包疾病及严重心律失常等均可导致通气和换气功能障碍,从而导致缺氧和(或)CO_2潴留。

(五) 胸廓和胸膜病变

胸部外伤所致的连枷胸、严重的自发性/外伤性气胸、严重的脊柱畸形、大量胸腔积液、胸膜增厚与粘连及强直性脊柱炎等,都可以限制胸廓活动和肺扩张,导致通气不足及吸入气体分布不均,从而发生呼吸衰竭。

(六) 神经肌肉疾病

脑血管病变、脑炎、脑外伤及镇静催眠药物中毒等直接或间接抑制呼吸中枢;脊髓颈段或高位胸段损伤(肿瘤或外伤)、脊髓灰质炎、多发性神经炎、重症肌无力、有机磷中毒、破伤风及严重钾代谢紊乱等均可累及呼吸肌,造成呼吸动力下降而发生肺通气不足。

【发病机制】

完整的呼吸过程由相互衔接且同时进行的外呼吸、气体运输和内环境三个环节组成。参与外呼吸(即肺通气和肺换气)任何一个环节的严重病变都可导致呼吸衰竭;肺的 V/Q 增高或降低,均会影响肺的有效气体交换,导致缺氧而无 CO_2 潴留,是 I 型呼吸衰竭的发病机制;肺泡通气量减少会引起缺氧和 CO_2 潴留,是 II 型呼吸衰竭的发病机制。

(一) 通气功能障碍

根据肺容量和通气功能测定,通气功能障碍可以分为阻塞性和限制性,以及两型障碍兼具的混合型。

1. 阻塞性通气功能障碍　存在气道不通畅和肺弹性减退,临床上常见于慢性支气管炎、支气管哮喘和阻塞性肺气肿等。

2. 限制性通气功能障碍　主要由于胸廓或肺扩张受限,临床上常见于胸廓畸形、胸腔积液、胸膜增厚、肥胖、腹腔肿瘤/积液及妊娠等,肺纤维化、肺水肿及肺炎等也表现为限制性通气功能障碍。

（二）换气功能障碍

1. V/Q 失调　正常情况下,肺部总体 V/Q 为 0.8。由于肺部疾病引起的肺组织通气（肺不张或实变等）或血液灌注（肺动脉栓塞等）异常,均可导致 V/Q 失调。若 V/Q>0.8,提示生理无效腔增加,为无效通气;若 V/Q<0.8,使肺动脉的混合静脉血未经充分氧合进入肺静脉,则形成肺内分流。

2. 肺内分流增加　肺血管异常通路的大量开放或肺动静脉瘘,可使血液未经气体交换而回到左心房,形成右向左分流。另外,肺部病变如支气管扩张、ARDS、肺水肿和肺炎实变时,肺内动静脉短路开放,引起肺动静脉样分流增加,此时即使提高 FiO_2 也不能有效提高 PaO_2,分流量越大,吸氧后提高动脉血氧分压的效果就越差。

3. 弥散功能障碍　引起弥散功能损害的机制包括气体交换距离增加、肺泡与混合静脉血的氧浓度梯度降低、血液通过肺部时间过短（<0.2 秒）及肺毛细血管床减少等。因为 CO_2 的弥散能力是氧的 20 倍,故弥散障碍时一般仅引起单纯低氧血症。

（三）氧耗量增加

发热、寒战、呼吸困难和抽搐均增加耗氧量。寒战时耗氧量可达 500 ml/min;严重哮喘时,呼吸机做功增加,耗氧量可达正常的十几倍。耗氧量增加导致肺泡氧分压下降时,正常人可通过增加通气量来防止缺氧的发生。若耗氧量增加的患者同时伴有通气功能障碍,则会出现严重的低氧血症。

（四）对机体影响

低氧和高碳酸血症能够影响全身各系统脏器的代谢、功能甚至使组织结构发生变化。在呼吸衰竭的初始阶段,各系统脏器的功能和代谢可发生一系列代偿性反应,以改善组织供氧、调节酸碱平衡和适应内环境的变化。当呼吸衰竭进入严重阶段时,则出现代偿不全,表现为各系统脏器的严重功能和代谢紊乱直至衰竭。

【临床表现】

（一）症状和体征

1. 低氧血症　随着病情程度加重可出现呼吸中枢驱动增加的表现,如呼吸增快或呼吸困难;同时可有交感兴奋的表现,如焦虑、不安或出汗等。发绀是缺氧的典型表现,当 SaO_2<90%时可出现口唇、指甲等发绀;注意区分外周性发绀和中心性发绀,发绀还受皮肤色素和心功能等因素影响。低氧血症可引起外周动脉血管舒张、静脉收缩,出现心率增快,甚至严重心律失常;低氧时肺动脉收缩,致使右心后负荷增加,导致肺源性心脏病,可出现颈静脉充盈、重力依赖性（如下肢）水肿;严重缺氧时可致心肌受损,甚至发生心脏停搏。缺氧可损害中枢神经系统功能,表现为头痛、判断力失常、谵妄及癫痫样抽搐发作等,严重者可致昏迷;慢性缺氧时机体的耐受力较强,一般表现为昏睡、注意力不集中、疲劳及反应迟钝等。严重呼吸衰竭时对肝肾功能都有影响,部分患者可出现 ALT 和 BUN 升高,个别患者尿中出现蛋白质、红细胞和管型。

胃肠道缺氧可出现上消化道出血等表现。

2. CO_2 潴留　CO_2 潴留的效应变异较大,与体内 CO_2 水平相关性较差,主要取决于发生的速度,临床表现主要是影响了心肌和呼吸肌的收缩能力及颅内血流增加等所致,轻至中度者可刺激呼吸中枢引起呼吸加快、短促;严重者 $PaCO_2$ 达到 $90\sim100$ mmHg,可抑制呼吸中枢。循环系统方面可表现为心率增快、各种心律失常等。神经系统方面可表现为多汗、头痛、球结膜充血水肿、反应迟钝及嗜睡,甚至神志不清、昏迷;扑翼样震颤是 CO_2 潴留时发生肺性脑病时的特殊体征。

3. **呼吸做功改变**　无论是通气功能障碍还是换气功能障碍,机体缺氧和 CO_2 潴留均会启动一系列代偿机制。增加呼吸频率、增大潮气量是最初的表现。随着呼吸频率和潮气量的增加,伴随出现呼吸做功增加,因此早期仅表现为呼吸频率轻度增加,随着病情加重可出现急性呼吸窘迫症状。伴随呼吸做功的增加会出现心血管系统的相应改变,如心率增快、血压升高,甚至心脏缺血改变,对重症患者的整体治疗产生明显影响。

（二）分型

1. **Ⅰ型呼吸衰竭**　在海平面静息状态和呼吸空气的条件下,$PaO_2 < 60$ mmHg,不伴 $PaCO_2 > 50$ mmHg,主要见于肺换气功能障碍。

2. **Ⅱ型呼吸衰竭**　在海平面静息状态和呼吸空气的条件下,$PaO_2 < 60$ mmHg,伴有 $PaCO_2 > 50$ mmHg 者,系肺泡通气不足所致。

需注意的是,当 FiO_2 不是 21% 时,可用氧合指数（PaO_2/FiO_2）作为诊断呼吸功能不全的指标,$PaO_2/FiO_2 < 300$ mmHg 可诊断为呼吸功能不全。

【辅助检查】

（一）实验室检查

动脉血气分析对判断呼吸衰竭和酸碱失衡的严重程度及指导治疗均具有重要意义。pH 可反映机体的代偿状况,有助于鉴别急性或慢性呼吸衰竭。当 $PaCO_2$ 升高、pH 正常时,称为代偿性呼吸性酸中毒;若 $PaCO_2$ 升高、pH < 7.35,则称为失代偿性呼吸性酸中毒。需要注意的是,由于血气分析受年龄、海拔高度及氧疗等多种因素影响,分析时一定要结合具体临床情况。

（二）特殊检查

1. **肺功能检查**　尽管在某些重症患者,肺功能检查受到限制,但能通过肺功能判断通气功能障碍的性质（阻塞性、限制性或混合性）及是否合并换气功能障碍,并对通气和换气功能障碍的严重程度进行判断。呼吸肌功能测试能够提示呼吸肌功能改变的物理原因和严重程度。

2. **胸部影像学和超声检查**　包括胸部 X 线、CT、放射性核素肺通气/灌注扫描、肺血管造影及超声等检查,具有病因诊断价值。

3. **纤维支气管镜检查**　对明确气管疾病和获取病原/病理学证据具有重要意义。

【诊断和鉴别诊断】

（一）诊断

除原发疾病、低氧血症及 CO_2 潴留所致的临床表现外,呼吸衰竭的诊断主要是根据动脉血气分析结果,结合肺功能、肺部影像学和纤维支气管镜等检查对于明确呼吸衰竭的原因至关重要。在临床上Ⅱ型呼吸衰竭患者还常见于另一种情况,即吸氧治疗后 $PaO_2 > 60$ mmHg,但 $PaCO_2$ 仍高于正常水平。

（二）鉴别诊断

呼吸衰竭的鉴别诊断主要是对产生缺氧和高碳酸血症的病理生理机制及病因鉴别,应根据基础疾病、临床表现、体征和胸部影像学检查,以及呼吸功能监测和疗效,进行综合的评价和判断。

【治疗】

（一）氧疗

氧疗是医疗过程中最为重要的治疗方法。吸氧可以改善患者缺氧的临床表现,但是对于慢性阻塞性肺疾病急性加重过程中,FiO_2 过高反而会抑制呼吸导致 CO_2 的进一步升高。因此,可给予持续低流量吸氧($FiO_2 < 30\%$),并在改善氧合的同时按照呼吸功能不全的诊断流程进行病因诊断及治疗。

（二）保证适当通气

影响通气的原因有多种,应根据患者的不同病因采取相应的措施确保适当的通气。

1. 呼吸中枢兴奋度下降　如因麻醉、中枢损伤导致呼吸中枢兴奋度下降,需要通过机械通气保证适当的呼吸节律和潮气量,并根据血气分析结果进行适当调整。

2. 气道梗阻　首先需要是解除梗阻,解除方法因梗阻部位、性质的不同而异。气管内异物需要通过专科技术尽快取出;气管狭窄则需要尽快建立新的气道通路以改善通气;肺内小气管痉挛导致的梗阻则需要通过使用解痉平喘药物来缓解痉挛,改善通气。

需要注意的是,在解除气道梗阻的原因过程中,患者会处于极度呼吸困难、缺氧及 CO_2 潴留的状态,在这一段时间内,通过强力的机械通气辅助不仅能够部分改善通气,缓解缺氧症状,而且可以缓解患者严重的呼吸疲劳,为进一步解除梗阻提供必需的时间和氧储备,具有重要价值。

（三）改善肺内气体交换

对于弥散障碍可通过提高 FiO_2、增加 PEEP 来改善。对于 V/Q 失调导致的低氧血症需要尽可能解除影响通气和换气功能的因素,如开放塌陷的肺泡、尽可能再通栓塞的肺动脉等。

（四）降低呼吸做功

除中枢驱动力异常导致的呼吸功能不全外,在呼吸衰竭状态下机体会通过增加呼吸频率和深度以改善通气和换气,此时呼吸做功增加。虽然在短时间内能代偿,但无法持久,因此降低呼吸做功是呼吸支持治疗中的重要目标。呼吸机和机体自身的做功分配在疾病的不同阶段原则有所不同,因此在同样潮气量和呼吸频率的情况下,患者和呼吸机两者呼吸做功比例合理分配是调整呼吸支持治疗策略过程中必须考虑的因素。

1. 疾病危重阶段　在循环不稳定的情况下,给予患者加强镇静镇痛,减少呼吸做功,保证充分机械通气支持,可以帮助机体减少氧耗、降低循环系统负担,有助于缓解病情。

2. 疾病恢复阶段　应该逐渐减少呼吸机做功比例,增加机体自主呼吸做功比例,以期逐渐脱离呼吸机。

（五）积极治疗原发疾病

多种肺内和肺外病变可以导致呼吸功能异常。有时轻度呼吸功能异常就可能是某些原发疾病的早期征象，通过对呼吸功能不全原因的进一步追踪和探寻，可以成为原发病诊断的重要线索，因此原发疾病的治疗是基础。

1. **感染**　肺内疾病多见肺部感染，感染控制是改善呼吸的先决条件，抗菌药物使用原则参见本章第一节"重症肺炎"。

2. **肺外疾病**　肺外疾病导致的呼吸异常往往是疾病全身反应的一部分，如感染性休克后肺部继发损害，故在进行适当呼吸支持治疗的同时应该尽快对肺外疾病进行针对性治疗。

3. **强调心功能和容量的特殊性**　重症患者的心功能和容量状态往往是引起患者呼吸异常的重要因素。当心功能下降或容量负荷增加时，心脏不能有效地把肺循环中的血液完全泵到全身，导致肺水肿发生，从而引起呼吸困难，此时对呼吸功能不全的病因治疗应该是对心功能和容量的综合调整。

【中医中药】

呼吸衰竭归属于中医学"喘促""喘脱"的范畴。以呼吸急促、张口抬肩、鼻翼煽动、倚息不能平卧及汗出、口唇青紫甚者神昏为危重特征的一种急性病证。《灵枢·五阅五使》云："肺病者，喘息鼻张。"《证治准绳·杂病》云："喘者，促促气急，喝喝息数，张口抬肩，摇身撷肚。"喘促的发生可由多种病因引起，主要的病因病机为外感邪毒，跌仆创伤，亡血亡津，厥脱重症，导致肺脏受损，肺失宣降，肺气壅闭，气逆于上，或脏腑失养，肺气衰败，宗气外泄，而发生喘促。

其辨证分型主要有邪热壅肺证、痰饮闭肺证和气虚下陷证。邪热壅肺证治以清热泻肺、化痰平喘，方选定喘汤加减；痰饮闭肺证治以祛痰逐饮、宣肺平喘，方选葶苈大枣泻肺汤合五苓散加减，中成药可用痰热清注射液；气虚下陷证治以补中益肺、开陷定喘，方选升陷汤加减，阳脱者可用参附汤合都气丸加减，中成药可用生脉注射液。

第六节　急性肺栓塞

急性肺栓塞（acute pulmonary embolism，APE）是由于内源性或外源性的栓子堵塞肺动脉主干或分支，引起肺循环和右心功能急性障碍的临床综合征，包括肺血栓、脂肪、羊水、空气及肿瘤栓塞等。肺血栓栓塞症（pulmonary thromboembolism，PTE）是最常见的肺栓塞类型，通常所称的肺栓塞即指PTE。PTE是由数小时、数日或数周前形成的深静脉内血栓移位，随静脉系统血流穿过右心室，嵌顿于肺血管系统所致，以肺循环和呼吸功能障碍为主要临床表现和病理生理特征。

【病因】

（一）静脉血栓形成

APE常是静脉血栓形成的并发症。栓子通常来源于下肢和骨盆的深静脉，通过循环血流到肺动脉引起栓塞，一般很少来源于上肢、头和颈部静脉。血流淤滞、血液凝固性增高和静脉内皮损伤是血栓形成的促进因素,因此在手术创伤、长期卧床、静脉曲张、静脉置管、盆腔/髋部手术、肥胖、糖尿病、避孕药或其他原因引起凝血机制亢进等病理状态下,容易诱发静脉血栓形成。早期血栓质地疏松不稳定,加上纤溶系统的作用,故在血栓形成的最初数日发生 APE 的危险性最高。

（二）心脏病

见于各类心脏病,合并心房颤动、心力衰竭和亚急性细菌性心内膜炎者发病率较高,以右心血栓最多见。细菌性栓子除源于亚急性细菌性心内膜炎外,亦可由于起搏器感染等因素引起。前者感染性栓子主要来自三尖瓣,偶尔先天性心脏病患者二尖瓣赘生物可自左心经缺损处流入右心而到达肺动脉。

（三）肿瘤

以肺癌、消化系统肿瘤、绒癌及白血病等较常见。恶性肿瘤并发 APE 中约 1/3 为瘤栓,其余均为血栓。肿瘤患者血液中可能存在凝血激酶(thrombobplastin)以及其他能激活凝血系统的物质如组蛋白、组织蛋白酶和蛋白水解酶等,故肿瘤患者的 APE 发生率很高,有时可以是首发症状。

（四）妊娠和分娩

APE 在孕妇发病率数倍于同年龄段的非孕妇,产后和剖宫产术后发生率最高。妊娠时腹腔内压增加,激素松弛血管平滑肌及盆静脉受压可引起静脉血流缓慢,改变血流动力学特性,促进静脉血栓形成。另外,妊娠常伴凝血因子和血小板增加,纤维素原—纤维素蛋白溶解系统活性降低;羊水栓塞也是分娩期的严重并发症。

（五）其他

长骨骨折致脂肪栓塞,意外事故和减压病造成空气栓塞,寄生虫和异物栓塞等。在没有明显的促发因素时,还应考虑到遗传性抗凝因素减少或纤维蛋白溶酶原激活抑制剂的增加。

【发病机制】

静脉损伤、血流缓慢和血液高凝状态是深静脉血栓(deep venous thrombosis,DVT)形成的三大因素。引起 APE 的血栓可以来源于下腔静脉径路、上腔静脉径路或右心腔,其中大部分来源于下肢深静脉。发生 APE 时,栓子堵塞肺动脉,造成机械性肺毛细血管前动脉高压,加之肺血管内皮受损,释放出大量血管活性物质,导致广泛的肺小动脉收缩,肺循环阻力增加,肺动脉压力上升,右心室后负荷增加,心排血量下降;右心室负荷严重增加时,可引起右心室扩张、右心衰竭和血压下降;右心扩大致室间隔左移,使左心室功能受损,导致心排血量下降,进而可引起体循环低血压或休克;APE 部位可有通气但无血流灌注,使肺泡不能有效地进行气体交换,肺泡无效腔量增大,肺内血流重新分布,V/Q 失调,引起肺通气不良。同时,APE 部位肺泡表面活性物质分泌减少,肺泡萎缩,出现肺不张;毛细血管通透性增高,大量炎症介质释放,引起局部甚至弥漫性水肿、肺出血,肺顺应性下降,肺通气弥散功能进一步下降,加重低氧血症。

【临床表现】

（一）症状

传统意义上的 APE 三联征——胸痛、咯血和呼吸困难,在临床上并不常见。按照病理生理改变所累及的器官系统不同,可将 PTE 的临床表现划分为三个主要临床综合征。

1. APE 及梗死综合征 突发呼吸困难、喘息、咯血和胸膜炎性胸痛等,查体可见发绀、哮鸣音、局限性细湿啰音及胸膜炎和胸腔积液的相应体征。

2. 肺动脉高压和右心功能不全综合征 体循环淤血表现如水肿、肝区肿胀疼痛等是其主要临床表现。

3. 体循环低灌注综合征 可有晕厥、心绞痛样疼痛、休克和猝死等。

（二）体征

1. 呼吸系统 呼吸急促最为常见,常伴不同程度的呼吸困难,甚至发绀。

2. 循环系统 常见有心动过速和血压变化,严重时可出现血压下降甚至休克;查体时可见颈静脉怒张、右心扩大、肺动脉第二心音亢进、三尖瓣收缩期反流性杂音和肝大压痛等。

3. 其他 可有发热,多为低热;下肢 DVT 的症状和体征,如肢体肿胀、周径增粗、疼痛或压痛,皮肤色素沉着,行走后症状加重,伴不同程度的水肿等。

【辅助检查】

（一）实验室检查

1. 动脉血气分析 当肺血管床堵塞 15%～20% 时,即可出现 PaO_2 下降,PaO_2 可提示栓塞的程度,但约 20% APE 患者 PaO_2 正常;如 $P_{A-a}DO_2$ 超过 20 mmHg 且 $PaCO_2 < 35$ mmHg,结合病史和临床表现应高度怀疑 APE。

2. 血浆 D-二聚体检测 D-二聚体对 APE 诊断的敏感性达 92%～100%,但其特异性较低(40%～43%),手术、肿瘤、炎症、感染或组织坏死等情况均可使 D-二聚体升高。在临床应用中,D-二聚体对急性 PTE 有较大的排除诊断价值,若其含量低于 500 $\mu g/L$,可基本除外 APE;酶联免疫吸附法(ELISA)是较为可靠的检测方法;D-二聚体在年龄>50 岁的人群中需进行年龄矫正,采用年龄×10 为节点值。

（二）特殊检查

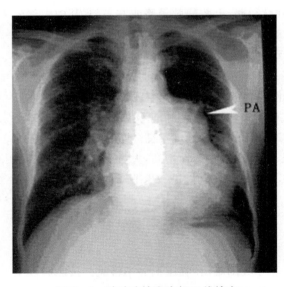

图 5-3 肺动脉栓塞胸部 X 线检查

1. 心电图检查 大多数病例表现为非特异性的心电图异常,如窦性心动过速、ST-T 改变及房性心律失常等;如有急性右心室扩张和压力增高,可出现 aVR 导联的 R 波增高,同时伴有 ST 段抬高、V1 和 V2 导联异常、新发的心电轴右偏或右束支传导阻滞等;另外,$S_IQ_ⅢT_Ⅲ$ 征是 APE 的特征性心电图表现,即 Ⅰ 导联出现深 S 波,Ⅲ 导联出现异常 Q 波伴有 T 波倒置。

2. 胸部 X 线检查 多有非特异性的异常表现,如区域性肺纹理稀疏或消失,肺叶透亮度增加;右下肺动脉(PA)干增宽,肺动脉段膨隆以及右心室扩大;肺叶局部有尖端指向肺门的楔形阴影;肺不张和胸腔积液等(图 5-3)。

3. **超声心动图检查**　对于严重的 APE 患者,超声心动图检查可以发现右心室壁局部运动幅度降低;右心室和(或)右心房扩大;室间隔左移和运动异常;近端肺动脉扩张;三尖瓣反流速度增快;下腔静脉扩张,吸气时不萎陷等。这些征象证明有肺动脉高压、右心室高负荷和肺源性心脏病,提示或高度怀疑 APE,但不能作为确诊依据。

4. **核素肺通气/灌注扫描检查**　具有简便、安全、无创、敏感度高的特点,一般可将扫描结果分为3类。① 高度可能:其征象为至少一个或更多叶段的局部灌注缺损而该部位通气良好或胸部 X 线检查无异常;② 正常或接近正常;③ 非诊断性异常:其征象介于高度可能与正常之间。

5. **肺动脉 CT 血管造影(CTA)和电子束 CT 造影检查**　肺动脉 CTA 检查能够发现段以上肺动脉内的栓子,是 APE 的确诊检查方法。直接征象为肺动脉内的低密度充盈缺损,部分或完全包围在不透光的血流之间(轨道征),或者呈完全充盈缺损,远端血管不显影;间接征象包括肺野楔形密度增高影,条带状的高密度区或盘状肺不张,中心肺动脉扩张及远端血管分支减少或消失等(图5-4)。电子束 CT 造影检查对诊断 APE 的价值已得到确定,特别是在 APE 溶栓治疗及手术前后的随访有重要价值;电子束 CT 增强扫描可以无创、客观准确地评价 APE 患者临床治疗的近期及中远期疗效,扫描速度极快,不需要控制呼吸,图像清晰。

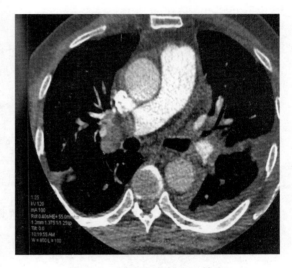

图 5-4　肺动脉栓塞 CTA 检查

6. **磁共振成像(MRI)检查**　对段以上肺动脉内栓子诊断的敏感性和特异性均较高,避免了注射碘造影剂的缺点,与肺血管造影相比,患者更易于接受,适用于碘造影剂过敏的患者。另外,MRI 具有潜在的识别新旧血栓的能力,为确定溶栓方案提供依据。

7. **肺动脉造影检查**　是一种创伤性检查,其敏感性约为98%,特异性为95%～98%。PTE 的直接征象为肺血管内造影剂充盈缺损,伴或不伴轨道征的血流阻断;间接征象有肺动脉造影剂流动缓慢,局部低灌注,静脉回流延迟等;如缺乏 APE 的直接征象则不能诊断。

8. **上下肢深静脉超声检查**　APE 和 DVT 关系密切,且上下肢静脉超声操作简便易行,在 APE 诊断中有一定价值。

【诊断和鉴别诊断】

(一) 诊断

按照《2019 欧洲呼吸学会(ERS)/欧洲心脏学会(ESC)急性肺栓塞诊断和管理指南》和《中国急性肺栓塞诊断与治疗指南(2015)》建议,对怀疑 APE 的患者应首先进行临床可能性评估,再进行初始危险分层,然后逐级选择检查手段以明确诊断。

1. **临床可能性评估**　常用的临床评估标准有 Wells 评分(表5-5)和修正的 Geneva 评分(表5-6)。

表 5-5 APE 临床可能性评估的 Wells 评分标准

项　目	原始版(分)	简化版(分)
既往肺栓塞或 DVT 病史	1.5	1
心率≥100 次／分	1.5	1
过去 4 周内有手术或制动史	1.5	1
咯血	1	1
肿瘤活动期	1	1
DVT 临床表现	3	1
其他鉴别诊断的可能性低于肺栓塞	3	1
临床发生概率		
肺栓塞可能性小	0～4	0～1
肺栓塞可能	≥5	≥2

表 5-6 APE 临床可能性评估的 Geneva 评分标准

项　目	原始版本(分)	简化版本(分)
既往肺栓塞或 DVT 病史	3	1
心率		
75～94 次／分	3	1
≥95 次／分	5	2
过去 1 个月内手术或骨折	2	1
咯血	2	1
肿瘤活动期	2	1
单侧下肢疼痛	3	1
下肢深静脉触痛及单侧肿胀	4	1
年龄＞65 岁	1	1
临床发生概率		
肺栓塞可能性小	0～5	0～2
肺栓塞可能	≥6	≥3

2. 诊断策略 APE 临床表现缺乏特异性,可以从无症状、隐匿到血流动力学不稳定,甚至发生猝死。诊断 APE 关键是增强意识,一般按疑诊、确诊和求因三个步骤进行。

(1) 伴休克或持续低血压的可疑 APE:此类患者临床可能性评估分值通常很高,为随时危及生命的可疑高危 APE 患者,应首选肺动脉 CTA 检查以明确诊断。诊断流程见图 5-5。

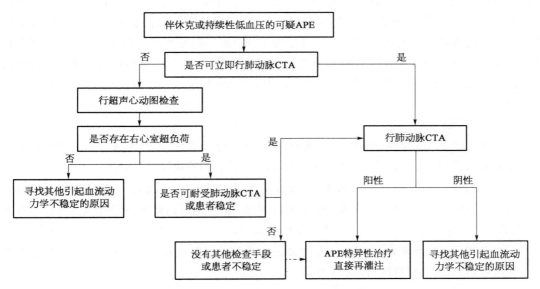

图 5-5 伴有休克或低血压症状疑似高危 APE 的诊断流程

(2) 不伴休克或持续性低血压的可疑 APE:首先进行临床可能性评估,在此基础上决定下一步诊断策略。对于低、中临床概率或急性 APE 可能性小的患者,进行血浆 D-二聚体检测,推荐使用高敏法。诊断流程见图 5-6。

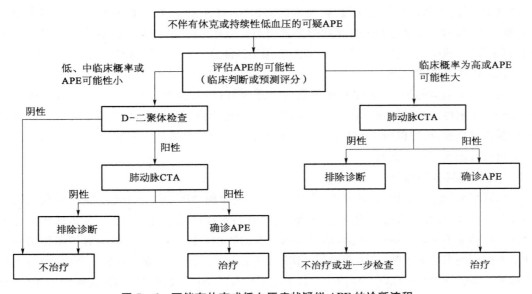

图 5-6 不伴有休克或低血压症状疑似 APE 的诊断流程

（3）寻找 APE 的成因和危险因素：对确诊的患者应行下肢深静脉加压超声等检查,以明确是否存在 DVT 及栓子的来源。

3. 初始危险分层　初始危险分层是根据患者的临床表现进行划分,对临床诊断和治疗方案有重要的指导意义。① 高危：如果存在休克或者持续低血压[指收缩压＜90 mmHg 和（或）收缩压下降≥40 mmHg],并持续 15 分钟以上,排除新发心律失常、血容量下降和脓毒症等。② 中危：血流动力学稳定,但存在右心功能不全（RVD）的影像学证据（超声心动图示右室扩大、运动减弱或压力负荷过重,CT 示右室扩大）和（或）心脏损伤标志物（cTnT/cTnI 和 BNP/NT - proBNP）升高。中危可再分为中高危（RVD 合并心脏损伤标志物升高）和中低危（RVD 或心脏损伤标志物升高）。③ 低危：血流动力学稳定,无 RVD 依据,心脏生物学标志物正常。

（二）鉴别诊断

1. 以呼吸困难、咳嗽、咯血或呼吸频率增加等呼吸系统表现为主　需与其他肺部疾病,如肺炎、胸膜炎、支气管哮喘、支气管扩张、肺不张及肺间质病等相鉴别。

2. 以胸痛、心悸、心脏杂音或肺动脉高压等循环系统表现为主　需与其他心脏疾病,如冠心病（心肌缺血、心肌梗死）、风湿性心脏病、先天性心脏病、高血压、肺源性心脏病、心肌炎及主动脉夹层等相鉴别,一些内分泌疾病如甲状腺功能亢进症等也要排除。

3. 以晕厥、惊恐等表现为主　有时被误诊为其他心脏或神经精神系统疾病,如心律失常、脑血管病、癫痫或短暂性脑缺血发作等。

【治疗】

治疗原则：早期诊断、早期干预,根据患者的危险度分层选择合适的治疗方案和疗程。

（一）一般处理

对高度疑诊或确诊 APE 的患者,应进行严密监护,监测呼吸、心率、血压、静脉压、心电图及血气的变化；为防止栓子再次脱落,要求绝对卧床,并注意不要过度屈曲下肢；保持大便通畅,避免用力；对于有焦虑和惊恐症状的患者应予安慰并可适当使用镇静剂；胸痛者可予止痛剂；对于发热、咳嗽等症状可给予对症治疗；为预防肺部感染和治疗静脉炎可使用抗生素。

（二）呼吸支持治疗

对有低氧血症的患者,采用经鼻导管或面罩吸氧；当合并严重的呼吸衰竭时,可使用经鼻（面）罩无创性机械通气或气管插管行机械通气；应避免做气管切开,以免在抗凝或溶栓过程中局部大量出血；应用机械通气中需注意尽量减少正压通气对循环的不利影响；合并有支气管痉挛时可应用支气管扩张剂。

（三）循环支持治疗

循环衰竭为急性 APE 患者的死亡原因之一。大面积 APE 时,由于右心室后负荷急剧增加和右心室缺血,导致右心功能衰竭；另外,由于右心室容量增加而使左心室充盈减少。对于出现右心功能不全,心排血量下降,但血压尚正常的病例,可予具有一定肺血管扩张作用和正性肌力作用的多巴酚丁胺；若出现血压下降,可增大剂量或使用其他血管加压药物（如去甲肾上腺素）,多巴酚丁胺可以联合应用去甲肾上腺素。有关 APE 液体支持的研究很少,有限的研究表明液体支持在没有右心室超负荷或缺血的患者中使用可以增加心排血量。

（四）抗凝治疗

抗凝为 APE 最基本的治疗方法，目的在于预防早期死亡和 DVT 复发。抗血小板药物不能满足 APE 或 DVT 的抗凝要求。

1. **适应证** 对于不伴有肺动脉高压及血流动力学障碍的 APE 和非近端肢体 DVT 者，或临床/实验室检查高度疑诊 APE 而尚未确诊者，或已经确诊 DVT 但尚未治疗者，如无抗凝治疗禁忌证，均应立即开始抗凝治疗，同时进行下一步的确诊检查。

2. **禁忌证** 活动性出血、凝血机制障碍、血小板减少、未控制的严重高血压、严重肝肾功能不全、近期手术史、妊娠早期 3 个月及产前 6 周、亚急性细菌性心内膜炎、渗出性心包炎及动脉瘤等，大多数属于相对禁忌证。

3. **胃肠外抗凝剂** 对于高度或中度临床可能性的患者，等待诊断结果的同时应给予胃肠道外抗凝剂。普通肝素、低分子量肝素或磺达肝癸钠均有即刻抗凝作用；初始抗凝治疗时，低分子量肝素和磺达肝癸钠优于普通肝素，发生大出血和肝素诱导血小板减少症（HIT）的风险也低；而普通肝素具有半衰期短、抗凝效应容易监测及可迅速被鱼精蛋白中和的优点，推荐用于拟直接再灌注、严重肾功能不全（肌酐清除率 <30 ml/min）或重度肥胖的患者。低分子量肝素和普通肝素主要依赖抗凝血酶系统发挥作用，如有条件建议使用前和使用中检测抗凝血酶活性，如果活性下降则需考虑更换抗凝药物。

（1）肝素：负荷剂量 2 000～5 000 U 或 80 U/kg 静脉注射，继之以 5～10 U/min 持续静脉输注。肝素持续静脉输注是首选方法，可避免肝素血浓度出现高峰和低谷，减少出血性并发症，在使用肝素时要注意密切监测。肝素的用药原则应快速、足量和个体化；早期（24 小时内）应用肝素抗凝治疗可以降低 APE 的再发率。

（2）低分子量肝素：不同低分子量肝素的剂量不同，一般 100～200 U/kg 皮下注射，每日 1 次或分为 2 次。对于大多数病例按体重给药是有效的，不需监测 APTT 和调整剂量，但对于过度肥胖者或孕妇宜监测抗 Xa 因子活性，及时调整剂量。在应用低分子量肝素的前 5～7 日内无须检测血小板数量；当疗程长于 7 日，之后每隔 2～3 日检测血小板计数。

4. **口服抗凝药物** 应尽早给予口服抗凝药，最好与胃肠道外抗凝同时进行。

（1）华法林：属于维生素 K 拮抗剂，是最常用的口服抗凝药。在肝素应用的第 1 日即可加用口服抗凝剂华法林，初始剂量为 3.0～5.0 mg。由于华法林起效慢，因此与肝素至少重叠应用 5 日，当国际标准化比值（INR）达到 2.5（2.0～3.0），或 PT 延长至正常值的 1.5～2.5 倍，持续 24 小时，方可停用低分子量肝素；单用华法林抗凝治疗须根据 INR 或 PT 调整其剂量，一般口服华法林的疗程至少 3 个月。部分病例的危险因素短期可以消除（如口服雌激素或临时制动等），疗程 3 个月即可；对于栓子来源不明的首发病例，需至少给予 6 个月的抗凝；对于复发性静脉血栓栓塞症或危险因素长期存在者，抗凝治疗的时间可达 12 个月或以上，甚至终身抗凝。华法林的主要并发症是出血，可用维生素 K_1 拮抗。

（2）非维生素 K 依赖的新型口服抗凝药：包括达比加群、利伐沙班、阿哌沙班和依度沙班等，以上 4 种新型口服抗凝药均不能用于严重肾功能损害的患者。

（五）溶栓治疗

溶栓治疗可迅速溶解血栓，恢复肺组织灌注，逆转右心衰竭，增加肺毛细血管血容量，降低病死率和复发率。

1. **适应证** 适用于血流动力学不稳定的病例,即出现因栓塞所致休克或低血压的病例,此类患者的死亡率高达 30%~75%,发生心搏骤停的患者死亡率更高。对于血流动力学正常,但超声心动图显示右心室运动功能减退或临床上出现右心功能不全表现的病例,是否进行溶栓仍然存在争议。

2. **时间窗** APE 起病 48 小时内即开始行溶栓治疗能够取得最大的疗效,但对于有症状的 APE 患者在 6~14 日内行溶栓治疗仍有一定作用。

3. **禁忌证** ① 绝对禁忌证:出血性卒中;6 个月内缺血性卒中;中枢神经损伤或肿瘤;近 3 周重大外伤、手术或者头部损伤;1 个月内消化道出血;已知的出血高风险患者。② 相对禁忌证:6 个月短暂性脑缺血(TIA)发作;应用口服抗凝药物;妊娠或分娩后 1 周;不能压迫止血部位的血管穿刺;近期曾行心肺复苏;难以控制的高血压(收缩压>180 mmHg);严重肝功能不全;感染性心内膜炎;活动性溃疡等。对于致命性大面积 APE,因其对生命的威胁极大,上述绝对禁忌证亦应被视为相对禁忌证。

4. **临床常用溶栓药物及用法** 目前临床上常用的溶栓药物有尿激酶(UK)、重组组织型纤溶酶原激活剂(rt-PA)和瑞替普酶(r-PA)。溶栓的并发症主要为出血,用药前应充分评估。用法:① 尿激酶:治疗急性 APE 的用法为 20 000 U/(kg·2 h)加入生理盐水静脉滴注。② rt-PA:50~100 mg 加入生理盐水持续静脉滴注 2 小时,体重<65 kg 的患者给药总剂量不应超过 1.5 mg/kg。③ r-PA:是国内临床上唯一的第三代特异性溶栓药,推荐 18 mg 溶于生理盐水静脉注射>2 分钟,30 分钟后重复注射 18 mg。

（六）其他治疗

包括外科肺动脉血栓摘除术、放置腔静脉滤器、使用介入技术经肺动脉导管碎解和抽吸血栓等,其各有优缺点,一般应用于内科药物治疗效果不佳的患者。

（七）预防

针对 PTE 人群的危险因素进行预防,如积极治疗局部感染,防止下肢静脉曲张,鼓励手术后患者早期下床活动,对有血栓形成或栓塞证据者行预防性抗凝治疗。

附1

机 械 通 气

机械通气根据是否建立人工气道分为无创通气和有创通气,此部分内容节选自 2010 年中华医学会重症医学分会制定的《机械通气临床应用指南》和 2018 年中国医师协会急诊医师分会等制定的《无创正压通气急诊临床实践专家共识》。

（一）无创正压通气

无创正压通气(non-invasive positive pressure ventilation, NIPPV)是最常用 NIV 的技术,指不需要侵入性或有创性的气管插管或气管切开,只是通过鼻罩、口鼻罩、全面罩或头罩等方式将患者与呼吸机相连接进行正压辅助通气的技术。NIPPV 可在一定程度上开放塌陷的上气道、提高肺通气容积、改善通气与 V/Q 值、改善氧合及 CO_2 潴留等。临床常用的 NIPPV 模式有持续气道正压(continuous positive airway pressure, CPAP)、双水平气道正压(biphasic positive airway pressure, BIPAP)以及保证平均容量的压力支持(average volume assured pressure support, AVAPS)等。

1. 适应证 NIPPV 主要适用于轻至中度呼吸衰竭的早期救治;也可用于有创-无创通气序贯治疗,辅助撤机。患者须具备以下条件:① 神志清醒,能自主清除气道分泌物,呼吸急促(频率>25 次/min),辅助呼吸肌参与呼吸运动。② 血气分析指标 $PaO_2<60$ mmHg 伴或不伴 $PaCO_2>45$ mmHg。常见疾病:AECOPD、急性心源性肺水肿和免疫抑制患者,对于支气管哮喘持续状态、肺炎、ARDS、各种手术后可能发生呼吸衰竭和拒绝气管插管者,病情相对较轻者可试验性使用,同时应严密观察,一旦病情恶化需立即改为有创通气治疗。

2. 禁忌证

(1)绝对禁忌证:心脏或呼吸骤停(或微弱),此时需要立即心肺复苏、气管内插管等生命支持。

(2)相对禁忌证:意识障碍;无法自主清除气道分泌物;严重上消化道出血;血流动力学不稳定;上气道梗阻;未经引流的气胸或纵隔气肿;无法佩戴面罩的情况如面部创伤或畸形;患者不配合等。相对禁忌证者应用 NIPPV,需综合考虑患者情况、权衡利弊后再做决策,否则增加 NIPPV 治疗失败或可能导致患者损伤的风险。

3. 操作方法

(1)操作前准备:筛选好患者,并与患者充分沟通以利于配合;心电、SpO_2 等监测。

(2)呼吸机选择:要求能提供双水平正压通气模式,提供的吸气压力可达到20~30 cmH_2O,能满足患者吸气需求的高流量气体(>100 L/min),具备一些基本的报警功能;若用于 I 型呼吸衰竭,要求能提供较高的 FiO_2(>50%)和更高的流速需求。

(3)通气模式与参数调节:持续气道正压(CPAP)和双水平正压通气(BiPAP)是最常用的两种通气模式。BiPAP 有两种工作模式:自主呼吸通气模式(S 模式,相当于压力支持通气+PEEP)和后备控制通气模式(T 模式,相当于压力控制通气+PEEP)。因此,BiPAP 的参数设置包括吸气压力(IPAP)、呼气压力(EPAP)及后备控制通气频率。BiPAP 参数调节原则:IPAP 和 EPAP 均从较低水平开始,患者耐受后再逐渐上调,一直达到满意的通气和氧合水平,或调至患者可耐受的水平。BiPAP 模式通气参数设置的参考值见表5-7。

表5-7 BiPAP 模式参数设置常用参考值

参 数	参 考 值
IPAP/潮气量	10~25 cmH_2O/(7~15 ml/kg)
EPAP	3~5 cmH_2O(I 型呼吸衰竭时用4~12 cmH_2O)
T 模式	10~20 次/分
吸气时间	0.8~1.2 秒

4. 注意事项 避免面部皮肤损伤,避免胃胀气,加强湿化,避免 CO_2 潴留,争取患者配合,避免误吸。

（二）有创通气

有创机械通气的生理目标：改善或维持动脉氧合；支持肺泡通气；维持或增加肺容积；减少呼吸做功。临床治疗目标：纠正低氧血症；纠正急性呼吸性酸中毒，但 CO_2 并非一定降到正常水平；缓解呼吸窘迫；防止或改善肺不张；保证镇痛镇静和肌松剂使用的安全性；减少全身和心肌氧耗；通过控制性过度通气降低颅内压；在胸壁完整性受损的情况下，机械通气可促进胸壁稳定，维持通气和肺膨胀。

1. 适应证

（1）通气异常：① 呼吸肌肉功能不全或衰竭，如呼吸肌疲劳、胸壁稳定性、结构异常和吉兰-巴雷综合征、重症肌无力及进行性肌营养不良等神经肌肉疾病；② 通气驱动降低，如苯二氮䓬类药物中毒、肺性脑病等；③ 气道阻力增加和（或）阻塞，如哮喘、COPD 等。

（2）氧合异常：顽固性低氧血症、ARDS；需要 PEEP；呼吸功明显增加等。

（3）其他情况：需要使用镇静剂和（或）肌松剂；需要降低全身或心肌氧耗；需要适当过度通气，以降低颅内压；需要肺复张，防止肺不张等。

2. 禁忌证　机械通气没有绝对禁忌证，但以下情况行机械通气时可能使病情加重：气胸及纵隔气肿未行引流、肺大疱和肺囊肿、低血容量性休克未补充血容量、严重肺出血及气管-食管瘘等。如出现致命性通气和氧合障碍时，应积极处理原发病（如尽快行胸腔闭式引流、积极补充血容量等），同时不失时机地应用机械通气。

3. 并发症　① 呼吸机相关性肺损伤（ventilator-associated lung injury，VALI），主要包括气胸、纵隔气肿、心包积气、皮下气肿及肺实质气肿等气压伤，以及肺水肿和系统性气体栓塞；② VAP；③ 氧中毒，是长时间吸入高浓度氧导致的肺损伤，FiO_2 越高则肺损伤越重，目前认为 $FiO_2 \leqslant 0.5$ 相对安全；④ 呼吸机相关的膈肌功能不全，是指在长时间机械通气过程中膈肌收缩功能下降，导致撤机困难；呼吸肌无力和疲劳是主要原因之一，保留自主呼吸可以保护膈肌功能。另外，机械通气患者使用肌松剂和大剂量糖皮质激素可以导致肌病的发生。

4. 机械通气的分类

（1）"定容"和"定压"型通气：① 定容型通气：呼吸机以预设通气容量来管理通气，即呼吸机送气达预设容量后停止送气，依靠肺、胸廓的弹性回缩力被动呼气。常见的定容通气模式有容量控制通气、容量辅助控制通气、间歇指令通气（IMV）和同步间歇指令通气（SIMV）等，统称为容量预设型通气（VPV）。② 定压型通气：呼吸机以预设气道压力来管理通气，即呼吸机送气达到预设压力且吸气相维持该压力水平，而潮气量是由气道压力与 PEEP 之差及吸气时间决定，并受呼吸系统顺应性和气道阻力的影响。常见的定压型通气模式有压力控制通气（PCV）、压力辅助控制通气（P-ACV）、压力控制-同步间歇指令通气（PC-SIMV）及压力支持通气（PSV）等，统称为压力预设型通气（PPV）。

（2）控制和辅助通气：① 控制通气（CV）：呼吸机完全代替患者的自主呼吸，呼吸频率、潮气量、吸呼比和吸气流速等由呼吸机提供全部的呼吸功，适用于严重呼吸抑制或伴呼吸暂停的患者。② 辅助通气（AV）：依靠患者的吸气努力触发呼吸机吸气活瓣实现通气，当存在自主呼吸时，根据气道内压力降低（压力触发）或气流（流速触发）的变化触发呼吸机送气，按预设的潮气量（定容）或吸气压力（定压）输送气体，呼吸功由患者和呼吸机共同完成，适用于呼吸中枢驱动正常的患者。

5.机械通气的常用模式特点及应用 见表5-8。

表5-8 机械通气常用模式特点及应用

通气模式	特　　点	优　　点	缺　　点	应　　用
机械控制通气（CMV）	潮气量、吸气时间及呼吸频率完全由呼吸机产生并控制，与患者的自主呼吸无关	可完全替代患者的自主呼吸，最大限度减少患者的自主呼吸负荷	使用不当可出现失用性呼吸肌萎缩，有自主呼吸时易发生人机对抗	没有自主呼吸者，呼吸中枢抑制者，呼吸肌疲劳者及麻醉过程中的患者
机械辅助通气（AMV）	呼吸机对患者的自主呼吸动作产生反应并施与同步性通气支持，潮气量由呼吸机控制，呼吸频率由患者控制	与CMV相比不易发生人机对抗及失用性肌萎缩，利于患者呼吸功能恢复	使用不当易发生通气过度或不足	有自主呼吸且自主吸气可触发呼吸机送气的患者
辅助-控制通气（A／CV）	综合AMV和CMV的特点，通气依靠患者触发，并以CMV的预设频率作为备用	当吸气不能触发，或触发通气频率低于备用频率时，通气机以备用频率取代，可保证每次通气的容量(或压力)	如辅助频率过快，可致通气过度和产生auto-PEEP，久用易致呼吸肌萎缩	临床上最常用的通气模式之一
同步间歇指令通气（SIMV）	在自主呼吸时，呼吸机根据预设的参数给予患者间歇性通气支持	保证患者通气量，降低气道平均压力，减少气压伤，锻炼呼吸肌肌力，减少呼吸肌负荷，使V／Q值更合适，促进脱机	使用不当或患者病情突变变化时，可出现通气不足、缺氧、CO_2潴留及呼吸肌疲劳	临床上最常用的通气模式之一
压力支持通气（PSV）	在自主呼吸时，患者吸气一开始，呼吸机即给予一恒定压力帮助患者吸气，以克服气道阻力及扩张肺	减少患者吸气做功，利于呼吸肌疲劳的恢复及呼吸功能锻炼	支持压力调节不当或胸肺顺应性发生改变等，可出现通气过度或通气不足	主要应用于撤离机械通气的过程
持续气道正压（CPAP）	在自主呼吸时，呼吸机为患者提供一个持续的高速正压气流，流速超过患者吸气流速，可使吸/呼气相气道内保持一定的正压	增加功能残气量、改善V／Q值，改善肺顺应性，防止肺泡闭陷	增加气道峰压及水平压，若使用不当可出现气压伤及心血管抑制	ARDS、肺水肿患者
双水平正压通气（BiPAP）	使患者有可能在两个不同水平的PEEP上进行自主呼吸，是正压通气的一种增强模式，允许患者在通气周期的任何时刻都能进行不受限制的自主呼吸	患者能在机械通气时保留自主呼吸，使患者的自主呼吸能成为总的通气量的一部分，因而能减少对机械通气的依赖程度	患者需有较稳定的自主呼吸，提供的机械辅助功能低	可应用于经过选择的肺损伤与COPD患者

6. 机械通气参数的设定

(1) 潮气量：通常根据体重选择 5～12 ml/kg，并结合呼吸系统的顺应性、阻力进行调整，避免气道平台压超过 30～35 cmH_2O。

(2) 呼吸频率：成人通常设定为 12～20 次/分，急、慢性限制性肺疾病时也可根据每分通气量和目标 PCO_2 水平设定为超过 20 次/分。

(3) 流速调节：成人通常设置在 40～60 L/min，根据每分通气量、呼吸系统的阻力和肺的顺应性调整，流速波形在临床上常用减速波或方波。

(4) 吸气时间和吸呼比(I∶E)：通常设置吸气时间为 0.8～1.2 秒或吸呼比为 1∶(1.5～2)。使用 CV 的患者可适当延长吸气时间及吸呼比，但应注意患者的舒适度，并监测 PEEPi 及对心血管系统的影响。

(5) 触发灵敏：一般情况下，压力触发常为 −1.5～−0.5 cmH_2O，流速触发常为 2～5 L/min。

(6) FiO_2：机械通气初始阶段，可给高 FiO_2(100%)以迅速纠正严重缺氧，以后根据目标 PaO_2、PEEP、MAP 水平和血流动力学状态，降低 FiO_2 至 50% 以下，并酌情加用 PEEP、增加平均气道压、应用镇静剂或肌松剂等措施以维持 $SaO_2>90%$。

(7) PEEP：设置 PEEP 的作用是使萎陷的肺泡复张、增加平均气道压并改善氧合，克服 PEEPi 引起呼吸功的增加，但高水平 PEEP 可影响回心血量及左心室后负荷。

7. 撤机　也称脱机，是指逐渐降低机械通气水平，逐步恢复患者自主呼吸，最终脱离呼吸机的过程。当导致呼吸衰竭的病因好转后，应尽快开始撤机；延迟撤机将增加医疗费用和机械通气并发症的发生；过早撤机又可导致撤机失败，增加再插管率和病死率。

附 2

体外膜肺氧合

体外膜肺氧合(ECMO)被定义为使用改良的体外循环回路为可能可逆的心脏和(或)呼吸衰竭患者提供临时生命支持，从而为原发病的诊治争取时间。ECMO 通过泵(其作用类似人工心脏)将血液从体内引至体外，经膜式氧合器(其作用类似人工肺，简称膜肺)进行气体交换之后再将血回输入体内，完全或部分替代心和(或)肺功能，并使心肺得以充分休息。按照治疗方式和目的，ECMO 主要有静脉-静脉 ECMO(VV‐ECMO)和静脉-动脉 ECMO(VA‐ECMO)两种。VV‐ECMO 适用于仅需要呼吸支持的患者，VA‐ECMO 可同时进行呼吸和循环支持。

（一）适应证

1. 各种原因引起的严重心源性休克　如心脏术后、心肌梗死、心肌病、心肌炎、心搏骤停及心脏移植术后等。

2. 各种原因引起的严重急性呼吸衰竭　如 ARDS、哮喘持续状态、肺移植前过渡期、肺移植后原发移植物衰竭、弥漫性肺泡出血、肺动脉高压危象、APE 及严重支气管胸膜瘘等。

3. 各种原因引起的严重循环衰竭　如感染性休克、冻伤、大面积重度烧伤、药物中毒、一氧化碳中毒、溺水及严重外伤等。

（二）禁忌证

ECMO 没有绝对禁忌证，如患者具有以下不利因素可作为相对禁忌证：原发病可逆性小、具有多种严重的合并症与并发症，或存在严重影响 ECMO 操作的社会—经济因素等。此外，以下情况应注意：患者有应用肝素的禁忌或相对禁忌，如严重凝血功能障碍、合并有近期颅内出血或对肝素过敏等；长时间（＞7～10 日）、高通气支持水平（气道平台压＞30 cmH$_2$O）的机械通气患者行 ECMO 的成功率较低，需谨慎；高龄患者；对于体重＞1 kg/cm（身高）或 BMI＞45 kg/m^2 的患者，目前膜肺所提供的氧供尚不能满足机体的需求。

（三）并发症

1. 出血　是 ECMO 最主要的并发症，使用肝素是最常见的原因。

2. 栓塞　血凝块、空气或固体颗粒等均可引起血管栓塞。管路中加装血液滤器可减少栓塞的发生，同时需要严密监测并调整活化凝血时间（ACT），使其达到目标值。

3. 感染　包括插管部位感染、导管源性感染及肺部感染等，必须在置管及实施 ECMO 中严格无菌操作。

4. 其他　包括 DIC 及心力衰竭等。

（四）操作步骤

1. 穿刺置管　目前大部分 ECMO 置管能在床旁通过穿刺方式建立，无须切开。置管的穿刺方式通常采用 Seidinger 技术，应用扩张管沿导丝对置管皮肤和皮下通道进行逐级扩张；通常情况下颈内静脉/股动脉回血端管路的置入深度为 14～15 cm，而股静脉引血端的置入深度为 43～47 cm；可以通过胸部 X 线检查了解导管的位置，股静脉引血端开口应在下腔静脉接近右心房开口处，大约在横膈水平、第 10 胸椎左右，颈内静脉回血端开口应在上腔静脉接近右心房开口处，大约以第 4 胸椎下缘为标记；置管前根据病情进行全身肝素化。

2. 连接　将完成预冲、夹闭循环的 ECMO 系统转移至床旁，接通电源与氧气，连接好提前稳定运行于 37℃水温的水箱；由辅助人员将 ECMO 系统引血、回血管路递给穿刺操作者，再由操作者将引血管路和回血管路分别与引血、回血导管切实相连；连接时排出两端连接管路的开口部分的空气。应注意患者低血容量或自主呼吸较强时可能导致引血困难、空气进入血管内产生气体栓塞。

3. 开机运行　全面、仔细检查 ECMO 系统管路，连接无误、牢固可靠后，打开离心泵达到 1500r/min，打开管路上的管钳，开通氧气，可见膜肺后血液迅速变为鲜红色，患者氧合逐渐改善；根据病情需要，将血流量调节至维持基本氧合水平，氧气流量通常与血流量之比为 1∶1。

4. 固定　缝扎固定血管内导管于患者皮肤，以无菌敷料覆盖。

5. 抗凝　选择抗凝药物（普通肝素最常用）；在置入 ECMO 导管前应以冲击剂量给药（50～100 U/kg），此后在 ECMO 运行过程中持续静脉泵入；根据监测凝血指标来调整肝素剂量，基本目标是不出血、适度抗凝、适度纤溶，即保持凝血、抗凝及纤溶之间的平衡。

（五）注意事项

1. 疾病潜在可逆性　ECMO 作为一种脏器支持治疗手段，对原发病本身没有直接治疗作用，因此在决定是否给患者行 ECMO 治疗之前，应综合判断原发病的潜在可逆性，同时应综合考虑所在单位对这种疾病的综合诊治能力，这是决定是否行 ECMO 治疗最为重要的先决条件。

2. 原发病的严重程度及进展　应对呼吸衰竭严重程度进行较为客观的评估，如测定 PaO$_2$/FiO$_2$、呼吸系统静态顺应性、气道阻力、气道压力以及 PEEPi 等。在优化目前机械通气治疗的情况下仍不能维持患者满意的通气和（或）氧合，并有恶化的趋势，才可考虑行 ECMO。

3. 合并症与并发症　如果在严重呼吸衰竭的基础上再合并严重的合并症（如高血压、糖尿病、冠心病、脑血管病及出凝血功能障碍等)及并发症(如多个脏器严重功能不全),将会大大增加治疗的难度,从而显著降低 ECMO 的成功率。

4. 社会—经济因素　ECMO 的成本昂贵,并发症较多,总体成功率受多种因素影响,因此需要患者家属充分理解治疗的意义、费用及整个过程的困难程度,积极配合,才能最大限度地提高成功率。

5. 管理经验与团队建设　一个完整的 ECMO 团队需包括呼吸、危重症医学、心胸外科、血管外科、超声科和输血科等多个学科的配合,并且能及时到位;而 ECMO 患者的管理涉及全身各个脏器系统,要求相关人员在呼吸、循环、血液、营养和感染等各个领域均有丰富的经验。

第六章

消化系统急症

导学 掌握消化道出血、重症急性胰腺炎、急性胃肠损伤和急性肝衰竭的定义、临床表现、诊断及治疗。熟悉相关疾病的病因、发病机制、辅助检查及诊疗方法。了解相关疾病的中医中药治疗。

第一节 消化道出血

消化道出血是指从食管到肛门之间消化道的出血，是消化系统常见的病症。如果一次失血超过全身总血量的20％（800～1 000 ml以上），可出现血容量减少，严重者出现休克、危及生命，称为消化道大量出血。上消化道出血是指屈氏韧带以近消化道出血，中消化道出血是指屈氏韧带至回盲部出血，下消化道出血是指回盲部以远消化道出血。

【病因】

消化道出血可因消化道本身的炎症、机械性损伤、血管病变及肿瘤等因素所引起，也可因邻近器官的病变和全身性疾病累及消化道所致。按消化道出血的解剖部位可分为以下病因。

（一）上消化道出血

临床上最常见的病因是消化性溃疡、食管胃底静脉曲张出血及急性糜烂出血性胃炎等。具体部位与疾病：① 食管疾病：食管炎症、溃疡、食管黏膜撕裂症和物理或化学损伤。② 胃、十二指肠疾病：如消化性溃疡、急慢性胃炎/十二指肠炎、应激性溃疡、胃黏膜脱垂、急性胃扩张、胃癌、淋巴瘤、平滑肌瘤、憩室炎、胃扭转和血管瘤等。③ 胃肠吻合术后的吻合口溃疡和空肠溃疡。④ 门静脉高压导致的食管胃底静脉曲张出血、门静脉炎或门静脉阻塞等。⑤ 上消化道邻近组织或器官疾病：胆道出血（胆管或胆囊结石、胆道蛔虫病、胆囊或胆管癌、胆道术后损伤、肝癌、肝脓肿或肝血管瘤破入胆道）、胰腺疾病累及十二指肠及纵隔脓肿破入食管等。

（二）中消化道出血

常见有肠血管畸形、克罗恩病、肠憩室、钩虫感染、各种良恶性肿瘤、缺血性肠病、肠系膜动脉栓塞、肠套叠及放射性肠炎等。

（三）下消化道出血

最常见病因是大肠息肉/癌症、肠道炎性疾病和血管病变等。具体部位和疾病：① 肛管疾病：如痔疮、肛裂和肛瘘等。② 直肠疾病：如直肠炎症/损伤、直肠肿瘤或脓肿侵入直肠、静脉曲张和血管病变等。③ 结肠疾病：如炎性病变（溃疡性结肠炎、缺血性肠炎和感染性肠炎）、肠道憩室、肠息肉、肠套叠、结肠癌和神经内分泌肿瘤等。

（四）全身性疾病

非特异性地累及部分消化道，也可弥散于全消化道。常见疾病：① 血管性疾病：如过敏性紫癜、动脉粥样硬化、结节性多动脉炎、系统性红斑狼疮（systemic lupus erythematosus，SLE）、遗传性出血性毛细血管扩张、弹性假黄瘤及 Degos 病等；② 血液系统疾病：如血友病、原发性血小板减少性紫癜、白血病、DIC 及其他凝血机制障碍等；③ 其他疾病：如尿毒症、急性感染（如流行性出血热、钩端螺旋体病）、某些结缔组织病、应激相关胃黏膜损伤及某些药物所致消化道损伤等。

【发病机制】

消化道出血可由消化道局部炎症、损伤、血管病变或肿瘤所致，也可因邻近器官病变或全身性疾病累及消化道引起。基本病理机制为各种病因引起消化道黏膜层或肌层糜烂、溃疡、肉芽组织增生坏死，导致血管破裂出血。

【临床表现】

表现取决于出血病变的性质、部位、失血量、速度和全身情况。

（一）呕血、黑便和便血

是消化道出血特征性的临床表现。上消化道急性大量出血多表现为呕鲜红色血性胃内容物，如出血后在胃内潴留，呕吐物呈咖啡色，少量出血则表现为粪便隐血阳性或柏油样便。右半结肠出血时，粪便颜色常为暗红色；左半结肠和直肠出血时，粪便颜色则为鲜红色。

（二）失血性休克

如失血量过大、出血速度过快，则可表现为急性循环衰竭，出现四肢湿冷、心率加快、血压下降，甚至休克。老年人器官储备功能低下，加之常有慢性疾病，即便出血量不大，也可迅速引起器官功能衰竭，增加死亡率。

（三）贫血

急性出血早期 Hb 可无明显变化，随后因血液稀释，Hb 和红细胞数值降低。在出血后平均 32 小时，Hb 可稀释到最大程度。慢性消化道出血可以出现缺铁性贫血。

（四）氮质血症

上消化道大量出血时，由于血液中的蛋白质在肠道被分解、吸收，可产生肠源性氮质血症；如果出现失血性休克，可造成肾血流减少，引起肾前性氮质血症；若严重而持续的休克状态不能纠正，可发生肾性氮质血症。

（五）发热

消化道出血后 24 小时内患者可出现低热，并持续数日，为吸收热。

【辅助检查】

（一）实验室检查

血常规、粪常规、粪便/呕吐物隐血和肝肾功能（尤其 BUN 可暂时升高，称肠源性氮质血症）检查均可有所变化，其中血常规和粪便/呕吐物隐血对出血严重程度的评估更有意义。

（二）特殊检查

1. 内镜检查 是消化道出血定性、定位诊断的首选方法，可确诊 90% 以上消化道出血的病因,其诊断正确率可达80%～90%,而在诊断的同时可进行治疗,因此在出血急性期仍可行胃镜检查,但须通过积极内科治疗尽量维持患者基本生命体征平稳。如有大量活动性出血,可以留置胃管后抽吸胃内积血,并用生理盐水冲洗,以免积血影响观察。胶囊内镜可以诊断十二指肠降段以远的小肠病变(传统内镜难以到达的"盲区")所致的消化道出血,该检查在出血活动期或静止期均可进行,对小肠病变诊断阳性率在60%～70%,是目前小肠出血的一线检查方法。

2. 血管造影 在活动性出血情况下,选择性血管造影对消化道出血的诊断和治疗具有重要作用,对确定下消化道出血部位及病因很有帮助,也是发现血管畸形、血管瘤所致出血的可靠方法。其局限性在于仅对活动性、出血量较大的动脉性出血诊断阳性率高。

3. 剖腹探查 对各种检查均无法明确出血原因时,应考虑剖腹探查;术中联合内镜、血管造影等方法可提高诊断成功率。

4. 其他检查 B超、CT及MRI检查有助于了解肝、胆、胰病变,对诊断胆道出血具有重要意义;X线钡餐造影有助于发现肠道憩室及较大的隆起或凹陷性肿瘤;腹部CT检查对于有腹部包块、肠梗阻征象的患者有一定诊断价值。

【诊断和鉴别诊断】

(一)诊断

1. **确定消化道出血的诊断** 根据呕血、黑便、血便和失血性周围循环衰竭的临床表现,呕吐物或黑便隐血试验阳性,Hb浓度、红细胞计数及HCT下降的实验室依据,可诊断为消化道出血,但必须排除消化道以外出血因素的干扰。

2. **消化道出血的病因诊断** 处于应激状态(如严重创伤、烧伤、手术或严重感染等)或服用糖皮质激素、非甾体抗炎药的患者,其出血原因可能为急性胃黏膜病变;呕大量鲜红血伴有慢性肝脏疾病患者,应首先考虑门静脉高压伴食管胃底静脉曲张破裂出血,其次为消化性溃疡、急性糜烂出血性胃炎等;突然腹痛、休克和便血者,应考虑动脉瘤破裂;有心房颤动病史的老年患者出现腹痛和便血,考虑缺血性肠病可能大;同时有黄疸、发热、腹痛和消化道出血的患者,胆源性出血不能除外。另外,需结合各种检查方式,如CT、MRI、内镜检查和血管造影或剖腹探查结果等,明确消化道出血的病因。

3. **活动性出血的诊断** 由于肠道内积血需经数日(约3日)才能排尽,故不能以黑便作为上消化道继续出血的指标。有下列情况发生时,应考虑存在活动性出血:① 反复呕血,或转为鲜红色,黑便次数增多,粪便变稀薄,呈暗红色,伴有肠鸣音亢进;② 周围循环衰竭,或须积极快速补液输血,血压才能稳定,或稳定后仍有波动;③ 血红细胞计数、Hb和HCT持续下降;④ 在补液与尿量足够的情况下,BUN持续或再次增高;⑤ 胃管抽出物有较多新鲜血性内容物。

4. **出血严重程度评估** 临床上对消化道出血量精确估计比较困难,以上消化道出血为例,每日出血量>5～10 ml,粪便隐血试验可呈阳性;每日出血量50～100 ml,可出现黑便;胃内积血超过250～300 ml,可发生呕血;一次出血量超过400 ml,可出现全身症状如头昏、心悸及乏力等;短期内出血超过1 000 ml,可出现周围循环衰竭表现。动态监测血压、脉搏等临床表现,结合血红细胞计数、Hb和HCT测定,有助于估计失血程度。急性消化道出血危险程度分层见表6-1。

表 6-1　急性消化道出血危险程度分层

分层	症状和体征	休克指数*	处　　置	医疗区域
极高危	心率＞120次/分,收缩压＜70 mmHg或急性血压降低(较基础收缩压降低30～60 mmHg),心跳、呼吸停止或节律不稳定,通气氧合不能维持	＞1.5	立即复苏	急诊抢救区
高危	心率100～120次/分,收缩压70～90 mmHg,晕厥、少尿、意识模糊、四肢末梢湿冷、持续的呕血或便血	1.0～1.5	立即监护生命体征,10 min内开始积极救治	急诊抢救区
中危	血压、心率、Hb基本正常,生命体征暂时稳定,高龄或伴严重基础疾病,存在潜在生命威胁	0.5～1.0	优先诊治,30 min内接诊,候诊时间＞30 min需再次评估	急诊普通诊疗区
低危	生命体征平稳	0.5	顺序就诊,60 min内接诊,候诊时间＞60 min需再次评估	急诊普通诊疗区
极低危	病情稳定,GBS≤1	0.5	随访	门诊

注:在保证医疗安全的前提下,根据本地区及医院医疗环境与资源进行适当调整;Hb为血红蛋白;GBS为格拉斯哥-布拉奇福德评分。* 休克指数=心率/收缩压;0.5为血容量正常;0.5～1.0为轻度休克,失血量20%～30%;1.0～1.5为中度休克,失血量30%～40%;1.5～2.0为重度休克,失血量40%～50%;＞2.0为极重度休克,失血量＞50%。

（二）鉴别诊断

1. **呕血或黑便**　常提示有消化道出血,但还需与下列因素鉴别:① 需要鉴别呕血与咯血;② 口、鼻或咽喉部出血,需要仔细询问病史和局部检查;③ 食物及药物引起的黑便,如动物血、碳粉、铁剂或铋剂等,需要详细询问病史。

2. **休克**　由于少数大量消化道出血患者在临床上还没有出现呕血、黑便时,即发生休克,因此在排除其他休克原因和疾病外,需要考虑急性消化道出血的可能。

3. **其他**　鉴别消化道出血的具体部位。

【治疗】

（一）预防

可根据不同的病因进行积极预防,如危重患者应用质子泵抑制剂(PPI)预防消化性溃疡,幽门螺杆菌阳性者进行积极的抗菌治疗,食管静脉曲张者以少渣饮食为宜等。以预防应激性溃疡为例:

1. **高危和危险因素**

（1）具有以下任何一项高危因素应使用药物预防:① 机械通气＞48小时;② 凝血功能障碍(INR＞1.5,血小板＜50×10^9/L 或 APTT＞正常值 2 倍);③ 原有消化道溃疡或出血病史;④ 严重颅脑、颈或脊髓外伤;⑤ 严重烧伤(烧伤面积>30％);⑥ 严重创伤、多发伤;⑦ 各种困难、复杂的手术;⑧ 急性肝、肾功能衰竭;⑨ ARDS;⑩ 休克或持续低血压;⑪ 脓毒症;⑫ 急性脑血管意外;⑬ 严重的心理应激,如精神创伤、过度紧张等。

(2)若同时具有以下任意两项危险因素应考虑使用药物预防应激性溃疡:① ICU 住院时间>1 周;② 粪便隐血时间持续>3 日;③ 大剂量使用糖皮质激素(每日氢化可的松>250 mg);④ 合并使用非甾体消炎药。

2. 药物选择　① 抑酸药:胃酸和胃蛋白酶可干扰内外源性凝血系统,抑制血小板因子Ⅲ的活性及血小板聚集,并可破坏血凝块形成。有效的抑酸治疗使胃内 pH>6,可以避免血凝块过早溶解,促进血小板聚集和加强局部凝血功能,有利于止血和预防再出血。PPI 是 ICU 成人危重患者预防应激性溃疡的首选药物,比 H_2 受体拮抗剂更能持续稳定地升高胃内 pH,降低应激性溃疡相关出血风险的效果明显优于 H_2 受体拮抗剂。推荐在原发病发生后以标准剂量PPI 静脉滴注,每 12 小时 1 次,至少连续 3 日,当患者病情稳定可耐受肠内营养或进食、临床症状开始好转或转入普通病房后可改成口服药或逐渐停药。② 抗酸药:氢氧化铝、铝碳酸镁或 5％碳酸氢钠溶液等,可从胃管内注入提高胃内 pH,但其降低应激性溃疡相关出血风险的效果不及 PPI。③ 消化道黏膜保护剂,如康复新等。

(二)紧急评估

消化道大量出血患者的处理原则是迅速评估血流动力学状态,尽快启动必要的循环复苏,在尽可能维持循环稳定的条件下开始后续的诊治步骤,包括判断出血来源、选择适当的止血措施等。针对以头晕、乏力及晕厥等不典型症状就诊的患者,急诊医师应保持高度的警惕,特别是伴有血流动力学不稳定、面色苍白及无法解释的急性 Hb 降低的患者,应积极明确或排除消化道出血的可能;对意识丧失、呼吸停止及大动脉搏动不能触及的患者,应立即进行心肺复苏。

(三)紧急处理

1. 常规治疗　消化道大量出血治疗成功的关键是保证重要脏器的血流灌注和氧供需求。对紧急评估中发现意识障碍或呼吸循环障碍的患者,应常规采取"OMI"处理,即吸氧(oxygen,O)、监护(monitoring,M)和建立静脉通道(intravenous,I)的处理。对严重出血的患者,应当开放两条甚至两条以上通畅的静脉通道,必要时采用中心静脉穿刺置管,并积极配血,进行液体复苏;意识障碍、排尿困难及所有休克的患者需留置导尿,记录每小时尿量;所有急性上消化道大量出血的患者均需绝对卧床,意识障碍的患者头部偏向一侧,避免呕血误吸;意识清楚、能够配合的患者应留置胃管并冲洗,对判断活动性出血有帮助,但对肝硬化、食管静脉曲张患者及配合度差的患者插胃管应慎重,避免操作加重出血。

2. 输液和输血　既往心肺功能不全患者可通过血流动力学监测来指导补液;由于血压降低主要是外周血容量不足,出血早期一般不需要使用升压药物维持血压,但对补充血容量无明显治疗反应的休克患者,可选择性使用升压药物。补充血容量可选择的液体有晶体(生理盐水和林格液)和血液制品。循环复苏时一般先采用晶体,如低血压改善不明显或存在低蛋白血症时可补充白蛋白,如患者存在出血倾向应考虑输注新鲜冰冻血浆或血小板等血制品;对无活动性出血的年轻患者,维持血红蛋白>70 g/L 即可,而老年、有心脑血管疾病或再出血危险性很大的患者,则可将 Hb 水平适当提高;凝血功能障碍患者应补充凝血因子或新鲜冰冻血浆,血小板明显减少($<50×10^9$ g/L)或功能障碍患者需补充血小板。门静脉高压出血患者应控制门

静脉压力,防止再次出血。

3. 食管胃底静脉曲张破裂出血(esophageal-gastric variceal bleeding,EGVB)的治疗 ① 限制性液体复苏;② Hb<70 g/L 是输注浓缩红细胞的阈值,但要结合患者的并发症、年龄、血流动力学和出血情况;③ 推荐使用抑酸药物(PPI 或 H₂受体拮抗剂)和生长抑素联合治疗 5日;④ 入院后尽早进行上消化道内镜(12 小时内)检查;⑤ 对治疗失败的高危患者,可考虑尽早行颈静脉肝内门—体静脉支架分流术(TIPS)或使用自膨式支架;⑥ 预防性应用广谱抗菌药物。

(四)限制性液体复苏

对于门脉高压 EGVB 的患者,血容量的恢复要谨慎,过度输血或输液可能导致继续或再出血。在液体复苏过程中,应避免仅用生理盐水扩容,以免加速或加重腹水及其他血管外液体的蓄积,必要时根据患者情况补充新鲜冰冻血浆、血小板或冷沉淀等血制品。对于急性大量出血患者,应尽可能施行 CVP 监测,以指导液体的输入量。

液体复苏后血容量充足的判定指标:收缩压 90～120 mmHg,脉搏<100 次/分,尿量>40 ml/h,血钠<140 mmol/L,意识清楚或好转,无显著脱水貌。对大量失血的患者输血达到血红蛋白 80 g/L、HCT 25%～30% 为宜,不可过度,以免诱发再出血。

(五)药物治疗

1. **抑酸药物** 临床上常用 PPI 和 H₂受体拮抗剂,在明确病因前推荐静脉使用 PPI 进行经验性治疗抑制胃酸分泌,提高胃内的 pH。

2. **止、凝血治疗**

(1)对血小板缺乏患者避免使用阿司匹林联合氯吡格雷强化抗血小板治疗;对血友病患者首先输注凝血因子,同时应用 PPI。对凝血功能障碍患者可采取:输注新鲜冰冻血浆;给予氨甲环酸补充纤维蛋白原;血栓弹力图监测下进行成分输血;静脉注射维生素 K₁,为防止继发性纤溶可使用氨甲苯酸(止血芳酸)等抗纤溶药,云南白药等中成药也有一定疗效。

(2)对留置胃管患者可灌注硫糖铝混悬液或冰冻去甲肾上腺素溶液(去甲肾上腺素 8 mg加入冰生理盐水 100～200 ml),可促进血管收缩、止血。

3. **生长抑素及其类似物** 生长抑素是由多个氨基酸组成的环状活性多肽,能够减少内脏血流,降低门静脉压力,抑制胃酸和胃蛋白酶分泌,抑制胃肠道及胰腺肽类激素分泌等,是肝硬化 EGVB 的首选药物之一,也被用于急性非静脉曲张出血的治疗。使用生长抑素可显著降低消化性溃疡出血患者的手术率,预防早期再出血的发生。奥曲肽是人工合成的 8 肽生长抑素类似物,可皮下或静脉注射。

4. **抗菌药物** EGVB 患者在活动性出血时常存在胃黏膜和食管黏膜炎性水肿,预防性使用抗菌药物有助于止血,并可减少早期再出血及感染,提高生存率。

5. **血管升压素及其类似物** 包括垂体后叶素、血管加压素及特利加压素等。静脉使用血管加压素可显著控制静脉曲张的出血,但不能降低病死率,且不良反应较多(心脏及外周器官缺血、心律不齐、高血压及肠缺血等)。临床上多联合硝酸酯类药物以减轻其心脏不良反应,但不良反应发生率仍高于单独使用特利加压素。静脉持续应用大剂量血管加压素的时间不应超过 24 小时。

6. **血管活性药物** 在积极补液的前提下,如果患者血压仍不能提升至正常水平,可以适当使用血管活性药物,以改善重要脏器的血液灌注。

（六）三腔二囊管压迫止血

可有效控制出血，但复发率高，是药物难以控制的大出血的急救措施，为内镜或介入手术止血创造条件。

（七）急诊内镜检查和治疗

内镜检查在上消化道出血的诊断、危险分层及治疗中有重要作用。对急性上消化道大出血的患者应当尽快完成内镜检查，而药物与内镜联合治疗是目前首选的治疗方式；对暂无法行内镜检查明确诊断的患者，可先进行经验性诊断评估及治疗；对内镜检查阴性者，可行小肠镜检查、血管造影、胃肠钡剂造影或放射性核素扫描。

内镜检查时机：分为紧急（≤12 小时）、早期（12～24 小时）和延迟（＞24 小时）。在出血 24 小时内，血流动力学稳定且无严重合并症的上消化道出血患者应尽快行内镜检查；血流动力学不稳定患者在成功复苏后 24 小时内进行早期内镜检查适合大多数患者，相对于在复苏后 12 小时内进行紧急内镜检查的风险更小，但对具有高危征象的患者应在 12 小时内进行紧急内镜检查；对怀疑肝硬化 EGVB 的患者，应在住院后 12 小时内行紧急内镜检查。

（八）介入治疗

急性大出血无法控制的患者应当及早考虑行介入治疗。在等待介入治疗期间可采用药物止血，持续静脉滴注生长抑素＋PPI，可以提高介入治疗成功率，降低再出血发生率。

（九）外科手术治疗

尽管有以上多种治疗措施，但是仍有约 20% 患者的出血不能控制，应及时进行急诊外科手术干预，查找并去除出血原因。肝硬化急性 EGVB 患者采用外科分流手术在降低再出血率方面非常有效，但会增加肝性脑病风险，且与内镜及药物治疗相比并不能改善生存率。

（十）急性上消化道出血的诊治流程

见图 6-1。

【中医中药】

消化道出血归属于中医学"吐血""便血"的范畴。《黄帝内经》中有关篇幅对吐血、便血进行了记载。《先醒斋医学广笔记·吐血》提出了治吐血三要法：行血、补肝和降气。其病因与外感病邪、饮食不节、情志不和、劳倦过度及脾胃虚弱等因素有关。上述病因可导致火热炽盛、迫血妄行，或气逆血瘀、血不循经，或脾虚不能统血，而造成吐血和黑便。胃热伤络、脾虚不摄及胃络瘀阻等导致血不循经而外溢，若血随气火上逆，从口而出，则为呕血；血随胃气下降入肠道，随粪便而出，则大便呈黑色。出血量大或久病迁延，实证可向虚证转化。失血可致气血不足，则见神疲乏力、头晕心悸等；倘若出血量大，可致气随血脱，见昏厥、汗出肢冷等危症。

其辨证分型主要有胃热壅盛证、肝火犯胃证、气虚血溢证及肝肾阴虚、内热炽盛证。治火、治气和治血为"血证"的三大基本治疗原则。一曰治火，实火当清热泻火，虚火当滋阴降火；二曰治气，实证当清气降气，虚证当补气益气；三曰治血，如《血证论·吐血》说："存得一分血，便保得一分命。"胃热壅盛证治以清胃泻火、化瘀止血，方选泻心汤合十灰散加减；肝火犯胃证治以清肝清胃、凉血止血，方选龙胆泻肝汤加减；气虚血溢证治以健脾益气摄血，方选归脾汤加减；肝肾阴虚、内热炽盛证治以滋阴降火、凝络止血，方选茜根散加减。临床上也可以选用云南白药、三七粉、大黄粉或白及粉等具有止血作用的中成药口服。

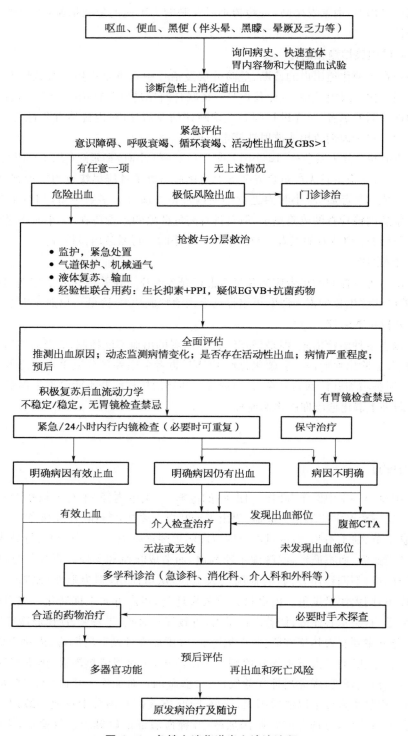

图 6-1　急性上消化道出血诊治流程

第二节 重症急性胰腺炎

重症急性胰腺炎（severe acute pancreatitis，SAP）是多种病因引起的胰腺局部炎症、坏死和感染，并伴全身炎症反应和持续性器官功能衰竭的疾病，病情危重，并发症多，病死率较高。近年来随着对 SAP 病理生理和疾病发展过程认识的加深，其治疗模式、治疗理念和器官功能支持手段都有明显的进展。尽管如此，目前 SAP 病死率仍高达 17% 左右。

【病因】

（一）胆道疾病

主要包括胆汁反流、十二指肠液反流、胆结石、炎症及蛔虫，其中胆道结石是我国急性胰腺炎的最主要原因，尤以女性为著，常在过量饮食后发病。

（二）代谢性因素

1. **酒精（乙醇）** 其引发急性胰腺炎的可能途径有以下：促进胰液过量分泌，如存在壶腹部梗阻的情况下可能发生急性胰腺炎；刺激胃酸分泌，导致十二指肠酸化，促进胰液分泌增加；可导致 Vater 壶腹的 Oddi 括约肌痉挛；可能引起胰酶等成分沉淀，致胰管损伤和发生不全性梗阻；可介导发生高脂血症。这些因素可能引起胰管梗阻和胰液引流不畅，且酒精引起胰管内压力升高和对大分子物质通透性增大，最终导致胰腺组织损伤。

2. **高脂血症** 是急性胰腺炎的危险因素之一，肥胖与急性胰腺炎的发生显著相关，其致病机制尚不清楚，可能由以下几种途径引起：高脂血症增加血液黏稠度，而致胰腺微循环障碍、缺氧；血清脂质颗粒阻塞胰腺血管；血清三酰甘油分解释放大量有毒性作用的游离脂肪酸，引起局部微栓塞的形成及毛细血管膜损害，最终导致胰腺损害而诱发急性胰腺炎。

（三）缺血性因素

各种原因所致胰腺缺血性损伤是部分急性胰腺炎的直接致病因素，发病机制与微循环灌注障碍、胰酶释放及活化、炎症因子级联放大效应、氧自由基、细胞酸中毒及细胞内环境紊乱有关。除全身性因素外，胰腺动脉栓塞和血管炎引起的微小栓子也可能引起胰腺缺血，甚至梗死，进而发生急性胰腺炎。

（四）创伤和手术

胰腺广泛的钝挫伤或穿透性损伤以及对胰腺和 Vater 壶腹的手术操作均有可能导致胰酶外溢、胆汁或肠液反流，从而导致急性胰腺炎。另外，内镜下逆行胰胆管造影术（ERCP）所致胆管扩张和压力升高也可能诱发急性胰腺炎。研究发现，ERCP 术后急性胰腺炎发病率在 1%～14%。

（五）自身免疫性疾病

SLE 是急性胰腺炎的危险因素之一，研究显示 SLE 患者的急性胰腺炎发生率为 3.5%。

（六）特发性因素

约 10% 的急性胰腺炎根据病史和目前的检查手段尚不能明确致病原因。随着检查手段和技术的不断进步，这部分病例的比例不断减少，如超声内镜的应用使传统检查方法难以发现的胆管细小结石得以确诊，原归于特发性急性胰腺炎的这部分病例实为胆源性胰腺炎。

【发病机制】

有关急性胰腺炎的确切发病机制尚未十分明确,目前有以下几种假说。

（一）共同通道学说

胆汁由共同通道反流入胰腺触发急性胰腺炎,即"共同通道学说"。尽管"共同通道学说"并不能完全解释急性胰腺炎的病理生理过程,但还是被普遍接受,胆源性胰腺炎的发病机制多与此有关。

（二）胰腺的自身消化

当胰管和胆管的共同开口堵塞,引起胆汁在胰管内逆流,激活胰酶,并引起胰腺和胰周组织的自身消化所致。随着对胰腺炎研究的深入,该发病机制逐渐被其他假说所取代。

（三）磷脂酶 A_2（PLA_2）

PLA_2 是一种强有力的炎症介质,在急性胰腺炎等严重疾病时,有活性的 PLA_2 释放明显增加,急性胰腺炎的严重程度与其活性呈正相关。活化的 PLA_2 可将胆汁中的卵磷脂和脑磷脂转变为溶血卵磷脂和溶血脑磷脂,这两者具有细胞毒性,导致胰腺细胞膜的溶解和破坏,最终发生胰腺的自身消化。

（四）氧自由基的作用

氧自由基及其攻击细胞膜后形成的脂质过氧化物（LPO）,可以破坏多不饱和脂肪酸、蛋白质及黏多糖等重要的生物分子,引起微血管痉挛,损伤微血管内皮细胞,使毛细血管通透性增加;促使白细胞的黏附,引起胰腺的微循环紊乱。过多的氧自由基还可使腺泡细胞破坏,引起胰酶细胞外和细胞内激活,导致急性胰腺炎时加重胰腺损伤的一系列恶性循环。

（五）胰腺的微循环紊乱

胰腺微循环障碍不仅可以作为急性胰腺炎的始动环节,而且也是间质水肿性急性胰腺炎向 SAP 转化的重要因素。

（六）胰腺腺泡内钙超载

研究表明,胰腺细胞内胰蛋白酶原的过度活化与过量的 Ca^{2+} 有关,腺泡细胞内钙超载可能是急性胰腺炎发病机制中的早期环节。

（七）白细胞和内皮细胞相互作用

这是指在细胞因子、氧自由基等诱导下的中性粒细胞在血管内皮细胞表面的滚动、黏附和变形,并经内皮细胞间隙向血管外游走的过程。急性胰腺炎时发生缺血再灌注及细胞因子的生成增多,使白细胞和内皮细胞的相互作用加剧,直接导致大量白细胞黏附聚集、活化,产生大量氧自由基及蛋白水解酶,损伤胰腺血管及周围组织。另外,白细胞的黏附可使毛细血管后微静脉淤滞、血栓形成,导致或加重胰腺的微循环障碍,进而加重胰腺炎的病理损伤。

（八）炎症介质

急性胰腺炎无论病因如何,它的最终结果总是局部和全身炎症反应,这与各种炎症介质的过度生成有关。

（九）乙醇介质的损伤

乙醇可增加腺泡细胞内消化酶和溶酶体酶的含量,引起细胞的不稳定性,并促进消化酶在细胞内的过早活化,导致毒性代谢物（乙醛、脂肪酸乙酸和活性氧）生成和细胞内氧化还原状态的改变。

另外,人体细胞内存在阻止胰蛋白酶原活化或降低胰蛋白酶活性的保护机制,一旦被抑制后,急性胰腺炎可能发生。这些保护机制包括:无活性的胰蛋白酶原的合成及胰蛋白酶的自溶;降低细胞内游离 Ca^{2+} 浓度,合成特殊的胰蛋白酶抑制剂如丝氨酸蛋白酶抑制剂 Kazal 1型等。

【临床表现】

(一) 症状

1. **腹部疼痛** 为大多数 SAP 患者(约 95%)的主要首发症状,其特征是中上腹部剧烈疼痛并放射到背部和双侧季肋部,疼痛范围较广。起病前常有暴饮暴食或酗酒史,腹痛初期可呈痉挛性疼痛,疼痛程度迅速加重,数小时后达到顶峰,性质多为钝痛或刀割样疼痛,为持续性疼痛,伴阵发性加剧。疼痛部位因胰腺炎症位置的差异而略有差别,胰头病变在右上腹,胰腺体病变在剑突下,而胰尾病变在左上腹,如疼痛弥漫至全腹提示病情严重。进食后疼痛加剧,前倾位或屈膝卧位可稍减轻。胆源性胰腺炎开始于右上腹,并向左肩、左腰背部放射。个别老年患者、体质虚弱及糖尿病患者腹痛可轻微或者几乎无痛觉,称为无痛性胰腺炎,但预后更差。

2. **腹胀** 为 SAP 的常见症状,是由于腹腔内和腹膜后广泛大量渗液及肠麻痹所造成。因疾病的程度不同而异,一般病变越重,腹胀程度越重。

3. **恶心呕吐** 也是 SAP 的常见症状,80%~90% 的 SAP 患者可发生,呕吐物一般为食物或胆汁,呕吐后腹痛不减轻。

4. **发热** SAP 常有持续性发热,体温多在 38.5℃ 以上,通常无寒战,除非继发于胆道疾病。病程早期发热是因为大量组织坏死吸收导致,后期出现发热则提示腹腔内有继发感染的可能。

(二) 体征

可见腹部膨隆,叩诊呈鼓音;中上腹压痛明显,也可以表现为中上腹为主的全腹广泛压痛,部分有反跳痛;中度肌紧张常见;部分病例可查及移动性浊音,个别可触及中上腹肿块,可能为小网膜囊积液;听诊肠鸣音减弱甚至消失,同时伴有排气排便中止,表现出麻痹性肠梗阻的特征。SAP 的特征性体征为 Cullen 征和 Grey Turner 征,分别表现为脐周或腰部的青紫色斑块,病因是胰腺病变非常严重而发生出血,血液进入腹膜后,沿着腹膜后间隙渗入到皮下组织,一旦出现则提示病情危重。胆源性胰腺炎有时可以见到黄疸,通常是因胆总管结石或水肿的胰头压迫胆总管所导致的梗阻性黄疸。

(三) 其他脏器功能损害

1. **休克** SAP 患者在起病初期即可出现,原因与液体流失到第三间隙、炎症反应导致的液体再分布以及心排血量降低等均有关。休克早期由于交感神经兴奋,患者血压可能不降反升,但此时仍有肢端湿冷和微循环障碍表现;若治疗不充分则很快会发展到循环衰竭,临床常表现为脉搏、呼吸频率加快,面色苍白、四肢湿冷,血压下降、少尿及意识模糊等。

2. **呼吸窘迫** 发病初期,患者可表现为呼吸频率轻度加快,多无明显呼吸困难症状,体检双肺呼吸音稍粗,多无明显啰音;血气分析可以表现为过度换气,$PaCO_2$ 下降,PaO_2 在正常范围。随着病情的进展,常出现 ARDS 的典型临床过程,呼吸困难逐渐加重,可出现发绀、双肺湿啰音增多;血气分析表现为 $PaCO_2$ 下降,PaO_2 进行性降低;胸部 X 线检查表现为双肺弥漫性、对称性密度增高阴影,以间质水肿为主。如果病情进一步恶化,肺部感染加重,肺部可出现大片实变和肺不张,血气分析表现为低氧血症与高碳酸血症并存。

3. 电解质和酸碱平衡紊乱　SAP 早期由于大量消化液的丢失,易出现低钾及低钠血症,血钙降低的程度与病情严重程度成正比,严重低钙血症可导致手足搐搦,提示预后不良。随着病程进展,有效循环血容量不足可导致代谢性酸中毒,肾功能损害进一步加重代谢性酸中毒,并可能出现高钾血症。在疾病后期,某些治疗措施如高渗含钠药物(芒硝)的应用易导致高钠血症。

4. 其他损害　由于有效循环血容量下降,各器官灌注压均可能受影响,继而出现 MODS,如肾功能不全、肝功能损害及中枢神经系统功能障碍等。

（四）局部并发症

1. 急性胰周液体积聚　指间质水肿性胰腺炎(SAP 也可能有)胰周渗出液积聚,无胰周坏死。这一术语仅用于描述急性胰腺炎发作 4 周内导致的胰腺周围的液体,并无假性囊肿的特征。

2. 急性坏死物积聚　指 SAP 相关的坏死物质和液体的积聚,坏死物质包括胰腺实质和(或)胰周组织。

3. 包裹性坏死　指界限清楚的炎性囊壁包裹坏死的胰腺和(或)胰周组织,常见于 SAP 发作 4 周后。

4. 胰腺脓肿　指胰腺或胰周的脓液积聚,外周为纤维囊壁。

【辅助检查】

（一）实验室检查

1. 血常规检查　白细胞计数和分类对于判断感染和全身炎症反应综合征(SIRS)有一定价值,HCT 可反映急性胰腺炎是否伴有血容量不足。

2. 生化检查

（1）胰酶测定:血清淀粉酶测定是被最广泛应用的诊断方法,有 90% 的急性胰腺炎患者血清淀粉酶会升高。血清淀粉酶在发病后 6～12 小时开始升高,持续 3～5 日后逐渐降至正常,高于正常值 3 倍以上诊断价值大,但淀粉酶值的高低与病情的轻重程度不成正比。尿淀粉酶测定也是诊断本病的一项敏感指标,临床意义同"血清淀粉酶",尿淀粉酶升高持续时间比血清淀粉酶更长。脂肪酶与淀粉酶的临床意义相同,但准确度更高。

（2）肝肾功能检测:肝功能检测可明确急性胰腺炎是否由胆源性因素引起,并判断是否存在肝功能损害;肾功能检测可以评估是否存在肾功能损伤。

（3）血糖、血脂和电解质检测:血糖水平可以反映胰腺坏死程度,血脂检测可明确急性胰腺炎是否由高脂血症引起,电解质检测(特别是血钙)可在一定程度上反映 SAP 的严重程度。

（4）炎症指标:如 C 反应蛋白(CRP)、IL - 6 等,可以反映全身炎症反应;血清降钙素原(PCT)是反映急性胰腺炎是否合并全身细菌感染的重要指标,PCT＞2.0 ng/ml 常提示合并脓毒血症;血清乳酸水平对于判断 SAP 合并休克也有一定价值。

（5）动脉血气分析:对于判断 SAP 是否存在缺氧、ARDS 或肺水肿有重要价值,从而有助于判断急性胰腺炎的严重程度。

（二）特殊检查

1. **胰腺 CT 检查** 是诊断急性胰腺炎并判断病情严重程度的首选影像学方法(图 6-2)。建议在患者就诊后 12 小时内完成 CT 平扫，可以评估胰腺炎症的渗出范围，同时也可鉴别其他急腹症；增强 CT 检查可评估胰腺实质缺血坏死情况及胰周积液的范围及性质等，在发病 72 小时后完成增强 CT 检查可有效区分胰周液体积聚和胰腺坏死范围。在诊断困难时，CT 引导下细针穿刺是诊断胰周脓肿的"金标准"。一般来说，SAP 的影像学表现较全身症状有滞后，因此起病初期 2～3 日内建议仅行平扫检查即可；如 SAP 的病程长则需要动态监测 CT 改变，有助于制订治疗计划。

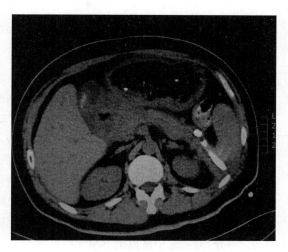

图 6-2 SAP 的 CT 片

Balthazar CT 评分系统是根据胰腺实质的坏死程度及胰周侵犯的 CT 征象进行分级评分，该方法简单易掌握，已广泛地应用于临床。Balthazar CT 分级为 5 级：① A 级(0 分)：正常胰腺；② B 级(1 分)：胰腺局部或弥漫的腺体增大(包括轮廓不规则、密度不均匀、胰管扩张和局限性积液等)，但无胰周侵犯；③ C 级(2 分)：除 B 级改变以外，还有胰周组织炎症改变；④ D 级(3 分)：除 C 级改变外，胰周渗出显著，胰腺实质内或胰周单个液体积聚；⑤ E 级(4 分)：广泛的超过 2 个以上的胰周积液积气区。胰腺坏死程度评分见表 6-2。CT 严重程度指数(CTSI)＝急性胰腺炎分级＋胰腺坏死程度。严重程度分为 3 级：Ⅰ级，0～3 分；Ⅱ级，4～6分；Ⅲ级，7～10 分；Ⅱ级以上为 SAP。

表 6-2 SAP 的 Balthazar CT 评分

胰腺坏死程度	评　分
无坏死	0
坏死范围<30%	2
坏死范围 30%～50%	4
坏死范围>50%	6

2. **MRI 检查** MRI 能够很好地显示胰腺及胰周情况，对于胆胰管显示较 CT 检查有一定优势，因此可作为 CT 检查的辅助或替代检查。

3. **腹部 X 线和 B 超检查** 腹部 X 线检查如有十二指肠和(或)小肠节段性扩张或右侧横结肠节段充气梗阻，常提示有腹膜炎及肠麻痹的存在，前者称为"哨兵襻"，后者称为"结肠切割征",多与 SAP 有关。B 超检查可见胰腺肿大、胰内及胰周围回声异常,亦可了解胆囊和胆道情况,后期对脓肿及假性囊肿有诊断意义。

【诊断和鉴别诊断】

（一）诊断

诊断急性胰腺炎需满足以下 3 个条件中的 2 个：① 腹痛符合急性胰腺炎特征（急性发作的持续性严重上腹痛,常可放射到背部）；② 血清脂肪酶或淀粉酶至少高于正常上限值 3 倍；③ 增强 CT 扫描提示有急性胰腺炎的特征性改变,一般不用 MRI 或经腹超声检查。急性胰腺炎伴脏器功能衰竭（$PaO_2/FiO_2 <$ 300 mmHg,或 Scr$>$170 μmol/L,或收缩压$<$90 mmHg 而液体复苏无效,或 pH$<$7.30）持续 48 小时以上,可诊断为 SAP。

（二）病情严重度的评估

判断急性胰腺炎严重程度的评分标准较多,可根据临床需要选用。如 APACHE Ⅱ 评分≥8 分,见表附录 5-1；急性胰腺炎严重程度床边指数（BISAP）评分≥3 分,见表 6-3；CTSI 评分≥4 分,可考虑中度以上 SAP。

表 6-3 BISAP 评分

项　目	评　分
BUN≥8.9 mmol / L	1
精神异常	1
存在 SIRS	1
年龄>60 岁	1
影像检查显示胸腔积液	1

注：BISAP 评分 1~2 分为低危患者,≥3 分为高危患者。

1. **轻症急性胰腺炎（mild acute pancreatitis，MAP）**　不伴有器官功能衰竭及局部或全身并发症,通常在 1~2 周内恢复,病死率极低。

2. **中度 SAP（moderately severe acute pancreatitis，MSAP）**　伴有一过性（<48 小时）的器官功能障碍,早期病死率低,后期如坏死组织合并感染,病死率增高。

3. **SAP**　伴有持续的器官功能衰竭（48 小时以上）,早期病死率高,如后期合并感染则病死率更高；器官功能衰竭的诊断标准依据改良 Marshall 评分系统（详见本书"附录"）,任何器官评分≥2 分可定义存在器官功能衰竭。

（三）鉴别诊断

1. **消化道溃疡急性穿孔**　多有消化道溃疡病史,常因进食不当而突发上腹部刀割样疼痛,腹部有明显压痛、反跳痛及肌紧张,可呈板状腹,肝浊音界缩小或消失；X 线检查可见膈下游离气体；血清淀粉酶可轻度升高,一般不超过 500 U/L。

2.**急性胃肠炎** 有进食不洁饮食史,上腹部痛为阵发性,可伴恶心、呕吐和腹泻,呕吐后腹痛缓解;血、尿淀粉酶/脂肪酶均正常。

3.**胆囊炎和胆石症** 右上腹胀痛或绞痛,向右肩背部放射,可伴有黄疸,查体 Murphy 征阳性;血清淀粉酶/脂肪酶可升高,但不超过正常值的 2 倍;B 超检查可以确诊。

4.**急性肠梗阻、肠扭转** 出现脐周绞痛,呈阵发性加重。肠鸣音亢进,停止排气或排便;X 线检查显示液气平面;血清淀粉酶轻度升高,不超过 500 U/L。

5.**AMI** 有冠心病史,突发心前区疼痛,若下壁心肌梗死可出现上腹部疼痛;心电图和心肌损伤标志物可出现特征性动态改变;血清淀粉酶/脂肪酶正常。

【治疗】

SAP 起病凶险、病程长,根据《中国急性胰腺炎诊治指南(2021)》的建议,急性期最易受累的脏器依次是循环、呼吸和肾脏,因此治疗的重点是针对上述脏器功能的维护,还需注意腹腔高压的处理。

(一)MAP 治疗

1.**急性期** 包括一般治疗(短期禁食,对有严重腹胀者应采取胃肠减压等措施);抑制胰酶分泌(生长抑素及其类似物,如生长抑素及奥曲肽、PPI 和 H_2 受体拮抗剂);抑制胰酶活性(蛋白酶抑制剂如乌司他丁、加贝酯等);镇痛(布桂嗪、哌替啶)等。

2.**恢复期** 如寻找病因、防止复发等措施。

(二)MSAP 治疗

1.**急性期** 加强监护、抗炎治疗,另需密切注意 MSAP 向 SAP 演变的迹象,包括维持水、电解质、酸碱平衡,纠正低血钙及低血钾;防治急性肺间质水肿、ARDS 等;针对 SIRS 的治疗(如乌司他丁);营养支持等。

2.**恢复期** 肠道功能维护和感染的防治,包括胰酶替代治疗。

(三)SAP 急性期治疗

1.**早期体液复苏** SAP 一经诊断应立即进行液体复苏,通常建议第一个 24 小时输注的液体总量占发病 72 小时输液总量的三分之一以上。输液种类包括胶体、平衡液或生理盐水,等渗晶体液首选平衡液,次选生理盐水;胶体首选人血白蛋白或血浆。确诊 SAP 患者应使用晶体液以 5~10 ml/(kg·h)的速度即刻进行液体治疗,特殊情况下可达到 12 ml/(kg·h);扩容时应注意晶体与胶体的比例。液体复苏的目标:尿量>0.5 ml/(kg·h)、MAP>65 mmHg、CVP 8~12 mmHg 及 $ScvO_2 \geqslant 70\%$;另外,血乳酸、BUN 水平及 HCT 的下降亦提示复苏有效,SIRS 消失也是液体复苏成功的标志之一。当判断患者液体复苏过量或组织间隙水肿时,可以适当提高胶体液输注比例,加用利尿剂以减轻组织和肺水肿;必要时可应用血管活性药物,包括去甲肾上腺素和多巴胺。

2.**呼吸功能支持** SAP 发生呼吸衰竭时可给予鼻导管或面罩吸氧,维持 $SaO_2 > 95\%$;动态监测患者血气分析,当进展至 ARDS 时可予以有创机械通气。

3.**肾功能支持** CRRT 的指征是 SAP 伴 AKI,或经积极液体复苏后,持续 12 小时以上尿量≤0.5 ml/(kg·h);可根据病情选用合适的血液净化方式。

4. 腹腔高压(intra-abdominal hypertension，IAH)/腹腔间隔室综合征(abdominal compartment syndrome，ACS)的处理　IAH/ACS是SAP的常见并发症。IAH定义为持续或反复出现的腹腔内压力升高>12 mmHg；ACS是指持续性腹腔内压力>20 mmHg[伴或不伴腹腔灌注压(MAP-腹腔内压)≤60 mmHg]，与新发脏器功能衰竭相关。IAH可分为4级：Ⅰ级，腹腔内压力12～15 mmHg；Ⅱ级，16～20 mmHg；Ⅲ级，21～25 mmHg；Ⅳ级，>25 mmHg。

处理方法：① ICU监测：密切监测腹腔压、腹腔灌注压和器官功能的变化；限制液体输入，如容量负荷过度可行血液超滤或利尿；及早应用升压药物，有利于限制液体和维持腹腔灌注压；监测机械通气压力参数，根据IAH的变化及时调整。② 非手术治疗：降低空腔脏器容量，包括鼻胃管引流，使用促进胃肠道动力药物，放置肛管减压，必要时行内镜减压；扩张腹壁，充分镇静镇痛以降低腹壁肌肉张力，必要时行神经肌肉阻滞；经皮腹腔穿刺置管引流腹腔积液等。③ 手术治疗：当存在持续性IAH>25 mmHg伴有新发器官功能衰竭，且非手术减压措施无效，经过多学科讨论后可谨慎行剖腹减压手术，术后宜用补片等人工材料临时覆盖切口，避免造成肠损伤等并发症。

5. 其他器官功能支持　如出现肝功能异常时可予以保肝药物，急性胃黏膜损伤时需应用PPI或H_2受体拮抗剂。

6. 营养支持　肠功能恢复前可酌情选用肠外营养，一旦肠功能恢复要尽早进行肠内营养。早期肠内营养的途径：首先考虑空肠营养(建议屈氏韧带下方)，目前最常用的途径是鼻空肠管和经皮内镜下空肠造口术两种途径；注意营养制剂的配方、温度、浓度和输注速度，并依据耐受情况进行调整。

7. 抗生素的使用　MAP不推荐预防性应用抗生素；SAP时胰腺坏死伴全身性感染是最严重的并发症，可选用合适的抗生素治疗；目前不推荐常规预防应用抗真菌治疗。

（四）后期并发症的处理

MSAP和SAP的恢复期均可发生胰腺囊肿、感染、出血及消化道瘘等并发症。治疗以非手术治疗为主，可采取内镜介入、放射介入或肠内营养等多种治疗方法，效果欠佳时需要考虑手术治疗。

1. 胰腺假性囊肿　多发生于急性胰腺炎起病4周后。大多数胰周液体积聚和坏死物积聚可在发病后数周内自行消失，无须干预；无菌的假性囊肿及坏死物包裹大多数可自行吸收，少数直径>6 cm且有压迫症状等临床表现，或监测见直径持续增大，可考虑行微创穿刺引流或外科手术。

2. 胰周血管并发症　有20%的急性胰腺炎在影像学检查时发现脾静脉血栓形成，后期可出现胰源性门脉高压(左侧门脉高压)，导致胃底静脉曲张，甚至消化道出血，可考虑行脾切除术；炎性假性动脉瘤并非罕见，在少数病例中可引起严重并发症(包括腹腔或囊肿内出血等)，腹腔血管造影＋动脉栓塞是一线治疗手段，如造影未明确出血部位或栓塞失败者可考虑手术止血。

3. 消化道瘘　以十二指肠瘘与结肠瘘最为常见，可能与缺血坏死、胰液渗出或感染侵蚀有关，基本治疗原则为保持消化液引流通畅。

4. 胰瘘　治疗主要以非手术治疗为主，包括禁食、空肠营养及应用生长抑素等措施，大多数患者经过3～6个月的引流可以自愈；经ERCP置入胰管支架有一定治疗作用，但长期不闭合或有并发症的胰瘘则应进行外科手术;胰管完全断裂者可行胰腺部分切除和瘘管空肠吻合术。

(五) 手术治疗

外科治疗主要针对胰腺局部并发症继发感染或产生压迫症状,如消化道梗阻、胆道梗阻等,以及胰瘘、消化道瘘及假性动脉瘤破裂出血等其他并发症;胰腺及胰周存在无菌性坏死积液而无症状者无须手术治疗;ERCP无助于缓解胆源性急性胰腺炎的病情,仅适用于急性胰腺炎合并胆管炎及持续胆管梗阻的患者。

(六) SAP 多学科诊治

SAP因为临床表现的多样性和可变性,整个救治过程需要急诊科、内科、外科、重症医学科、影像医学科、放射介入科、营养科及中医科等多学科(multiple disciplinary teams,MDT)医师的通力合作(图6-3),才能充分发挥多学科的优势,最大程度提高救治成功率。

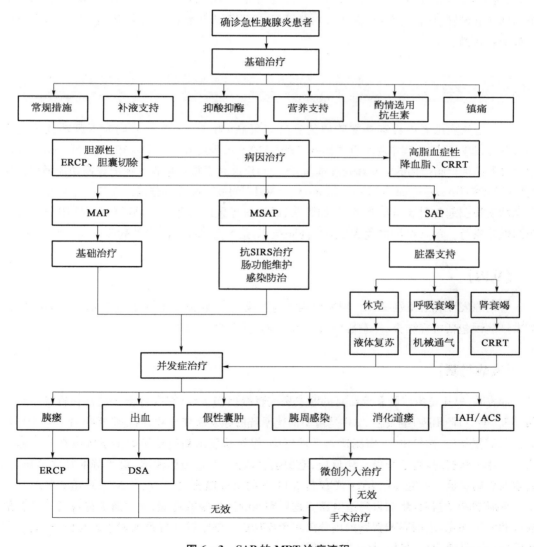

图 6-3　SAP 的 MDT 诊疗流程

【中医中药】

SAP 归属中医学"脾心痛""胃心痛"等范畴。《灵枢·厥病》曰："厥心痛,痛如以锥针刺其心,心痛甚者,脾心痛也。"《三因极一病证方论》卷九曰："胃心痛者,腹胀满,不下食,食则不消。"其基本病机是腑气不通,各种致病因素均可引起气机不畅,则脾胃运化失司,痰湿内蕴,郁久化热,久则血瘀、浊毒渐生,有形邪实阻滞中焦,从而导致"腑气不通,不通则痛"。

脏腑气机阻滞,气血运行不畅,经脉痹阻、不通则痛,是本病的基本病机,通里攻下应贯穿本病治疗的始终。急性期可分为肝郁气滞证、肝胆湿热证、腑实热结证、瘀毒互结证及内闭外脱证。肝郁气滞证治以疏肝解郁、理气通腑,方选柴胡疏肝散;肝胆湿热证治以清热化湿、利胆通腑,方选茵陈蒿汤;腑实热结证治以清热通腑、内泻热结,方选大柴胡汤合大承气汤;瘀毒互结证治以清热泻火、祛瘀通腑,方选泻心汤或大黄牡丹汤合膈下逐瘀汤;内闭外脱证治以通腑逐瘀、回阳救逆,方选小承气汤合四逆汤。恢复期可分为肝郁脾虚证及气阴两虚证,肝郁脾虚证治以疏肝健脾、和胃化湿,方选柴芍六君子汤;气阴两虚证治以益气生津、养阴和胃,方选生脉散或益胃汤。

第三节　急性胃肠损伤

ICU 危重症患者中胃肠功能障碍的发生率很高(为 60%～80%),同时胃肠功能障碍在 MODS 的发生、发展过程中起了重要作用,与病情的严重程度和预后密切相关。《欧洲危重病医学会关于急性胃肠损伤的定义和处理指南(2012)》建议对于重症患者出现的胃肠功能障碍使用"急性胃肠损伤(acute gastrointestinal injury, AGI)"的概念并进行分级。AGI 是指危重患者由于急性疾病引起的胃肠道功能障碍,如腹胀、肠麻痹导致的腹腔高压,肠屏障功能障碍导致的肠源性感染等。AGI 可增加危重症患者的病死率,最严重 AGI(Ⅳ级)的病死率高达 89.7%。

【病因】

分为原发性和继发性 AGI。原发性病因包括腹膜炎、腹部手术和外伤等原发性局部因素;继发性病因包括重症肺炎、严重心脏病及休克等全身性危重因素。

【发病机制】

原发性 AGI 是由胃肠系统器官的原发病或直接损伤所致(首次打击),通常在胃肠系统损伤早期(第一日)出现;继发性 AGI 是由非消化系统的原发病变导致,而是危重患者应急所导致的胃肠道损伤(二次打击)。胃肠道是严重感染、组织缺氧缺血时受影响最早和最严重的器官之一。危重状态时,由于全身炎症反应、毛细血管渗漏、大量液体渗出,血管舒缩功能障碍,都会累及胃肠脏器。研究显示,AGI 不仅是 MODS 的组成因素之一,也是 MODS 重要的启动因子。胃肠功能受损后,影响胃肠道对营养物质和水的消化吸收功能,减弱肠道菌群及其产物的吸收和调控功能,进而影响胃肠的内分泌和免疫功能。肠道损伤导致大量细菌移位,进而引起肠源性感染和脓毒症,导致 AGI 发生和进展。

【临床表现】

（一）症状

1. 呕吐 AGI 患者常发生胃内容物反流引起呕吐,产生呕吐的原因包括不恰当喂养、胃肠动力下降、体位不当、腹内压过高及电解质紊乱等。

2. 胃潴留量过多 正常情况下,胃液每日生成量为 1.5～2.5 L,随着胃肠持续蠕动,胃内残液量不超过 100 ml。目前尚无确切胃潴留容积的定义和胃内残液量的测量方法,一般单次胃液回抽超过 200 ml 时考虑存在大量胃潴留。危重患者胃潴留的原因多为胃肠排空障碍。

3. 腹泻 腹泻是指每日 3 次及以上的稀便或水样的大便,每日总量超过 200～250 g 或 250 ml。常见病因为肠道菌群失调(尤其与抗生素相关)、肠道感染、肠内营养不耐受及胃肠蠕动异常等。

4. 其他症状 如肠道排便排气功能障碍、消化道出血、肠扩张[结肠直径超过 6 cm(盲肠超过 9 cm)或小肠直径超过 3 cm]及麻痹性肠梗阻等。

（二）体征

胃潴留、肠扩张可出现腹部膨隆;肠蠕动减少或消失可出现肠鸣音减弱或消失;肠蠕动增强可出现肠鸣音活跃或亢进等。

（三）分级

根据严重程度,AGI 可分为以下 4 级:① Ⅰ级(有发生胃肠功能不全或衰竭的风险),指胃肠道功能部分受损,表现为病因明确的暂时性胃肠道症状。② Ⅱ级(胃肠功能不全),指胃肠道的消化吸收功能障碍,不能满足机体对营养物质和水分的需求,但未影响到患者的全身状况,表现为胃轻瘫伴有大量胃潴留或反流、下消化道麻痹、腹泻、消化道出血及食物不耐受等,腹腔内高压(IAH)Ⅰ级(腹腔内压为 12～15 mmHg)。③ Ⅲ级(胃肠功能衰竭),指胃肠功能丧失,给予干预处理后仍不能恢复,且影响到患者全身状况,表现为持续食物不耐受、大量胃潴留、持续胃肠道麻痹及肠管扩张等,IAH 进展至 Ⅱ级(腹腔内压为 15～20 mmHg),腹腔灌注压(APP)<60 mmHg。④ Ⅳ级(胃肠功能衰竭并严重影响其他脏器的功能),指 AGI 继续进展至终末期,表现为肠道缺血坏死、大出血导致失血性休克及 MODS 等,出现需要积极减压的腹腔间隔室综合征,患者随时有生命危险。

【辅助检查】

（一）实验室检查

血常规检查可见白细胞升高,提示感染;血生化检查可见肝肾功能异常、电解质及酸碱失衡等。

（二）特殊检查

1. 影像学检查 腹部 X 线及 CT 检查可提示肠扩张、麻痹性肠梗阻及胃潴留等。

2. 腹腔内压监测 测定腹腔内压简便、实用的方法是经导尿管膀胱测压法。患者平卧,以耻骨联合作为 0 点,排空膀胱后,通过导尿管向膀胱内注入 50 ml 生理盐水,测得平衡时水柱高度即为腹腔内压。

3. APP 监测　为 MAP 与腹腔内压的差值,比单独的腹腔压力更能准确反映腹腔内脏器灌注的情况。如果 IAH 患者经体液复苏和升压药物治疗后,腹腔灌注压难以维持在 50～60 mmHg 以上,提示预后不佳,可能需要手术开腹减压。

4. 血流动力学监测　IAH 时腹腔压力可通过膈肌传导到胸腔,使胸腔内压力升高,出现反映心脏充盈和顺应性的血流动力学监测指标异常。

【诊断和鉴别诊断】

(一) 诊断

危重患者出现胃肠道症状如呕吐、胃潴留、腹泻、消化道出血、麻痹性肠梗阻及肠扩张等,结合患者全身状况和腹腔内压的测定可诊断及分级。

(二) 鉴别诊断

需要鉴别原发性还是继发性 AGI,并查找病因和诱因。

【治疗】

在重症患者中,AGI 被认为 MODS 的启动因素之一,及早干预治疗是防止病情发展的关键。治疗原则:积极治疗原发病,稳定内环境,改善组织血供与氧供;尽早恢复肠内营养及对症处理等。AGI 的处理流程见图 6-4。

(一) 根据分级进行相关治疗

1. Ⅰ级　此阶段患者胃肠功能受损往往具有自限性和可逆性,若患者整体情况在逐渐改善,除了静脉给予必要的液体外,不需针对胃肠道症状给予特殊的干预措施,并在 24～48 小时内尽快给予肠内营养;尽可能减少使用影响胃肠动力的药物(如儿茶酚胺、阿片类等)。

2. Ⅱ级　需采取一定的治疗措施来防止进展为胃肠功能衰竭,如积极治疗 IAH,应用促动力药物恢复胃肠道功能。即使患者存在轻度不耐受如腹胀、反流等,也不应完全放弃肠内营养;如果发生大量胃潴留或反流,可通过减少剂量、减慢滴速、加温及改变配方等方式尝试继续肠内营养;胃轻瘫患者如促动力药无效时,考虑放置鼻空肠管或经皮内镜下胃/空肠造瘘(PEG/PEJ)进行幽门后营养。

3. Ⅲ级　排除其他腹腔疾病,如胆囊炎、腹膜炎及肠道缺血等;动态监测腹腔内压,及时处理 IAH,尽早停用可能导致胃肠道麻痹的药物;可以考虑尝试性给予少量的肠内营养。

4. Ⅳ级　此阶段如保守治疗无效,需要急诊剖腹手术或其他处理(如结肠镜减压等)。

(二) 积极治疗原发病

AGI 往往是机体对严重疾病状态的胃肠道局部反应,因此去除原发疾病对于肠功能的改善至关重要。主要措施包括控制感染、纠正休克、有效止血和处理腹腔疾病,多学科协作尤为重要。

(三) 改善机体的灌注和组织氧供

组织低灌注以及缺血后再灌注损伤是重症患者普遍存在的问题,是 MODS 发生、发展的重要环节,也是应激性溃疡、肠道通透性增加的重要原因。临床上可通过液体复苏、血管活性药物和正性肌力药物等措施维持 APP> 60 mmHg。

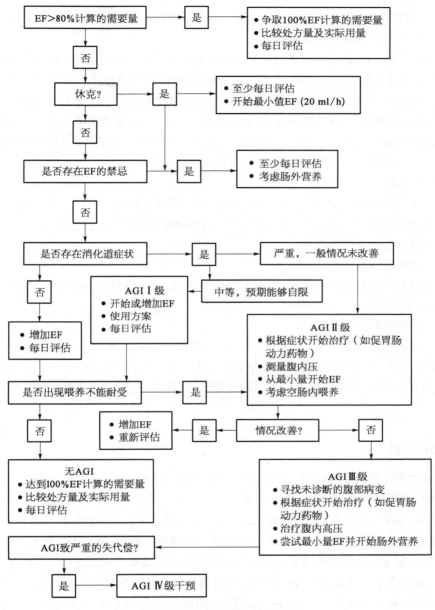

图 6-4 AGI 患者的处理流程

注：EF，肠内喂养。

（四）对症支持

1. **呕吐** 根据导致呕吐的原因进行相应治疗，如加用胃肠动力药物，改善肠道菌群紊乱；调整喂养方式，不能耐受胃内营养的应及时留置鼻空肠管或 PEG/PEJ；注意肠内营养的种类、浓度、温度及滴速；纠正内环境及酸碱平衡紊乱；床头抬高 30°，鼓励患者早期活动等。另外，发生呕吐时需注意气道保护，避免误吸。

2. **胃潴留** 处理措施包括：静脉注射甲氧氯普胺或红霉素，但不予常规促胃肠动力药；

中医针灸可能促进 AGI 患者胃肠功能恢复;避免或减少使用阿片类药物和肌松剂,尽可能减轻镇静深度。如果单次胃内残液量超过 500 ml,应考虑将胃内营养改为肠内营养,并给予胃肠减压,但需注意维持水、电解质和酸碱平衡。

3. 腹泻　不应直接止泻,首先应补充液体和电解质,维持充足有效循环,注意保护脏器功能;进行粪便的相关检查,明确腹泻的性质并予相应治疗,如肠道菌群失调导致的腹泻应尽量避免使用广谱抗生素,给予肠道益生菌制剂;如存在艰难梭菌感染可口服万古霉素或去甲万古霉素;肠内营养不耐受导致的腹泻可降低输注速度、注意营养位置或稀释营养剂,并优化配方,添加膳食纤维以延长食物在胃肠道的通过时间,利于大便成形;胃肠蠕动过快导致的腹泻则应停用促肠动力药物或泻药;注意保护患者肛周的皮肤。

（五）肠内营养

肠内营养可改善肠黏膜屏障功能,随着新型肠内营养途径的建立、肠内营养制剂的不断丰富和输注技术的改善,使重症患者在胃肠功能障碍的情况下进行肠内营养成为 ICU 常规治疗。肠内营养具体内容详见本书附录三。

（六）肠黏膜特殊营养物

许多特殊营养底物如谷氨酰胺、短链脂肪酸和生长激素等对肠黏膜屏障功能的维护具有一定的作用,但仍有待于进一步研究。

（七）维护肠道微生态环境

重症患者由于肠黏膜低灌注、应用广谱抗生素及肠外营养等因素,导致肠道微生态环境破坏,肠道菌群失调。补充益生菌制剂、缩短抗生素的暴露、促进肠黏膜的灌注及早期进行肠内营养等措施,均可维护和促进肠道微生态环境稳定,改善肠道功能;粪便移植也是一个新的治疗方向。

【中医中药】

AGI 在中医学归属于"暴吐""暴泻""肠结"等范畴。本文重点论述"肠结"病证。本症以腹痛时作时止、腹胀如鼓、恶心呕吐、大便不通及排气停止为主要表现。常见病因为饮食不节、肠道气滞、血瘀、寒凝及热结等,各种致病因素客于肠间,清浊相混、糟粕内停,引起腑气不降、气机失调,壅遏上逆、腑气不通,发为肠结,甚则化热灼伤肠络,或肠络瘀阻而发厥脱之证。

其辨证分型主要有气机壅滞证、实热内结证、脉络瘀阻证和气阴两虚证。气机壅滞证治以行气导滞,通里攻下,方用厚朴三物汤加减;实热内结证治以泄热导泻,通里攻下,方用大承气汤加减;脉络瘀阻证治以活血化瘀、行气通便,方用桃仁承气汤加减;气阴两虚证治以益气养阴、润肠通便,方用新加黄龙汤加减。汤剂既可以鼻饲口服,也可保留灌肠。另外,可以针刺足三里、大横、大肠俞、内关、气海及血海等穴位,寒凝者可加关元、中脘,热结者可加曲池、支沟,水湿者可加阴陵泉,食积者可加梁门、内庭等穴位。

第四节　急性肝衰竭

肝衰竭是多种因素引起的严重肝脏损害,导致其合成、解读、排泄和生物转化功能发生严重障碍或失代偿,出现以凝血功能障碍、黄疸、肝性脑病及腹水等为主要表现的一组临床综合征。急性肝衰竭(acute hepatic failure,AHF)是指急性起病,无基础肝病史,2周内出现2级以上肝性脑病(hepatic encephalopathy,HE)为特征的肝衰竭临床表现;慢加急性肝衰竭是指在慢性肝病基础上,出现急性肝功能失代偿的临床表现。AHF起病急,早期阶段很难被识别,病情进展快,多于发病两周内出现2级及以上HE,病死率高达70%~80%。

急性肝损伤(acute hepatic injury,AHI)为AHF的早期表现,两者是一个连续渐进的病理生理过程,若在急性肝损伤阶段及时采取措施消除损肝因素,则可限制肝细胞损害的程度和范围;若已发生的损害继续加重与扩散,则将导致肝细胞广泛坏死,肝细胞功能急剧减退直至衰竭,一旦出现HE或MODS则预后凶险。

【病因】

导致AHF的具体病因多样,肝炎病毒、非肝炎病毒、药物及毒物、自身免疫性肝炎、肿瘤细胞广泛浸润和细菌感染等均可引起AHF。在欧美国家,药物是诱导肝衰竭的重要因素,近50%的患者是由对乙酰氨基酚中毒引起的,而大约12%患者与药物的特异性反应有关。在我国引起肝衰竭的主要病因是肝炎病毒,最常见是乙型肝炎病毒(HBV),还有甲型肝炎病毒、丙型肝炎病毒、丁型肝炎病毒、戊型肝炎病毒、庚型肝炎病毒及其他经血行传播的病毒,两种肝炎病毒重叠感染更易引起AHF;其次是肝毒性物质,如乙醇、化学制剂和药物等,儿童AHF还可见于遗传代谢性疾病。

【发病机制】

(一)宿主因素

有众多证据显示,宿主遗传背景在乙型肝炎重症化过程中的重要性。肿瘤坏死因子(TNF-α)、干扰素诱生蛋白-10(IP-10/CXCL-10)、人白细胞抗原(HLA)及细胞间黏附分子-1(ICAM-1)等炎症介质的相关基因与肝炎重症化相关。

(二)病毒因素

1.**病毒对肝脏的直接作用** 研究表明,细胞内过度表达的乙肝病毒表面抗原(HBsAg)可导致肝细胞损伤及功能衰竭。HBV的X蛋白也可引起肝脏损伤,在感染早期,X蛋白使肝细胞对TNF-α等炎症介质更敏感而诱发细胞凋亡,这可能与重型乙型肝炎发病有关。

2.**病毒的基因变异** 病原体HBV前C区和C区基本核心启动子突变是目前关注最多的两个领域,基因变异可引起细胞坏死,导致严重的肝脏损害。

(三)毒素因素

严重肝病患者由于库普弗细胞功能严重受损及肠内微生态屏障的失衡,体内大量内毒素未经解毒而溢入体循环。内毒素可直接或通过激活库普弗细胞释放的化学介质引起肝细胞死亡,加上其他肝毒素的协同作用,导致AHF的发生。

(四)代谢因素

各种慢性肝病患者皆存在不同程度的肝脏微循环障碍和门静脉的微小血栓形成,血液难以顺畅地进出肝脏,肝细胞的营养供应减少。代谢废物难以排出肝脏,成为毒素,滞留于肝脏,导致肝细胞损伤,从而加快肝衰竭进展。

【临床表现】

AHI 或 AHF 不仅仅累及肝脏,还会引起多器官损害的复杂过程,导致其临床表现也复杂多样,除了原发疾病的相关症状体征外,尚可出现以下表现与并发症。

（一）全身症状

体质极度虚弱,全身情况极差,高度乏力,发热等。

（二）消化道症状

恶心呕吐,腹胀,顽固性呃逆,肠麻痹;黄疸伴进行性加重,浓茶色尿,肝臭（即含硫氨基酸在肠道经细菌分解生成硫醇,当肝衰竭时不能代谢而呼出气味）等。

（三）严重出血倾向

几乎见于所有的病例,出血发生在口腔、鼻、消化道和颅内,常发展至 DIC。

（四）HE

这是由于严重的肝功能失调或障碍引起的,以代谢紊乱为基础的并排除其他已知脑病的中枢神经系统综合征,详见本章附录。

（五）肝肾综合征

肝肾综合征（hepatorenal syndrome,HRS）是在肝衰竭的基础上出现以肾功能损害、动脉循环和内源性血管活性系统功能明显异常为特征的临床综合征。肝脏损害导致肾脏受累的主要原因在于肝衰竭时蛋白质合成功能下降,血浆胶体渗透压下降,继而导致血管内有效血容量不足,发生肾前性肾功能不全。肾脏功能损害程度可参考第八章第四节"急性肾损伤"相关内容。

（六）其他脏器功能损害和代谢紊乱

1. 脑水肿　AHF 合并脑水肿比较常见,但因其与 HE 的临床表现有重叠而易漏诊。HE 合并脑水肿时烦躁与肌张力增强较单纯 HE 多见,可作为早期诊断参考;若出现瞳孔、呼吸改变以及抽搐或癫痫发作,提示脑疝形成,是 AHF 主要的死亡原因之一。

2. 循环功能障碍　AHI 或 AHF 患者存在高动力循环,表现为心排血量增高和外周血管阻力降低,系周围动脉扩张所致。这种血流动力学极易演变成低动力循环,临床上可以出现低血压、休克、心律失常和心力衰竭等。

3. 肺损伤与低氧血症　30%以上的 AHI 或 AHF 患者可出现肺功能损伤、低氧血症,严重时进展为 ARDS。

4. 电解质与酸碱代谢失衡　早期低钾常见,后期有高钠血症、低钠和低氯血症、低镁血症、低钙和低磷血症;常见低钾低氯性碱中毒,HE 时多出现呼吸性碱中毒;低血压及肾功能不全时可出现代谢性酸中毒。

5. 低血糖　AHF 患者由于肝糖原储备耗竭、残存肝糖原分解及糖异生功能衰竭,常发生空腹低血糖,严重时可出现低血糖昏迷,后者常被误诊为 HE。

6. 胰腺损伤　大约 30% 的 AHF 患者发生胰腺水肿、出血和脂肪坏死;临床上有 10%～15% 的 AHF 患者并发 SAP,其主要机制与胰腺缺血缺氧及全身炎症反应等相关。

7. MODS　各种肝损因素引发的 AHI 或 AHF 既可以导致 MODS,又可以是 MODS 在肝脏的表现,一旦出现 MODS 则预后凶险。

（七）继发感染

患者常继发腹膜炎以及胆道、肠道、呼吸道和泌尿系感染。导致继发感染的机制：① 肝脏单核巨噬细胞系统清除肠源性内毒素的功能急剧障碍,63%～100%的 AHF 患者将会发生内毒素血症并继而加重肝损害;② 肝库普弗细胞清除肠源性大肠埃希菌能力下降;③ 中性粒细胞和补体系统功能减退等。

【辅助检查】

(一) 常规肝功能检查

常规肝功能检查(又称狭义肝功能检查)是指反映肝细胞合成、代谢、转运和排泄等基本功能及肝细胞损伤的检查。由于肝脏在形态发生变化之前已出现肝脏基本功能改变及肝细胞损伤,因此常规肝功能检测能及时反映肝脏功能的状况。

1. 肝细胞损伤检测 ① 血清转氨酶及其同工酶:临床上用于监测肝细胞损伤的主要是谷丙转氨酶(ALT)和谷草转氨酶(AST),ALT 主要存在胞质内,而 AST 大多存在线粒体内,正常肝细胞胞质内 AST/ALT 值为 0.6;如肝细胞溶解坏死,AST 从线粒体中释出,AST/ALT 值>1,提示预后不良。② 乳酸脱氢酶(LDH)及其同工酶:正常人血清水平 LDH_2>LDH_1>LDH_3>LDH_4>LDH_5,肝病时 LDH_5 增加为主且 LDH_5>LDH_4,其反映肝损害程度比转氨酶敏感;心肌病变时 LDH_1 增加为主且 LDH_1>LDH_2,肺梗死时 LDH_3 增加为主。③ 胆酶分离:肝功能衰竭长期持续存在时,肝细胞溶质内 ALT 释放殆尽,故 ALT 升高不明显甚至正常,而胆红素则逐渐升高(即胆酶分离),提示预后不良。

2. 肝脏合成功能检测 主要用于反映病理状态下有效肝细胞总数或肝脏储备功能,常用的监测项目有:① 血清白蛋白和前白蛋白:白蛋白主要在肝脏合成,半衰期为 21 日,如白蛋白<32 g/L,白球蛋白比值倒置,提示白蛋白合成障碍;前白蛋白半衰期较短(1.9 日),能更敏感地反映肝脏的合成功能。② 凝血因子和有关凝血试验。③ 蛋白质和脂质代谢产物。④ 卵磷脂胆固醇酰基转移酶及胆碱酯酶活性,血清胆碱酯酶反映肝实质合成蛋白质的能力,能更敏感地反映病情变化。⑤ 血氨:生理情况下,体内氨主要在肝内经鸟氨酸循环合成尿素,再随尿液排出体外。肝细胞损害致鸟氨酸—瓜氨酸—精氨酸循环障碍,氨代谢减少;门静脉高压致门—体静脉短路,门静脉内氨未经肝脏的解毒直接进入体循环均可引起血氨升高,但血氨测定不能作为确诊 HE 的依据。

3. 肝排泄功能检测 肝细胞每日分泌 600～1 000 ml 的胆汁,主要成分为胆色素和胆汁酸。临床上主要通过检测血清胆红素与胆汁酸水平及色素(吲哚氰绿等)廓清试验来反映肝的排泄功能。

4. 胆汁淤积检测 肝内外胆汁淤积时,除了内源性的胆红素、胆汁酸和胆固醇代谢异常外,还存在一些血清酶试验异常(包括血清碱性磷酸酶、γ-谷氨酰转肽酶等)。

5. 肝免疫防御功能检测 在肝实质细胞损害的同时,单核吞噬细胞系统也遭受损害,其吞噬、杀灭细菌以及对细菌毒素解毒功能均受到抑制,加上肝细胞受损后球蛋白、白蛋白合成功能受到影响,致使免疫功能减退。血清 γ 球蛋白、免疫球蛋白、补体和鲎试验(limulus lysate test,LLT)等可以反映肝免疫防御功能变化。

(二) 肝血流量监测

血流动力学监测属于整体循环监测,有时并不能反映局部循环状态,特别是消化道对缺血变化非常敏感,在整体循环出现异常前即可能已存在局部的灌注损害。肝血流量监测方法:① 直接监测肝血流量较整体循环监测更敏感和精确,在某些 AHI 或 AHF 的高危患者是必要的,但目前只限于手术中和动物实验使用。② 间接测量法是采用同位素标记的胶体物质,但结果受环境、技术等因素影响大,不够精确。③ 核医学微电脑技术最大的优点是能反映出尚未发生明显病理改变的轻度肝缺血,是目前认为肝缺血时较敏感、迅速又易推广的技术。

（三）肝脏的形态学检查

肝脏的形态学监测包括超声检查、放射学检查(CT 及 MRI)、肝血管与胆管造影、核素显像、腹腔镜检查、肝组织活检和病理学检查等。CT 和 B 超检查可以在无损伤的情况下了解肝内的结构并显示病变,已成为首选检查方法;肝动脉造影对诊断肝占位性病变和血管病变有较大价值,常在 B 超和 CT 检查在不能确诊的情况下或在介入治疗前施行。

（四）常规和其他生化检查

血尿粪常规、血糖、电解质及血气分析等检查。

【诊断和鉴别诊断】

（一）诊断

根据病史、临床表现和辅助检查等综合分析及病理组织学的特征,AHF 可分为急性和慢加急性(亚急性)。

1. AHF ① 急性起病。② 2 周内出现 2 级及以上 HE(按四度分类法划分)。③ 有以下表现:极度乏力,并有明显厌食、腹胀及恶心呕吐等严重消化道症状;短期内黄疸进行性加深,血清总胆红素(TBil)≥10×正常值上限(ULN)或每日上升≥17.1 μmol/L;出血倾向明显,凝血酶原活动度(PTA)≤40%(或 INR≥1.5),且排除其他原因;肝脏进行性缩小。④ AHF 的典型病理表现:肝细胞广泛坏死、水肿,可呈大块或亚大块坏死,或桥接坏死,伴存活肝细胞严重变性,肝窦网状支架塌陷或部分塌陷。

2. 慢加 AHF ① 有慢性肝病基础。② 短期内发生急性或亚急性肝功能失代偿的临床综合征,表现为极度乏力,有明显的消化道症状;黄疸迅速加深,血清 TBil≥10×ULN 或每日上升≥17.11 mol/L;出血倾向,PTA≤40%(或 INR≥1.5),且排除其他原因;失代偿性腹水伴或不伴有 HE。③ 病理表现为在慢性肝病病理损害的基础上,新发生程度不等的肝细胞坏死、变性。

（二）鉴别诊断

AHF 有黄疸、昏迷和出血等症状,黄疸应与肝脏肿瘤、胰腺肿瘤、胆道蛔虫症、传染性单核细胞增多症、溶血性黄疸及胆道系统感染等相鉴别;昏迷患者则需与脑炎、败血症及糖尿病昏迷等相鉴别;黄疸、出血同时存在则应与黄疸出血型钩端螺旋体病相鉴别。此外,还应与流行性出血热、Reye 综合征等相鉴别。

【治疗】

目前尚缺乏对 AHF 有效的治疗。肝移植是目前被认为治疗有效的方法,但因 AHF 病情的迅速进展及肝源的短缺限制了肝移植的临床应用;生物人工肝支持治疗目前尚未广泛应用,且不能完全替代肝脏功能,仅能短期维持。通过严密的肝功能监测及时发现早期肝细胞基本功能改变及 AHI,并尽早去除损肝因素的同时,尽快阻断肝细胞坏死和促进肝细胞再生,保持正常的肝细胞功能,成为当前内科治疗 AHF 的关键环节。治疗原则:强调早期诊断、早期治疗,采取相应的病因治疗和综合治疗措施,并动态评估病情、加强监护,积极防治并发症。

（一）一般治疗

1. 加强病情监测及处理 密切观察生命体征，监测肝肾功能、血糖、电解质、凝血及乳酸等指标，完善腹部B超、胸部X线及心电图等相关检查；维持呼吸、循环功能及内环境稳定。

2. 营养支持 若无禁忌，主张肠内营养支持，包括高碳水化合物、低脂及适量蛋白质饮食，提供每千克体重35～40 kcal的总热量；若不能应用肠道营养，应给予肠外营养，补充充足的葡萄糖、蛋白质、脂肪、维生素、电解质和微量元素等。

3. 预防感染 注意消毒隔离，加强口腔护理及肠道管理，预防医院感染发生，如发生感染可酌情使用抗生素。

4. 其他 积极纠正低蛋白血症，补充白蛋白或新鲜血浆，并酌情补充凝血因子；酌情选用改善微循环药物、抗氧化剂（如还原型谷胱甘肽）及乌司他丁等治疗；卧床休息，避免使用肝毒性药物等。

（二）病因治疗

1. 病毒性肝炎 对病毒性肝炎合并AHF的病因学治疗，目前主要针对HBV感染所致的患者。现在我国上市的核苷（酸）类药物中，拉米夫定、恩替卡韦、替比夫定和阿德福韦酯等均可有效降低HBV-DNA水平，降低AHF患者的死亡率。对HBV-DNA阳性的肝衰竭患者，不论其检测的DNA滴度水平高低，须进行抗病毒治疗，但晚期肝衰竭患者因残存肝细胞过少，再生能力严重受损，抗病毒治疗难以改善疗效。甲型和戊型肝炎病毒所致的AHF应加强支持治疗，目前尚无针对这些病毒的特异性抗病毒治疗。对确定或疑似人类疱疹病毒感染引发的AHF患者，可使用阿昔洛韦（5～10 mg/kg静脉滴注，每8小时1次）抗病毒，并可考虑肝移植。

2. 药物性AHF 首先应停用可能导致肝损害的药物；对乙酰氨基酚中毒所致者，摄入药物4小时内给予N-乙酰半胱氨酸，治疗前应口服活性炭加强吸附，必要时给予人工肝治疗；对于非对乙酰氨基酚引起的AHF患者，N-乙酰半胱氨酸也有助于改善疗效。

3. 纠正导致AHF的全身因素 控制应激反应、各种严重全身性感染，早期发现和及时纠正休克、低氧血症；确诊或疑似毒蕈中毒的患者可考虑用青霉素（青霉素G）和水飞蓟素。

4. 其他 妊娠急性脂肪肝和HELLP综合征（溶血—肝酶升高—血小板减少综合征）所致的AHF，建议尽快终止妊娠，如果终止妊娠仍无效果应考虑人工肝和肝移植治疗。

（三）其他治疗

1. 免疫调节 目前对于糖皮质激素在AHF治疗中的应用尚存在不同意见，非病毒感染性肝衰竭，如自身免疫性肝病或急性酒精中毒（严重酒精性肝炎）等是其适应证，可考虑泼尼松每日40～60 mg使用，疗程不宜过长；也可酌情使用胸腺素（胸腺肽α1）等免疫调节剂，增强肝衰竭患者的免疫功能，减少感染等并发症。

2. 微生物调节 可应用肠道微生态调节剂、乳果糖或拉克替醇以减少肠道细菌易位及内毒素血症，降低HE发生。

3. 促肝细胞生长 为减少肝细胞坏死，可酌情使用促肝细胞生长素和前列腺素E_1脂质体等药物，但疗效尚需进一步确认。

（四）并发症的治疗

1. HE 治疗详见本章附录。

2. 脑水肿 是AHF最严重的并发症，颅内压（ICP）、脑灌注压（CPP）与脑水肿程度密切相关。治疗脑水肿应在 ICP 监测下进行,要求 ICP 维持在 20～25 mmHg 以下。治疗方法:如果出现颅内高压,可用 20%甘露醇快速滴注(0.5～1 g/kg),但严重 HE 患者应慎用;襻利尿剂可选用呋塞米或托拉塞米,与渗透性脱水剂交替使用;可使用亚低温疗法防治脑水肿,降低 ICP;应用人血白蛋白,特别是肝硬化白蛋白降低的患者,可以提高血浆胶体渗透压,降低 ICP,减轻脑水肿;人工肝支持治疗。

3. HRS 注意 AHF 休克患者的液体复苏及循环血容量的维持;伴 AKI 者如需血液净化治疗,建议采用持续性(CRRT)而不是间断性(IRRT);也可行人工肝支持治疗。药物治疗方法:可用特利加压素 1 mg 静脉注射,每 4～6 小时 1 次,根据病情逐渐加量,同时联合白蛋白每日 20～40 g,疗程 7～14 日;去甲肾上腺素 0.5～3.0 mg/h 静脉滴注,联合白蛋白每日 10～20 g。

4. 感染 AHI 或 AHF 患者常见感染包括自发性腹膜炎、肺部感染和严重全身性感染等,感染的常见病原体为革兰阴性杆菌、革兰阳性球菌和真菌。治疗要点:尽早并定期进行细菌和真菌的培养检测;在出现活动性感染和病情恶化的早期表现时,应该根据经验尽快应用抗生素,并根据培养和药敏结果及时调整;使用强效或联合抗菌药物和糖皮质激素,尽量避免使用有肝肾毒性的抗生素,同时注意防治二重感染。预防性应用抗生素和抗真菌药物并不能改善 AHF 的预后,因而不建议用于无感染征象尤其是轻度 HE 患者。

5. 出血 DIC 患者可给予新鲜血浆、凝血酶原复合物和纤维蛋白原等补充凝血因子,血小板显著减少者可输注血小板,酌情给予小剂量低分子量肝素或普通肝素,对有纤溶亢进证据者可应用氨甲环酸或氨甲苯酸等抗纤溶药物;门静脉高压性出血患者首选生长抑素类似物以降低门静脉高压,也可使用垂体后叶素(或联合应用硝酸酯类药物);合并 EGVB 者可用三腔二囊管压迫止血,或行内镜下硬化剂注射或套扎治疗止血;内科保守治疗无效时可急诊介入或手术治疗;入住 ICU 的 AHF 患者应给予 PPI 预防应激性溃疡;AHF 患者常合并维生素 K_1 缺乏,故推荐常规使用维生素 K_1 5～10 mg 肌内注射,每日 1 次。

6. 低钠血症及顽固性腹水 低钠血症、顽固性腹水与 AKI 等并发症相互关联、协同进展,加重 AHF,纠正低钠血症是预防后续并发症的关键措施。托伐普坦(tolvaptan)作为精氨酸加压素 V_2 受体阻滞剂,可通过选择性阻断集合管主细胞 V_2 受体,促进自由水的排泄,已成为治疗低钠血症及顽固性腹水的新途径。顽固性腹水患者的治疗:起始联用螺内酯和呋塞米,如反应不佳者可加用托伐普坦;特利加压素 1～2 mg 静脉滴注,每 12 小时 1 次;腹腔穿刺放腹水,并输注白蛋白。

（五） 人工肝支持治疗

1. 治疗机制和种类 人工肝是指通过体外的机械、理化或生物装置来清除各种有害物质,补充必需元素,改善内环境,暂时替代部分肝功能的治疗方法,能为肝细胞再生及肝功能恢复创造条件或等待机会进行肝移植。人工肝支持系统分为非生物型、生物型和组合型 3 种。非生物型人工肝已在临床广泛应用,并被证明确有一定疗效;生物型及组合生物型人工肝不仅具有解毒功能,而且还具备部分合成和代谢功能,是人工肝发展的方向,现正处于临床研究阶段。

2. 适应证 各种原因引起的肝衰竭前、早和中期,PTA 介于 20%～40%的患者为宜;晚期肝衰竭患者也可进行治疗,但并发症多见,治疗风险大,临床医生应权衡利弊、慎重抉择,同时积极寻求肝移植机会;终末期肝病肝移植术前等待肝源、肝移植术后排异反应、移植肝无功能期的患者;严重胆汁淤积性肝病,经内科治疗效果欠佳、各种原因引起的严重高胆红素血症者等。

3. 相对禁忌证 严重活动性出血或 DIC 者;对治疗过程中所用血制品和药品如血浆、肝素或鱼精蛋白等过敏者;循环功能衰竭者;心肌梗死/脑梗死非稳定期者;妊娠晚期等。

4. 并发症　人工肝治疗的并发症有变态反应、出血和凝血障碍、低血压、继发感染、失衡综合征及空气栓塞等。需要在人工肝支持系统治疗前充分评估并预防并发症的发生,在治疗中和治疗后要严密观察,一旦出现给予相应处置。

(六) 肝移植

肝移植是挽救 AHF 患者生命的有效方法,但本身会有显著的并发症和病死率,且费用昂贵,患者需要终身服用免疫抑制剂。目前已存在帮助预测是否需要肝移植的预后系统,最常用的是国王学院标准(KCC)和终末期肝病模型(MELD)评分。

【中医中药】

AHF 归属中医学"急黄"的范畴,又称"疫黄"或"瘟黄"。是由于感受湿热疫毒,或药物、毒物直伤肝脏,或气血阴阳衰脱,肝失所养,致使肝体受损,疏泄不畅,胆汁逆入营血而引起的以急骤黄疸为主症的内科急症。特点为猝然起病,身目俱黄,发热乏力,恶心呕吐,尿少色黄,甚则神昏谵语,吐衄便血,身体极度虚弱。本病首见于《诸病源候论·黄疸诸候·急黄候》:"脾胃有热,谷之郁蒸,因为热毒所加,故猝然发黄,心满气喘,命在顷刻,故云急黄也。有得病即身体面目发黄者,有初不知是黄,死后乃身目黄者。其候,得病但发热心战者,是急黄也。"本病属内科黄疸之重症。

其辨证分型主要有毒热炽盛证、邪在营血证和阳虚湿重证。毒热炽盛证治以清热利湿、解毒退黄,方选茵陈蒿汤合黄连解毒汤加减;邪在营血证治以清营凉血,方选清营汤合犀角地黄汤加减;阳虚湿重证治以温阳益气、利水渗湿,方选为茵陈术附汤合真武汤加减。

中成药治疗急黄亦有一定作用。湿热毒盛者可以用茵栀黄注射剂;邪入营血者可用醒脑静注射液或安宫牛黄丸;瘀血证候明显者可用丹参注射液;气血阴阳衰脱者可给予参附注射液、生脉注射液或参麦注射液等。

附

肝 性 脑 病

肝性脑病(HE)是由严重肝病引起,以代谢紊乱为基础的中枢神经系统功能失调的综合征,主要临床表现是意识障碍、行为失常和昏迷。临床分为门—体分流性脑病和轻微肝性脑病(mild hepatic encephalopathy, MHE)。

【病因】

(一) 病因

HE 常见的病因有暴发性重症病毒性肝炎、药物性肝炎、化学药品(如四氯化碳)或某些动植物(如毒草)引起的中毒性肝炎、急性妊娠期脂肪肝,以及各种病因引起的晚期肝硬化、门—腔吻合术后、晚期肝癌、门静脉血栓形成以及任何慢性肝病的终末期等。

(二) 诱因

过量进食的蛋白质、消化道大出血、氮质血症、便秘、口服铵盐或尿素等造成氨合成增加和排出减少;低钾碱中毒时容易导致氨中毒,常由于大量利尿或放腹水引起;各种因素如手术、麻醉、镇静剂、感染和缺氧等可加重肝细胞的损害。

（三）病因分型

A型：急性肝衰竭相关的HE,常于发病2周内出现症状。B型：门体旁路相关性HE。C型：慢性肝病肝硬化基础上发生的HE。

【发病机制】

HE的发病机制尚不完全清楚,主要假说有氨中毒、抑制性神经递质(如γ-氨基丁酸、苯二氮革)和假神经递质增多及氨基酸代谢失衡等,近来还有肠道菌群失调、锰中毒、二次打击和自动放大环路等假说。

【临床表现】

HE发生在严重肝病和(或)广泛门—体分流的基础上,临床主要表现为高级神经中枢的功能紊乱(如性格改变、智力下降、行为失常和意识障碍等)以及运动和反射异常(如扑翼样震颤、肌阵挛、反射亢进和病理反射等)。

在近年来国际肝性脑病和氨代谢协会(ISHEN)提出的肝硬化神经认知功能变化谱(spectrum of neuro-cognitive impairment in cirrhosis, SONIC)分级标准中,将MHE和West-Haven分类为0和1级的HE统称为隐匿性肝性脑病(covert hepatic encephalopathy, CHE);若出现性格行为改变等精神异常、昏迷等神经异常,属于2～4级的HE称为显性肝性脑病(OHE)。我国目前应用MHE和HE1～4级修订的分级标准(表6-4和表6-5)。对于意识显著改变的患者可进一步采用GCS(见表附录5-7)进行评估和描述意识状态。

表6-4　修订的HE分级标准

传统 West Haven 标准	0级		HE1级	HE2级	HE3级	HE4级
建议修订的 HE 分级标准	无 HE	MHE	HE1级	HE2级	HE3级	HE4级

表6-5　HE的临床表现分级

修订的 HE 分级标准	神经精神学症状(即认知功能表现)	神经系统体征
无 HE	正常	神经系统体征正常,神经心理测试正常
MHE	潜在 HE,没有能觉察的人格或行为变化	神经系统体征正常,但神经心理测试异常
HE1级	存在琐碎轻微临床征象,如轻微认知障碍,注意力减弱,睡眠障碍(失眠、睡眠倒错),欣快或抑郁	扑翼样震颤可引出,神经心理测试异常
HE2级	明显的行为和性格变化;嗜睡或冷漠,轻微的定向力异常(时间、定向),计算能力下降,运动障碍,言语不清	扑翼样震颤易引出,不需要做神经心理测试

（续表）

修订的 HE 分级标准	神经精神学症状(即认知功能表现)	神经系统体征
HE3 级	明显定向力障碍(时间、空间定向),行为异常,半昏迷到昏迷,有应答	扑翼样震颤通常无法引出,踝阵挛、肌张力增高、腱反射亢进,不需要做神经心理测试
HE4 级	昏迷(对言语和外界刺激无反应)	肌张力增高或中枢神经系统阳性体征,不需要做神经心理测试

【辅助检查】

（一）实验室检查

肝功能及凝血功能异常,其他可有胆酶分离、高胆红素、低血蛋白血症及胆碱酯酶活性和血清胆固醇降低等,但不能反映 HE 的严重程度;血气分析可显示代谢性碱中毒。血氨浓度升高对诊断具有一定的参考价值,但升高并不一定出现 HE;血浆支链氨基酸浓度降低,芳香族氨基酸(特别是色氨酸)浓度增高,两者比值<1,在慢性型更明显;血浆 γ-氨基丁酸也常增高。

（二）特殊检查

脑电图和诱发电位对本病诊断与评估预后均有一定意义。

【诊断和鉴别诊断】

（一）诊断

HE 诊断标准:有严重肝病和(或)广泛门—体侧支循环形成的基础;出现精神紊乱、昏睡或昏迷,可引出扑翼样震颤;有 HE 的诱因;反映肝功能的血生化指标明显异常及血氨增高;脑电图异常。

轻微 HE 诊断标准:有严重肝病和(或)广泛门—体侧支循环形成的基础;心理智能测验、诱发电位、头部 CT 或 MRI 检查及临界视觉闪烁频率异常。

（二）鉴别诊断

HE 应与可引起神经功能紊乱的其他代谢性脑病(如酮症酸中毒、低血糖或尿毒症等)以及急性脑血管病、中枢感染和镇静剂过量等相鉴别,可通过询问病史,检测血糖、血氨、肝肾功能及脑电图、头颅 CT/MRI 检查及脑脊液检测等加以区别。

【治疗】

治疗原则:去除 HE 发作的诱因、保护肝脏功能免受进一步损伤、治疗氨中毒及调节神经递质是治疗 HE 的主要措施。

（一）及早识别及去除 HE 发作的诱因

包括慎用镇静药及损害肝功能的药物、纠正电解质和酸碱平衡紊乱(特别是低钾性碱中毒)、止血和清除肠道积血、预防和控制感染等。

（二）减少肠内氮源性毒物的生成与吸收

包括限制蛋白质饮食（HE 1 级和 2 级可限制在每日 20 g 以内）、清洁肠道、乳果糖或乳梨醇通便、口服抗生素和益生菌制剂等。

（三）促进体内氨的代谢

常用药物有 L-鸟氨酸-L-门冬氨酸、鸟氨酸-α-酮戊二酸、谷氨酸钠/钾和精氨酸等。

（四）调节神经递质

常用药物有 γ-氨基丁酸/苯二氮䓬（GABA/BZ）复合受体拮抗剂（如氟马西尼）、减轻或拮抗假性神经递质效应的药物（如支链氨基酸）等。

（五）人工肝

用分子吸附剂再循环系统（molecular absorbent recycling system，MARS）可清除 HE 患者血液中部分有毒物质、降低血胆红素浓度及改善凝血酶原时间，对 HE 有暂时的疗效，有可能赢取时间为肝移植做准备，尤适用于 AHF 患者。

第七章
神经系统急症

 导学 掌握急性脑梗死、脑出血、蛛网膜下腔出血及癫痫持续状态的定义、分类、临床表现、诊断及治疗。熟悉其病因、发病机制、鉴别诊断及常用药物。了解中医中药治疗。

第一节 急性脑梗死

脑梗死（cerebral infarction）又称缺血性脑卒中，是指各种原因所致脑部血液供应障碍，导致局部脑组织缺血、缺氧性坏死，出现相应神经功能缺损的一类临床综合征，急性期一般指发病后2周内。急性脑梗死是临床常见的神经系统急危重症，病死率为5%～15%，存活的患者中致残率约50%。

【病因】

（一）病因

动脉粥样硬化为本病的基本原因，常伴高血压，糖尿病和高脂血症也可加速其进程，其他原因有先天性血管畸形、动脉炎如结核性、梅毒性、化脓性、结缔组织病和变态反应性动脉炎，还有血管痉挛、真性红细胞增多症、药源性因素如可卡因及安非他明等引起。

（二）相关因素

1. 饮食和营养　① 热量的摄入：在有足够营养的前提下，限制每日总热量的摄入可以降低发生动脉粥样硬化、冠状动脉和脑血管疾病的危险性。② 钙的摄入：钙摄入不足可能是高血压潜在的危险因素之一，中老年人合理补钙不仅可防治骨质疏松，而且也应作为脑血管病的一级、二级预防措施。

2. 不良生活习惯　如吸烟、酗酒、便秘、缺少体育锻炼及高盐饮食等均与脑梗死发生有关。

3. 其他　急性脑梗死的发生还与遗传和家族等因素有关。

（三）病因分型

主要采用急性卒中 Org 10172 治疗试验（trial of Org 10172 in acute stroke treatment，TOAST）分型。

1. 大动脉粥样硬化型　影像学检查证实，与脑梗死神经功能缺损相对应的颅内或颅外大动脉狭窄＞50%或闭塞，且血管病变符合动脉粥样硬化改变；或存在颅内或颅外大动脉狭窄＞50%或闭塞的间接证据。

2. 心源性栓塞型　至少存在一种心源性卒中高度或中度危险因素。

3. **小动脉闭塞型** 头颅 CT 或 MRI 检查无明显异常或梗死灶直径<1.5 cm。

4. **其他病因型** 除以上 3 种明确病因的分型外,其他少见病因如凝血功能障碍疾病、血液成分改变、各种原因血管炎、血管畸形、结缔组织病、夹层动脉瘤及肌纤维营养不良等所致的脑梗死。

5. **不明原因型** 包括两种或多种病因、辅助检查未找到病因和检查不充分等情况。

【发病机制】

(一) 血管壁病变

1. **动脉粥样硬化** 正常血管内皮细胞是被覆血管内膜的一层光滑的细胞群,不仅仅是血液和组织的屏障,还具有其他多种功能。一般认为,血管内皮细胞损害、功能变化,可导致内皮细胞剥离、脂类物质和巨噬细胞浸润、内膜内平滑肌细胞增殖,最终导致动脉粥样硬化的发生。随着年龄的增加,这一过程更容易发生。

2. **高血压** 持续的高血压能加速动脉粥样硬化的形成,高血压可通过直接损害直径 $50\sim200\ \mu m$ 的脑小动脉(如脑底部的穿通支动脉和基底动脉的旁中央支),导致这些小动脉发生血管脂肪玻璃样变、微栓塞或微动脉瘤形成;也可通过机械性刺激和损伤直径>200 μm 的较大血管或大血管的内皮细胞,发生动脉粥样硬化。

3. **凝血功能异常** 动脉粥样硬化时,动脉内膜增厚容易出现溃疡面,在溃疡处内膜下层分泌一些物质(如胶原和凝血因子)促使凝血酶形成,凝血酶、纤维蛋白与黏附在溃疡面的血小板共同作用导致血栓形成,即动脉粥样硬化斑块形成,使动脉管腔狭窄或闭塞,或由于动脉粥样硬化斑块脱落而阻塞脑血管,导致脑组织局部动脉血流灌注减少或中止。

(二) 血液成分改变

血液中有形成分(如血小板)极易黏附在病变血管内膜处,释放多种生物活性物质,加速血小板的再聚集,形成动脉附壁血栓;血液成分中脂蛋白胆固醇、纤维蛋白等含量增加,可使血液黏度增高和红细胞表面负电荷降低,导致血流速度减慢。另外,一些血液病(如红细胞增多症、血小板增多症、白血病和严重贫血等)也易促使血栓形成。

(三) 血流动力学改变

血压的改变是影响血流动力学的重要因素之一。当 MAP<70 mmHg 或>180 mmHg,或心动过速、心功能不全时,可引起脑小动脉扩张、脑灌注压下降、血流速度减慢,导致血栓形成;血流动力学改变也是一个重要因素,HCT、血黏度增高可降低脑血流量,如果同时出现动脉压降低则更易发生脑梗死。

(四) 栓塞性脑梗死

人体血液循环中某些异常的固体、液体或气体等栓子物质随血流进入脑动脉或颈部动脉,堵塞脑血管,引起局部脑血流中断,造成局部脑组织缺血、缺氧甚至软化坏死,出现急性脑功能障碍的临床表现。脑栓塞常发生于颈内动脉系统,椎—基底动脉系统相对少见。

【临床表现】

(一) 脑血栓形成

多见于中老年,其中动脉炎性脑梗死则以中青年多见;常在安静或睡眠中发病,部分患者有短暂性脑缺血发作(TIA)前驱症状如肢体麻木、无力等,局灶性体征多在发病后10余小时或1~2日达到高峰。临床表现取决于梗死灶的大小和部位。患者一般意识清楚,当发生基底动脉血栓或大面积脑梗死时可出现意识障碍,甚至危及生命。

(二)脑栓塞

可发生于任何年龄,以青壮年多见;多在活动中骤然起病,无前驱症状,局灶性神经体征在数秒至数分钟达到高峰,多表现为完全性卒中。大多数患者有风湿性心脏病、冠心病和严重心律失常等,或存在手术史等有栓子来源的病史。有些患者同时并发肺动脉栓塞(气急、发绀、胸痛、咯血和胸膜摩擦音等)、肾动脉栓塞(腰酸、血尿等)、肠系膜动脉栓塞(腹痛、血便等)和皮肤微血管栓塞(出血点或瘀斑)等,有无意识障碍取决于栓塞血管的大小和梗死面积。不同部位血管栓塞会造成相应血管闭塞综合征。与脑血栓相比,脑栓塞更易复发和出血,患者病情波动较大。发病初期严重,堵塞血管有时可再通,部分患者可迅速缓解,如一旦并发出血症状可急剧恶化。

(三)腔隙性梗死

多见于中老年患者,男性多于女性,半数以上的患者有高血压病史;突然或逐渐起病,出现偏瘫或偏身感觉障碍等局灶症状,一般无头痛、颅高压和意识障碍等表现。通常症状较轻、体征单一,预后较好,许多患者并不出现临床症状而是由头颅影像学检查发现。

(四)临床分型

脑梗死临床分型使用牛津郡社区卒中研究分型(Oxford shire community stroke project,OCSP),具体如下。

1. **完全前循环梗死(total anterior circulation infarction,TACI)** 大脑高级神经活动(意识、失语、失算及空间定向力等)障碍,同向偏盲,对侧3个部位(面、上肢和下肢)存在较严重的活动和(或)感觉障碍。

2. **部分前循环梗死(partial anterior circulation infarction,PACI)** 偏瘫、偏盲、偏身感觉障碍及高级神经活动障碍较完全前循环梗死局限或不完全。

3. **后循环梗死(posterior circulation infarction,POCI)** 表现为椎—基动脉综合征,如同侧脑神经麻痹、对侧感觉运动障碍及小脑功能障碍等。

4. **腔隙性梗死(lacunar infarction,LACI)** 表现为各种腔隙综合征,如纯运动性轻偏瘫、纯感觉性卒中及共济失调性轻偏瘫等。大多是基底核或脑桥小穿通支病变引起的小腔隙灶,梗死灶直径<2.0 cm。

(五)病理分期

可分为超早期(1~6小时)、急性期(6~24小时)、坏死期(24~48小时)、软化期(3日~3周)和恢复期(3~4周后)。

【辅助检查】

(一)实验室检查

1. **常规和生化检查** 血、尿、粪常规;血糖、肝肾功能和电解质;心肌损伤标志物;PT/INR和APTT;血气分析等。

2. **其他血液检查** 毒理学筛查;血液酒精浓度;妊娠试验;腰椎穿刺(怀疑蛛网膜下腔出

血而 CT 未显示或怀疑脑卒中继发于感染性疾病）等。

（二）特殊检查

1. 脑部检查 常用检查方法包括计算机断层扫描（CT）及磁共振成像（MRI），是所有疑似脑卒中患者必须尽快完成的检查项目。

（1）头颅 CT 检查：急诊头颅 CT 检查可准确识别绝大多数颅内出血，并帮助鉴别非血管性病变（如脑肿瘤），是疑似脑卒中患者首选的影像学检查方法（图 7 - 1）。

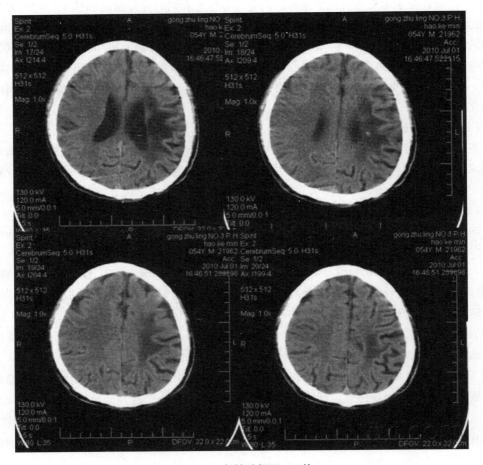

图 7 - 1 急性脑梗死 CT 片

（2）头颅 MRI 检查：弥散加权成像（DWI）在症状出现数分钟内就可发现缺血灶，并能早期确定大小、部位与时间，对早期发现小梗死灶较标准 MRI 更敏感；MRI 在识别急性小梗死灶及后颅窝梗死方面明显优于平扫 CT。但受到患者本身的禁忌证（如有心脏起搏器、金属植入物或幽闭恐惧症）等因素的局限。

2. 脑血管检查 常用检查包括颈动脉超声、经颅多普勒（TCD）、磁共振脑血管成像（MRA）、CT 血管造影（CTA）和数字减影血管造影（DSA）等。其中，DSA 准确性最高，是脑血管病变诊断的"金标准"，但具有创伤性，存在一定风险；TCD 可检查颅内血流、微栓子及监测治疗效果，其局限性是受操作技术水平和骨窗的干扰影响较大。

3. 胸部 X 线和心电图检查　有一定临床价值。

【诊断和鉴别诊断】

（一）诊断

根据《中国急性缺血性脑卒中诊治指南（2018）》的定义，急性脑梗死（急性缺血性脑卒中）诊断需符合如下标准：急性起病；局灶神经功能缺损（一侧面部或肢体无力或麻木，语言障碍等），少数为全面神经功能缺损；症状或体征持续时间不限（影像学显示导致本次发病的缺血性病灶），或持续 24 小时以上（影像学未显示导致本次发病的病灶）；排除非血管性病因；头颅 CT 或 MRI 检查排除脑出血。

（二）鉴别诊断

1. 脑出血　脑梗死有时与小量脑出血的临床表现相似，但脑出血多在活动时发病，病情进展快，发病当时血压明显升高，CT 检查发现出血灶可明确诊断（表 7-1）。

表 7-1　急性脑梗死与脑出血的鉴别要点

项　　　目	急性脑梗死	脑　出　血
发病年龄	多为 60 岁以上	多为 60 岁以下
起病状态	安静或睡眠中	动态起病（活动中或情绪激动）
起病速度	10 余小时或 1～2 日症状达到高峰	10 分钟至数小时症状达到高峰
全脑症状	轻或无	头痛、呕吐、嗜睡等颅压高症状
意识障碍	无或较轻	多见且较重
神经体征	多为非均等性偏瘫（大脑中动脉主干或皮质支）	多为均等性偏瘫（基底核区）
CT 检查	脑实质内低密度病灶	脑实质内高密度病灶
脑脊液	无色透明	可有血性

2. 颅内占位性病变　颅内肿瘤、硬膜下血肿和脑脓肿可呈卒中样发病，出现偏瘫等局灶性体征，颅内压增高征象不明显时易与脑梗死混淆，须提高警惕，CT 或 MRI 检查有助于确诊。

【治疗】

治疗原则：强调早诊断、早期治疗、早期康复和早期预防再发。

（一）一般治疗

1. 呼吸功能维持　应维持 $SaO_2 > 94\%$，气道功能严重障碍者应给予气道支持（气管内插管或切开）及辅助呼吸。

2. 心脏监测　有条件时进行持续心电监护，以便早期发现阵发性心房颤动或其他心律失常等心脏病变；避免或慎用增加心脏负担的药物。

3. 体温控制　对体温升高的患者应寻找和处理发热原因,如存在感染应给予抗生素治疗;对体温>38℃的患者应给予退热措施。

4. 血压管理　准备溶栓者,血压应控制在收缩压<180 mmHg、舒张压<105 mmHg。缺血性脑卒中后 24 小时内血压升高的患者应谨慎处理,应先处理紧张焦虑、疼痛、恶心呕吐及颅内压增高等情况;如血压持续升高,收缩压≥200 mmHg 或舒张压≥110 mmHg,或伴有严重心功能不全、主动脉夹层或高血压脑病的患者,可予降压治疗,并严密观察血压变化,可选用拉贝洛尔、尼卡地平等静脉药物治疗,避免使用引起血压急剧下降的药物。脑卒中后若病情稳定,血压持续≥140/90 mmHg,可于起病数日后恢复使用发病前服用的降压药物或开始启动降压治疗。脑卒中后低血压的患者应积极寻找和处理原因,必要时可采用扩容升压措施,可静脉输注 0.9%氯化钠溶液纠正低血容量,但可能引起心排血量减少的心脏问题。

5. 血糖管理　血糖>10 mmol/L 时可给予胰岛素治疗;应加强血糖监测,血糖范围可控制在 7.8~10 mmol/L。血糖<3.3 mmol/L 时可给予 10%~20%葡萄糖口服或注射治疗,维持正常血糖水平。

6. 营养支持　建议对患者进行定期营养风险评估;有呛咳吞咽困难者,行饮水试验以评估吞咽功能;吞咽困难短期内不能恢复者可早期留置鼻胃管鼻饲。

（二）抗缺血治疗

1. 溶栓治疗　这是目前最重要的恢复血流措施,阿替普酶和尿激酶是我国目前使用的主要溶栓药,应在时间窗内开展溶栓治疗。

（1）静脉溶栓:包括应用阿替普酶和尿激酶。目前推荐阿替普酶静脉溶栓治疗前循环缺血性梗死的时间为发病后 4.5 小时内(≤4.5 小时),尿激酶为 6 小时内(≤6 小时)。但有关椎—基底动脉所致脑梗死的溶栓治疗时间窗、安全性与有效性研究不多,在遵循现行治疗指南的基础上,根据患者具体情况个体化处理。

适应证:有缺血性卒中导致的神经功能缺损症状;症状出现<6 小时;年龄 18~80 岁;意识清楚或嗜睡;脑 CT 检查无明显早期脑梗死低密度改变。

禁忌证:颅内出血或既往颅内出血史;近 3 个月有严重头颅外伤史、卒中或颅内手术史;颅内肿瘤、巨大颅内动脉瘤;近 2 周内有大型外科手术;近 3 周内有胃肠或泌尿系统出血;活动性内脏出血;主动脉弓夹层;血压升高,收缩压≥180 mmHg,或舒张压≥100 mmHg;急性出血倾向,包括血小板计数低于 $100×10^9$/L 或其他异常情况;近 1 周内有在不易压迫止血部位的动脉穿刺;48 小时内使用凝血酶抑制剂或 Xa 因子抑制剂,或各种实验室检查异常(如 APTT、INR、血小板计数、ECT、TT 或 Xa 因子活性测定等);24 小时内接受过低分子肝素治疗;口服抗凝剂且 INR>1.7 或 PT>15 s;血糖<2.8 mmol/L 或>22.22 mmol/L;头颅 CT 或 MRI 检查提示大面积梗死(梗死面积>1/3 大脑中动脉供血区)等。

并发症:主要危险是合并症状性脑出血,其他并发症包括梗死灶继发性出血或身体其他部位出血、再灌注损伤和脑水肿及溶栓后血管再闭塞等。

（2）动脉溶栓:动脉溶栓可提高再通率和改善结局,但增加颅内出血发生率。要求在有条件的医院进行,越早效果越好。常用药物、适应证、禁忌证及并发症与“静脉溶栓”基本相同,但目前尚缺乏动脉溶栓治疗急性脑梗死有效性的循证研究结果。

2. 血管内介入治疗　包括动脉溶栓、机械取栓、血管成形术和支架置入术等,近年来大型临床研究证实血管内取栓治疗急性大动脉闭塞的有效性与安全性。血管内介入治疗需在有条件且围手术期并发症低的医院进行,静脉溶栓后可桥接血管内取栓治疗。

3. **抗血小板治疗** 对于不符合静脉溶栓或血管内取栓适应证且无禁忌证的缺血性脑卒中患者应在发病后尽早给予口服阿司匹林每日 150～300 mg 治疗,急性期后可改为预防剂量(每日 50～300 mg)口服。使用溶栓治疗者,阿司匹林等抗血小板药物应在溶栓 24 小时后开始使用,如果患者存在其他特殊情况,在评估获益大于风险后可以考虑在 r - tPA 静脉溶栓24 h 内使用抗血小板药物。对不能耐受阿司匹林者,可考虑选用氯吡格雷等抗血小板治疗。对于未接受静脉溶栓治疗的轻型脑卒中患者(NIHSS 评分 3 分),在发病 24 小时内应尽早启动双重抗血小板治疗(阿司匹林和氯吡格雷)并维持 21 日,但应密切观察出血风险。替格瑞洛的安全性与阿司匹林相似,可考虑作为有使用阿司匹林禁忌证的替代药物。

4. **抗凝治疗** 抗凝药物主要包括普通肝素、低分子量肝素和华法林等。一般不推荐急性期应用抗凝药来预防脑卒中复发、阻止病情恶化和改善预后,但对于合并高凝状态有形成 DVT 和肺栓塞的高危患者,可以使用预防性抗凝治疗。

5. **降纤治疗** 对不适合溶栓并经过严格筛选的脑梗死患者,特别是高纤维蛋白血症者,可选用降纤治疗,目前国内使用的降纤药物有降纤酶和巴曲酶,其他降纤制剂如蚓激酶、蕲蛇酶等临床上也有应用,但有待于进一步研究。

6. **扩容治疗** 对于低血压或脑血流低灌注所致的急性脑梗死如分水岭梗死,可考虑扩容治疗,但应注意可能加重脑水肿、心力衰竭等并发症。

7. **其他改善脑血循环药物的使用** 近年来我国开发的丁基苯酞和人尿激肽原酶是 I 类新药,已广泛用于临床。

8. **神经保护治疗** 依达拉奉、胞磷胆碱及吡拉西坦等药物可根据具体情况,个体化使用;缺血性脑卒中起病前已服用他汀类药物的患者,可继续使用他汀药物治疗。

9. **其他疗法** 高压氧和亚低温有一定疗效,但还需开展高质量的随机对照试验以进一步证实。

(三)急性期并发症处理

1. **脑水肿与颅内压增高** 避免和处理引起颅内压增高的因素;对颅内压升高患者采用抬高头位的方式(通常抬高床头＞30°),有利于改善脑静脉回流及颅内压升高;可使用甘露醇和高张盐水静脉滴注,以减轻脑水肿,降低颅内压,必要时也可用甘油果糖、呋塞米或白蛋白等,需注意药物副作用;如病情持续恶化,可选择去骨瓣减压术和(或)脑室引流术。

2. **手术治疗** 对于发病 48 小时内、60 岁以下的大脑中动脉梗死伴严重颅内压增高患者,经积极药物治疗,病情仍加重,尤其是意识水平降低的患者,可考虑行减压术;对压迫脑干的大面积小脑梗死患者也可采取手术治疗。

3. **梗死后出血(出血转化)** 出血转化是指急性脑梗死后缺血区血管重新恢复血流灌注导致的出血,包括自然发生的出血(自发性出血转化)和采取干预措施后(包括溶栓、取栓和抗凝等)的出血(继发性/治疗性出血转化);出血的部位既可在梗死灶内,也可在梗死灶远隔部位。

(1)症状性出血转化:症状持续出血转化是指可以引起患者神经症状明显加重的出血转化。治疗措施:停用抗栓(抗血小板、抗凝)治疗等导致出血药物;口服抗凝药物(华法林)相关脑出血可静脉应用维生素 K₁、新鲜冻干血浆和（或）凝血酶原复合物；对普通肝素相关脑出血，推荐使用硫酸鱼精蛋白治疗；对溶栓药物相关脑出血，可选择输注凝血因子和血小板治疗。目前对抗血小板药物相关的脑出血尚无有效的治疗措施。

（2）出血转化后开始抗凝和抗血小板治疗的时间：对需要抗栓治疗的患者，可在出血转化病情稳定后 10 日至数周后开始抗栓治疗；对于再发血栓风险相对较低或全身情况较差者，可用抗血小板药物代替华法林。

4. 癫痫　孤立发作 1 次或急性期痫性发作控制后，不建议长期使用抗癫痫药物；脑卒中后 2～3 个月再发的癫痫，建议按癫痫常规治疗进行长期药物治疗。

5. 肺炎　早期评估、处理吞咽困难和误吸问题，对意识障碍患者应特别注意预防肺炎；疑有肺炎的发热患者应给予抗生素治疗，但不推荐预防性使用抗生素。

6. 排尿障碍与尿路感染　对排尿障碍进行早期评估和康复治疗；尿失禁者应尽量避免留置尿管；尿潴留者应测定膀胱残余尿，必要时可间歇性导尿或留置导尿；合并尿路感染者应给予抗生素治疗，但不推荐预防性使用抗生素。

7. DVT 和肺动脉栓塞　鼓励患者尽早活动、抬高下肢；尽量避免下肢（尤其是瘫痪侧）静脉输液；对于发生 DVT 及肺梗死高风险且无禁忌者，可给予低分子量肝素或普通肝素，有抗凝禁忌者给予抗血小板治疗；可联合加压治疗（长筒袜或交替式压迫装置）和药物预防 DVT。

【中医中药】

脑梗死、脑出血和蛛网膜下腔出血皆归属于中医学"中风"的范畴。临床表现主要为猝然昏倒、不省人事，伴口眼㖞斜，半身不遂，语言不利，或不经昏仆而仅有㖞僻不遂。《金匮要略》首载"中风"之名，曰："夫风之为病，当半身不遂，或肩不遂者，此为痹，脉微而数，中风使然。"其病因主要包括内伤积损、饮食不节、情志所伤和气虚邪中。其病机虽较复杂，但归纳起来为虚（阴虚、气虚）、火（肝火、心火）、风（肝风、外风）、痰（风痰、湿痰）、气（气逆）及血（血瘀）六端。病性为本虚标实，上盛下虚。本虚为肝肾阴虚，气血衰少；标实为风火相煽，痰湿壅盛，气血逆乱。

其辨证分型主要分为中经络和中脏腑。中经络分为络脉空虚、风邪入中证和肝肾阴虚、风阳上扰证。络脉空虚、风邪入中证治以祛风、养血、通络之法，方选大秦艽汤加减；肝肾阴虚、风阳上扰证治以滋阴潜阳、息风通络，方选镇肝息风汤加减。中脏腑分为闭证和脱证，闭证又分为阳闭、阴闭。阳闭证治以清肝息风、辛凉开窍，先灌服（或鼻饲）局方至宝丹或安宫牛黄丸以辛凉透窍，并用羚羊角汤加以清肝息风、育阴潜阳；阴闭证治以豁痰息风、辛温开窍，急用苏合香丸温开水化开灌服（或鼻饲）以温开透窍，并用涤痰汤煎服。脱证治以采用益气回阳、救阴固脱，立即服用参附汤合生脉饮。

第二节　脑　出　血

脑出血（intracerebral haemorrhage）是指非外伤性脑实质内出血。脑出血在脑卒中各亚型中发病率仅次于缺血性脑卒中，居第 2 位。脑出血发病凶险，病情变化快，致死致残率高，3 个月内死亡率为 20%～30% 或以上，仅有约 20% 的患者在 6 个月后能够恢复生活自理能力。脑出血可分为原发性(自发性)和继发性脑出血,本节主要阐述原发性脑出血。

【病因】

(一)原发性脑出血

这是指无明确病因的脑出血,多数合并高血压,占所有脑出血的 80%～85%。高血压脑出血主要由于脑内细小动脉在长期高血压作用下发生慢性病变而破裂所致。长期高血压可使细小动脉发生玻璃样变性、纤维素样坏死,甚至形成微动脉瘤或夹层动脉瘤,在此基础上血压骤然升高时易导致血管破裂出血;豆纹动脉和旁正中动脉等深穿支动脉,自脑底部的动脉直角发出,承受压力较高的血流冲击,易导致血管破裂出血。非高血压脑出血由于其病因不同,故发病机制各异。

(二)继发性脑出血

一般有明确病因的脑出血,多由脑动静脉畸形、脑动脉瘤、抗凝/溶栓/抗血小板治疗、凝血功能障碍、脑血管炎、硬脑膜动静脉瘘、烟雾病(moyamoya disease)及静脉窦血栓形成等引起,占脑出血的 15%～20%。

【发病机制】

脑血管破裂出血后形成血肿,其周围组织在血肿形成 30 分钟后出现海绵样变性,6 小时后邻近的脑实质内由近及远形成坏死层、出血层、海绵样变性及水肿等变化。出血灶同侧大脑皮质、对侧皮质和基底核区也可出现水肿。脑水肿导致颅内压进一步增高,破坏了颅内环境的稳定,同时也影响局部脑血流量和凝血/纤溶系统功能。除血肿本身的占位性损害外,邻近脑组织血液循环障碍、代谢紊乱(如酸中毒)、血管运动障碍、血-脑脊液屏障受损及坏死组织释放多种生物活性物质(如氧自由基、内皮素、溶酶体、兴奋性氨基酸、组胺、5-羟色胺、激肽/缓激肽、花生四烯酸及其代谢产物等)都会对脑组织产生损害。

另外,脑出血对凝血、抗凝和纤溶系统有很大的影响。出血急性期脑组织损伤后释放组织凝血活酶,使凝血活性升高,抗凝血酶活性降低,纤溶系统活性代偿性升高,可引起邻近脑组织水肿、血-脑屏障破坏,并产生细胞毒性作用,加重脑功能障碍。

【临床表现】

(一)共同表现

常见于 50 岁以上患者,男性稍多于女性,寒冷季节发病率较高,多有高血压病史。多在情绪激动或活动中突然发病,发病后病情常于数分钟至数小时内达到高峰,少数也可在安静状态下发病。前驱症状一般不明显,发病后多有血压明显升高。由于颅内压升高,常有头痛、呕吐和不同程度的意识障碍如嗜睡或昏迷等。

(二)各型脑出血的临床表现

各型脑出血临床表现取决于出血量和出血部位。

1. 基底核区出血

(1)壳核出血:最常见,占脑出血病例的 50%～60%,系豆纹动脉尤其是其外侧支破裂所致,可分为局限型(血肿仅局限于壳核内)和扩延型。常有病灶对侧偏瘫、偏身感觉缺失和同向性偏盲,还可出现双眼球向病灶对侧同向凝视不能,优势半球受累可有失语。

（2）丘脑出血:占脑出血病例的10%～15%,系丘脑膝状体动脉和丘脑穿通动脉破裂所致,可分局限型(血肿仅局限于丘脑)和扩延型。常有病灶对侧偏瘫、偏身感觉障碍,通常感觉障碍重于运动障碍;深浅感觉均受累,而深感觉障碍更明显;可有特征性眼征,如上视不能或凝视鼻尖、眼球偏斜或分离性斜视、眼球会聚障碍和无反应性小瞳孔等。小量丘脑出血致丘脑中间腹侧核受累,可出现运动性震颤和帕金森综合征样表现;累及丘脑底核或纹状体,可呈偏身舞蹈投掷样运动;优势侧丘脑出血,可出现丘脑性失语、精神障碍、认知障碍和人格改变等。

（3）尾状核头出血:较少见,多由高血压动脉硬化和血管畸形破裂所致,一般出血量不大,多经侧脑室前角破入脑室。常有头痛、呕吐、颈项强直及精神症状,神经系统功能缺损症状并不多见,故临床表现酷似蛛网膜下腔出血。

2. 脑叶出血　占脑出血的5%～10%,常由脑动静脉畸形、血管淀粉样病变和血液系统等疾病所致。以顶叶最常见,其次为颞叶、枕叶及额叶,也有多发脑叶出血的病例。如额叶出血可有偏瘫、排尿排便障碍、Broca失语、摸索和强握反射症状等;颞叶出血可有Wernicke失语、精神症状、对侧上象限盲及癫痫;枕叶出血也可有视野缺损;顶叶出血可有偏身感觉障碍、轻偏瘫及对侧下象限盲,非优势半球受累可有构象障碍。

3. 脑干出血

（1）脑桥出血:约占脑出血的10%,多由基底动脉脑桥支破裂所致,出血灶多位于脑桥基底部和被盖部之间。大量出血(血肿>5 ml)累及双侧被盖部和基底部,常破入第四脑室,患者迅即出现昏迷、双侧针尖样瞳孔、呕吐咖啡样胃内容物、中枢性高热、中枢性呼吸障碍、眼球浮动、四肢瘫痪和去大脑强直发作等;小量出血可无意识障碍,表现为交叉性瘫痪和共济失调性偏瘫,双眼向病灶侧凝视麻痹或核间性眼肌麻痹。

（2）中脑出血:比较少见,常有头痛、呕吐和意识障碍,轻症表现为一侧或双侧动眼神经不全麻痹、眼球不同轴及同侧肢体共济失调,也可表现为Weber或Benedikt综合征;重症表现为深昏迷,四肢弛缓性瘫痪,可迅速死亡。

（3）延髓出血:非常少见,临床表现为突然意识障碍,影响生命体征,如呼吸、心率和血压改变,继而死亡;轻症患者可表现不典型的Wallenberg综合征。

4. 小脑出血　约占脑出血的10%,多由小脑上动脉分支破裂所致。常有头痛、呕吐、眩晕和明显共济失调,起病突然,可伴有枕部疼痛;出血量较少者,主要表现为小脑受损症状,如患侧共济失调、眼震和小脑语言等,多无瘫痪;出血量较多者,尤其是小脑蚓部出血,病情迅速进展,发病时或病后12～24小时内出现昏迷及脑干受压征象,双侧瞳孔缩小至针尖样、呼吸不规则等;暴发型则常突然昏迷,在数小时内迅速死亡。

5. 脑室出血　占脑出血的3%～5%,分为原发性和继发性脑室出血。原发性脑室出血多由脉络丛血管或室管膜下动脉破裂出血所致,继发性脑室出血是指脑实质出血破入脑室;常有头痛、呕吐,严重者出现意识障碍如深昏迷、脑膜刺激征、针尖样瞳孔、眼球分离斜视或浮动、四肢弛缓性瘫痪及去脑强直发作、高热、呼吸不规则、脉搏和血压不稳定等症状,临床上易误诊为蛛网膜下腔出血。

【辅助检查】

（一）实验室检查

血尿常规、血糖、肝肾功能、凝血功能及电解质等检查有助于了解患者内环境和全身状态；有些患者还可以进行毒理学筛查、动脉血气分析等检查。

（二）特殊检查

1. **脑部检查**　可反映出血的部位、出血量、波及范围及血肿周围脑组织情况。

（1）头颅 CT 检查：使用广泛，脑出血在 CT 检查表现为高密度影，是诊断脑卒中首选的影像学检查方法（图 7-2）。可根据多田公式粗略计算血肿体积：血肿体积（ml）＝$\pi/6 \times L \times S \times$ slice，公式中 L 为血肿的长轴，S 为短轴，slice 为所含血肿层面的厚度（cm）；也可有相关软件进行精确计算。

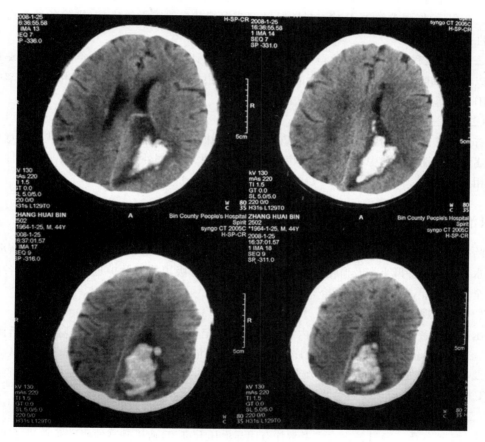

图 7-2　脑出血 CT 片

（2）头颅 MRI 检查：脑出血在 MRI 检查的表现较复杂，根据血肿的时间长短而有所不同，但是在发现慢性出血及脑血管畸形方面优于 CT 检查。

（3）多模式 MRI 检查：其中磁敏感加权成像（SWI）对早期脑出血及微出血较敏感。

2. **脑血管检查**　可了解脑出血病因和排除继发性脑出血，指导制订治疗方案。

（1）CTA、MRA、CT 静脉成像（CTV）和磁共振静脉成像（MRV）：用于筛查可能存在的脑血管畸形、动脉瘤或动静脉瘘等继发性脑出血，但阴性结果不能完全排除继发病变的存在。

（2）全脑血管造影（DSA）：目前是脑血管病变检查的重要方法和"金标准"。

【诊断和鉴别诊断】

（一）诊断

1. 诊断标准　急性起病；局灶神经功能缺损症状（少数为全面神经功能缺损），常伴有头痛、呕吐、血压升高及不同程度意识障碍；头颅 CT 或 MRI 检查显示出血灶；排除非血管性脑部病因。

诊断原发性脑出血，特别是高血压脑出血，一定要排除各种继发性脑出血疾病。做出明确诊断需达到以下全部标准：有确切的高血压病史；典型的出血部位，包括基底节区、脑室、丘脑、脑干或小脑半球等；DSA/CTA/MRA 检查排除继发性脑血管病；早期（72 小时内）或晚期（血肿消失 3 周后）增强头颅 MRI 检查排除脑肿瘤或海绵状血管畸形等疾病；排除各种凝血功能障碍性疾病。

2. 诊断流程　第一步评估是否为脑卒中；第二步评估是否为脑出血，可行脑 CT 或 MRI 检查以明确诊断；第三步评估脑出血的严重程度，可根据 GCS 或美国国立卫生研究院卒中量表（NIHSS）等进行评估；第四步评估脑出血的分型。

（二）鉴别诊断

首先与其他类型的脑血管疾病，如急性脑梗死、蛛网膜下腔出血等相鉴别，其次注意与引起昏迷的全身性疾病如中毒及代谢性疾病相鉴别，如果有头部外伤史患者还需与外伤性颅内血肿相鉴别。

【治疗】

治疗原则：加强监护，保持安静，稳定血压，防止继续出血；适当降低颅内压，防治脑水肿，维持水、电解质、酸碱平衡及血糖、体温稳定；同时加强呼吸道管理及护理，预防及防止各种颅内及全身并发症，必要时手术或介入治疗。

（一）常规监测

脑出血患者在发病的最初数日内病情往往不稳定，应常规持续生命体征监测（包括血压、体温、心电及 SpO_2）和定时神经系统评估，密切观察病情及血肿变化，脑出血患者的吸氧、呼吸支持及心脏病的处理原则同"急性脑梗死"；定时复查头部 CT，尤其是发病 3 小时内行首次头部 CT 检查的患者，应于发病后 8 小时、最迟 24 小时内再次复查头部 CT。

（二）内科治疗

1. 控制血压　急性脑出血患者常伴有明显血压升高，且血压升高的幅度通常超过缺血性脑卒中患者，这增加了脑出血患者残疾、死亡等风险。研究显示，将收缩压控制在 140 mmHg 以下，可以降低血肿扩大的发生率而不增加不良反应事件，但也要避免长期严重高血压患者血压下降过快，可能产生的脑血流下降；如为 Cushing 反应或中枢性原因引起的异常血压升高，则要针对病因进行治疗，不宜单纯盲目降压。常用静脉降压药物有尼卡地平、乌拉地尔及硝酸甘油等，常用口服降压药物有长效 Ca^{2+} 通道阻滞剂、ACEI、ARB 及 β 受体阻滞剂等。

2. 降低颅内压、控制脑水肿　抬高床头约 30°，头位于中线上，以增加颈静脉回流，降低颅内压。对需要气管内插管或其他类似操作的患者,需要静脉应用镇静剂;镇静剂应逐渐加量,尽可能减少疼痛或躁动引起的颅内压升高;常用的镇静药物有丙泊酚、依托咪酯及咪达唑仑等,镇痛药有吗啡、阿芬太尼等。若患者具有颅内压增高的临床或影像学表现和(或)实测颅内压(ICP)>20 mmHg,可应用脱水剂,如20%甘露醇[1~3 g/(kg·d)静脉滴注]、甘油果糖、高渗盐水、白蛋白及利尿剂等,应用上述药物均应监测肾功能、电解质,维持内环境稳定,必要时可持续监测 ICP。对伴有意识障碍的脑积水患者可行脑室引流以缓解颅高压。

3. **血糖管理**　无论既往是否有糖尿病,入院时的高血糖均预示脑出血患者的死亡和转归不良风险增高,但是低血糖也可导致脑缺血性损伤及脑水肿,需及时纠正。血糖值可控制在 7.8~10.0 mmol/L,加强血糖监测并做相应处理:血糖超过 10 mmol/L 时可给予胰岛素治疗;血糖低于 3.3 mmol/L 时可给予 10%~20%葡萄糖口服或静脉注射。

4. **止血药治疗**　出血 8 小时内可以适当应用止血药(氨甲环酸)预防血肿扩大,使用一般不超过 48 小时。对于凝血功能正常的患者,一般不建议常规使用止血药。

5. **抗血管痉挛治疗**　脑血管痉挛是急性蛛网膜下腔出血患者的重要死因,对于合并蛛网膜下腔出血的患者可使用 Ca^{2+} 通道阻滞剂(尼莫地平)。

6. **糖皮质激素治疗**　是否使用尚存在争议。高血压脑出血患者使用糖皮质激素治疗无明显益处,而出现并发症的风险增加(如感染、消化道出血和高血糖等)。如果影像学检查显示有明显水肿亦可考虑短期(1 周内)治疗,可选用甲泼尼龙、地塞米松或氢化可的松等。

7. **神经保护剂的使用**　脑出血后是否使用神经保护剂尚存在争议。有研究显示,神经保护剂是安全、可耐受的,对临床预后有改善作用。

8. **抗栓药物相关性脑出血治疗**　使用抗栓药物发生脑出血时,应立即停药;华法林相关性脑出血可考虑用浓缩型凝血酶原复合物作为新鲜冰冻血浆的一种替代选择,同时静脉应用维生素 K_1;对新型口服抗凝药物(达比加群、阿哌沙班及利伐沙班等)相关脑出血,有条件者可用相应拮抗药物(如依达赛珠单抗);对普通肝素相关性脑出血,可使用硫酸鱼精蛋白治疗;对溶栓药物相关脑出血,可选择输注凝血因子和血小板治疗。

9. **其他治疗**　若患者意识障碍程度重、排痰不畅时,可考虑气管插管或尽早气管切开,以促进排痰,减少肺部感染发生;出现肺部感染患者,应早期做痰培养及药敏试验,选用有效抗生素治疗。一般控制体温在正常范围,尚无确切的证据支持低温治疗。脑出血早期可使用 PPI 或者 H_2 受体拮抗剂预防应激性溃疡。定期检查血常规及生化等指标,及时纠正电解质、酸碱平衡紊乱。若出现临床痫性发作应进行抗癫痫药物治疗,无发作者是否需用药预防癫痫尚无定论,有学者主张对幕上较大血肿或幕上手术后患者进行预防癫痫治疗。长期卧床发生 DVT 和肺动脉栓塞的风险较高,应鼓励患者尽早活动、腿抬高,做好康复锻炼;尽可能避免穿刺下肢静脉输液,特别是瘫痪侧肢体;可联合使用弹力袜和间歇性空气压缩装置预防下肢 DVT 及相关栓塞事件;酌情采用药物抗凝。

(三)外科治疗

主要目的在于及时清除血肿、解除脑压迫、缓解严重颅内高压及脑疝,挽救患者生命,并尽可能降低由血肿压迫导致的继发性脑损伤和残废。一般认为手术宜早期(发病 6~24 小时内)进行,以下情况考虑手术治疗:基底核区中等量以上出血(壳核出血≥30 ml,丘脑出血≥15 ml);小脑出血≥10 ml,或直径≥3 cm,或合并明显脑积水;重症脑室出血;合并脑血管畸形、动脉瘤等血管病。另外,微精准立体定向穿刺设备的应用(如立体定向仪等)、手术通道建立后局部溶栓药物应用以及局部监测等脑出血的微创诊治取得了进展。

(四) 预防再出血的措施

长期血压控制目标为 130/80 mmHg;改变生活方式的改变,包括禁烟禁酒,避免药物滥用,治疗阻塞性睡眠呼吸暂停等;对合并非瓣膜性心房颤动的脑叶出血患者,建议避免长期服用华法林进行抗凝治疗,以防增加出血复发风险;当具有抗栓药物的明显指征时,非脑叶出血患者可以应用抗凝药物,所有脑出血患者都可应用抗血小板单药治疗;抗凝药物相关性脑出血重启抗凝治疗的最佳时间尚不明确,在非机械性瓣膜患者中至少在 4 周内应避免口服抗凝药物等。

第三节 蛛网膜下腔出血

颅内血管破裂后,血液流入蛛网膜下腔称为蛛网膜下腔出血(subarachnoid hemorrhage, SAH),临床上分为外伤性和非外伤性两大类。非外伤性 SAH 又称为自发性 SAH,是一种常见且致死率极高的疾病,首次出血的病死率约 5%～10%,且出血次数越多,死亡率越高。

【病因】

最常见的是颅内动脉瘤,约占全部病例的 85%,其他病因包括非动脉瘤性中脑周围出血(PMSAH)、脑动静脉畸形(BAVM)、脑底异常血管网病、硬脑膜动静脉瘘(DAVF)、夹层动脉瘤、血管炎、颅内静脉系统血栓形成、结缔组织病、颅内肿瘤、血液病、凝血障碍性疾病及抗凝治疗并发症等。

【发病机制】

(一) 动脉瘤

粟粒样动脉瘤可能与遗传和先天性发育缺失有关。大部分患者大脑 Willis 环动脉壁弹力层及中膜发育异常或受损,随年龄增长由于动脉壁粥样硬化、高血压和血涡流冲击等因素影响,动脉壁弹性减弱,管壁薄弱处逐渐向外膨胀突出,形成囊状动脉瘤。另外,炎症性动脉瘤是由动脉炎或颅内炎症引起的血管壁改变。

(二) 脑动静脉畸形

脑动静脉畸形是发育异常形成的畸形血管团,血管壁薄弱处于破裂临界状态,在情绪激动或无明显诱因下可导致破裂。

(三) 其他

如肿瘤或转移瘤直接侵蚀血管,引起血管壁改变,导致破裂出血。

【临床症状】

(一) 症状

起病突然,多数患者发病前有明显诱因(如剧烈运动、过度疲劳、用力排便及情绪激动等)。

动脉瘤性 SAH 的典型表现为突发剧烈头痛,伴一过性意识障碍、局灶性神经功能缺损、癫痫和恶心呕吐等;20%患者眼底可见玻璃体下片状出血,有一定的诊断价值;约 25%患者出现精神症状,如欣快、谵妄及幻觉等;也有少数表现不典型且头痛不严重的患者,容易导致延误诊断。

（二）体征

可出现颈项强直、Kerning 征和 Brudzinski 征等脑膜刺激征表现,以颈项强直最常见。

（三）并发症

1. 再出血　是 SAH 的主要并发症,指病情稳定后再次发生剧烈头痛、呕吐、痫样发作、昏迷甚至去脑强直发作,颈项强直、Kerning 征加重,复查脑脊液为鲜红色;再出血发生后死亡率可加倍。

2. 脑血管痉挛　一般在出血后的 3～5 日内开始出现,5～14 日达到高峰,2～4 周后逐渐缓解。新发的局灶性神经功能缺损,难以用脑积水或再出血解释时,应首先考虑为症状性血管痉挛;MAP 增高可间接提示血管痉挛的发生。

【辅助检查】

（一）实验室检查

血尿常规、血糖、肝肾功能、凝血功能、电解质、心肌酶谱和肌钙蛋白等,有助于了解患者内环境和全身状态。肌钙蛋白和 BNP/NT‐proBNP 升高与 SAH 后迟发脑缺血(delayed cerebral ischemia,DCI)预后不良相关。

（二）特殊检查

1. 头颅 CT 检查　是 SAH 诊断的首选检查。在 SAH 发病后 12 小时内,CT 诊断的敏感度高达 98%～100%,24 小时内逐渐降至 93%,6 日内降至 57%～85%。CT 检查可发现脑池和脑沟内的高密度影,有时脑室也有高密度出血影(图 7‐3),但在出血 10 日后或出血量较少时,CT 检查可阴性。

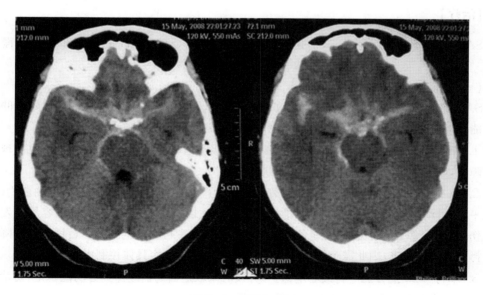

图 7‐3　SAHCT 片

2. 头颅 CTA 检查　头颅 CTA 诊断动脉瘤的敏感度为 77％～100％，特异度为 79％～100％。动脉瘤的大小、部位和影像设备质量影响 CTA 检查的敏感度及特异度。当动脉瘤直径≥5 mm 时，CTA 的敏感度可达 95％～100％；若动脉瘤直径＜5 mm，则敏感度仅为 64％～83％。

3. MRI 和 MRA 检查　MRI 检查也是确诊 SAH 的主要辅助诊断技术，在急性期的敏感度与 CT 检查相近，但随着病程的发展，其敏感度优于 CT 检查。MRA 检查有助于病因复杂的 SAH 诊断。

4. DSA 检查　是明确 SAH 病因、诊断颅内动脉瘤的"金标准"。首次 DSA 检查阴性的患者占 10％～25％，1 周后再行 DSA 检查的患者中有 1％～2％可发现之前未发现的动脉瘤。但 DSA 检查有一定风险且费用偏高，是否行二次检查需根据患者情况慎重选择。

5. 腰椎穿刺检查　表现为均匀血性脑脊液，是确诊 SAH 的重要依据，但有一定风险。

6. 心电图检查　有助于发现 SAH 引起的心肌受损，可表现为 P 波高尖、QT 间期延长和 T 波增高等。

【诊断和鉴别诊断】

（一）诊断

突发剧烈头痛，并伴有恶心呕吐、意识障碍、癫痫及脑膜刺激征阳性，头颅 CT 检查发现蛛网膜下腔呈高密度影，即可确诊 SAH。若头痛不严重，脑膜刺激征不明显，头颅 CT 检查未发现异常，但仍怀疑 SAH，则尽早行腰椎穿刺检查，如显示均匀血性脑脊液亦可确诊。

（二）鉴别诊断

SAH 需要与脑膜炎、偏头痛发作相鉴别。另外，有些颅内静脉窦血栓形成的患者，CT 扫描有纵裂或横窦区域的高密度影，容易误判为 SAH。

【治疗】

SAH 是神经系统急症之一，需迅速、正确的诊断和处理，SAH 的诊断和处理流程见图 7-4。

（一）常规治疗和监测

SAH 患者可能会出现各种并发症，如感染、栓塞、血压和血糖升高等，有意识障碍的患者还可能出现误吸及呼吸道阻塞等，与预后密切相关，需要密切监测和治疗。

1. 呼吸道管理　多数 SAH 患者只要保持呼吸道通畅，给予吸氧即可。如一旦出现呼吸功能障碍，则需要及时气管插管、机械辅助通气。

2. 血压管理　SAH 并发高血压的管理应更为严格，应该及时使用效果较强的药物（如尼卡地平、拉贝洛尔及艾司洛尔等）静脉推注或持续滴注以控制血压；但血压过低容易诱发缺血性损伤，需要注意尽量避免，同时避免血压过度波动可减少再出血的发生。目标血压及降压药物选择尚无统一标准，因此需个体化、综合评估者病情再确定具体控制血压方案。

3. 维持心血管功能　持续心电监护，并及时采取适当的措施保护心功能稳定，防治心力衰竭和心律失常等情况，有助于改善患者的预后。

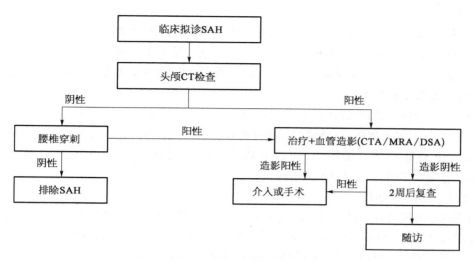

图 7-4 SAH 的诊断和处理流程

4. 维持水、电解质和酸碱平衡 SAH 后发生低钠血症的概率为 $10\%\sim30\%$，可使用糖皮质激素或 3% 氯化钠溶液纠正低钠血症；采取适当措施纠正各种电解质紊乱和酸碱失衡。

5. 并发症治疗 发热与患者的预后不良有关，亚低温（$33\sim35℃$）治疗能改善预后；控制感染；监测血糖，控制血糖范围在 $8\sim10$ mmol/L；如存在贫血，可输注单采红细胞，能够提高 SAH 患者脑 DO_2 和改善氧利用率；防治 DVT、尿路感染和褥疮等并发症。

6. 监测 心电监测对及时发现患者心脏电生理的变化十分重要，必要时还可根据患者病情检测心肌酶、肌钙蛋白、BNP/NT-proBNP 等指标进一步评估病情以指导治疗；连续脑电监测有助于预测迟发性脑缺血的发生。

（二）动脉瘤的介入和手术治疗

1. 治疗方法 ① 介入（血管内）治疗主要包括两类：一类为动脉瘤栓塞术，即通过在动脉瘤内释放弹簧圈致局部血栓形成从而将动脉瘤与循环阻隔，该类治疗手段主要包括单纯弹簧圈动脉瘤栓塞术、支架辅助弹簧圈动脉瘤栓塞术、球囊辅助弹簧圈动脉瘤栓塞术等；另一类为血流导向装置（flow diverter）置入术，即通过置入覆膜或密网孔的血流导向装置，使动脉瘤的瘤体内血液淤滞，形成血栓而使动脉瘤闭塞。② 外科动脉瘤夹闭术是指通过外科手术的方式，充分暴露经影像检查明确位置的破裂动脉瘤，使用夹持装置夹闭瘤颈，从而达到阻断瘤内血流的目的。

2. 适应证 ① 介入治疗：年龄＞70 岁，不存在具有占位效应的血肿，为后循环动脉瘤、窄颈动脉瘤或单叶型动脉瘤，WFNS 量表评分为Ⅳ级和Ⅴ级的危重患者。② 外科动脉瘤夹闭术：年轻患者合并有占位效应血肿，动脉瘤位于大脑中动脉和胼胝体周围血管，或宽颈动脉瘤，或动脉分支直接从动脉瘤囊发出，动脉瘤和血管形态不适合介入治疗者。

3. 其他 球囊辅助栓塞、支架辅助栓塞和血流导向装置等新技术可提高早期动脉瘤治疗的有效性。

（三）预防再出血的药物治疗

1. 止血药物治疗 早期、短疗程使用抗纤溶药物（如氨基己酸或氨甲环酸）可减少再出血的发生。

2. 其他措施 卧床休息,直到病因解除(动脉瘤得到处理);控制血压,维持收缩压<160 mmHg 是合理的治疗目标,但要注意保持合适的脑灌注压;如合并明显头痛,可使用吗啡、布桂嗪等止痛剂治疗,烦躁不安的患者可适当使用镇静剂(如氟哌啶醇);保持二便通畅等。

(四) 血管痉挛的治疗

通过控制颅内压、减少需氧量、增加脑血流量达到减轻缺血性损害的目的。常规口服或静脉滴注尼莫地平,可有效防止动脉痉挛;维持有效的循环血容量可预防迟发性缺血;动脉瘤治疗后如发生动脉痉挛性脑缺血,可以采取诱导血压升高的措施,但血压极高(≥180/110 mmHg)或心功能不稳定时不能进行。

(五) 脑积水的治疗

有颅内压升高时,可以使用甘露醇、高渗盐水及甘油果糖等渗透性脱水剂治疗,血浆渗透压应维持在 300~320 mmol/L;如果 ICP 仍高于 20 mmHg,可以使用镇痛和镇静治疗;伴第三、第四脑室积血的急性脑积水患者可考虑行脑室引流;伴有症状的慢性脑积水患者可行临时或永久的脑脊液分流术。

(六) 癫痫样发作的治疗

有明确癫痫发作的患者必须用药治疗,但是不主张预防性应用;不推荐长期使用抗癫痫药物;对既往有癫痫、脑出血、脑梗死及大脑中动脉动脉瘤破裂后癫痫样发作的高风险人群,可考虑长期使用抗癫痫药物(详见本章第四节"癫痫持续状态"相关内容)。

第四节　癫痫持续状态

基于癫痫持续状态(status epilepticus,SE)的早期临床控制和对脑的保护,国际抗癫痫联合会(ILAE)在 2001 年提出癫痫持续状态的定义:一次癫痫发作(包括各种类型癫痫发作)持续时间大大超过了大多数该型癫痫患者发作的时间,或反复发作,在发作间期患者的意识状态不能恢复到基线。从临床实际角度,全面性惊厥发作持续超过 5 分钟,或者非惊厥性发作或部分性发作持续超过 15 钟,或者 5~30 分钟内两次发作间歇期意识未完全恢复者,即可以考虑为早期癫痫持续状态,因为此期绝大多数发作不能自行缓解,需紧急治疗以阻止其演变成完全的癫痫持续状态。还需要注意的是,"癫痫持续状态"一词的含义实际为"癫痫发作的持续状态",既可见于癫痫患者的症状发作,也可见于其他病因(如脑炎、外伤等)所导致的癫痫发作。

【病因】

(一) 病因

可分为特发性和继发性,以继发性居多;特发性多与遗传因素有关,多为难治性癫痫。继发性癫痫常见有以下原因。

1. 脑器质性病变 如脑外伤、脑肿瘤、脑血管病、脑炎、代谢性脑病、婴儿围生期损伤及药物中毒等。

2. 急性代谢性疾病 一些代谢性疾病的危象状态常合并癫痫,如垂体危象、糖尿病高血糖高渗状态等。癫痫的病因与年龄的关系较为密切。新生儿及婴儿期主要为先天以及围生期因素（缺氧窒息、头颅产伤等）、遗传代谢性疾病及脑皮质发育畸形等；儿童及青春期主要为特发性（与遗传因素有关）、先天以及围生期因素（缺氧窒息或头颅产伤）、中枢神经系统感染及脑发育异常等；成人期主要为海马硬化、头颅外伤、脑肿瘤及中枢神经系统感染性疾病等；老年期主要为脑血管意外、脑肿瘤及代谢性疾病等。

（二）诱因

最常见的诱因是不规范抗癫痫药物治疗，多见于新近发病患者，药物治疗稳定后突然停药、减量或未遵医嘱服药，多次漏服药物、自行停药和随意变更药物剂量或种类等，以致不能达到有效血药浓度。其他还有外科手术、精神高度紧张、过度疲劳、乙醇戒断、服用某些药物（如异烟肼、三环或四环类抗抑郁药）、妊娠及分娩等。

【发病机制】

目前认为 SE 的发生与脑内致痫灶兴奋及周围抑制失调有关。神经元异常放电是癫痫发病的电生理基础，导致痫灶神经元的膜电位与正常神经元不同，在每次动作电位之后出现阵发性去极化漂移，同时产生高幅高频的棘波放电。异常高频放电反复通过突触联系和强直后的易化作用诱发周边及远处的神经元同步放电，从而引起异常电位的持续传播。一般情况下，致痫灶周围区域可抑制痫性发作，使其持续一定时间后停止；当周围区域的抑制作用减弱时，痫性活动在皮质突触环内长期运转，可导致部分性持续发作；痫性活动由皮质通过下行纤维投射至丘脑及中脑网状结构，可引起意识丧失，再由弥散性丘脑系统传布到整个大脑皮质，引起全面性强直—阵挛发作（GTCS）。

SE 时神经元持续放电，引起大脑代谢率、耗氧量和葡萄糖摄取率成倍增加，同时由 N-甲基-D-天冬氨酸（NMDA）受体介导的兴奋性氨基酸过度释放，对神经元产生兴奋性毒性损伤，如反复发作可造成神经元的不可逆性损伤和死亡。惊厥时患者出现强烈而持续的肌肉抽动可导致体内氧和能量耗竭，全身代谢失衡和酸中毒，造成脑、肝肾等重要器官功能衰竭；脑水肿和颅内压增高可加重惊厥性脑损伤。惊厥性脑损伤的组织学改变主要表现在神经元丧失、反应性胶质细胞增生和海马齿状核颗粒细胞树突丝状芽生，后者可反复兴奋齿状回内分子层神经元，导致癫痫持续延长。

【临床表现】

（一）共同特点

癫痫临床表现多种多样，但具有如下共同特点。① 发作性：症状突然发生，持续一段时间后迅速恢复，间歇期正常。② 短暂性：发作持续时间非常短，通常为数秒或数分钟，除 SE 外很少超过半小时。③ 重复性：第一次发作后，经过不同间隔时间会有第二次或更多次的发作。④ 刻板性：每次发作的临床表现几乎一致。

（二）SE

患者出现 GTCS 发作持续 5 分钟以上即可能发生神经元损伤，故发作持续时间超过 5 分钟就可考虑 SE 的诊断。临床表现为全身性抽搐一次紧接着一次发生，意识始终不清，不及时控制可造成多脏器损害，危及生命。

（三）SE 的分类

1. **按照癫痫发作持续时间及对治疗的反应分类** 可分为 4 类。① 早期 SE：癫痫发作＞5 分钟。② 确定性 SE：癫痫发作＞30 分钟。③ 难治性 SE：对二线药物治疗无效，需全身麻醉治疗，通常发作持续＞60 分钟。④ 超难治性 SE：全身麻醉治疗 24 小时仍不终止发作，其中包括减停麻醉药过程中复发。

2. **按照癫痫发作类型分类** 可分 2 类。① 惊厥性 SE（convulsive status epilepticus，CSE）：根据惊厥发作类型进一步分为全面性及局灶性 SE。② 非惊厥性 SE（nonconvulsive status epilepticus，NCSE）：指持续性脑电发作导致的非惊厥性临床症状，通常定义为＞30 分钟；诊断 NCSE 必须结合临床和脑电图，需满足以下条件：明确和持久（＞30 分钟）的行为、意识状态或感知觉改变；通过临床或神经心理检查证实上述改变；脑电图持续或接近持续的阵发性放电；不伴持续性的惊厥症状，如肌肉强直、阵挛等。

【辅助检查】

（一）实验室检查

血尿常规、血电解质、肝肾功能、血糖和血气分析等检查；抗癫痫药物血浓度检查（针对服用抗癫痫药物的患者发生 SE）；脑脊液检查等。

（二）特殊检查

1. **脑电图（EEG）检查** 是诊断癫痫最重要的辅助检查方法，但是也不能单纯根据脑电活动的异常或正常来确定是否为癫痫。24 小时动态脑电监测可以持久地观察有无异常电波发放，具有更高的诊断价值。

2. **影像学检查** 头颅 CT 和 MRI 检查可以确定脑部结构异常或病变，对癫痫及癫痫综合征的诊断和分类很有帮助。

【诊断和鉴别诊断】

（一）诊断

癫痫是多种病因所致的疾病，其中诊断需遵循三步原则：首先明确发作性症状是否为癫痫发作；其次是癫痫或癫痫综合征的类型；最后明确发作的病因和诱因。完整和详尽的病史对癫痫的诊断、分型和鉴别诊断都具有非常重要的意义。确诊癫痫后可根据持续时间和间歇期意识情况确诊 SE。由于患者发作时大多数有意识障碍，难以描述发作情形，故应详尽询问患者家属或目击者，同时必须进行全面细致的全身及神经系统查体。EEG 和 24 小时动态脑电监测对发作性症状具有重要的诊断价值。

（二）鉴别诊断

1. **假性癫痫发作** 又称癔症样发作。多有情绪和心理接触因素，发作时间相当长，意识不丧失，一般不伴有自伤和尿失禁，EEG 正常；伴有过度换气的恐惧或焦虑发作可能出现感觉症状、抽搐等。

2. **晕厥** 为脑血流灌注短暂、全面不足所致的意识瞬间丧失。主要由血管运动失调或心血管疾病引起，发作前患者可出现头晕、胸闷及黑矇等症状。

3. **短暂性脑缺血发作** 多见于老年人,常有动脉硬化、冠心病、高血压及糖尿病等病史,临床症状多为缺失症状(感觉丧失或减退、肢体瘫痪)、肢体抽动不规则,无头部和颈部的转动,症状常持续 15 分钟到数小时,EEG 无明显痫性放电。

4. **低钙血症** 一些低钙血症患者发作时表现为四肢抽搐,但无意识障碍,两手呈特征性"助产士手",结合血 Ca^{2+} 测定可以鉴别。

【治疗】

治疗原则:尽早治疗,遵循 SE 处理流程,迅速终止呈持续状态的癫痫发作,减少癫痫发作对脑部神经元的损害;稳定生命体征,进行心肺等脏器功能支持,维持水、电解质和酸碱平衡;寻找并尽可能根除病因及诱因;处理并发症。

(一)一般措施

吸氧,保护气道通畅,必要时气管内插管或切开;监测生命体征,迅速进行相关各项检查,查找病因和诱因;建立静脉通路;牙关紧闭时防止咬伤,防止跌倒外伤等意外伤害;积极防治并发症。

(二)惊厥性 SE 处理流程

1. **院前治疗** 早期 SE 多发生在院外,有效的院前治疗可以明显缩短 SE 的持续时间,首选药物为咪达唑仑或地西泮。

2. **院内治疗** ① 一线治疗药物:针对早期 SE,为苯二氮䓬类药物,包括咪达唑仑或地西泮(非静脉应用)。② 二线治疗药物:针对确定性 SE,为苯妥英、磷苯妥英和苯巴比妥。③ 三线治疗药物:针对难治性 SE,主要为麻醉药,包括咪达唑仑(静脉用)、丙泊酚、戊巴比妥和硫喷妥钠等。④ 超难治性 SE 的其他治疗:应积极寻找病因,对因治疗,可以尝试免疫治疗(甲泼尼龙、大量丙种球蛋白或血浆置换等)、硫酸镁、生酮饮食、利多卡因及亚低温治疗等,也可尝试电休克和外科治疗。成人惊厥性 SE 药物治疗流程见表 7-2。

表 7-2 成人惊厥性 SE 药物治疗流程

分　期	药　物　治　疗
早期 SE	咪达唑仑 10 mg 肌内注射,或者地西泮 10～20 mg 直肠给药,如持续状态未终止则 15 分钟后重复 1 次
确定性 SE	苯妥英 15～18 mg/kg 以 50 mg/min 速度静脉注射和(或)苯巴比妥 10～15 mg/kg 以 100 mg/min 速度静脉注射
难治性 SE*	全身麻醉+以下方法之一:① 丙泊酚,首剂 1～2 mg/kg 静脉注射,随后 2～10 mg/(kg·h),逐渐加量至有效;② 咪达唑仑,首剂 0.1～0.2 mg/kg 静脉注射,随后 0.05～0.5 mg/(kg·h)静脉滴注,逐渐加量至有效;③ 硫喷妥钠,首剂 3～5 mg/kg 静脉注射,随后 3～5 mg/(kg·h)静脉滴注,逐渐加量至有效,2～3 日后需降低滴速;④ 在最后一次临床发作或脑电图痫样放电后继续麻醉治疗 12～24 小时,随后开始减量

注:*难治性 SE 即为初始治疗 60～90 分钟后症状无改善的患者。

（三）非惊厥性 SE 的处理

1. 视频脑电图（video electroencephalogram，AEEG） 持续 AEEG 监测对于非惊厥性 SE 患者的判断及评估疗效十分必要。

2. 病因和对症治疗 非惊厥性 SE 患者可见于多种疾病及临床情况，目前缺乏统一的处理流程，需进行个体化的治疗方案。对导致非惊厥性 SE 的病因（如病毒性脑炎、代谢性或中毒性脑病等）治疗至关重要，而是否需要积极控制非惊厥性 SE 取决于对患者预后的判断及治疗是否有助于改善预后。对于癫痫患者发作非惊厥性 SE（如不典型失神持续状态、失张力持续状态等），可临时应用苯二氮䓬类药物，并调整口服抗癫痫药物；对于危重患者惊厥性 SE 后发作非惊厥性 SE，治疗原则同惊厥性 SE，并可在 AEEG 监测下使用抗惊厥性 SE 的三线药物（麻醉药）；对于缺氧后脑损伤患者发作非惊厥性 SE，尤其伴有低血压者，治疗措施须谨慎，以一线和二线药物为主。

【中医中药】

SE 归属于中医学"痫证""痫病"等范畴，是一种反复发作性神志异常的病证。临床上以突然意识丧失，甚则仆倒，不省人事，强直抽搐，口吐涎沫，两目上视或口中怪叫，移时苏醒，一如常人为特征。《黄帝内经》称之为"巅疾"，唐代孙思邈《备急千金要方》称之为"癫痫"。《诸病源候论》记载："其发之状或口眼相引而目睛上摇，或手足瘛疭，或颈项强反引。"痫证的形成大多由于七情失调、先天因素引起脑部受损等，造成脏腑失调，痰浊阻滞，气机逆乱，风阳内动，风阳痰浊，蒙蔽心窍，流窜经络所致。其病位在脑，涉及肝、脾、心、肾诸脏，其中肝、脾、肾的损伤是痫证发生的主要病理基础。风、火、痰、瘀是本病的主要病理因素，其中"痰"最为重要。

其辨证分型主要有风痰闭阻证、痰火内盛证及心肾亏虚证。风痰闭阻证治以涤痰息风、开窍定痫，方选定痫丸；痰火内盛证治以清肝泻火、化痰开窍，方选龙胆泻肝汤合涤痰汤加减；心肾亏虚证治以补益心肾、健脾化痰，方选大补元煎、六君子汤加减。另外，发作期可以首先进行针刺治疗，阳证可以点刺水沟、十宣、印堂、合谷和内关等穴位放血；阴证可以点刺水沟、十宣等穴位放血。

第八章
其他系统急症

导学　掌握常见糖尿病急症、甲状腺危象、弥散性血管内凝血和急性肾损伤的临床表现、诊断和治疗。熟悉相关疾病的病因或诱因、发病机制及特征性辅助检查的意义,CRRT 的适应证。了解中医中药治疗。

第一节　糖尿病急症

糖尿病(diabetes mellitus)是一组由多病因引起的以慢性高血糖为特征的代谢性疾病,是由于胰岛素分泌和(或)作用缺陷所引起。糖尿病急症是指由于各种原因导致糖尿病患者短时间内血糖急骤变化而引起一系列急性并发症的总称,主要包括糖尿病酮症酸中毒(diabetic ketoacidosis,DKA)、高渗高血糖综合征(hyperglycemic hyperosmolar syndrome,HHS)、乳酸性酸中毒(lactic acidosis,LA)和低血糖昏迷(hypoglycemia coma)。本节主要论述 DKA、HHS 和低血糖症。

糖尿病酮症酸中毒

DKA 是最常见的糖尿病急症,以高血糖、酮症和酸中毒为主要表现,是胰岛素不足和拮抗胰岛素激素过多共同作用所致的严重代谢紊乱综合征。DKA 分为几个阶段:① 早期血酮升高称为酮血症,尿酮排出增多称为酮尿症,统称酮症。② 酮体中 β-羟丁酸和乙酰乙酸为酸性代谢产物,初期血 pH 正常,为代偿性酮症酸中毒;晚期血 pH 下降,为失代偿性酮症酸中毒。③ 病情进一步发展,患者出现神志障碍,称糖尿病酮症酸中毒昏迷。目前因延误诊断和缺乏合适处理而造成死亡的情况仍较多见。

【病因】

1 型糖尿病患者有自发 DKA 倾向,2 型糖尿病患者在一定诱因下也可以发生 DKA。本病的常见诱因有:糖尿病患者未得到及时诊断和治疗;糖尿病合并应激状态,如严重感染、急性心脑血管疾病、急性消化系统疾病、手术创伤及妊娠分娩等;降糖药使用不规范或使用某些影响糖代谢的药物(如糖皮质激素、拟交感药物和噻嗪类利尿剂等);摄入大量高糖饮食、酗酒等;另有 2%~10% 的患者病因不明。

【发病机制】

(一) 酮症和酸中毒

酮体包括 β-羟丁酸、乙酰乙酸和丙酮。正常情况下,胰岛素在肝脏通过间接抑制长链脂肪酸辅酶 A 的跨线粒体内膜转运至线粒体,间接调节游离脂肪酸(FFA)氧化生酮作用,产生的乙酰辅酶 A 参与三羧酸循环,彻底氧化后提供能量。而胰高血糖素则刺激长链脂肪酸辅酶 A 的跨膜转运,增强游离脂肪酸氧化生酮作用。DKA 时,由于胰岛素相对或绝对不足和升糖激素作用增强,对脂肪组织释放 FFA 和肝脏 FFA 氧化、生酮的调节作用减弱、消失,乙酰辅酶 A 不能彻底氧化而产生酮体;β-羟丁酸和乙酰乙酸是强有机酸,能消耗体内储备碱。早期为酮症,晚期血 pH 下降,CO_2 结合力也明显降低,产生代谢性酸中毒。酮体对中枢神经系统有麻醉作用,病情进一步发展可出现意识障碍。另外,高血糖危象时常伴有一系列细胞因子(如 TNF-α、白介素、活性氧、脂质过氧化物和纤溶酶原激活抑制剂 1 等)的增加。

（二） 脱水及电解质紊乱

高血糖状态和酮体可引起高渗性利尿,尿量增加,水分大量丢失,严重时脱水可达体重的 10% 以上;酮体排出时与 Na^+、K^+ 结合成盐类一起从尿排出,故引起电解质紊乱。酮症酸中毒时,患者食欲减退、恶心呕吐,使 K^+ 丢失更为显著;脱水严重时,血液浓缩、血容量减少,尿量减少,血钾和血钠的测定值可能正常,但患者体内总的钾和钠含量仍然降低。

【临床表现】

（一） 早期表现

"三多一少"症状加重;酸中毒失代偿后,伴头痛头晕、精神萎靡、乏力纳差及恶心呕吐等,有时出现剧烈腹痛,类似急腹症表现。随病情发展可出现心悸烦躁、呼吸加快,呼气中带烂苹果味(丙酮),并有各种诱因的表现。

（二） 晚期表现

1. 严重脱水　表现为尿量减少、皮肤干燥、眼眶下陷及四肢厥冷;体检心率增快、脉搏细速及血压下降。

2. 意识障碍　表现为意识不清、神志模糊,以致昏迷;神经反射减退或消失。

【辅助检查】

（一） 实验室检查

1. 血常规和生化检查　血白细胞计数及中性粒细胞比例升高,严重感染时出现核左移;C 反应蛋白、TNF-α 及白介素 6(IL-6)等炎症因子升高。血糖增高,一般≥13.9 mmol/L,甚至更高;血酮体是最重要的诊断指标,正常<0.6 mmol/L,当血酮≥3 mmol/L 伴血糖升高可确诊为糖尿病酮症;血 β-羟丁酸升高。血气分析可显示,实际 HCO_3^- 和标准 HCO_3^- 降低,CO_2 结合力降低,酸中毒失代偿后血 pH 下降,剩余碱负值及阴离子间隙增大。早期血钾可正常、偏低或轻度升高,治疗后如不及时补钾可迅速降低,血钠、血氯降低;BUN 和 Scr 可升高;血浆渗透压可轻度升高;部分患者可出现血清淀粉酶升高,但不一定存在急性胰腺炎。

2. 尿液检查　尿糖强阳性,尿酮阳性;当肾功能严重损害时尿糖和尿酮可减少或消失,有时可出现蛋白尿和管型尿。

（二） 特殊检查

胸部 X 线、B 超及 CT 等检查有助于发现感染灶,并排除其他疾病引起的意识障碍。

【诊断和鉴别诊断】

（一）诊断

临床上对原因不明的恶心呕吐、脱水、酸中毒、休克或昏迷的患者，尤其是呼气有烂苹果味、血压低而尿量多者，不论有无糖尿病史均应考虑本病的可能。如有血糖增高（血糖＞13.9 mmol/L），伴血酮体升高（血酮体≥3 mmol/L）或尿酮体阳性（＋＋以上），尿糖阳性，血pH（pH＜7.3），CO_2结合力（CO_2-CP）/HCO_3^-降低（＜18 mmol/L），无论有无糖尿病病史，都可诊断为DKA，不同程度DKA的诊断标准见表8-1。

表8-1　不同程度DKA的诊断标准

不同程度 DKA	血糖 （mmol/L）	动脉血 pH	血清 HCO_3^- （mmol/L）	尿酮	血酮	血浆有效 渗透压	阴离子间隙 （mmol/L）	意识 状态
轻度	＞13.9	7.25～7.30	15～18	阳性	升高	可变	10～12	清醒
中度	＞13.9	7.0～7.25	10～15	阳性	升高	可变	＞12	清醒或嗜睡
重度	＞13.9	＜7.00	＜10	阳性	升高	可变	＞12	木僵或昏迷

注：尿酮检查为硝普盐反应方法；血浆有效渗透压＝2×（[Na^+]＋[K^+]）（mmoL/L）＋血糖（mmol/L）；阴离子间隙＝[Na^+]－[Cl^-＋HCO_3^-]（mmoL/L）。

（二）鉴别诊断

1. 四种糖尿病急症的鉴别　见表8-2。

表8-2　四种糖尿病急症的鉴别

鉴别 项目	DKA	HHS	乳酸性酸中毒	低血糖昏迷
病史 特点	感染、中断糖尿病治疗或胰岛素用量不足等	老年人多见，有饮水减少、感染、摄入大量葡萄糖或某些药物使用史	多有心、肝、肾疾病，有感染、缺氧或大量使用双胍类药物史	多有过量使用降糖药物，用药后进食少或延迟、过度体力活动史
起病	较急（1～2日）	慢（数日至2周）	较急（数日内）	急（数小时）
症状	厌食、恶心呕吐及脱水，昏迷少见	脱水，中枢神经系统障碍严重，昏迷多见	厌食、恶心、气短及昏睡等，昏迷多见	早期有饥饿、多汗、心悸、手抖及眩晕等
体征				
呼吸	深大，有酮味	无特殊异常	深大，无酮味	无特殊异常

（续表）

鉴别项目	DKA	HHS	乳酸性酸中毒	低血糖昏迷
皮肤黏膜	干燥、失水	干燥、失水	干燥、失水	苍白潮湿、多汗
实验室检查				
尿酮	强阳性	阴性或弱阳性	阴性或弱阳性	阴性
血糖	显著升高	显著升高	正常或升高	降低
血 Na^+	降低或正常	显著升高	降低或正常	正常
血浆渗透压	正常或稍升高	显著升高	正常	正常
血乳酸	正常	正常	显著升高	正常

2.其他原因引起的酮症　饥饿性酮症一般有进食不足或恶心呕吐、失水等病史，血酮升高，尿酮体阳性，但尿糖阴性，血糖多不高，无代谢性酸中毒表现；酒精性酮症患者一般有糖耐量受损或轻度糖尿病史，多在大量饮酒后出现频繁呕吐、不能进食，伴严重腹痛，血糖升高不显著。

3.其他疾病引起的昏迷　如中枢感染、脑血管意外、急性中毒、尿毒症及严重感染等，可通过病史及辅助检查加以鉴别。

【治疗】

治疗原则：尽快恢复血容量和纠正失水状态，降低血糖，纠正水、电解质和酸碱平衡紊乱，积极寻找和消除诱因，防治并发症，降低病死率。

（一）补液

补液是 DKA 治疗的关键措施。只有在有效组织灌注改善后，才能充分发挥胰岛素的生物效应，恢复血容量和肾脏灌注也有助于降低血糖和清除酮体。原则为"先快后慢、先盐后糖"。

1.输液量和速度　成人失水量一般为体重的 10% 左右。治疗初期宜快速输液，第 1 小时输入生理盐水，速度为 15～20 ml/(kg·h)，一般成人补液量 1.0～1.5 L；随后补液速度取决于脱水程度、电解质水平和尿量等；要在第 1 个 24 小时内补足预先估计的液体丢失量（包括已经失水量和部分继续失水量），以尽快补充血容量，改善周围循环，达到血流动力学稳定。根据血压、心率、每小时尿量、末梢循环情况及患者症状（有无发热、吐泻等），决定输液量和速度，老年、心肾功能不全患者应适当控制输液速度，必要时根据有创或无创监测的参数指导治疗；24 小时输液量应包括已经失水量和部分继续失水量。

2.液体选择　在 DKA 治疗过程中，纠正高血糖的速度一般快于酮症，血糖降至 13.9 mmol/L、DKA 得到纠正（pH＞7.3，HCO_3^-＞18.0 mmol/L）的时间分别约为 6 小时和 12 小时。治疗开始首选生理盐水，当血糖下降至 11.1 mmol/L 时须补充 5% 葡萄糖液并继续胰岛素治疗，直至血酮、血糖均得到控制。

（二）胰岛素治疗

推荐采用连续胰岛素静脉输注,速度为 0.1 U/(kg·h),但对于重症患者,可采用首剂静脉注射胰岛素 0.1 U/kg,随后以 0.1 U/(kg·h)速度持续输注,胰岛素静脉输注过程中需严密监测血糖,根据血糖下降速度调整输液速度,以保持血糖每小时下降 2.8～4.2 mmol/L。若第 1 小时内血糖下降不足 10%,或有条件监测血酮时血酮下降速度<2 mmol/L,可将胰岛素输注速度加倍。当血糖降至 11.1 mmol/L 时,应减少胰岛素输入量至 0.02～0.05 U/(kg·h),并开始给予 5% 葡萄糖液,此后根据血糖来调整胰岛素给药速度和葡萄糖浓度,使血糖维持在 8.3～11.1 mmol/L,仍需每 4～6 小时监测血糖 1 次,同时持续进行胰岛素滴注直至 DKA 缓解。

DKA 缓解标准:血糖<11.1 mmol/L,血酮<0.3 mmol/L,血清 HCO_3^-≥18 mmol/L,血 pH>7.3,阴离子间隙≤12 mmol/L。

（三）纠正电解质和酸碱平衡紊乱

1. 补钾　DKA 均有不同程度失钾,由于血 pH 降低时细胞内 K^+ 向细胞外转移,加上脱水引起血液浓缩,所以测得的血钾值不能准确反映体内血钾的真实情况。开始治疗后,血糖下降、细胞外液得到补充,血 pH 上升后细胞外 K^+ 又转回细胞内,血钾会迅速降低,治疗过程中应定时监测血钾和尿量,若患者的尿量正常,血钾<5.2 mmol/L,即应静脉补钾,一般在每升输入溶液中加氯化钾 1.5～3.0 g,维持血钾水平在 4～5 mmol/L。治疗前已有低钾血症,尿量≥40 mL/h 时,在补液和胰岛素治疗同时必须补钾。严重低钾血症可危及生命,若发现血钾<3.3 mmol/L,应优先进行补钾治疗,当血钾升至 3.3 mmol/L 时,再开始胰岛素治疗,以免发生致死性心律失常、心脏骤停和呼吸肌麻痹,病情恢复后仍应继续口服钾盐数日。

2. 纠正酸中毒　DKA 患者在注射胰岛素治疗后会抑制脂肪分解,进而纠正酸中毒,故一般不需补碱。对于严重酸中毒 pH≤6.9 的患者考虑适当补充碳酸氢钠,其间每 2 小时测定 1 次血 pH,直至其维持在 7.0 以上。需注意的是,补碱过多过快可产生不利影响,如脑脊液反常性酸中毒加重、组织缺氧加重、血钾下降和反跳性碱中毒等。

（四）去除诱因、治疗并发症

积极改善如休克、感染、心力衰竭/心律失常、脑水肿和肾功能损害等。监测生命体征,记录液体出入量及用药情况;合并感染者应及早给予抗生素;监测血糖、电解质、BUN、Scr、HCO_3^-、pH 及血酮体。治疗过程中应准确记录液体入量及出量、血糖及血酮,一般每 1～2 小时复查血糖,每 3～4 小时复查血电解质和血气分析,直至病情稳定。

【中医中药】

糖尿病归属于中医学"消渴"的范畴。消渴者如不知调护,不节饮食,失治误治,可致变证丛生;或未知得病,失于调治,则以变证为首诊,故糖尿病急症可归结为消渴变证之一。DKA 和 HHS 等归属于中医学"厥脱"范畴。消渴日久,若津液极度耗损,虚阳浮越,而见面红头痛、烦躁、恶心呕吐、目眶内陷、唇舌干红及息深而长等症,最终因阴竭阳亡而见昏迷、四肢厥冷及脉微细数欲绝等厥脱危象。

其辨证分型主要有肺燥胃热、升降失和证,痰热犯心、浊毒闭窍证和阴津亏竭、阳气欲绝证。肺燥胃热、升降失和证以清热养阴、解毒降逆,方选竹叶石膏汤合黄连解毒汤加减;痰热犯心、浊毒闭窍证治以清热化浊、豁痰开窍,方选安宫牛黄丸加减;阴津亏竭、阳气欲绝证治以益气救阴、回阳固脱,方选生脉饮合参附汤加减。亦有医家经验方如清热和血降酮方、降糖活血方等。

高渗高血糖综合征

HHS又称为高血糖高渗状态,是糖尿病的严重急性并发症之一,临床上以严重高血糖而无明显DKA、血浆渗透压显著升高、脱水和意识障碍为主要表现,部分患者可伴发酮症。主要见于老年2型糖尿病患者,有30%～40%患者无糖尿病病史。

【病因】

主要为各种可引起血糖升高和脱水的因素,如急性感染、外伤、手术或脑血管意外等应激;使用糖皮质激素、利尿剂及甘露醇等药物;水分摄入不足或失水;透析治疗时可能发生;摄入过多,如在病程早期因误诊而输入大量葡萄糖液,口服大量含糖饮料也可诱发或加重本病。

【发病机制】

HHS患者存在胰岛素绝对或相对不足、机体对胰岛素敏感性及口渴中枢调节功能减退。各种诱因导致一些拮抗胰岛素的激素(如儿茶酚胺、糖皮质激素及胰高血糖素等)分泌增多,产生严重的高血糖和糖尿,后者引起渗透性利尿,水及电解质大量丢失。由于患者存在口渴中枢调节功能减退及肾功能损害,饮水减少,水钠不成比例丢失,造成血浆渗透压升高,引起严重脱水,脑细胞严重脱水时可导致昏迷,但确切机制目前尚不完全清楚。

【临床表现】

HHS起病多隐匿、缓慢,从开始发病到出现意识障碍的病程1～2周,开始为糖尿病症状出现或加重,常先出现口渴、多尿和乏力等症状,或原有症状进一步加重,多食不明显,有时甚至表现为厌食。病情逐渐加重出现典型症状,主要表现为脱水和神经系统两组症状和体征。与DKA相比,HHS消化道症状不明显,无典型酸中毒的深大呼吸,而脱水和中枢神经系统障碍症状则更显著。

（一）脱水

极度口渴,皮肤干燥及弹性减退、眼球凹陷、口舌干裂及脉搏细速等;体检可有心率加快,卧位时颈静脉充盈差,立位时血压下降明显,严重时出现休克表现。

（二）中枢神经系统障碍

主要表现为不同程度的意识障碍,病情取决于血浆渗透压和血糖升高的程度与速度;通常患者的血浆渗透压>320 mOsm/L时,即可以出现精神症状,如淡漠、嗜睡等;当血浆渗透压>350 mOsm/L时,可出现定向障碍、震颤、幻觉、癫痫样发作、失语、偏盲及肢体瘫痪等;体检常有腱反射亢进或消失,病理征阳性。若出现中枢性过度换气表现时,应考虑是否合并败血症或脑血管意外。

（三）原发病和合并症表现

原有心、脑及肾等脏器功能减退表现;感染等诱发疾病表现;合并症如脑血管意外、脑水肿等表现。少数患者可发生横纹肌溶解症,表现为全身肌痛、发热及酱油色尿等,血肌酸激酶、血/尿肌红蛋白明显升高,严重时可发生恶性高热样综合征,出现严重低血压和 MODS。

【辅助检查】

（一）实验室检查

1. 血常规和生化检查 血白细胞计数及中性粒细胞比例升高,严重感染时出现核左移;血糖显著增高≥33 mmol/L;有效血浆渗透压≥320 mOsm/L[注:血浆总渗透压(mOsm/L)=2(Na^+＋K^+)＋血糖＋BUN(均 mmol/L 计算),有效血浆渗透压(mOsm/L)=2(Na^+＋K^+)＋血糖(均以 mmol/L 计算)];血钠正常或增高,一般无明显酸中毒,除非合并酮症或乳酸性酸中毒。

2. 尿常规检查 尿糖通常呈强阳性(肾功能减退患者可呈弱阳性),尿酮体多为阴性或弱阳性。

（二）特殊检查

胸部 X 线、B 超及 CT 等检查有助于发现感染灶,排除其他疾病引起的意识障碍。

【诊断和鉴别诊断】

（一）诊断

HHS 诊断并不困难,关键在于提高对本病的认识。当遇有原因不明的昏迷、严重脱水患者时,尤其是中老年患者无论有无糖尿病病史,都要想到本病的可能。实验室诊断标准:血糖≥33.3 mmol/L;有效血浆渗透压≥320 mOsm/L;血清 HCO_3^-≥18 mmol/L 或动脉血 pH≥7.30;尿糖呈强阳性,而血酮体及尿酮阴性或为弱阳性;阴离子间隙<12 mmol/L。

（二）鉴别诊断

与其他类型糖尿病急症的鉴别见表 8-2。

【治疗】

治疗原则同"DKA",主要包括积极补液,纠正脱水;小剂量胰岛素静脉输注,控制血糖;纠正水、电解质和酸碱失衡,以及去除诱因和治疗并发症。

（一）补液

1. 补液量及补液速度 HHS 失水比 DKA 更严重,失水可达体重的 10％～15％,24 小时总的补液量一般应为 100～200 ml/kg。补液速度与 DKA 治疗相仿,第 1 小时给予 1.0～1.5 L,随后补液速度根据脱水程度、电解质水平、血渗透压及尿量等调整。

2. 补液种类 目前推荐生理盐水作为首选,因等渗溶液相对于患者血浆高渗状态仍为低渗,大量输入等渗溶液不会发生溶血,可以较快恢复血容量,纠正休克,改善肾血流量,恢复肾脏的调节功能。休克患者应另予血浆或全血;如无休克或休克已纠正,在输入生理盐水后血浆渗透压仍>350 mOsm/L,血钠>155 mmol/L,可考虑输入适量低渗溶液(0.6％或 0.45％氯化钠溶液);当血糖下降至 16.7 mmol/L 时可开始输入 5％葡萄糖液,并按每 2～4 g 葡萄糖加入 1 U 胰岛素。

3. **补液途径** 治疗开始给予静脉输液,并视情况给予胃肠道补液,可减轻大量静脉输液的不良反应。

4. **注意事项** 对于老年患者仍需控制补液量及速度,防止发生心力衰竭、脑水肿;如果患者一直处于昏迷状态或稍有好转后又陷入昏迷,考虑有脑水肿可能,应及早发现和处理。

(二) 胰岛素治疗

一般来说 HHS 患者对胰岛素较为敏感,胰岛素用量相对较小。治疗方法大致与"DKA"相同,推荐以 0.1 U/(kg·h)持续静脉输注。当血糖降至 16.7 mmol/L 时,应减慢胰岛素的滴注速度至 0.02~0.05 U/(kg·h),同时续以葡萄糖溶液静滴,并不断调整胰岛素用量和葡萄糖输注速度,使血糖维持在 13.9~16.7 mmoL/L,直至 HHS 高血糖危象缓解。HHS 缓解的主要表现为血渗透压水平降至正常、患者意识状态恢复正常及生命体征平稳。

(三) 补钾

HHS 患者存在缺钾,补钾原则与"DKA"相同。

(四) 支持对症治疗

基本同"DKA",包括维持水、电解质和酸碱平衡;去除感染等诱因;防治急性脑水肿和肾功能不全;监测生命体征、CVP、神志及出入量;监测血糖、电解质及血浆渗透压等;酌情补充葡萄糖酸钙、硫酸镁等,一般不补碱。

低 血 糖 症

低血糖症(hypoglycemia)是一组多种病因引起以静脉血浆葡萄糖(血糖)浓度过低,临床上以交感神经兴奋和脑细胞功能损害为主要特点的综合征。严重低血糖发作可导致患者发生心肌缺血、心肌梗死、心源性猝死和神经系统功能异常等并发症,由低血糖导致的明显脑功能障碍称为低血糖昏迷。

【病因】

低血糖症的病因复杂,根据与进食的关系分为空腹低血糖症和餐后低血糖症两类,但临床上低血糖症往往存在两者并存。影响血糖调节的环节较多,任何原因造成胰岛素分泌过多或升糖激素减少,均可发生低血糖。

(一) 胰岛素分泌过多

如胰岛素瘤、胰岛细胞增生、一些肿瘤性疾病(如肺癌、肾上腺皮质癌、恶性淋巴瘤、肾癌及胃癌等)引起异位胰岛素分泌等。糖尿病患者发生低血糖症的原因有胰岛素用量过多、进食少或延迟、肾功能减退、胰岛素吸收不均匀及服用强效磺脲类降糖药等。

(二) 组织对胰岛素敏感性增高

如 Addison 病、垂体前叶功能减退及甲状腺功能减退症等。

(三) 胰岛素自身免疫综合征

由患者血中存在胰岛素自身抗体及高浓度免疫活性胰岛素所致,与合并自身免疫性疾病及应用含巯基药物(如甲巯咪唑)有关,病情重、反复出现低血糖昏迷,可测定胰岛素自身抗体及游离胰岛素确诊。

(四) 反应性低血糖

如糖尿病早期、特发性功能性低血糖及营养性低血糖等,一般症状较轻,低血糖昏迷罕见。

（五）药物及食物因素

除胰岛素和口服降糖药外,其他引起低血糖的药物有喹诺酮类抗生素（如加替沙星）、β受体阻滞剂、ACEI、乙醇、水杨酸及磺胺类等;过量进食荔枝或蘑菇偶尔也可能发生低血糖。

（六）其他

严重肝脏疾病（如肝硬化、重症肝炎及肝癌等）引起大量肝细胞坏死可导致肝糖原合成、储存、分解及糖异生作用减弱,发生低血糖。酗酒也可引起肝糖原的耗竭、糖原异生减少,造成低血糖。

【发病机制】

低血糖对交感神经和脑部的影响最大。脑细胞所需的能量几乎完全来自葡萄糖,长时间低血糖可严重损害脑组织。血糖下降至 2.8～3.0 mmol/L 时,胰岛素分泌受抑制,升糖激素（胰高血糖素、肾上腺素、生长激素和糖皮质激素等）的分泌增加,出现交感神经兴奋症状;血糖下降至 2.5～2.8 mmol/L 时,大脑皮质受抑制,继而波及皮质下中枢包括基底节、下丘脑和自主神经中枢,最后累及延髓;低血糖纠正后,按上述顺序逆向恢复。

【临床表现】

（一）自主（交感）神经过度兴奋表现

低血糖发作时由于交感神经和肾上腺髓质释放肾上腺素、去甲肾上腺素和一些肽类物质,临床表现为心悸出汗、饥饿颤抖、眼花流涎、紧张焦虑、软弱无力、面色苍白、四肢发冷及收缩压轻度升高等。

（二）脑功能障碍表现

也称为神经低血糖症状,是大脑缺乏足量葡萄糖供应时功能失调的一系列表现。病情严重程度主要取决于低血糖的程度、发生速度、持续时间及机体对低血糖的反应性和患者的年龄等因素。初期为精神不集中,思维和语言迟钝,头晕嗜睡、视物不清及步态不稳,也可有幻觉、躁动、易怒及行为怪异等精神症状;皮质下受抑制时可出现躁动不安,甚至强直性惊厥,锥体束征阳性;波及延髓时进入昏迷状态,各种神经反射消失。如果低血糖长时间持续得不到纠正,常不易逆转甚至死亡。

（三）意识障碍患者伴发低血糖

入住 ICU 的患者伴意识障碍发生低血糖较为常见。受神经系统病变、镇痛镇静等多种因素影响,易掩盖和缺乏典型低血糖的临床表现。如实施胰岛素治疗的危重患者出现突然意识障碍加重、不明原因的低血压、心律失常及多汗烦躁等须予以警惕,及时检测血糖,排除低血糖可能。对于重症患者,无论是否存在低血糖的临床症状,随机血糖 <2.8 mmol/L 即为低血糖;$\leqslant 2.2$ mmol/L 为严重低血糖。

【辅助检查】

（一）实验室检查

1.血糖检查　是低血糖症的确诊方法,有静脉葡萄糖测定和毛细血管葡萄糖测定,一般以静脉葡萄糖测定为准。

2. **血浆胰岛素和 C 肽测定**　在测定血糖的同时测定胰岛素和 C 肽水平,可确诊有无胰岛素和 C 肽不适当分泌过多。血糖<2.8 mmol/L 时相应的胰岛素浓度≥6 HU/ml(放射免疫法)或≥3 HU/ml(免疫化学发光法,ICMA),提示低血糖为胰岛素分泌过多所致;低血糖时 C 肽>200 pmol/L(ICMA),提示内源性胰岛素分泌过多;必要时可做 48～72 小时饥饿试验。

3. **其他**　常规检测电解质、肝肾功能等;必要时检测腺垂体功能、肾上腺皮质功能、甲状腺功能及肿瘤标志物等。

（二）　特殊检查

B 超、CT 等检查有助于发现原发性疾病,如肝脏、肾上腺疾病及胰岛素瘤等。

【诊断和鉴别诊断】

（一）　诊断

根据低血糖典型表现(Whipple 三联征)可确诊:① 低血糖症状;② 发作时血糖<2.8 mmol/L(接受药物治疗的糖尿病患者血糖≤3.9 mmol/L);③ 补充葡萄糖后低血糖症状可迅速缓解。

（二）　鉴别诊断

低血糖症的表现并非特异,表现以交感神经兴奋症状为主的易于识别,以脑功能障碍为主要表现者有时可误诊为精神病、神经系统疾患(癫痫、短暂性脑缺血发作或脑血管意外)等。

【治疗】

治疗原则:强调早期发现、快速治疗,减少严重低血糖的发生,纠正导致低血糖症的各种潜在病因。

（一）　迅速纠正低血糖

大多数神志清楚的无症状性或轻、中度症状性低血糖可由患者自行治疗,口服 15～20 g 葡萄糖,最好是给予葡萄糖片,其次如含糖果汁饮料、牛乳、糖果、甜点心或进餐等,症状一般在 15～20 分钟内缓解。当低血糖患者无法口服碳水化合物时,必须通过静脉补液治疗。低血糖昏迷和疑似低血糖昏迷的患者应及时测定毛细血管血糖,甚至无须等待血糖结果,立即给予 50% 葡萄糖液 60～100 ml 静脉注射,多数患者在注射后 5～10 分钟内可转醒;继以 5%～10% 葡萄糖液静脉滴注,并密切监测血糖。但应注意的是,过量的快速葡萄糖注射同样可能发生神经系统损伤。

（二）　继发性低血糖处理

肝衰竭并发低血糖,预示肝脏病变仍在进展中,应给予持续静脉滴注葡萄糖治疗,维持血糖在 5.6 mmol/L 以上,直到病情好转。病情严重者可予 5%～10% 葡萄糖液持续静脉滴注,并间断给予 50% 葡萄糖静脉注射,也可予氢化可的松 100～200 mg 静脉滴注或胰高糖素 1 mg 静脉注射。

（三）　支持对症治疗

保持患者呼吸道通畅;防止癫痫发作引起的间接损伤;长时间严重的低血糖可以造成脑水肿,可以加用脱水剂,如 20% 甘露醇 125～250 ml 和(或)糖皮质激素静脉注射,或使用利尿剂、白蛋白等,并持续维持血糖在正常范围。

第二节 甲状腺危象

甲状腺功能异常分为甲状腺功能亢进和甲状腺功能减退,甲状腺危象包括甲状腺功能亢进危象(hyperthyroidism crisis)和甲状腺功能减退危象(hypothyroidism crisis)。甲状腺功能亢进危象简称甲亢危象,是指未被控制的甲状腺功能亢进症患者由于某些原因导致病情急剧恶化、代谢极度亢进的危急征象;是甲状腺功能亢进症少见的并发症,病情危重、病死率高。甲状腺功能减退危象简称甲减危象,是指甲状腺功能减退症未能及时诊治,各种诱因导致病情恶化,临床上出现昏迷和严重低代谢状态的内分泌急症;临床特点是除有严重甲状腺功能减退表现外,还有多器官功能障碍、进行性精神状态改变,包括嗜睡、麻痹、谵妄、昏迷及休克,也称黏液性水肿昏迷(myxedema coma);本病多发生于老年女性,男女比例约为 1:35,冬季发病率高,病死率高(50%~70%)。

甲状腺功能亢进危象

【病因】

(一) 病因

确切病因尚不清楚,可能与循环内甲状腺激素(thyroid hormones,TH)水平增高有关,多发生于较重的甲状腺功能亢进症且未予治疗或治疗不充分的患者。

(二) 诱因

1. 外科手术 甲状腺手术或其他部位手术等均可诱发甲亢危象,原因与手术应激、麻醉、手术挤压甲状腺导致大量 TH 释放入血,以及甲状腺术前准备不充分等有关。

2. 其他 最常见为感染,以呼吸道感染最多见,其次为胃肠道和泌尿道感染。危重疾病如心力衰竭、心肌梗死、糖尿病急症、肺栓塞,以及精神紧张、过度劳累、高温中暑、饥饿和药物因素(如药物过敏、洋地黄中毒或降糖药过量等)均可诱发甲亢危象,其他因素还有不适当地停用抗甲状腺药物、甲状腺核素治疗及甲状腺组织活检等。

【发病机制】

发病机制尚不完全清楚。目前认为在感染、外伤等诱因刺激下,TH 从甲状腺结合球蛋白(TBG)解离增多,短时间内大量释放入血液循环,导致血液循环中游离 TH 增多,使原有甲状腺功能亢进症的症状急剧加重。此外,机体对 TH 的敏感性增加,交感神经和肾上腺髓质兴奋性增高,儿茶酚胺作用加强,可导致心力衰竭;糖皮质激素代谢加速,肾上腺皮质过度代偿性分泌,可导致肾上腺皮质功能衰竭。

【临床表现】

(一) 危象前期

表现为头晕乏力、心悸气短、烦躁不安、低至中等度发热及心律失常等。

（二）危象期

1. 发热　为甲亢危象的突出表现，体温多在 39℃ 以上，有时可达 42℃，伴大汗淋漓、皮肤潮红，脱水时皮肤苍白、无汗。

2. 心动过速和心力衰竭　通常心率在 140～160 次/分以上，与体温升高程度不成比例；各种快速心律失常如房性心动过速、心房颤动等均可出现；晚期可发生心力衰竭和心源性休克。

3. 神经系统症状　表现为极度烦躁、焦虑不安、谵妄及嗜睡，最后出现昏迷。

4. 消化系统症状　表现为纳差、恶心呕吐、腹痛、严重腹泻及黄疸、肝衰竭等。

5. 淡漠型甲亢　少数老年甲亢危象患者无典型临床症状，表现为极度乏力、表情淡漠、嗜睡、低体温、恶病质、心率缓慢及低血压，逐渐昏迷、休克而死亡。

【辅助检查】

（一）实验室检查

1. 血常规和生化检查　多数患者存在血白细胞计数增高和各种电解质紊乱（约半数患者有低血钾，约 1/5 患者有低血钠），以及肝、肾功能异常等。

2. TH 测定　甲状腺功能亢进症患者血清总甲状腺素（TT4）、血清总三碘甲腺原氨酸（TT3）、血清游离甲状腺素（FT4）、游离三碘甲腺原氨酸（FT3）升高，T3 与 T4 的比值增加，促甲状腺激素（TSH）在原发性甲状腺功能亢进症降低、继发性甲状腺功能亢进症可升高。甲亢危象患者各项 TH 水平与一般甲亢患者的差异不显著，有时血清 FT4 可明显升高，可能为 TH 与 TBG 的结合力下降所致。

（二）特殊检查

1. B 超或 CT 检查　可发现甲状腺结构及形态异常。

2. 心电图检查　有心动过速表现，严重时心率＞140 次/分，也可有房性心动过速、房颤等心律失常表现。

【诊断和鉴别诊断】

（一）诊断

甲亢危象是甲状腺毒症急性加重的综合征，主要依靠症状和体征的综合判断。对于无甲亢病史而临床上高度疑似的患者，应尽快测定 TH。原有甲亢患者如存在甲亢危象的诱因，出现甲亢症状和体征加重，伴以下征象：高热或超高热、大汗、严重心动过速、烦躁、焦虑不安、谵妄、恶心呕吐及腹泻等，严重者可有心力衰竭、休克及昏迷，也应尽快测定 TH 以明确诊断。危象前兆者应按甲亢危象处理。

（二）鉴别诊断

1. 病因鉴别诊断　多结节性毒性甲状腺肿、毒性甲状腺腺瘤、碘甲亢及垂体性甲亢等。

2. 非甲亢性甲状腺毒症的鉴别诊断　桥本甲状腺炎（慢性淋巴细胞性甲状腺炎）、产后甲状腺炎或亚急性甲状腺炎等。另外，妊娠期甲亢需与妊娠期一过性甲状腺毒症鉴别。

【治疗】

治疗原则：及时诊断，积极处理，采取综合措施迅速抑制、减少 TH 的合成和释放及拮抗 TH 的毒性作用，并注意去除各种诱因。

（一）抑制 TH 的合成和释放

1. 抑制 TH 合成　丙硫氧嘧啶（PTU）和甲巯咪唑（MMI）均可抑制 TH 的合成，因 PTU 还可在外周组织中抑制 T4 脱碘转变为生物活性更强的 T3，减轻 TH 的毒性反应，故为首选。用法：PTU 首剂 600 mg 口服或经胃管注入，以后每次 200～250 mg，每 6～8 小时 1 次，待症状缓解后减至常规治疗剂量。如无 PTU 也可用 MMI，首剂 60 mg 口服或经胃管注入，以后每次 20 mg，每 6～8 小时 1 次。

2. 减少 TH 释放　大剂量碘剂可迅速阻断甲状腺释放 TH，可在服用 PTU 或 MML 1 小时后加用复方碘溶液（Lugol's solution）口服，首剂 30～40 滴口服或经胃管注入，以后每次 5～10 滴，每 6～8 小时 1 次，也可 3～4 ml 加入 5％葡萄糖盐水 1 000～2 000 ml 中缓慢静脉滴注；或碘化钠 1～2 g 加入 5％葡萄糖盐水中缓慢静脉滴注，以后视病情逐渐减量，一般疗程为 3～7 日。碘剂过敏者可改用碳酸锂，每日 0.5～1.5 g，分 3 次口服或经胃管注入，疗程 3～7 日。

（二）拮抗 TH 的外周毒性作用

1. β受体阻滞剂　可在外周组织中抑制 T4 向 T3 转化，还可以抑制 TH 的拟交感神经活性，减轻儿茶酚胺对心脏的毒性反应。首选普萘洛尔 20～60 mg 口服，每 6～8 小时 1 次，或 1～2 mg 稀释后缓慢静脉注射，或用同等效量的美托洛尔；心力衰竭、心脏传导阻滞及支气管哮喘患者应慎用或禁用，有禁忌证时可改用短效制剂如拉贝洛尔。

2. 糖皮质激素　甲亢危象时对糖皮质激素的需求量增加，晚期可出现肾上腺皮质功能衰竭。补充糖皮质激素不仅可抑制 TH 的释放和外周组织中 T4 转化为 T3，还具有退热、改善休克状态等作用。首选氢化可的松 50～100 mg 加入 5％葡萄糖液静脉滴注，每 6～8 小时 1 次，24 小时总量 200～400 mg；也可用地塞米松 2.5～5 mg 静脉滴注，每 8～12 小时 1 次，根据病情逐渐减量直至停药。

3. 利血平和胍乙啶　利血平首剂 5 mg 肌内注射，以后 2.5 mg，每 4～6 小时 1 次；胍乙啶每日 1～2 mg/kg 口服。因两种药物的不良反应较大，目前已很少使用。

（三）血液透析及血浆置换疗法

腹膜透析、血液透析或血浆置换可迅速降低循环血液中的 TH 浓度，改善症状。

（四）支持对症治疗

1. 退热镇静　高热者给予物理降温措施，必要时实施人工冬眠疗法，也可使用对乙酰氨基酚等退热药，应避免用水杨酸类药物，因其可竞争性与 TBG 相结合，升高 FT3 和 FT4 水平；烦躁不安者可予地西泮 5～10 mg 肌内或静脉注射。

2. 补充液体、电解质及营养素　甲亢危象患者存在高热大汗、呕吐腹泻等失水情况，每日补充液体量应在 3 000～5 000 ml；老年及心、肺、肾功能不全患者应严密监测生命体征、CVP 及尿量等指标。补充葡萄糖、电解质、维生素（特别是 B 族维生素）及充足热量。

3. 治疗诱因和保护脏器功能　合并感染者应给予积极抗感染治疗；积极处理其他诱发

甲亢危象的疾病;纠正心力衰竭、肺水肿,可使用利尿剂和扩血管药物,快速心房颤动患者可用小剂量西地兰或钙通道阻滞剂(如维拉帕米)等。

甲状腺功能减退危象

【病因】

(一) 病因

甲状腺功能减退症的主要病因有自身免疫损伤(如自身免疫性甲状腺炎等)、各种原因导致甲状腺破坏、碘过量及抗甲状腺药物过量等,但引起甲减危象的确切原因尚不清楚。

(二) 诱因

最常见的诱因是感染,以肺部和泌尿系统感染最常见,其他如寒冷、消化道出血、低血糖、缺氧、外伤、手术、心脑血管意外及某些药物如镇静麻醉剂、β受体阻滞剂和苯妥英钠、胺碘酮或利福平等。

【发病机制】

TH缺乏可对全身各脏器系统造成重要影响。

(一) 新陈代谢

TH缺乏可影响机体器官组织的生长发育,导致能量合成减少,并影响其他激素的生物活性作用。甲减危象患者肾上腺皮质功能减低、肠道葡萄糖吸收减少及肝糖原动员不足,可出现低血糖;基础代谢降低及热能产生不足,可导致低体温。冬季寒冷时机体对TH生理需要量增加,容易诱发甲减危象。

(二) 循环系统

甲状腺功能减退症时,循环α肾上腺素能受体减少,α/β肾上腺素能受体比例失衡,外周血管收缩;心动过缓和心肌收缩力减弱导致心排血量减少,引起重要脏器特别是脑缺氧。某些诱因如出血、败血症等可加重甲减危象患者缺血缺氧状态,进展为循环衰竭。

(三) 呼吸系统

甲状腺功能减退症时,高碳酸血症刺激呼吸中枢兴奋的敏感性降低、肺活量和肺泡通气/换气功能减退。甲减危象时,上述症状加重,CO_2潴留,呼吸中枢抑制,出现呼吸衰竭、低氧血症,是导致死亡的直接原因。

(四) 消化系统

甲状腺功能减退症时,胃肠道动力下降、肠道吸收障碍。甲减危象时,可有麻痹性肠梗阻、巨结肠发生,加重低血糖、呼吸和中枢神经系统障碍;胃肠道毛细血管脆性增加可引起消化道出血。

(五) 低钠血症

甲减危象时,抗利尿激素水平升高,肾小球滤过率及肾血流量减少,$Na^+ - K^+ - ATP$酶活性降低,造成尿钠增加、排水减少,发生低钠血症。

(六) 中枢神经系统

甲减危象时,中枢神经系统障碍可能是多种因素共同作用的结果。低体温、低血糖和低钠血症时,脑细胞功能抑制、脑水肿;心排血量减少、CO_2潴留加重脑缺血、缺氧;TH缺乏使脑内许多重要酶的活性受抑制,影响中枢功能;蛛网膜下腔或脉络膜水肿变性,使脑脊液压力升高等。

【临床表现】

（一）症状

表现为易疲乏、便秘、体重增加、畏寒、言语行动缓慢及声音低沉嘶哑等。老年患者往往缺乏典型症状,仅表现为活动减少、嗜睡。甲减危象患者在各种诱因的作用下,病情迅速进展,起病即为昏迷,或开始为嗜睡、神志模糊,短时间内迅速发展为昏迷。

（二）体征

1. 低体温　发生率约80%,是甲减危象的特征性表现。体温一般≤35℃,如≤30℃则提示预后不良,但约有1/5患者体温可以正常或升高。

2. 黏液性水肿　典型黏液性水肿面容是面部浮肿苍黄、表情淡漠、上睑下垂、唇厚鼻宽、舌大及眉毛稀疏(有时外1/3脱落)、头发稀少干枯、缺乏光泽,皮肤弹性差、干燥粗糙,四肢末端出现非凹陷性水肿。

3. 呼吸和循环系统　呼吸浅慢,心动极度缓慢,心音低弱,可有心律不齐;部分患者有心脏增大、心包积液或胸腔积液;约半数患者血压降低;严重时出现休克和呼吸衰竭。

4. 中枢神经系统　患者可出现中枢神经系统功能抑制的表现如情绪变化、反应迟钝、智能低下及健忘等,有时出现精神异常,如幻觉、妄想及定向障碍等;部分患者在昏迷开始前可有癫痫发作。体检:四肢肌肉松弛,腱反射减弱或消失,呈共济失调步态,不能做轮替动作。

【辅助检查】

（一）实验室检查

1. 血常规及生化检查　血白细胞计数可增高或正常,合并感染时增高明显,HCT一般低于30%;低钠、低氯血症常见,血钾可正常或轻度升高;呼吸衰竭时,动脉血气分析可见PaO_2降低、$PaCO_2$升高及呼吸性酸中毒。

2. TH测定　血液中TT4、FT4、TT3和FT3水平明显减低,严重时可降至0;原发性甲状腺功能减退症患者TSH明显升高,中枢性甲状腺功能减退症患者TSH降低,少数低T3或T4综合征患者TSH可正常;甲状腺[131]I摄取率减低。

（二）特殊检查

1. 胸部X线和CT检查　可见心脏扩大、充血性心力衰竭、心包积液及胸腔积液等征象。

2. 心电图检查　可有窦性心动过缓、QRS波群低电压、QT间期延长、T波低平/倒置及传导阻滞等表现。

【诊断和鉴别诊断】

（一）诊断

如患者原有甲状腺功能减退症病史,根据临床表现及甲状腺功能检查,诊断并不困难。对于无明确病史的患者,如果表现为不明原因的嗜睡、昏迷,有黏液性水肿面容,伴有呼吸和心率较慢,特别是伴有低体温(≤35℃)者,应考虑本病的可能性,需尽快进行TH测定以明确诊断。

出现长时间深度昏迷合并严重感染、体温≤35℃、呼吸和循环系统功能衰竭及不能耐受 TH 治疗是病情危重的表现。

（二）鉴别诊断

本病应与心脑血管、消化道、感染或中毒等引起昏迷的疾病及其他内分泌急症相鉴别；测定血 TSH 可鉴别原发性和中枢性甲状腺功能减退症。

【治疗】

治疗原则：及时诊断及处理；迅速提高血 TH 水平，准确处理威胁生命的各种合并症，并积极去除各种诱因。

（一）TH 替代治疗

因甲减危象患者循环差、肠黏膜水肿，口服或肌内注射 TH 制剂的疗效均不理想，目前认为静脉给药是首选方法。用法：左甲状腺素首剂 $300 \sim 500\ \mu g$ 静脉注射，以后每日 $50 \sim 100\ \mu g$ 静脉注射，直至病情好转后口服维持剂量；或开始予左甲状腺素 $500\ \mu g$ 静脉注射后，改用左旋三碘甲腺原氨酸 $25\ \mu g$ 静脉注射，每 $6 \sim 8$ 小时 1 次。如果没有 TH 注射针剂，也可用甲状腺素片 $40 \sim 80$ mg 口服，每 $6 \sim 8$ 小时 1 次。TH 制剂可诱发心绞痛、心律失常，治疗时必须进行心脏监护。

（二）糖皮质激素治疗

甲减危象多存在继发性肾上腺皮质功能减低，尤其在伴有休克、低血糖和低钠血症时，故补充糖皮质激素十分必要。首选氢化可的松 $50 \sim 100$ mg 加入 5% 葡萄糖液静脉滴注，每 8 小时 1 次，病情改善后逐渐减量；或使用同等效价的其他种类糖皮质激素。

（三）抗休克、维持呼吸功能治疗

出现低血压及休克需给予抗休克治疗，可输全血或血浆，尽量避免使用血管活性药；α 肾上腺素能兴奋剂和 TH 制剂合用可引起心律失常，应禁用。呼吸衰竭是甲减危象的主要死因，CO_2 潴留及缺氧可迅速引起心力衰竭，故一旦出现低氧血症、CO_2 潴留，必须及时行气管插管或气管切开，并予机械通气辅助呼吸。

（四）控制输入液体量

甲减危象患者常伴液体潴留，补液过多过快可导致脑水肿、心力衰竭或水中毒。应限制液体输入量，防止水中毒及加重低钠血症；如无发热，每日补液量控制在 $500 \sim 1\ 000$ ml；严重低钠血症（血 $Na^+ < 110 \sim 120$ mmol/L）时，可联合应用呋塞米与少量高渗盐水。

（五）纠正感染和低血糖

感染是甲减危象最常见的诱因，应积极寻找感染灶，及早进行血、尿及痰等培养及胸部 X 线检查，并早期使用广谱抗生素。如有低血糖可用 50% 葡萄糖液静脉注射，继以 5% 葡萄糖液静脉滴注。

（六）支持对症治疗

低体温患者可以适当提高房间温度及增加被褥保暖，应用 TH 制剂后体温可逐渐恢复正常；神志不清患者应及时留置鼻胃管，鼻饲营养；合并肠梗阻时应暂时禁食，给予胃肠外营养；合并尿潴留时可留置导尿管；加强护理、翻身，避免异物吸入。甲减危象时机体对药物的代谢清除降低，需减少其他药物的用量。

第三节 弥散性血管内凝血

弥散性血管内凝血(disseminated intravascular coagulation,DIC)是一种获得性凝血功能紊乱综合征,致病因素损伤微血管体系,导致凝血系统激活,全身微血管血栓形成、凝血因子大量消耗并继发纤溶亢进,引起以出血及微循环衰竭为特征的临床综合征,感染是最常见的原因。在DIC发生、发展过程中涉及凝血、抗凝及纤溶等多个系统,临床表现也多样化,易与其他引起出凝血机制异常的疾病相混淆。

【病因】

DIC不是一个独立的疾病,而是众多疾病复杂病理过程中的中间环节,主要基础疾病或诱因包括严重感染、恶性肿瘤、病理产科、手术及外伤等。

(一)严重感染

这是诱发DIC的主要病因之一,可造成白细胞大量破坏,释放的溶酶体酶激活内、外源性凝血系统。以革兰阴性杆菌(如大肠埃希菌、铜绿假单胞菌等)所致的感染最为多见,革兰阳性杆菌(如金黄色葡萄球菌)产生的内毒素和脂多糖为促凝物质,具有组织因子(TF)的活性,可启动外源性凝血系统;其他如病毒(如流行性出血热、重症肝炎等)、立克次体(如斑疹伤寒)及脑性疟疾、钩端螺旋体病等感染性疾病也是诱发DIC的常见疾病。

(二)恶性肿瘤

这是诱发DIC的主要病因之一,且近年来有上升趋势,常见有急性早幼粒白血病、淋巴瘤、前列腺癌、胰腺癌及其他实体瘤。

(三)病理产科

见于羊水栓塞、感染性流产、死胎滞留、重度妊娠高血压综合征及子宫破裂等。

(四)手术及创伤

富含TF的器官(如脑、前列腺、胰腺、子宫及胎盘等)可因手术及创伤等释放TF,诱发DIC;大面积烧伤、严重挤压伤及骨折等也可导致DIC。

(五)严重中毒或免疫反应

如毒蛇咬伤、输血反应及移植排异等。

(六)其他

如恶性高血压、巨大血管瘤、急性胰腺炎、重症肝炎、溶血性贫血、急进性肾炎、DKA、SLE及中暑等。

【发病机制】

(一)组织损伤

感染、肿瘤溶解、大型手术、严重或广泛创伤等因素导致TF或TF类物质释放入血,激活外源性凝血系统;蛇毒等外源性物质亦可激活此途径,或直接激活凝血因子X(FX)及凝血酶原。

(二)血管内皮损伤

感染、炎症及变态反应、缺氧等引起血管内皮损伤,导致TF释放,进而启动凝血系统。

（三）血小板活化

各种炎症反应、药物或及缺氧等可诱发血小板聚集及释放反应，通过多种途径激活凝血系统。

（四）纤溶系统激活

上述致病因素亦可同时通过直接或间接方式激活纤溶系统，致凝血—纤溶平衡进一步失调。研究表明，由炎症等导致的单核细胞、血管内皮 TF 过度表达及释放，某些异常细胞（如恶性肿瘤细胞）及受损组织的 TF 异常表达及释放，是 DIC 最重要的始动机制。凝血酶与纤溶酶的形成是 DIC 发生过程中导致血管内微血栓、凝血因子减少及纤溶亢进的两个关键环节。炎症和凝血系统相互作用，炎症因子加重凝血异常，而凝血异常又可加剧炎症反应，形成恶性循环。感染时，蛋白 C 系统严重受损，蛋白 C 水平降低且激活受抑，使活化蛋白 C 水平降低，导致抗凝系统活性降低，加剧了 DIC 的发病过程。

【临床表现】

除了原发疾病临床表现外，尚有 DIC 各期的临床特点，故表现复杂且差异很大。DIC 早期（高凝状态期）可能无临床症状或仅有轻微症状，也可表现为血栓栓塞、休克；中期（消耗性低凝期）以广泛多部位出血为主要临床表现；晚期（继发性纤溶亢进期）时出血更加广泛且严重，常有难以控制的内脏出血；终末期（脏器衰竭期）可表现多脏器功能衰竭，呼吸、循环衰竭是导致患者死亡的常见原因。DIC 典型的临床表现如下。

（一）出血

自发性、多部位（皮肤、黏膜、伤口及穿刺部位）出血，严重者可危及生命。

（二）休克或微循环衰竭

休克不能用原发病解释，顽固、不易纠正，早期即出现肺、肾、脑等器官功能不全。

（三）微血管栓塞

常累及浅层皮肤、消化道黏膜的微血管，不同器官严重受累后可表现为顽固性休克、呼吸衰竭、意识障碍、颅内高压及 MODS 等。

（四）微血管病性溶血

较少发生，表现为进行性贫血、贫血程度与出血量不成比例，偶见皮肤、巩膜黄染。

【辅助检查】

DIC 以实验室检查为主，包括两方面：一是反映凝血因子消耗的证据，包括 PT、APTT、纤维蛋白原浓度及血小板计数；二是反映纤溶系统活化的证据，包括纤维蛋白原/纤维蛋白降解产物、D-二聚体及血浆鱼精蛋白副凝固试验（3P 试验）。一些分子标志物如血浆凝血酶-抗凝血酶复合物（TAT）对于 DIC 的早期诊断有一定价值，已开始用于临床。

【诊断和鉴别诊断】

（一）诊断

在 DIC 诊断中，基础疾病和临床表现是两个不可或缺的组成部分，同时还需要结合实验室指标来综合评估,任何单一的常规实验诊断指标用于诊断 DIC 的价值十分有限。参考国外各种 DIC 诊断标准,在国内既往 DIC 诊断共识的基础上,2014 年中华医学会血液学分会血栓与止血学组建立了中国 DIC 诊断积分系统(Chinese DIC scoring system, CDSS)(表 8-3),该系统突出了基础疾病和临床表现的重要性,强化动态监测原则,简单易行、易于推广,使得 DIC 诊断标准更加符合我国国情。此外,DIC 是一个动态的病理过程,检测结果只反映这一过程的某一时段,利用 CDSS 动态评分将更有助于 DIC 的诊断。

表 8-3　中国 DIC 诊断积分系统(CDSS)

积　分　项	分　数
存在导致 DIC 的原发病	2
临床表现	
不能用原发病解释的严重或多发出血倾向	1
不能用原发病解释的微循环障碍或休克	1
广泛性皮肤、黏膜栓塞(灶性缺血性坏死、脱落及溃疡形成),不明原因的肺、肾、脑等脏器功能衰竭	1
实验室指标	
血小板计数	
非恶性血液病	
≥100×10⁹/L	0
(80～100)×10⁹/L	1
<80×10⁹/L	2
24 小时内下降≥50%	1
恶性血液病	
<50×10⁹/L	1
24 小时内下降≥50%	1
D-二聚体	
<5 mg/L	0
5～<9 mg/L	2
≥9 mg/L	3
PT 及 APTT 延长	

（续表）

积 分 项	分 数
PT 延长＜3 秒且 APTT 延长＜10 秒	0
PT 延长≥3 秒且 APTT 延长≥10 秒	1
PT 延长≥6 秒	2
纤维蛋白原	
≥1.0 g／L	0
＜1.0 g／L	1

注：非恶性血液病每日计分 1 次，≥7 分时可诊断为 DIC；恶性血液病，临床表现第一项不参与评分，每日计分 1 次，≥6 分时可诊断为 DIC。

（二）鉴别诊断

1. DIC 与重症肝炎的鉴别　见表 8-4。

表 8-4　DIC 与重症肝炎的鉴别

项 目	DIC	重 症 肝 炎
微循环衰竭	早，多见	晚，少见
黄疸	轻，少见	重，极常见
肾功能损伤	早，多见	晚，少见
红细胞破坏	多见	罕见
FⅧ∶C	降低	正常
D-二聚体	增加	正常或轻度增加

注：FⅧ∶C，凝血因子Ⅷ促凝活性。

2. DIC 与血栓性血小板减少性紫癜(TTP)的鉴别　见表 8-5。

表 8-5　DIC 与 TTP 的鉴别

项 目	DIC	TTP
起病及病程	多数急骤，病程短	可急可缓，病程长
微循环衰竭	多见	少见
黄疸	轻，少见	极常见，较重

（续表）

项　目	DIC	TTP
FⅧ：C	降低	正常
vWF 裂解酶	多为正常	多为显著降低
血栓性质	纤维蛋白血栓为主	血小板血栓为主

注：vWf，血管性血友病因子。

3. DIC 与原发性纤维蛋白溶解亢进症的鉴别　见表8-6。

表8-6　DIC和原发性纤维蛋白溶解亢进症鉴别

项　目	DIC	原发性纤维蛋白溶解亢进症
病因或基础疾病	种类繁多	多为手术、产科意外
微循环衰竭	多见	少见
微血管栓塞	多见	罕见
微血管病灶溶血	多见	罕见
血小板计数	降低	正常
血小板活化产物	增高	正常
D-二聚体	增高或阳性	正常或阴性
红细胞形态	破碎或畸形	正常

【治疗】

治疗原则：原发病的治疗是终止 DIC 病理过程最为关键和根本的治疗措施。在某些情况下，凡是病因能迅速去除或控制的 DIC 患者，凝血功能紊乱往往能自行纠正，但多数情况下，相应的治疗特别是纠正凝血功能紊乱是缓解疾病的重要措施。

（一）治疗基础疾病及去除诱因

根据基础疾病及诱因分别采取控制感染、治疗肿瘤、积极处理病理产科及外伤等措施，是终止 DIC 病理过程最为关键和根本的治疗措施。

（二）抗凝治疗

抗凝治疗的目的是阻止凝血过度活化、重建凝血抗凝平衡，中断 DIC 病理过程。一般认为，DIC 的抗凝治疗应在处理基础疾病的前提下，与凝血因子补充同步进行。临床上常用的抗凝药物为肝素，主要包括普通肝素和低分子量肝素。

1. **使用方法**　① 普通肝素：一般每日不超过 12 500 U，每 6 小时用量不超过 2 500 U，静脉或皮下注射；根据病情决定疗程，一般连用 3～5 日。② 低分子量肝素：剂量为每日 3 000～5 000 U 皮下注射，疗程同"普通肝素"。

2. 适应证　DIC 早期（高凝期）血小板及凝血因子呈进行性下降，有微血管栓塞表现（如器官功能衰竭）明显者；中期（消耗性低凝期）但病因在短期内不能去除者，在补充凝血因子情况下使用；除外原发病因素，顽固性休克不能纠正者。

3. 禁忌证　手术后或损伤创面未经良好止血；近期有严重的活动性出血；蛇毒所致 DIC；严重凝血因子缺乏及明显纤溶亢进者。

4. 监测　普通肝素使用的血液学监测最常用者为 APTT，肝素治疗使其延长为正常值的 1.5～2.0 倍时为合适剂量；普通肝素过量可用鱼精蛋白中和，鱼精蛋白 1 mg 可中和肝素 100 U。常规剂量使用低分子量肝素无须严格的血液学监测。

（三）替代治疗

替代治疗以降低出血风险和控制活动性出血为目的，适用于有明显血小板或凝血因子减少证据且已进行病因及抗凝治疗，以及 DIC 未能得到良好控制、有明显出血表现者。

1. 新鲜冷冻血浆等血液制品　每次 10～15 ml/kg，也可使用冷沉淀；纤维蛋白原水平较低时可输入纤维蛋白原，首次剂量 2.0～4.0 g，静脉滴注，24 小时内给予 8.0～12.0 g，可使血浆纤维蛋白原上升 1.0 g/L。

2. 血小板悬液　无出血征象的 DIC 患者血小板 $<20×10^9/L$，或者存在活动性出血且血小板 $<50×10^9/L$ 的患者，需紧急输注血小板悬液。

3. FⅧ及凝血酶原复合物　偶尔在严重肝病合并 DIC 时考虑应用。

（四）其他治疗

1. 支持对症治疗　抗感染、抗休克治疗，纠正缺氧、水电解质及酸碱平衡紊乱等。

2. 抗纤溶治疗　一般不做常规使用，对于有严重出血或存在高纤溶状态，如白血病或严重创伤的 DIC 患者可以考虑抗纤溶治疗。

3. 糖皮质激素治疗　不做常规应用，但下列情况可予以考虑：基础疾病需糖皮质激素治疗；感染中毒性休克合并 DIC 已进行有效抗感染治疗；并发肾上腺皮质功能不全。

【中医中药】

DIC 归属于中医学"出血""淤血""紫斑"及"九窍出血"等范畴。本病病位主要在脉络，既有气分和营血受累，又可累及五脏六腑，甚至病及脑髓，以瘀血内阻、脉络损伤为关键。本病急性型多为实证，慢性型多为虚证或虚实夹杂，以正气亏虚为本，疫毒、火毒、痰毒及气滞血瘀为标。

其辨证分型主要有实证（热盛血瘀证）和虚证，虚证又分为气虚血瘀证、阴虚血瘀证和阳虚血瘀证。热盛血瘀证治以清热凉血、活血化瘀，方用犀角地黄汤加减及清瘟败毒散；气虚血瘀证治以益气养血、活血化瘀，方用补阳还五汤加减及八珍汤合血府逐瘀汤；阴虚血瘀证治以滋阴养血、活血化瘀，方用大补阴丸加减及六味地黄丸；阳虚血瘀证治以温阳益气、活血化瘀，方用参附汤加减及四逆汤。

第四节　急性肾损伤

急性肾损伤（AKI）是指由多种病因引起的肾功能快速下降而出现的临床综合征，可发生于既往无肾脏疾病者，也可发生在原有慢性肾脏病的基础上。AKI 包含了从肾功能标志物的轻微改变，到肾功能严重损伤需要肾脏替代治疗的整个范畴。约 5% 的住院患者可发生 AKI，而在 ICU 患者发生率高达 30%。

【病因】

AKI 的发病过程中包括两个方面：一方面表现为肾实质性的组织损伤，即病理形态学改变；另一方面表现为功能上的急剧减退。根据其病因发生的解剖部位不同，可将 AKI 分为肾前性、肾性和肾后性三大类。

（一）肾前性因素

肾前性 AKI 的发生主要与血容量不足和心脏泵功能明显降低导致的肾灌注不足有关，是最常见类型。

1. 血容量不足　常见原因有消化道丢失、各种原因引起的大出血、皮肤大量失液、液体转移至第三间隙及过度利尿等。

2. 心血管疾病　常见于充血性心力衰竭、AMI、心脏压塞、大面积肺动脉栓塞及严重心律失常等。

3. 周围血管扩张　分布性休克（感染性或过敏性休克）导致有效循环血容量重新分布。

4. 肾血管阻力增加　肾动脉栓塞或血栓、大手术后及麻醉、肝肾综合征及应用血管收缩药物、前列腺素抑制剂（阿司匹林、吲哚美辛及布洛芬等）可引起前列腺素分泌减少等。

（二）肾性因素

直接损害肾实质的各种致病因素所导致的 AKI 在临床上较为常见。导致肾实质急性病变的因素包括：肾毒性药物、造影剂、溶血、各种肾毒性或免疫反应等。病变可发生在肾小管、肾间质、肾血管和肾小球，其中以急性肾小管坏死（acute tubular necrosis，ATN）最为常见。

（三）肾后性因素

肾水平面以下尿路梗阻（如肿瘤、结石或前列腺增生等）引起排尿功能障碍。

【发病机制】

（一）肾前性 AKI

正常生理情况下，肾脏血流可通过调节肾小球出球和入球小动脉的血管张力，维持肾小球滤过率（GFR）和肾血流量。肾前性 AKI 早期，由于灌注下降，超过肾脏血流自我调节能力，导致 GFR 进行性下降，但短期内无明显肾脏实质性的损伤；若低灌注持续存在，则可引起肾小管上皮细胞明显受损，继而引起 ATN。

（二）肾性 AKI

缺血再灌注、肾毒性物质可引起近段小管损伤。肾缺血导致肾自主调节功能损害、血管舒缩功能紊乱和内皮损害。缺血性 AKI 可直接发生炎症反应或通过小管细胞产生炎症介质,使血管内皮细胞受损,最终导致 GFR 下降。

（三）肾后性 AKI

出现尿道梗阻的早期,GFR 尚可维持正常;如果梗阻无法得到解除,肾皮质广泛区域出现无灌注或低灌注状态,GFR 将逐渐降低。

【临床表现】

（一）起始期

可出现引起 AKI 的原发病表现,其他可有发热、乏力纳差、恶心呕吐、腹胀不适及头晕胸闷等非特异性表现,尿量及肾功能指标变化可不显著。但随着肾小管上皮细胞发生明显损伤,GFR 下降,则进入维持期。

（二）维持期

又称少尿期,一般病程为 7～14 日,但也可短至 1～2 日或长至 4～6 周。多数患者可出现少尿（<400 ml/d）和无尿（<100 ml/d）,但有些患者尿量在 400 ml/d 以上。不论尿量是否减少,随着肾功能减退可出现一系列临床表现。

1. **全身表现** ① 呼吸系统:除感染外,主要是因容量负荷过多导致的急性肺水肿,表现为呼吸困难、咳嗽憋气等症状。② 循环系统:因少尿和未控制饮水以致体液过多,出现高血压及心力衰竭;毒素蓄积、电解质紊乱、贫血及酸中毒等,引起各种心律失常和心肌损害。③ 消化系统:纳差、恶心呕吐、腹痛腹胀及腹泻等,严重时出现消化道出血。④ 神经系统:尿毒症脑病时可有性格改变、意识障碍、躁动抽搐及谵妄昏迷等表现。⑤ 血液系统:可出现出血倾向、贫血等表现。

2. **水、电解质和酸碱平衡紊乱** ① 代谢性酸中毒:肾排酸能力减低,同时合并高分解代谢状态,造成体内酸性代谢产物堆积;临床表现为呼吸深长、潮式呼吸及神志不清,伴各种心律失常。② 高钾血症:肾排钾减少、组织分解和酸中毒促进 K^+ 从细胞内转移至细胞外均可引起高钾血症,是少尿期患者常见死因之一。③ 低钠血症:为水潴留引起稀释性低钠血症,临床表现为乏力、淡漠嗜睡、视力模糊、抽搐及昏迷等神经系统症状。④ 高镁血症:可出现神经反射迟钝、肌力和肌张力减弱,严重时可引起呼吸肌麻痹、心脏停搏。⑤ 低钙血症:纠正酸中毒时可发生低钙血症,出现低钙抽搐。⑥ 其他:常伴有低氯、高磷血症等电解质紊乱。

3. **液体潴留** 由于肾小管对液体的回吸收能力减退、内生水生成增多、摄入水分及输液过多等可引起液体潴留,严重时可发生肺水肿或脑水肿,危及生命。

（三）恢复期

从肾小管细胞再生、修复,直到肾小管完整性恢复称为恢复期。肾功能逐渐改善,恢复正常或接近正常范围。少尿型患者开始出现尿量增多,在不使用利尿剂的情况下每日尿量可达到 3 000～5 000 ml,继而逐渐恢复正常。

【辅助检查】

（一）实验室检查

1. **血常规和生化检查** ① 血常规:因原发病而异,可出现不同程度贫血,结合红细胞形态、网织红细胞等可辅助鉴别急、慢性起病。② 生化检查：少尿期时由于 GFR 降低,引起少尿或无尿,氮及其代谢产物排出减少,Scr 和 BUN 升高,血钾升高,血 pH 和 HCO_3^- 浓度降低,血钠浓度正常或偏低,血氯、血钙降低,血磷、血镁升高;多尿期肾小球滤过功能并没有立即恢复,Scr 和 BUN 仍可能继续上升,在高分解代谢状态患者尤为明显;多尿早期血钾仍可升高,持续多尿则可出现血钾、血钠降低,水丢失。③ 血气分析：可出现代谢性酸中毒表现。

2. 尿液检查　尿蛋白多为±～＋＋,常以小分子蛋白质为主;尿沉渣检查可见肾小管上皮细胞、上皮细胞管型、颗粒管型及数量不等的红细胞和白细胞;尿比重降低,多在 1.015 以下,因肾小管重吸收功能损害、尿液不能浓缩所致;尿渗透压<350 mOsm/L,尿与血渗透浓度之比值<1;尿钠含量增高,多在 20～60 mmol/L,肾衰指数和钠排泄分数常>1。应注意尿液指数检查须在输液、使用利尿剂和高渗药物前进行,否则会影响结果。

3. 生物标志物检测　一些细胞因子如血清半胱氨酸蛋白酶抑制剂 C(cystatin C)、肾损伤分子-1(KIM-1)、中性粒细胞明胶酶相关脂质运载蛋白(NGAL)、白介素 18(IL-18)、金属蛋白酶组织抑制剂-2(TIMP-2)和胰岛素样生长因子结合蛋白-7(IGFBP-7)等,被认为是肾结构性损伤的标志物,在 AKI 的诊断、病因鉴别及预后评估方面均有一定的预测价值,已在临床推广应用。

（二）特殊检查

1. 影像学检查　B超、CTA、MRI 或放射性核素检查可诊断结石、结核或肿瘤等因素造成的尿路梗阻,CT、MRI 或放射性核素检查对发现血管病变有帮助,但有时仍需行血管造影明确诊断。

2. 肾活检　肾前性和肾后性 AKI 的相关疾病无须肾活检。对肾实质性疾病而言,如表现为肾小球疾病、急性肾间质肾炎的患者应尽早行肾活检,明确病因诊断。对临床表现典型的 ATN 一般无须肾活检;对于临床表现符合 ATN,但少尿期超过 2 周,或 AKI 病因不明且肾功能 3～6 周仍不能恢复者,可能存在其他导致 AKI 的严重肾实质疾病,建议尽早肾活检以明确诊断。由于 AKI 患者穿刺后血尿、肾周围血肿等并发症的发生率高于一般病例,故应做好准备工作,慎重选择穿刺时机。

【诊断和鉴别诊断】

（一）诊断

参考《改善全球肾脏病预后组织(KDIGO)急性肾损伤临床实践指南》对 AKI 的定义,符合以下任意一条即可诊断：① 48 小时内 Scr 增高≥26.5 μmol/L;② Scr 在 7 日内升高达基线值的 1.5 倍;③ 持续 6 小时尿量<0.5 ml/(kg·h)。AKI 的 RIFLE(为 risk, injury, failure, loss, end-stage renal 的首个字母)分级和急性肾损伤网络(acute kidney injury network,AKIN)分期标准见表 8-7。

（二）鉴别诊断

主要是不同原因引起的 AKI 相鉴别。如有容量不足、体液丢失等病史,体检发现皮肤黏膜干燥、低血压及颈静脉充盈不明显者,应首先考虑肾前性 AKI;也可进行补液试验。低血压时间长,特别是老年伴心功能不全时,补液后尿量无增多者应怀疑已从肾前性 AKI 已进展为 ATN。两者尿液指标鉴别见表 8-8。

表 8-7　AKI 的分级、分期标准

RIFLE 分级→			←AKIN 分期	
分　级	Scr	尿量	Scr	分期
AKI 危险 (Risk)	升高 1.5 倍,或 GFR 下降>25%	<0.5 ml/(kg·h),持续>6 小时	增加≥26.5 μmol/L,或较基础值增加≥150%～200%(1.5～2 倍)	I 期
AKI (Injury)	升高 2 倍,或 GFR 下降>50%	<0.5 ml(kg·h),持续>12 小时	较基础值增加>200%～300%(2～3 倍)	2 期
急性肾衰竭 (Failure)	升高 3 倍,或>353.6 μmol/L,伴急性上升>44.2 μmol/L,或 GFR 下降>75%	<0.3 ml/kg,持续>24 小时或无尿持续 12 小时	较基础值增加>300%(>3 倍),或≥353.6 μmol/L,伴有急性升高≥44.2 μmol/L,或需要 CRRT	3 期
肾功能丧失 (Loss)	持续性肾衰竭(完全性肾功能丧失)>4 周			
终末期肾功能丧失(ESKD)	持续性肾衰竭>3 个月			

表 8-8　鉴别肾前性 AKI 及 ATN 的尿液指标

项　　目	肾前性 AKI	ATN
尿沉渣	透明管型	棕色颗粒管型
尿比重	>1.020	<1.010
尿渗透压(mOsm/L)	>500	<350
BUN/Scr	>20	<10～15
尿肌酐/Scr	>40	<20
尿钠浓度(mmol/L)	<20	>40
钠排泄分数(%)	<1	>1
肾衰指数	<1	>1

注:肾衰指数=尿钠/(尿肌酐/Scr);钠排泄分数=(尿钠/血钠)/(尿肌酐/Scr)×100%。

【治疗】

　　早期诊断、及时干预能最大限度地减轻肾损伤,促进肾功能恢复。AKI 治疗主要包括尽早识别并纠正可逆病因、维持内环境稳定、营养支持、防治并发症及肾脏替代疗法等方面。

（一）尽早纠正可逆病因

首先纠正可逆病因。对于各种严重外伤、心力衰竭及急性失血等都应进行相关治疗，停用影响肾灌注或肾毒性的药物，存在尿路梗阻时应及时采取措施去除梗阻。

（二）维持体液平衡

每日补液量应为显性失液量加上非显性失液量减去内生水量，由于非显性失液量和内生水量的估计常有困难，因此每日大致的入量可按前一日尿量加 500 ml 计算；在容量控制治疗中可应用襻利尿剂增加尿量。

（三）饮食和营养支持

补充营养以维持机体的营养状况和正常代谢，有助于损伤细胞的修复和再生。蛋白质摄入量应每日限制为 0.8 g/kg，对于有高分解代谢或营养不良以及接受透析患者的蛋白质摄入量可放宽。

（四）高钾血症的治疗

当血钾超过 6.5 mmol/L，心电图表现为 QRS 波增宽等显著异常时，应予以紧急处理。措施包括：10％葡萄糖酸钙 10～20 ml 稀释后缓慢静脉注射；11.2％乳酸钠或 5％碳酸氢钠溶液静脉滴注，以纠正酸中毒并促进 K^+ 向细胞内流动；50％葡萄糖液 50～100 ml 加胰岛素 6～12 U 缓慢静脉滴注；口服聚磺苯乙烯。如果以上措施无效，或高分解代谢型 ATN 的高血钾患者，血液透析是最有效的治疗措施。

（五）纠正代谢性酸中毒

应及时治疗，如血清 HCO_3^- 浓度低于 15 mmol/L，可用 5％碳酸氢钠 100～250 ml 静脉滴注；对于严重酸中毒患者应立即予以透析治疗。

（六）肾脏替代治疗

详见本章附录。

（七）控制感染

感染是常见并发症，也是死亡的主要原因之一，应尽早使用抗生素；根据细菌培养和药敏试验选用对肾脏无毒性或者毒性低的药物，并按 GFR 调整用药剂量。

（八）多尿期和恢复期的治疗

多尿期时肾小管的浓缩功能较差，治疗仍应以维持水、电解质和酸碱平衡，控制氮质血症和预防各种并发症为主；已行透析的患者应继续透析，若 Scr 和 BUN 水平逐渐降低至正常范围，可逐渐减少透析频率直至停止透析，并逐渐增加饮食中蛋白质摄入量。恢复期一般无须特殊处理，定期随访肾功能，避免使用肾毒性药物。

【中医中药】

AKI 归属于中医学"关格"的范畴。《平脉法》曰："关则不得小便，格则吐逆。"认为关格是以小便不通和呕吐为主症的疾病，属于危重证候。其病机与肺、脾、肾之传导失常及脏腑病变有关，其中肾脏受损，膀胱气化功能失常，水湿浊邪不能排出体外，是发病关键。膀胱气化不利可导致本病的发生，而膀胱的气化又与三焦密切相关，尤以下焦最为重要。湿热、热毒及液脱、津伤等均可导致膀胱及三焦气化不利，水液浊邪内停，并因而表现为不同的证型。

其辨证分型主要有脾肾亏虚、湿热内蕴证，脾肾阳虚、寒湿内蕴证，肝肾阴虚、肝风内动证，肾病及心、邪陷心包证。脾肾亏虚、湿热内蕴证治以健脾益肾、清热化浊,方选无比山药丸合黄连温胆汤;脾肾阳虚、寒湿内蕴证治以温补脾肾、化湿降浊,方选温脾汤合吴茱萸汤;肝肾阴虚、肝风内动证治以滋补肝肾、平肝息风,方选六味地黄丸合羚角钩藤汤;肾病及心、邪陷心包证治以豁痰降浊、辛温开窍,方选涤痰汤合苏合香丸。另外,针灸治疗也有一定的效果,急宜先灸肾俞、气海及天枢等穴位,针刺涌泉、水分等穴位。

附

重症血液净化技术

血液净化是利用净化装置、通过体外循环方式清除体内代谢产物、异常血浆成分以及蓄积在体内的药物或毒物,以纠正机体内环境紊乱的一组治疗技术。血液净化包括血液透析、血液滤过、血液灌流、血浆置换和免疫吸附等。其中血液透析、血液滤过及血液透析滤过为常用的肾脏替代技术。CRRT是采用每日持续24小时或接近24小时的一种长时间、连续的体外血液净化疗法以替代受损的肾功能。目前CRRT的治疗技术已经不再是单纯的肾脏替代治疗,而是用于很多非肾脏疾病的治疗,如重症感染、AHF、MODS以及药物/食物中毒等。

(一)血液净化的原理

不同的血液净化技术是利用不同的溶质清除方式来清除致病因子,常见的溶质清除方式包括弥散、对流和吸附,血液净化技术可以同时利用几种原理来清除溶质。

1. 弥散　弥散的动力来自半透膜两侧的溶质浓度差,可以透过半透膜的溶质从浓度高的一侧向浓度低的一侧移动,最终两侧浓度逐渐达到相等。血液透析主要通过弥散清除溶质,弥散机制更有利于小分子量物质的清除。

2. 对流　当半透膜两侧的液体存在压力差时,液体就会从压力高的一侧流向压力低的一侧,液体中的溶质也会随之穿过半透膜,这种溶质清除机制即为对流。半透膜两侧的压力差称为跨膜压,是对流的原动力。对流溶质清除的动力来自跨膜压,影响对流机制溶质清除的因素有滤过膜的面积、跨膜压、筛选系数和血流量等。血液滤过主要凭借对流清除溶质,中分子量物质可通过对流机制予以清除。

3. 吸附　溶质分子可以通过正负电荷的相互作用或范德华力与半透膜发生吸附作用。吸附作用与溶质分子的化学特性及半透膜表面积有关,与溶质分子浓度无关。炎症介质、内毒素、部分药物和毒物可能通过滤膜的滤过和吸附两种机制清除,吸附是中大分子量物质清除的重要途径之一。

(二)CRRT适应证

1. 肾脏适应证　AKI是连续性血液净化的首要适应证。肾脏替代治疗指征包括需要紧急行CRRT的指征如无尿、高钾血症、急性肺水肿和严重代谢性酸中毒,其他包括尿毒症相关脑病、心包炎、神经或肌肉损伤等并发症的治疗;高分解代谢;清除毒素(乙二醇、水杨酸等毒物中毒)等。

2. 非肾脏适应证　严重感染或感染性休克、SAP、MODS、ARDS、AHF容量过度负荷及严重电解质紊乱等危重病患者采用常规治疗无效时,也可考虑使用CRRT。

(三)CRRT模式选择

CRRT常用的模式包括连续静脉—静脉血液滤过(CVVH)、连续静脉—静脉血液滤过透析(CVVHDF)、连续静脉—静脉血液透析(CVVHD)、高容量血液滤过(HVHF)及缓慢持续超滤（SCUF）等技术。一些相对复杂的血液净化模式也开始进入 ICU，如双重血浆置换（DFPP）、血浆免疫吸附（IA）、联合血浆滤过吸附（CPFA）以及一些高级人工肝技术如分子吸附再循环系统（MARS）、成分血浆分离吸附（FPSA）等，这些技术多为几种不同基本血液净化技术组合而成，称为集成血液进化技术。CRRT 模式选择遵循的原则：CVVH 清除中、小分子溶质的能力较强，可用于清除中、小分子毒物或代谢产物；CVVHD 清除中分子的能力较弱，一般用于清除小分子毒物或代谢产物；CVVHDF 对中分子溶质清除能力介于 CVVH 和 CVVHD 之间；SCUF 以清除水为主，适用于心力衰竭及单纯容量负荷过重的患者。

（四）CRRT 参数设置

1. 血流速　一般设置为 100～250 ml/min，对血流动力学不稳定的患者可从 50～100 ml/min 开始，逐步上调血流速；对血流动力学稳定的患者，可以将血流设置为 200 ml/min 左右。

2. 置换液　输入途径前后置换液输入比例可按 1：（1～3）设定，具体可根据患者对溶质清除和抗凝要求设置。

3. 滤过分数（FF）　控制在 25% 以下（FF＝单位时间内滤出量/流经滤器的流量）。

4. 净超滤率（CRRT 脱水速率）　设置范围为 0～500 ml/h，主要根据患者全身液体平衡需求及耐受程度设置；对液体量不足的患者可设为零平衡。设置后必须根据前负荷变化随时调整。对于确定每日超滤量需要考虑以下三个因素：① 患者当时的液体平衡情况，是水钠潴留还是负液体平衡；② 当日治疗需要的液体量，包括营养所需的液体量；③ 预期患者当日出量。

（五）CRRT 置换液的配置和补充

1. 配置　原则上置换液的成分应当尽可能接近人的细胞外液。可应用的碱基主要有乳酸盐、柠檬酸盐、醋酸盐及碳酸氢盐，由于前三者需要在肝脏中代谢生成碳酸氢盐，因此在肝功能不全或乳酸性酸中毒患者中应用受到限制。在重症医学领域，碳酸氢盐作为置换液碱基的应用最为广泛。置换液有商品化的制剂，如改良 Port 配方（表 8-9）和 Kaplan 配方等，也可根据需要自行配置。

表 8-9　改良 Port 配方

配　方	含量（ml）	成　分	浓度（mmol／L）
NS	3 000	Na^+	143.6
5%GS	1 000	Cl^-	116
10%CaCl$_2$	10	Ca^{2+}	2.07
25%MgSO$_4$	3.2	Mg^{2+}	1.56
10%KCl	5～12	HCO_3^-	34.9
5%NaHCO$_3$	250	葡萄糖	65.4
总液体量	4 270		

自行配制置换液时的注意事项：① 无菌、无致热源；② 电解质浓度应保持在生理水平，为纠正患者原有的电解质紊乱可根据治疗目标个体化调节；③ 缓冲系统可采用碳酸氢盐、乳酸盐或柠檬酸盐；④ 置换液或透析液的渗透压要保持在生理范围内，一般不采用低渗或高渗配方；⑤ 钙剂和镁剂会与 HCO_3^- 发生化学反应，形成沉淀，不能放在一起，可将钙剂和镁剂加入置换液中，而把 $NaHCO_3$ 单独静脉输注。

2. 补充　CVVH 时置换液的补充有前稀释法和后稀释法两种模式。前稀释法抗凝剂的需要量相对减少，但预先稀释了被处理的血液，溶质清除效率相应减低；采用后稀释法时，被处理血液先通过超滤浓缩，然后再补充置换液，后稀释溶质清除效率较高，但管道内凝血的发生概率较高。

（六）CRRT 抗凝方案

血液接触体外管路和滤器后可激活凝血因子，引起血小板活化和黏附，在滤过膜表面及管路内形成血栓，从而影响管路中血液流动的阻力和溶质的清除效率，或可导致严重的栓塞并发症。因此，在血液净化治疗过程中应采取恰当的抗凝措施，目前所采用的抗凝策略有全身抗凝、局部抗凝和无抗凝 3 种，需根据患者有无出血风险个体化选用。

1. 全身抗凝　主要用于无出血风险的患者，一般采用普通肝素，也可以选择低分子量肝素、阿加曲班等抗凝药物。

（1）肝素：肝素抗凝仍是 CRRT 中最常用的抗凝方法。普通肝素首次负荷剂量为 1 000～3 000 U 静脉注射，然后以 5～15 U/(kg·h) 的速度持续静脉输注；每 4～6 小时监测 APTT 或 ACT，调整普通肝素用量，维持 APTT 在正常值的 1.5～2 倍。

（2）低分子量肝素：首剂为 15～25 U/kg 静脉注射，以后维持量为 5～10 U/(kg·h) 静脉输注。因肾功能不全者低分子量肝素容易蓄积，也可引起 APTT 延长，需要监测凝血功能指标；有条件者监测抗 Xa 因子活性，持续给药时需维持抗 Xa 活性在 0.25～0.35 U/ml。

2. 局部抗凝　包括枸橼酸/钙剂局部抗凝和肝素/鱼精蛋白局部抗凝，主要用于有出血风险的患者；KDIGO 指南推荐无出血风险的患者也应使用枸橼酸抗凝。

（1）枸橼酸/钙剂局部抗凝：枸橼酸盐可以螯合钙，使血中 Ca^{2+} 浓度降低，从而阻止凝血酶原转化为凝血酶，以及参与凝血过程的其他很多环节，达到抗凝目的。一般采用枸橼酸钠溶液滤器前输入或采用含枸橼酸的置换液以前稀释方式给入，同时在滤器后补充氯化钙或葡萄糖酸钙溶液，须同时监测体外及体内 Ca^{2+} 浓度，使滤器后的 Ca^{2+} 浓度维持在 0.2～0.4 mmol/L，血清 Ca^{2+} 浓度维持在 1.0～1.2 mmol/L，根据滤器后的 Ca^{2+} 浓度调整枸橼酸剂量，根据体内血清 Ca^{2+} 浓度调整氯化钙或葡萄糖酸钙溶液剂量。另外，血清总钙/Ca^{2+} 浓度值超过 2.25 可能存在枸橼酸中毒，应该减少枸橼酸的输注，补充钙和碳酸氢盐。由于枸橼酸钠主要经肝代谢，对于肝功能障碍的患者应慎用或禁用。枸橼酸钠局部抗凝常见不良反应有枸橼酸中毒、代谢性碱中毒及高钙/低钙血症等。

（2）肝素/鱼精蛋白局部抗凝：利用鱼精蛋白在 1 分钟内迅速与肝素结合形成稳定的复合物，同时失去抗凝活性的特点而实现体外抗凝，其优点是抗凝发生在体外，不容易导致机体内出血。具体措施如下：在血管通道滤器前静脉注射泵输注肝素；在滤器后以鱼精蛋白 1 mg 对普通肝素 100～130 U 的比例持续输注；根据滤器前后 ACT 调整肝素剂量，使得滤器前血液 ACT 达 200～250 秒，体内血 ACT 正常。

3. 无抗凝技术　对于高危出血风险患者血液净化时可不使用抗凝剂，即无抗凝策略。无抗凝连续血液净化治疗容易发生凝血,可以采用下述措施减少管路内凝血:预冲液加入5 000~20 000 U 的肝素,延长预冲时间;预冲后应用不含肝素的生理盐水将管路和滤器中的肝素预冲液排出弃掉;治疗过程中用生理盐水冲管路,每次 100 ml,每小时 1 次,但应在超滤中多负平衡 100 ml/h,并应注意无菌操作,防止外源性感染;减少血泵停止时间和次数;尽可能避免管路中进入空气;适当提高血流速度,保证充足的血流量,但应避免抽吸现象的发生。

第九章

中毒和理化因素所致的急症

🔍 **导学** 掌握急性中毒的病因、发病机制、临床表现、诊断和治疗原则；常见急性中毒的临床表现、诊断和治疗；中暑的病因、发病机制、临床表现、辅助检查及治疗。熟悉常用急性中毒特征性辅助检查的意义；除中暑外理化因素所致急症的病因、发病机制、临床表现、辅助检查及治疗。了解中医中药治疗。

第一节 急性中毒概论

中毒（poisoning）是指化学物质进入人体，达到中毒剂量产生组织器官损害而引起的全身性疾病。根据接触毒物的毒性、剂量和时间，中毒可分为急性中毒和慢性中毒两类。急性中毒是指人体在短时间内接触毒物或超过中毒量的药物后，机体产生的一系列病理生理变化及临床表现。急性中毒病情复杂、变化急骤，严重者出现 MODS 或多器官功能衰竭（MOF），危及生命。在我国，中毒导致的死亡占总病死率的 10.7%，是继心脑血管疾病、恶性肿瘤、呼吸系统疾病及意外伤害后的第五大死亡原因。

【病因】

（一）毒物的种类

主要有乙醇、药物、一氧化碳（carbon monoxide，CO）、食物、农药和鼠药等六大类，乙醇占第一位。药物中毒以治疗性用药为主，最常见的药物是苯二氮䓬类镇静催眠药，而农药中毒占急性中毒死亡的 40%～44%，主要种类是有机磷农药和百草枯，其中百草枯中毒病死率高达 50%～70%或以上。

（二）中毒原因及相关因素

中毒原因可分为职业性中毒和生活性中毒。职业性中毒是指在生产、保管、使用或运输过程中，接触毒物的原料、中间产物或成品而发生的中毒。生活性中毒是指在日常生活中误食或意外接触、用药过量、自杀或谋害等情况下，过量毒物进入人体而导致的中毒，其中自杀是最常见的原因。急性中毒途径以消化道为主，其他有静脉注射、呼吸道吸入或皮肤接触等；中毒地点以居家住所为主，而静脉注射途径多在娱乐场所；CO 中毒多在冬季发生。

【发病机制】

毒物进入人体后产生毒性作用，导致机体功能障碍或（和）器质性损害，引起疾病甚至死亡。中毒的严重程度与毒物剂量或浓度有关，多呈剂量效应关系。不同毒物的中毒机制不同，有些毒物通过多种机制产生毒性作用。

（一）毒物作用机制

1. 干扰酶的活性　大部分毒物是通过对酶系统的干扰而引起中毒。

2. 破坏细胞膜的功能　① 对细胞膜脂质的过氧化作用：如四氯化碳中毒在体内产生自由基，使细胞膜上多烯脂肪过氧化，导致脂质膜的完整性受损，溶酶体破裂，细胞死亡。② 对细胞膜蛋白的作用：如锌、汞等可与线粒体膜的蛋白质发生反应，从而影响三羧酸循环和氧化磷酸化过程。③ 改变细胞膜结构及通透性：如河鲀毒素可选择性与肌肉、神经细胞膜表面的 Na^+ 通道受体结合，阻断电压依赖性 Na^+ 通道，抑制神经肌肉间兴奋的传导，造成肌肉和神经的麻痹。

3. 阻碍氧的交换、输送和利用　刺激性气体可引起肺水肿，使肺泡气体交换受阻；CO 中毒时，CO 与血红蛋白结合形成不易解离的碳氧血红蛋白，使血红蛋白丧失携氧功能；氰化物中毒时，氰离子与细胞色素氧化酶中的铁结合，从而使该酶丧失催化氧化还原反应的能力，造成细胞利用氧障碍。

4. 影响新陈代谢功能　烷化剂、氮芥等可使脱氧核糖核酸（DNA）发生烷化，影响 DNA 功能；敌鼠钠中毒在体内竞争性抑制维生素 K 的活性，从而抑制凝血酶原的合成；二硝基苯酚类是呼吸链与氧化磷酸化的解耦联剂，在二硝基苯酚存在的情况下呼吸链中产生的能量不能形成三磷酸腺苷（ATP），影响能量代谢。

5. 改变递质释放或激素分泌　肉毒杆菌毒素可使运动神经末梢无法释放乙酰胆碱，导致肌肉麻痹。

6. 损害免疫器官和功能　氟中毒可引起脾和胸腺的损害；很多抗肿瘤药物可使免疫功能下降；异氰酸酯类、苯酐类及多胺固化剂等可引起异常免疫反应，导致哮喘发作。

7. 光敏作用　灰黄霉素进入机体后在日光照射下发生光变态反应；沥青在日光照射下发生光化合反应，对呼吸道和皮肤产生毒性作用。

8. 对组织的直接毒性作用　强酸、强碱可吸收接触部位皮肤黏膜的水分，并与蛋白质和脂肪结合，导致细胞变性坏死。

9. 麻醉作用　有机溶剂和吸入性麻醉药亲脂性强，易通过血脑屏障进入含脂量高的脑组织，抑制中枢神经功能。

（二）毒物的吸收、代谢转化和排泄

1. 吸收　毒物可经消化道、呼吸道或皮肤黏膜等途径进入人体引起中毒。职业性中毒时，毒物常以粉尘、烟雾、蒸汽或气态经整个呼吸道吸入，特别是通过肺泡间丰富的毛细血管网被迅速吸收，毒物由肺部进入血液循环比由消化道进入血液循环的速度快数十倍，且吸收后不经过肝门静脉系统代谢而未被分解，以致中毒症状出现早而且严重。生活性中毒时，毒物进入呼吸道少见（主要是 CO 中毒），常经口摄入而中毒，经消化道吸收的毒物主要是经过毛细血管，首先进入肝门静脉系统，通过肝脏代谢后再进入体循环，其毒性在多数情况下会降低。少数脂溶性毒物（如苯、苯胺、硝基苯、乙醚及有机磷农药等）可经皮脂腺或黏膜吸收而中毒，毒蛇、毒虫咬伤时毒液可经伤口入血引起中毒。

2. 代谢转化　毒物主要在肝脏通过氧化、还原、水解和结合等作用进行代谢。大多数毒物代谢后毒性降低，即为解毒过程，但少数代谢后毒性反而增强，如对硫磷可氧化为毒性更强的对氧磷。

3. 排泄　多数毒物主要由肾脏排出。水溶性毒物经肾脏排泄较快,使用利尿剂可加速肾脏排泄毒物;重金属(如铅、汞和锰等)及生物碱则由消化道排出;少数挥发性毒物(如氯仿、乙醚、乙醇和硫化氢等)可以原型经呼吸道排出;一些脂溶性毒物由皮肤、皮脂腺及乳腺排出,可引起皮炎;铅、汞及砷等毒物可由乳汁排出,引起哺乳婴儿中毒。有些毒物在体内蓄积,排出缓慢,当再次释放时又可产生二次中毒。

（三） 影响毒物的因素

1. 毒物因素　毒物的毒性与其化学结构及物理性质密切相关。毒性大的物质(如氰化物)微量即可致死,低毒物质的少量侵入常不发生症状。空气中有毒的气雾胶颗粒越小,则吸入肺内量越多,毒性也越大。

2. 机体自身因素　老年人、婴幼儿、体弱多病及肝肾功能障碍者,由于耐受性差、解毒功能不全,常易发生严重中毒。

3. 毒物间相互影响　多种毒物同时中毒时,毒物间的协同或拮抗作用使中毒的表现更为复杂。

【临床表现】

毒物种类繁多,中毒表现复杂,急性中毒来势凶猛、进展迅速,常见的综合征有胆碱样综合征(包括毒蕈碱样和烟碱样综合征)、抗胆碱能综合征、交感神经样综合征、麻醉样综合征、阿片综合征及戒断综合征等。各类毒物的特殊中毒表现见表9-1。严重中毒时共同表现有发绀、昏迷、惊厥、呼吸困难、休克和少尿等,各系统主要的临床表现如下。

（一） 呼吸系统

1. 特殊气味　酒精中毒呼出酒味;氰化物中毒有苦杏仁味;有机磷、黄磷中毒等有蒜味;苯酚、甲酚皂溶液中毒有苯酚味(糨糊味)。

2. 呼吸频率加快　水杨酸类、甲醇等可兴奋呼吸中枢,中毒后呼吸频率加快;刺激性气体中毒引起脑水肿时,呼吸频率也可加快。

3. 呼吸频率减慢　镇静催眠药或吗啡中毒时,过度抑制呼吸中枢导致呼吸麻痹,使呼吸频率减慢。

4. 肺水肿　刺激性气体、有机磷及百草枯等中毒常发生肺水肿。

（二） 循环系统

1. 心律失常　洋地黄、夹竹桃或蟾酥等中毒时兴奋迷走神经,拟肾上腺素药、三环类抗抑郁药等中毒时兴奋交感神经,氨茶碱等中毒时通过不同机制引起心律失常。

2. 心搏骤停　① 心肌毒性作用:见于洋地黄、奎尼丁、锑剂或依米丁等中毒。② 缺氧:见于窒息性气体毒物(如甲烷、丙烷和CO_2等)中毒。③ 严重低钾血症:见于可溶性钡盐、棉酚或排钾利尿药中毒等。

3. 休克　三氧化二砷中毒引起剧烈呕吐和腹泻;强酸和强碱引起严重化学灼伤致血浆渗出;严重巴比妥类药物中毒可抑制血管中枢,引起外周血管扩张。以上因素都可通过不同途径引起有效循环血容量相对或绝对减少,发生休克。

（三）消化系统

经口进入消化道的毒物常可引起腹痛腹泻、恶心呕吐等消化道症状，严重时可出现消化道出血、肝功能损害等表现。

（四）神经系统

1. **昏迷**　见于镇静催眠或麻醉药中毒；窒息性毒物（如 CO、硫化氢及氰化物等）中毒；高铁血红蛋白生成性毒物中毒；农药（如有机磷、有机汞杀虫药、拟除虫菊酯杀虫药及溴甲烷等）和有机溶剂等中毒。

2. **谵妄**　见于阿托品、酒精或抗组胺药等中毒。

3. **肌纤维颤动**　见于有机磷、氨基甲酸酯类杀虫药等中毒。

4. **惊厥**　见于窒息性毒物、有机氯、拟除虫菊酯类杀虫药及异烟肼等中毒。

5. **瘫痪**　见于蛇毒、三氧化二砷（砒霜）、可溶性钡盐及磷酸三邻甲苯酯等中毒。

6. **精神失常**　见于 CO、酒精、阿托品、二硫化碳、有机溶剂及抗组胺药等中毒，以及成瘾药物戒断综合征等。

7. **瞳孔异常**　瞳孔扩大见于阿托品、莨菪碱类及镇静催眠药中毒；瞳孔缩小见于有机磷、氨基甲酸酯类杀虫药中毒；视神经炎见于甲醇中毒等。

（五）泌尿系统

中毒后肾脏损害有肾小管堵塞（如砷化氢中毒产生大量肌红蛋白堵塞肾小管）、肾缺血或 ATN（如头孢菌素类、氨基糖苷类抗生素、毒蕈和蛇毒等引起）导致 AKI，出现少尿或无尿。

（六）血液系统

如砷化氢、苯胺或硝基苯等中毒可引起溶血性贫血和黄疸；水杨酸类、肝素或双香豆素过量、灭鼠药中毒和毒蛇咬伤等引起凝血障碍，导致出血；氯霉素、抗肿瘤药或苯等中毒可引起白细胞减少。

（七）其他

1. **皮肤黏膜**

（1）皮肤及口腔黏膜灼伤：见于强酸、强碱、甲醛、苯酚及甲酚皂溶液等腐蚀性毒物灼伤。硝酸灼伤皮肤黏膜的痂皮呈黄色，盐酸灼伤呈棕色，硫酸灼伤呈黑色。

（2）发绀：引起血液氧合血红蛋白减少的毒物（如硫化氢）中毒可出现发绀；亚硝酸盐、苯胺或硝基苯等中毒使血高铁血红蛋白含量增加而出现发绀。

（3）黄疸：毒蕈、鱼胆或四氯化碳中毒损害肝脏可出现皮肤黏膜黄疸。

2. **发热**　见于阿托品、二硝基酚或棉酚等中毒。

表 9-1　各类毒物的特殊中毒表现

特殊中毒表现	常　见　毒　物
阵挛性惊厥、癫痫发作	农药：毒鼠强、有机氯杀虫剂、有机氟农药、拟除虫菊酯类杀虫药、二甲四氯和烟碱 医用药物：异烟肼、氨茶碱、阿托品、乙胺嘧啶和中枢兴奋剂 植物毒物：马钱子、白果、马桑和莽草子

（续表）

特殊中毒表现	常 见 毒 物
呕吐物或洗胃液颜色异常	
紫红色	高锰酸钾
蓝绿色	铜盐、镍盐
粉红色	钴盐
黄色	硝酸盐、苦味酸
亮红色	红汞、硝酸
咖啡色	硝酸、硫酸及草酸
棕褐色	盐酸
暗处发光	黄磷
无色或白色	碱类
尿色异常	
蓝色	亚甲蓝
棕褐-黑色	苯胺染料、萘、苯酚和亚硝酸盐
樱桃红-棕红色	安替匹林、辛可芬等可以引起血尿及溶血的毒物
橘黄色	氟乐灵
绿色	麝香草酚
黄色	引起黄疸的毒物、呋喃类
皮肤颜色异常	
化学性发绀	高铁血红蛋白血症、胺碘酮
樱红色	CO
黄染	米帕林及肝损毒物、溶血毒物引起的黄疸（磷、四氯化碳、蛇毒、毒蕈、苯的氨基或硝基衍生物、蚕豆病及氯丙嗪引起的黄疸）
红色	硼酸、双硫仑反应和万古霉素
紫癜	抗凝血灭鼠药（敌鼠钠盐和溴敌隆）、氯吡格雷、糖皮质激素、肝素、华法林和水杨酸制剂
特殊气味	
水果味	乙醇、盐酸碳氢化合物、氯仿、丙酮和糖尿病酮酸中毒
乙烯基	乙氯维诺

（续表）

特殊中毒表现	常　见　毒　物
枯草味	光气
苦杏仁味	氰化物、苦杏仁苷
大蒜味	砷、二甲基亚砜、铊、硒酸和有机磷
臭鸡蛋味	硫化氢、硫醇
冬青油味	甲基水杨酸盐
芳香味	苯类芳香烃、有机氯农药（毒杀芬）
鞋油味	硝基苯
樟脑丸	樟脑萘、二氯苯
皮肤黏膜出血	敌鼠钠盐、肝素、水杨酸和华法林等

【辅助检查】

（一）实验室检查

血生化检查可以了解重要脏器功能；某些毒物中毒有特异性检查指标，如测定血液胆碱酯酶活性、碳氧血红蛋白含量及高铁血红蛋白含量，可分别作为有机磷、CO、亚硝酸盐及苯胺中毒的诊断和判断疗效的指标。

（二）毒物鉴定

1. 取样　标本为患者的体液如胃内容物、血液及尿液等，人体组织如头发、皮肤等；患者所接触的可疑中毒物质，如水源、食物或药物等。

2. 便携式毒物检测器材　如检气管、便携式气体测定仪、毒物测定箱、快速综合毒性检测仪、便携式酒精测试仪及常见食物中毒快速检测箱等。

3. 检测方法　如色谱（气相色谱法、高效液相色谱法和薄层色谱法）、质谱（电感耦合等离子体质谱法、气相色谱质谱联用法和液相色谱质谱联用法）和光谱（原子吸收光谱法、原子荧光光谱法、红外吸收光谱法、紫外吸收光谱法、核磁共振波谱法和 X 射线光谱法）等。

4. 注意事项　毒物分析的采样根据其性质和要求各有不同，但应尽可能选取含毒量最多的部分，如中毒者吃剩的食物、药品是最好的检材。采样后对所采样品必须注意妥善封装，最好使用洁净的玻璃瓶盛装，所有检材都要加贴标签、注明检材名称、中毒者姓名、取材日期及送检要求等。从毒物采样到进行分析的时间愈短愈好，如果送样后不能立即检验，一般应将样品放于冰箱中，以防止腐败变质。

【诊断和鉴别诊断】

急性中毒的诊断主要根据毒物接触史、临床表现、实验室及辅助检查。完整的急性中毒诊断包括 3 点：① 是否为急性中毒；② 引起中毒的毒物名称和侵入途径；③ 机体重要脏器的功能状态。

（一）诊断原则

1. 毒物暴露　患者有明确毒物接触史或毒物进入机体的证据而无临床中毒的相关表现，可能是处于潜伏期或毒物剂量不足以引起中毒症状。

2. 临床诊断　明确的毒物接触史伴有相应毒物中毒的临床表现，并排除有相似临床表现的其他疾病，即可做出急性中毒的临床诊断。具有相关中毒的临床表现，且高度怀疑的毒物在使用特异性拮抗药物后中毒症状明显缓解，并能解释其疾病演变规律者，也可做出临床诊断。如患者有明确的毒物接触史，伴有相应的临床表现，常以心理精神症状为主，尤其群体性接触有毒气体者，在脱离环境后症状很快消失，实验室检测无器官功能损害证据时，应考虑为急性毒物接触反应。

3. 临床确诊　在临床诊断的基础上有确凿的毒物检测证据，即用可靠的检测方法在人体胃肠道或血液、尿液等体液或相关组织中检测到毒物或特异性的代谢成分，即使缺乏毒物接触史，仍可确诊。

4. 疑似诊断　具有某种毒物急性中毒的相关特征性临床表现，但缺乏毒物接触史与检测证据，其他疾病难以解释的临床表现，可作为疑似诊断。

5. 下述情况要考虑急性中毒可能　不明原因突然出现恶心呕吐、头昏，随后出现惊厥、抽搐、呼吸困难、发绀、昏迷及休克，甚至呼吸、心脏停搏等一项或多项表现者；不明原因的多部位出血；难以解释的精神、意识改变，尤其精神或心理疾病患者突然出现意识障碍；在相同地域内、同一时段突现类似临床表现的多例患者；不明原因的代谢性酸中毒；突然出现用常见疾病难以解释的急性器官功能不全；不明原因的皮肤黏膜、呼出气体及其他排泄物出现特殊改变；不明原因的贫血、白细胞减少、血小板减少或周围神经麻痹等。

（二）现场调查

调查生产现场的劳动条件和防护措施，测量生产环境空气中的毒物或粉尘的浓度，对生产性毒物中毒的诊断很重要。对非生产性毒物中毒，发病现场也常为中毒诊断提供重要线索，必要时须报告公安、卫生防疫及环境保护等部门协同进行现场调查。

（三）鉴别诊断

急性中毒应与低血糖、糖尿病酮症酸中毒或高血糖高渗综合征、脑血管疾病、中枢感染性疾病、肝性脑病、尿毒症脑病及急性电解质紊乱引起的中枢神经系统功能障碍等疾病相鉴别，可通过中毒的病史、毒物引起的特殊表现、实验室及辅助检查结果加以区分。

（四）中毒严重度评分

中毒严重程度评分（poisoning severity score，PSS）分 5 级。无症状（0 分），没有中毒的症状或体征；轻度（1 分），一过性、自限性症状或体征；中度（2 分），明显、持续性症状或体征，出现器官功能障碍；重度（3 分），严重的威胁生命的症状或体征，出现器官功能严重障碍；死亡（4 分）。

【治疗】

治疗原则：立即脱离中毒环境，终止毒物接触，并清除未被吸收的毒物；迅速判断患者的生命体征,及时处理威胁生命的情况,复苏和稳定生命体征;促进吸收入血中毒物的清除;应用解毒药物;对症支持治疗和并发症处理;器官功能支持与管理。

（一）院前急救

1. 防护措施 参与现场救援的人员必须采取符合要求的个体防护措施,确保自身安全。

2. 脱离染毒环境 切断毒源,使中毒患者迅速脱离染毒环境,是到达中毒现场的首要救护措施。如现场中毒为有毒气体,应迅速将患者移离中毒现场至上风向的空气新鲜场所。

3. 群体性中毒救治 对于突发群体性中毒的救治,尤其是在医疗资源不足的情况下,应对中毒人员进行现场区分。一般将中毒患者分为 4 类,分别用红、黄、绿、黑四种颜色表示。红色:必须紧急处理的危重症患者,优先处置;黄色:可延迟处理的重症患者,次优先处置;绿色:轻症患者或可能受到伤害的人群,现场可不处置;黑色:无法挽救的濒死或死亡患者,暂不处置。

4. 现场处置

（1）稳定生命体征:脱离染毒环境后,迅速判断患者的生命体征,对于心脏骤停者须立即进行心肺复苏;对于存在呼吸道梗阻者须立即清除呼吸道分泌物和异物,保持呼吸道通畅,必要时行气管内插管以辅助呼吸。密切观察患者神志、体温、脉搏、呼吸和血压等情况,根据具体情况采取相应的措施,如充分氧疗,纠正低血压和心律失常,防治心力衰竭,维持水、电解质和酸碱平衡等。

（2）清除毒物:立即除去污染衣物,对染毒的皮肤用碳酸钠液(碱水)或肥皂水清洗,或用大量清水反复冲洗,特别注意清洗毛发、指甲缝及皮肤皱褶处;有些毒物遇水能发生反应而加重损害,此时应先将毒物拭净后再用水冲洗;一般毒物的冲洗时间为 10～15 分钟,对强酸、强碱、酚、有机磷和有机溶剂的冲洗时间应在 20～30 分钟或以上。对于眼部的毒物要优先彻底冲洗,首次用温水冲洗 10～15 分钟或以上,必要时反复冲洗;在冲洗过程中要求患者做眨眼动作,有助于充分去除有毒物质。消化道途径中毒者如无禁忌证,现场可考虑催吐。

尽快明确接触毒物的名称、理化性质和状态、接触时间、吸收量和方式,有条件时应根据毒物的类型尽早给予相应的特效解毒剂。

5. 转运 经过必要的现场处理后,将患者转运至相应医院,转运过程中须密切观察病情变化,转入医院后应做好交接工作。

（二）院内救治

1. 清除未被吸收的毒物 若患者在现场未行相应毒物清除措施或清除效果不满意,院内应继续进行毒物清除,方法同"现场急救",常用清除毒物的方法如下。

（1）催吐:对于清醒的口服毒物中毒患者,催吐可考虑作为清除毒物方法之一,尤其是小儿中毒患者,但对大多数中毒患者来说,目前不建议使用催吐。催吐方法:用手指、筷子或压舌板刺激患者咽后壁或舌根诱发呕吐,亦可嘱其饮温水 200～300 ml,然后再用上述方法刺激呕吐,反复进行,直到呕出清亮的水样胃内容物为止。

禁忌证:昏迷;惊厥;食入腐蚀性毒物;休克、严重心脏病、肺水肿及主动脉瘤;近期有上消化道出血或食管胃底静脉曲张病史;孕妇等。

（2）洗胃:为清除经消化道摄入毒物中毒的方法之一,但可导致较多并发症,包括吸入性肺炎、心律失常及胃肠道穿孔等,尤其是对毒性弱、中毒较轻者受益有限,反而增加发生并发症的风险,因此对于这类患者不主张洗胃。洗胃应愈早愈好,一般建议在服毒后 1 小时内洗胃,但对某些毒物或有胃排空障碍的中毒患者也可延长至 4～6 小时;对无特效解毒治疗的急性重度中毒,如患者就诊时已超过 6 小时,仍可酌情考虑洗胃;对于农药中毒(如有机磷、百草枯等)洗胃要积极,而对于药物过量则趋向于保守。洗胃方法及并发症、注意事项详见本书附录二相关内容。

适应证:经口服中毒,尤其是中、重度中毒者。

禁忌证:口服强酸、强碱及其他腐蚀剂者;食管与胃出血、穿孔者,如食管胃底静脉曲张;近期胃肠外科手术等。

(3)使用吸附剂:活性炭是一种安全有效、能够减少毒物从胃肠道吸收入血的清除剂,当患者在短时间吞服了有潜在毒性、过量的药物或毒物后,应立即予活性炭口服(成人 50 g,儿童 1 g/kg),肠梗阻患者禁用。对于腐蚀性毒物及部分重金属中毒,可口服鸡蛋清或牛奶保护胃黏膜,减少、延缓毒物吸收。

(4)导泻:为目前常用清除毒物的方法之一,常用导泻药有甘露醇、山梨醇、硫酸镁及复方聚乙二醇电解质散等。

适应证:口服中毒患者,在洗胃或(和)灌入吸附剂后可使用导泻药物。

禁忌证:小肠梗阻或穿孔;近期肠道手术;低血容量性低血压;腐蚀性物质中毒等。另外,脂溶性毒物忌用油类泻药,以免促进脂溶性毒物吸收。

(5)全肠灌洗:是一种新的胃肠道毒物清除方法,经口或胃管快速注入大量聚乙二醇,从而产生液性粪便,多次注入直至粪便流出物变清为止。通过促使粪便快速排出而减少毒物吸收,尤其适用于口服重金属中毒及缓释药物、肠溶药物中毒和消化道藏毒品者。

(6)灌肠:经导泻或全肠灌洗仍无排便,可用高张盐水、温水或 1％温肥皂水 500～1 000 ml 连续多次灌肠,以促进毒物从肠道排出。本法尤其适合于抑制肠蠕动的药物(如吗啡、颠茄及巴比妥类)及重金属中毒。

2. 毒物吸收入血液后促进排泄

(1)强化利尿:通过扩充血容量、增加尿量,达到促进毒物排泄目的,主要用于以原型从肾脏排出的毒物/药物中毒,心、肺及肾功能不全者慎用。方法:快速大量补液,根据血电解质水平和渗透压情况选用不同液体;补液同时给予呋塞米 20～80 mg 静脉注射。

(2)改变尿液酸碱度:① 碱化尿液:弱酸性毒物如水杨酸、苯巴比妥等中毒时,尿 pH＞8.0 能加速毒物排出,可予 5％碳酸氢钠注射液快速静脉滴注。② 酸化尿液:弱碱性毒物如苯丙胺、士的宁或苯环己哌啶等中毒时,尿液 pH＜5.0 能加速毒物排出,可予维生素 C 4～8 g 静脉滴注,AKI 患者禁用。③ 碱化尿液和高尿流量(600 ml/h):可用于治疗某些重度中毒,常见的并发症有低钾血症、碱中毒手足搐搦症等,低钙血症罕见。

(3)血液净化:指把患者血液引出体外并通过一种净化装置清除某些致病物或毒物,以达到治疗目的的一种医疗技术,常用方法有血液透析、血液滤过、血液灌流和血浆置换等。以血液灌流为最常用,有条件和适应证时应尽早进行。

适应证:毒物或其代谢产物能被血液透析、血液滤过、血液灌流或血浆置换等方式排出体外者;中毒剂量大,毒性强;摄入未知成分和数量的药物或毒物,病情迅速进展,危及生命;中毒后合并内环境紊乱或 AKI,或出现 MODS/MOF;毒物进入体内有延迟效应,较长时间滞留体内引起脏器损伤;急性百草枯中毒一般建议应尽快行血液灌流,在 2～4 小时内开展者效果较好。

中毒的血液净化模式见表9-2;血液净化方法、禁忌证及并发症详见本书第八章附录"重症血液净化技术"。

表9-2 中毒的血液净化模式

药(毒)物名称	血液净化模式			
	血液透析	血液灌流	CRRT 或 RRT	血浆置换
锂	首选血液透析	—	RRT	—
铊	血液透析	—	—	—
甲醇	血液透析	—	—	—
二甲双胍	血液透析	—	—	—
卡马西平	首选血液透析	次选血液灌流	或 CRRT	—
对乙酰氨基酚	血液透析	—	—	—
巴比妥类药物	血液透析	—	—	—
茶碱	首选血液透析	次选血液灌流	或 CRRT	—
苯妥英	首选血液透析	次选血液灌流	—	—
水杨酸	首选血液透析	次选血液灌流	或 CRRT	—
丙戊酸	首选血液透析	次选血液灌流	或 CRRT	—

注:CRRT,连续性肾脏替代疗法;RRT,肾脏替代治疗;—表示不详。

(4)氧疗和高压氧治疗:急性中毒常因毒物的毒理作用抑制呼吸及气体交换,或抑制组织细胞呼吸造成组织缺氧。患者出现 SaO_2 下降可成为氧疗指征,但个别中毒(如百草枯)时常规吸氧会加重病情,除非出现严重呼吸衰竭或 ARDS。高压氧是指将患者置于高压氧环境中(高压氧舱内)吸氧,通过提高血氧含量及张力,使组织内氧含量和储氧量相应增加,并增加血氧含量及组织内氧的有效弥散距离,以改善机体缺氧状态。

适应证:各种原因所致全身或局部缺血缺氧性疾病及其相关损害,如 CO 中毒是绝对适应证。

禁忌证:未经控制的内出血(尤其是颅内出血)、严重休克、气胸、严重肺气肿及精神失常等。

3. 常用的特殊解毒药物

(1)金属中毒解毒药:此类药物多属螯合剂(chelating agent),常用的有氨羧螯合剂和巯基螯合剂。依地酸钙钠(乙二胺四乙酸二钠钙)是最常用的氨羧螯合剂,分子中的 Ca^{2+} 可与铅及其他二价、三价金属离子结合成为稳定可溶的络合物,并随尿液排出而解毒,用于铅、镉、锌、锰、铜及钴等中毒;二巯丙醇(BAL)含有活性巯基(-SH),巯基解毒药进入体内可与某些金属形成无毒、难解离但可溶的螯合物由尿排出,还能夺取与酶结合的重金属,使该酶恢复活力,从而达到解毒目的,用于治疗砷、汞中毒;二巯丙醇磺酸钠(DMPS)作用机制与二巯丙醇相似,疗效更好且不良反应少,用于治疗汞、砷、铜或锑等中毒;二巯丁二钠(DMS)用于治疗锑、铅、汞、砷或铜等中毒;青霉胺(二甲基半胱氨酸)有促排铅、汞和铜的作用,不良反应较轻,在其他药物有禁忌证时可选用;去铁胺能与铁离子结合,形成螯合物经尿液排出,用于中重度急性铁中毒、急性硫酸亚铁中毒、慢性铁过量及铝过量。

(2)高铁血红蛋白血症解毒药:小剂量亚甲蓝可使高铁血红蛋白还原为正常血红蛋白,用于治疗亚硝酸盐、苯胺或硝基苯等中毒引起的高铁血红蛋白血症;大剂量使用效果则相反,可致高铁血红蛋白血症。

(3)氰化物中毒解毒药:亚硝酸异戊酯和亚硝酸钠(亚硝酸盐硫代硫酸钠法)为氧化剂,可将血红蛋白中的二价铁氧化成三价铁,形成高铁血红蛋白而解除氰化物中毒。硫代硫酸钠能与血液中氰化物形成氰化高铁血红蛋白,还能与氰离子作用后转变为毒性低的硫氰酸盐后排出;羟钴胺素(维生素 B_{12})也可用于氰化物中毒。

(4)有机磷等农药中毒解毒药:应用阿托品、盐酸戊乙奎醚可对抗蓄积的乙酰胆碱,氯解磷定或碘解磷定可恢复胆碱酯酶活力。阿托品能阻断神经节后胆碱能神经支配的乙酰胆碱受体,对抗各种拟胆碱药导致的毒蕈碱样作用,适用于有机磷农药、拟胆碱药(如毛果芸香碱、毒扁豆碱及新斯的明等)、神经性毒气及含毒蕈碱的毒蕈等中毒;盐酸戊乙奎醚对胆碱能受体亚型具有高度选择性,抗胆碱作用强、持续时间长,已广泛应用于有机磷农药中毒;胆碱酯酶复能剂(碘解磷定和氯解磷定)可恢复胆碱酯酶活力,适用于有机磷农药、神经性毒气中毒;乙酰胺为氟乙酰胺(有机氟农药)和氟乙酸钠中毒的解毒剂。

(5)中枢神经抑制剂解毒药:纳洛酮和纳美芬是阿片类麻醉药的解毒药,对麻醉镇痛药引起的呼吸抑制有特异性拮抗作用,对急性酒精中毒和各种镇静催眠药(如地西泮等)中毒也有一定疗效;氟马西尼是苯二氮䓬类药物中毒的特效解毒药。

(6)双香豆素类中毒解毒药:可用维生素 K_1 拮抗部分鼠药中毒(如杀鼠灵、敌鼠钠及溴敌隆等)和华法林过量。

(7)醇类中毒解毒药:甲吡唑是乙醇脱氢酶的强效抑制剂,用于乙二醇、乙醇和甲醇中毒,甲醇中毒首选甲吡唑;乙醇可抑制甲醇分解生成毒性更强的甲醛和甲酸,用于甲醇或乙二醇中毒。

(8)其他药物:奥曲肽可用于磺脲类药物过量或中毒;鱼精蛋白与肝素结合可形成稳定且无活性的复合物,用于治疗肝素过量;肉毒抗毒血清可用于肉毒中毒;乙酰半胱氨酸可用于对乙酰氨基酚中毒;脂肪乳可用于重度亲脂性药物中毒(如麻醉药);吡哆辛(维生素 B_6)可用于异烟肼及其类似物中毒;胰高血糖素可用于 β 受体阻滞剂、钙通道阻滞剂中毒;地高辛特异性抗体可用于强心苷中毒;葡萄糖酸钙和氯化钙可用于氟化物、钙通道阻滞剂中毒;碳酸氢钠可用于钠通道阻滞剂中毒。

4. 对症治疗与并发症处理 目前绝大多数毒物的急性中毒尚无特效解毒剂或拮抗剂治疗,故及早采取对症支持治疗与处理并发症非常重要,如患者出现明确的靶器官损害和 MODS 等危重状况,须尽快收住 ICU 治疗。

(1)中毒性脑病:主要是由亲神经性毒物中毒引起,如 CO、麻醉镇静药等,表现为惊厥、抽搐、谵妄、不同程度的意识障碍及颅内压增高症状。早期救治重点是防治脑水肿、保护脑细胞。惊厥、抽搐可应用巴比妥类和地西泮等药物;谵妄、意识障碍和颅内压增高症状可应用甘露醇、呋塞米和糖皮质激素等脱水、减轻脑水肿治疗,同时辅以 ATP、辅酶 A 及胞磷胆碱等脑保护药物;高压氧治疗也是重要的救治手段。

(2)低血压与休克:常见于镇静药、催吐药、抗精神病及抗抑郁药物中毒,可在补充血容量的基础上给予血管活性药物。

(3)吸入性肺炎:常见于昏迷、洗胃的患者及吸入有毒气体如碳氢化合物或其他液态化合物者,可使用糖皮质激素并合理选用抗生素控制感染,但不主张预防性使用抗生素。

(4)中毒性肺损伤:毒物抑制呼吸中枢而导致肺通气不足及 CO_2 潴留,也可因中毒后呼吸肌麻痹或肺水肿而引起急性呼吸衰竭;中毒性肺水肿多由于肺毛细血管内皮细胞与肺泡上皮细胞受刺激性气体损伤引起。应积极氧疗、应用大剂量糖皮质激素,必要时进行机械通气。

(5)中毒性肝肾损伤:多种毒物及其代谢物会对肝、肾造成损伤。发生中毒性肝损伤可使用乙酰半胱氨酸等药物治疗,必要时可用人工肝疗法;发生中毒性肾损伤应维持有效血液循环、纠正休克与缺氧,避免使用对肾脏有损害的药物,合理使用利尿剂等,必要时行肾脏替代治疗。

(6)中毒性心肌损伤与心律失常:有些毒物可直接影响心肌纤维的电生理作用,并引起心肌细胞缺氧或代谢紊乱而发生心律失常。可应用含镁极化液以稳定心肌电生理,同时可根据心律失常的类型选择相应的抗心律失常药物。

(7)DIC:常见于生物毒素中毒,如蝰蛇、蝮蛇或眼镜蛇等毒蛇咬伤后,蛇毒入血激活凝血系统以及合并严重的全身炎症反应综合征(SIRS)或休克等引起,除病因治疗外,还可予抗蛇毒血清解毒、补充凝血因子及输血等治疗。

(8)SIRS、MODS 和 MOF:SIRS 既可由于毒物本身诱导发生的失控的全身炎症反应引起,也可由于毒物导致某一器官的功能障碍或继发严重感染所致,并可引起 MODS 和 MOF。除病因及支持对症治疗外,血液净化、人工肝和 ECMO 等脏器替代治疗也具有重要的临床价值。

(9)对症支持治疗:高热患者给予物理或药物降温,体温不升时给予保暖;尿潴留时予以导尿,便秘时给予缓泻剂或灌肠;有些症状如呕吐和腹泻出现在早期是一种保护性反应,有利于毒物的排除,可暂不处理,但如持续不止,可相应给予止吐、止泻治疗;密切监测并维持水、电解质与酸碱平衡等。

【中医中药】

在中医学范畴里,中毒是指毒物经人体食管、气管、皮肤或血脉侵入体内,而人体禀赋不足,或脏腑功能失调,卫外不及,或毒邪壅盛,毒物入内损伤正气,致使气血失调,津液、水精施布功能受阻,甚则损伤脏器,造成阴阳离决的急性病证。

有关中毒的记载最早见于汉代张仲景的《金匮要略·禽兽鱼虫禁忌并治》篇,曰:"所食之味,有与病相宜,有与身为害,若得益则益体,害则成疾,以此相危,例皆难疗。凡煮药引汁,以解毒者,虽云急救,不可热饮,诸毒病得热更甚,以冷饮之。"并有对饮食中毒及其预防的记述:"六畜自死,皆疫死,则有毒,不可食之。"隋代巢元方所著《诸病源候论·诸饮食中毒候》记载:"凡人往往因饮食忽然困闷,少时至甚,名为饮食中毒。"《普济方·中药毒》曰:"凡中药毒及一切毒,皆能变乱,与人为害,亦能杀人。"亦指出了药物中毒的定义。《备急千金要方·解百药毒》曰:"野葛毒,以死口噤。钩吻毒,困欲死,面青口噤,逆冷身痹。"记载了钩吻中毒的症状。

《诸病源候论·解诸毒候》曰："又着乌头毒者,其病发时,咽喉强而眼睛疼,鼻中艾臭,手脚沉重,常呕吐,腹中热闷,唇口习习,颜色乍青乍赤。"描述了乌头中毒的早期症状。

由于饮食与人类息息相关,食物中毒随时可能出现,因此古代许多医籍中都有大量关于食物中毒诊疗方面的记载,并包含了涌吐排毒、泻下排毒等与现代急救原则相一致的治疗思想。如《金匮要略方论·果实菜谷禁忌并治》曰："饮食中毒,烦满,治之方:苦参三两,苦酒一升半,右二味,煮三沸,三上三下服之,吐食出即瘥,或以水煮即得;又方:犀角汤亦佳。"《备急千金要方·解毒并杂治》曰："治诸食中毒方,饮黄龙汤及犀角汁无不治也,饮马尿亦良。"《太平圣惠方·治食猪肉中毒方》曰："治食猪肉遇冷不消,必成虫,亦服此方,川大黄一两锉碎微炒,川朴硝一两。"凡此种种,不胜枚举。对于药物中毒,古代医家的解救记载亦较为丰富,并很早就强调以催吐等方法将毒物排出,如《太平圣惠方·解诸药毒诸方》曰："解中毒……亦速吐之。"《金匮要略方论·果实菜谷禁忌并治》曰："钩吻与芹菜相似,误食之杀人,解之方,荠苨八两,右一味,水六升,煮二升,分温二服。"《景岳全书》曰："芝麻油总能解一切诸毒。凡解诸药毒,宜以荠苨汁、白扁豆汁、绿豆汁、甘草汁、锡糖汁、米糖汁、蚕蜕纸烧灰,随便用之,俱可解。"并指出:"凡解毒药汤剂,不可热服,宜凉饮之。"而关于通用的解毒药,则强调甘草、绿豆的作用。

古代医家常采用催吐、泻下及利尿的方法进行解毒,如采用三圣散、催吐解毒汤及胆矾等进行催吐;若毒物已进入肠道,可采用保赤散、番泻叶或大黄等方法进行导泻;若导泻仍不能使毒物完全排出,可采用大承气汤进行灌肠。关于利尿,常使用车前子、白茅根以水煎服,使得毒物从尿液排出体外。

第二节　常见急性中毒

急性有机磷农药中毒

有机磷农药(organophosphorus pesticide, OP)是全球使用最广泛、用量最大的杀虫剂之一,急性有机磷农药中毒(acute organophosphorus pesticide poisoning, AOPP)是常见危急重症,因有机磷能抑制胆碱酯酶活性,使乙酰胆碱在体内蓄积过多,产生先兴奋后衰竭的一系列毒蕈碱样、烟碱样和中枢神经系统症状,导致患者昏迷和呼吸衰竭,甚至死亡。在我国每年发生的中毒病例中 AOPP 占 20%～50%,病死率为 10%～20%。

【病因】

（一） 药物分类

OP 属于有机磷酸酯或硫化磷酸酯类化合物,分为磷酸酯、硫代磷酸酯、二硫代磷酸酯、磷酸酯及氟磷酸酯等。OP 的毒性按动物实验的半数致死量(median lethal dose, LD_{50})分为四类。① 剧毒类: $LD_{50} < 10$ mg/kg,如甲拌磷、内吸磷及对硫磷等。② 高毒类: LD_{50} 在 $10～100$ mg/kg,如甲基对硫磷、甲胺磷及敌敌畏等。③ 中毒类: LD_{50} 在 $100～1\,000$ mg/kg,如乐果、乙硫磷及敌百虫等。④ 低毒类: LD_{50} 在 $1\,000～5\,000$ mg/kg,如马拉硫磷、辛硫磷及氯硫磷等。

（二）中毒原因

OP 主要经胃肠道、呼吸道及皮肤黏膜吸收，常见的原因如下。

1. **生活性中毒**　主要因误服或自杀，摄入了 OP 污染的饮水或食品，或滥用 OP 治疗皮肤病、驱虫等引起。

2. **使用中毒**　在 OP 使用过程中相关人员因药液污染皮肤，或吸入空气中的 OP 而造成。

3. **生产中毒**　在 OP 生产或运输过程中安全防护不到位，或因生产设备密闭故障造成泄漏，污染皮肤、吸入呼吸道而发生。经皮肤吸收进展缓慢，经口及呼吸道吸入进展迅速。

【发病机制】

OP 吸收后 6～12 小时血药浓度达到高峰，在肝脏分布的浓度最高，肾、肺和脾脏次之，脑和肌肉最少。OP 主要在肝内代谢，一般先经氧化反应使毒性增强，而后经水解反应降低毒性。代谢产物主要通过肾排泄，少量经肺排出。多数 OP 及代谢产物 48 小时后可完全排出体外，但少数剧毒类药物可在体内存留数周以上。

OP 的毒性主要是对胆碱酯酶的抑制。OP 进入体内可与胆碱酯酶结合，形成稳定的磷酰化胆碱酯酶，使胆碱酯酶失去分解乙酰胆碱的功能，导致体内乙酰胆碱大量蓄积，胆碱能神经持续冲动，产生先兴奋后抑制的一系列毒蕈碱样症状（M 样症状）、烟碱样症状（N 样症状）以及中枢神经系统症状，严重者因呼吸衰竭而死亡。但胆碱酯酶水平的高低并不完全与病情严重程度相一致。

中间综合征（intermediate syndrome，IMS）又称为中间期肌无力综合征，发生可能与 OP 排出延迟、再吸收或解毒剂用量不足有关。主要因神经肌肉接头传递功能障碍、突触后膜上骨骼肌型烟碱样乙酰胆碱受体（nicotinic acetylcholine receptor，nAChR）失活引起。迟发性多发性神经病（delayed polyneuropathy）的发生可能与胆碱酯酶被长期抑制，影响神经肌肉接头处突触后功能及轴突变性等因素有关。

【临床表现】

（一）一般表现

一般口服中毒者在 10 分钟至 2 小时左右发病，吸入者在数分钟至半小时内发病，皮肤吸收者在 2～6 小时发病。典型的中毒症状有呼出气大蒜味、瞳孔缩小（针尖样瞳孔）、大汗流涎、气道分泌物增多、肌纤维颤动及意识障碍等。

（二）胆碱能危象表现

1. **毒蕈碱样症状**　为中毒后最早出现的症状，主要是副交感神经末梢兴奋所致，表现为平滑肌痉挛和腺体分泌增加。平滑肌痉挛表现为瞳孔缩小、胸闷气短、呼吸困难、恶心呕吐、腹痛腹泻及二便失禁等；腺体分泌增加表现为大汗、流泪流涎，气道分泌物明显增多表现为咳嗽、气促，双肺闻及干、湿啰音，严重者可发生肺水肿。

2. **烟碱样症状**　由乙酰胆碱在横纹肌神经肌肉接头处蓄积过多所致，主要表现为肌纤维颤动（面部、眼睑、舌、四肢和全身骨骼肌肌束震颤），甚至全身肌肉强直性痉挛，也可出现肌力减退或瘫痪,严重者因呼吸肌麻痹导致呼吸衰竭。交感神经节受乙酰胆碱刺激,节后交感神经纤维末梢释放儿茶酚胺使血管收缩,引起血压增高、心跳加快和心律失常。

3. 中枢神经系统症状　早期可表现头晕头痛、疲乏无力等,继而出现烦躁不安、谵妄、运动失调、言语不清及惊厥抽搐,严重者可出现昏迷及中枢性呼吸循环功能衰竭。

（三）全身脏器损害表现

1. 心脏损害　与 OP 对心脏具有直接和间接的毒性作用有关,导致心肌缺氧、干扰心肌细胞膜离子通道和炎症反应等。

2. 肺损害　早期肺水肿主要是乙酰胆碱堆积引起的 M 效应使腺体分泌增加,大量分泌物积聚于肺泡内而引起。OP 及其肺内氧化产物对肺毛细血管及间质产生直接损害作用,使肺毛细血管通透性增强,也可导致肺水肿。

3. 肝肾损害　OP 及其代谢产物对肝细胞有直接损伤作用,可致肝细胞水肿、变性坏死,并对肝微粒体酶有抑制作用,部分患者可出现不同程度的肝功能异常,偶有发生急性暴发性肝衰竭。肾脏损害大多表现轻微,主要以血尿、蛋白尿为主,AKI 则少见,且多数为可逆性。

4. 造血系统损害　OP 有溶血作用,AOPP 可发生急性溶血,相对少见。

（四）IMS

IMS 是发生在急性中毒症状缓解后和迟发性神经病变之前,多在急性中毒 24～96 小时后,个别发生在 1 周后,出现以屈颈肌、四肢近端肌肉及第 3～7 对和第 9～12 对脑神经所支配的部分肌肉以及呼吸肌麻痹为特征表现的综合征。患者出现转颈、耸肩、抬头和咀嚼无力,睁眼、张口及四肢抬举困难,腱反射减弱或消失,不伴有感觉障碍;严重者出现呼吸肌麻痹,迅速导致呼吸衰竭,如无呼吸支持则很快死亡。

（五）迟发性神经病

个别患者在急性中毒症状消失 2～3 周后出现感觉及运动型多发神经病,主要累及肢体末端,表现为肢体末端烧灼、疼痛感,进行性肢体麻木、无力,严重者出现下肢瘫痪、四肢肌肉萎缩等症状。

（六）反跳

这是指 AOPP 患者经积极抢救治疗,临床症状好转数日至 1 周后病情突然急剧恶化,再次出现急性中毒症状。可能与皮肤、毛发、胃肠道或误吸入气道内残留的有机磷毒物继续被吸收,或解毒剂减量、停用过早等因素有关。

（七）局部损害

部分患者接触 OP(如敌敌畏、敌百虫或对硫磷等)后可发生过敏性皮炎,并可出现水疱和脱皮;消化道损害可表现为化学性炎症甚至黏膜糜烂及消化道出血,眼部污染时可出现结膜充血、接触性结膜炎等。

【辅助检查】

（一）实验室检查

1. 常规和生化检查　血、尿、粪常规及血生化检查(如肝肾功能、电解质、血乳酸、淀粉酶及心肌酶谱等)、血气分析和凝血功能等指标可为病情评估提供参考,但缺乏特异性。重度 AOPP 时,肌红蛋白、肌钙蛋白及血清淀粉酶等可明显升高,且与病情严重程度相关;ALT、

AST、胆红素及凝血功能等可作为肝功能损害的判断指标；血乳酸水平反映组织灌注情况；血气分析可作为呼吸功能的判断指标；血、尿 β_2 微球蛋白含量测定、血胱抑素 C 水平可作为 AOPP 患者早期判断肾功能损害的敏感指标，Scr、BUN 为判断肾功能损害严重程度的常用指标；T 淋巴细胞计数及亚群测定可作为 AOPP 并发 MODS 患者的免疫功能评价指标等。

2. **全血胆碱酯酶(ChE)活力测定**　是 AOPP 诊断的特异性指标之一。体内胆碱酯酶分为真性乙酰胆碱酯酶(AChE)和假性丁酰胆碱酯酶(BuChE)，全血 ChE 活力包括红细胞 AChE 活力(占 60%～80%)和血清 BuChE 活力(占 20%～40%)。动态观察全血 ChE 活力恢复情况对于指导治疗具有重要意义，但其活力能否准确反映病情的严重程度尚有争议。

3. **毒物鉴定**　患者血、尿、粪便或胃内容物中可检测到 OP 或特异性代谢产物成分，OP 的动态血药浓度检测有助于 AOPP 的病情评估及治疗。此项技术在临床上尚未广泛应用，但对于群体性中毒、民事或刑事案件等特殊情况，可行毒物检测以明确诊断。

（二）特殊检查

可根据病情选择心电图、胸部 X 线/CT 和头颅 CT 等检查，用于确诊心肌损伤、肺水肿和脑水肿等。心电图有时表现为 ST 段压低，T 波倒置、低平或双向，还可出现窦性心动过速、各种程度的传导阻滞及 QT 间期延长等。

【诊断和鉴别诊断】

（一）诊断

一般根据 OP 的接触史，具备或不完全具备胆碱能危象和非胆碱酯酶抑制的毒性表现，及全血 ChE 活力测定可确诊，如有血、尿、粪便或胃内容物中检测到 OP 或其特异性代谢产物成分则更加支持诊断。即使患者或家属不能提供明确的 OP 接触史，但患者出现胆碱能兴奋表现及全血 ChE 活力明显下降时，也需考虑本病。

（二）分级

1. **轻度中毒**　以毒蕈碱样症状为主，头晕头痛、恶心呕吐、多汗、视物模糊及瞳孔缩小；全血 ChE 活力 50%～70%。

2. **中度中毒**　出现烟碱样症状，除以上症状加重外，还有肌纤维颤动、瞳孔明显缩小、呼吸困难、流涎及腹痛；全血 ChE 活力 30%～50%。

3. **重度中毒**　除毒蕈碱样症状和烟碱样症状外，还出现肺水肿、呼吸和循环功能衰竭、昏迷及脑水肿等重要脏器功能衰竭的表现；全血 ChE 活力<30%。

（三）鉴别诊断

对不典型病例或病史不清楚者，应注意排除其他疾病，如食物中毒、阿片类药物中毒、毒蕈中毒、中暑、脑炎及脑血管意外等，测定全血 ChE 活力可鉴别；还应与氨基甲酸酯类等杀虫剂中毒相鉴别。另外，还要注意合并症的鉴别诊断，如吸入性肺炎、外伤或合并其他毒物中毒等。

1. **氨基甲酸酯类杀虫剂**　与 AOPP 临床症状、体征相似，胆碱酯酶活力也明显下降，但其发病快、恢复快，根据毒物接触史及毒物检测结果可明确诊断。

2. **其他类型杀虫剂**　多数杀虫剂中毒无典型的胆碱能危象表现，胆碱酯酶活力正常，根据毒物接触史、临床表现及实验室检查，一般不难鉴别。

【治疗】

治疗原则：及时清除毒物,使用特效解毒剂,维持生命体征并处理并发症。

（一）现场急救

迅速将 AOPP 患者脱离中毒现场,脱去被污染的衣服、鞋帽等。维持生命体征稳定,如患者出现呼吸衰竭或心脏停搏立即行心肺复苏术。有条件的可在现场予以解毒剂,保持气道通畅,开通静脉通道;用大量清水或肥皂水(敌百虫中毒者禁用)清洗被污染的头发、皮肤及手足等处。如无抢救条件须尽快将患者转运至有救治条件的医疗机构。

（二）洗胃、催吐和导泻

洗胃应在中毒后尽早进行,早期、彻底的洗胃是抢救成功的关键;而催吐仅在不具备洗胃条件时进行,不主张药物催吐。用清水或 1：5 000 高锰酸钾溶液(对硫磷中毒者禁用)或者 2% 碳酸氢钠(敌百虫中毒者禁用)溶液洗胃,直至洗出液清亮且无农药气味为止。洗胃和催吐前应严格把握适应证和禁忌证,洗胃前应做好气道保护,必要时可行气管内插管后再洗胃,洗胃后可注入活性炭 50～100 g 以增强毒物清除效果。在洗胃或催吐后可予导泻,常用硫酸钠(15～30 g)、硫酸镁(20～30 g)、20% 甘露醇(250 ml)或复方聚乙二醇电解质散口服或胃管注入。

（三）特效解毒剂

肟类复能剂和抗胆碱能药物是目前治疗 AOPP 的主要特效解毒剂,应遵循早期、联合、足量、重复和足疗程的原则,以复能剂为主,抗胆碱能药物为辅。

1. 复能剂　肟类化合物的吡啶环中氮携带正电荷,能被磷酰化胆碱酯酶的阴离子部位所吸引,而其肟基与磷原子有较强的亲和力,因而可与磷酰化胆碱酯酶中的磷结合,使其与胆碱酯酶的酯解部位分离,恢复乙酰胆碱酯酶活力,并具有较弱的抗胆碱作用,能直接对抗横纹肌神经肌肉接头阻断。目前常用的复能剂有氯解磷定、碘解磷定、双复磷和甲磺磷定等,临床首选氯解磷定,一般宜肌内注射,也可静脉缓慢注射(使用方法见表 9-3),疗程一般 3～5 日,严重病例可适当延长。复活剂足量指标：外周烟碱样症状消失,胆碱酯酶活力升至 50%～60% 或以上。不良反应有短暂眩晕、视力模糊、复视或血压升高等,用量过大、过快可致呼吸抑制,应避免与麻醉、镇痛药合用。

表 9-3　氯解磷定的使用方法

中毒程度	首次剂量	重复剂量	间隔时间及重复次数
轻　度	0.5～1.0 g 肌内注射	1.0 g 肌内注射	每 2～4 小时 1 次,连续 2 日
中　度	1.0～2.0 g 肌内注射	1.0 g 肌内注射	每 2 小时 1 次,重复 2 次后每 4 小时 1 次,连续 2～3 日
重　度	1.5～3.0 g 静脉注射	1.0 g 静脉滴注	每 2 小时 1 次,重复 2 次后每 4 小时 1 次,连续 3～5 日

注：每日总量不宜超过 10 g(严重患者例外),儿童用量为 20 mg/kg;不宜与碱性药物混合或同时注射;中毒时间超过 36 小时以上,复能剂的效果较差。

2. 抗胆碱能药　通过改善乙酰胆碱的毒蕈样症状,对抗 OP 所致的呼吸中枢抑制、肺水肿及循环衰竭等作用,对烟碱样症状及胆碱酯酶活力的恢复无效。使用原则为早期、适量、反复及个体化,直至毒蕈样症状明显好转或达到"阿托品化"后维持。

(1) 阿托品:是目前最常使用的抗胆碱能药物,可拮抗乙酰胆碱的毒蕈碱样作用,但对烟碱样作用无效;要求早期、适量、迅速达到"阿托品化"。阿托品化的表现:瞳孔扩大、口干、皮肤干燥、颜面潮红、肺部啰音消失及心率增快(90～100 次/分),但须避免因盲目追求"阿托品化"而无限度使用阿托品。阿托品中毒表现为瞳孔扩大、神志模糊、烦躁不安、抽搐、昏迷及尿潴留,严重者可直接呈现中枢抑制而出现呼吸、循环功能衰竭。阿托品的使用方法见表 9-4。

表 9-4　阿托品的使用方法

中毒程度	开始剂量	阿托品化后维持剂量
轻度	2～4 mg 皮下注射,每 1～2 小时 1 次	0.5 mg 皮下注射,每 4～6 小时 1 次
中度	首剂 4～10 mg 静脉注射,以后 1～2 mg 静脉注射,每 30 分钟 1 次	0.5～1 mg 静脉注射,每 2～4 小时 1 次
重度	首剂 10～20 mg 静脉注射,以后 2～5 mg 静脉注射,每 10～20 分钟 1 次	0.5～1 mg 静脉注射,每 1～2 小时 1 次

注:儿童患者用量为 0.01～0.05 mg/kg 静脉注射,每 10～30 分钟重复 1 次,直至阿托品化。

(2) 盐酸戊乙奎醚:为新型选择性抗胆碱药,主要对 M1、M3 和 M4 受体作用,能通过血脑屏障进入脑内,阻断乙酰胆碱对脑内毒蕈碱受体和烟碱受体的激动作用,较好地拮抗中枢神经系统中毒症状,在外周也有较强的阻断乙酰胆碱对 M 受体的激动作用;同时具有对心率影响小、用药剂量小、作用时间长、生物半衰期长和重复用药次数少等优点,近年来临床应用广泛。不良反应有头晕、尿潴留、谵妄和体温升高等,一般不需特殊处理,停药后可自行缓解。盐酸戊乙奎醚使用方法见表 9-5。

表 9-5　盐酸戊乙奎醚的使用方法

中毒程度	首次剂量	维持剂量
轻度	1～2 mg	—
中度	2～4 mg	1～2 mg
重度	4～6 mg	2 mg

注:给药间隔为 8～12 小时,用法为肌内注射。

(四) 血液净化

目前血液净化在 AOPP 的治疗中尚存争议。对重度 AOPP 患者可在解毒剂及综合治疗的同时,建议尽早给予血液净化治疗,净化方式首选血液灌流,应在中毒后 24 小时内进行,一般 2～3 次即可。如合并肾功能不全、MODS 等情况,应考虑联合血液透析或 CRRT。

(五) 其他治疗

脂肪乳剂可减轻多种亲脂类物质的毒性,从而起到辅助解毒作用,对减轻 AOPP 导致的全身脏器损害有一定的疗效。输注新鲜血浆和全血理论上可中和血液中游离的有机磷,有助于提升全血 ChE 活力,但缺乏临床证据。

(六) 并发症的治疗

1. IMS   目前尚无特效治疗方法,早期识别、及时进行高级生命支持(如监测、机械通气等)是救治成功的关键。可采用氯解磷定冲击剂量治疗,用法:氯解磷定每次 1 g 静脉注射,每小时 1 次,连用 3 次;接着每隔 2 小时静脉注射 1 次,连用 3 次,以后每隔 4 小时静脉注射 1 次,直到 24 小时,第一个 24 小时氯解磷定总量在 10 g 左右;24 小时后每隔 4 小时静脉滴注 1 次,3 日为 1 个疗程;以后每 6～8 小时静脉滴注 1 次,疗程视病情而定。其他治疗包括阿托品、保肝、营养神经及机械通气等。

2. 迟发周围神经病变   目前尚无特效的治疗方法。早期、及时应用糖皮质激素、B 族维生素和神经生长因子,以及中药调理并配合针灸、理疗及肢体功能训练,有助于神经功能恢复。

3. 反跳   一旦发生可重新按胆碱能危象处理,调整或增加解毒剂用量,同时予以对症支持治疗。及时寻找可能的诱因、阻断 OP 再吸收的途径为治疗的关键,如通便、再次反复清洗毛发和皮肤及纤维支气管镜肺泡灌洗等。

(七) 全身及脏器功能支持治疗

1. 氧疗   AOPP 可导致低氧血症和呼吸衰竭,因此 AOPP 患者须常规吸氧,中毒性脑病是高压氧治疗的指征。

2. 呼吸功能支持   急性呼吸衰竭为 AOPP 常见的致死原因之一,应及时识别并予以呼吸功能支持(包括高级气道的建立及机械通气)。

3. 其他   包括营养支持、防治感染及保护肝肾等脏器功能等治疗。

(八) 监测与评估

常规监测血压、心电及 SpO_2 等,并尽早收住 ICU 治疗;动态监测血常规、肝肾功能、ChE 活力、血气分析及心电图等变化情况,及时评估患者病情,注意严密观察患者并发症(如 IMS、反跳等)的发生。

一氧化碳中毒

一氧化碳(CO)是含碳物质在不完全燃烧时产生的无色无臭、无刺激性的窒息性气体。当空气中 CO 浓度 $>$ 115 mg/m³ 就会发生急性 CO 中毒(acute carbon monoxide poisoning, ACOP),在我国 ACOP 的发病率及死亡率均位于职业和非职业危害的前列。

【病因】

CO 通过呼吸道吸入进入机体引起中毒。

(一) 居家生活

多因集中燃气设备安装、使用不当或通风不良等,或疑似自杀患者。

（二）生产环节

1. 生产设备故障　如燃煤锅炉排风系统故障,生产和转运煤气的设备发生泄漏或设备维修过程中操作不当,作业场所空气流通不佳,均可造成 ACOP。

2. 煤矿瓦斯爆炸　可产生高温火焰、强烈冲击波和大量以 CO 为主要成分的有害气体,造成人员大量伤亡。

3. 交通运输　各种车船、飞机的内燃机所排放的废气中 CO 占 $4\%\sim7\%$,如在狭窄密闭的车库里发动内燃机或在维修过程中会引起 ACOP。

4. 农牧业生产　如在密闭塑料大棚或饲养场的孵化车间用煤炉取暖又无通气设施,易发生 ACOP。

【发病机制】

CO 经呼吸道吸入后,通过肺泡进入血液循环,立即与血红蛋白结合,形成碳氧血红蛋白(COHb),使血红蛋白失去携带氧气的能力,COHb 还能抑制氧合血红蛋白(HbO_2)解离,造成机体急性缺氧,高浓度 CO 还能与细胞色素氧化酶中 Fe^{2+} 相结合,直接抑制细胞内呼吸。中枢神经系统对缺氧最为敏感,CO 中毒后首先受累及,尤其是大脑皮质的白质和苍白球等部位最为严重,出现脑水肿和不同程度的局灶性软化、坏死,严重者出现颅内压增高甚至脑疝,并可继发脑循环障碍,引起血栓形成或缺血性软化灶,或导致广泛脱髓鞘病变,患者出现肢体瘫痪、震颤麻痹、周围神经炎、自主神经功能紊乱、精神障碍甚至癫痫等。脑水肿是 ACOP 后脑缺氧过程的主要病理改变,发生机制是由于微循环障碍和血脑屏障破坏、细胞内 Ca^{2+} 超载、氧自由基损害、兴奋性氨基酸(EAA)增多及细胞能量代谢障碍等,早期以细胞毒性脑水肿为主,以后血管性脑水肿逐渐明显。

【临床表现】

CO 吸收量与通气量、暴露时间、CO 浓度及环境含氧量等因素有关,伴有其他有毒气体(如二氧化硫、二氯甲烷等)会增强毒性;如处于高温环境,合并贫血、心脑血管疾病、发热及糖尿病等患者的病情更加严重。

（一）皮肤黏膜

部分患者口唇黏膜、面颊及胸部皮肤可呈现特有的樱桃红色,是诊断的重要依据。少数患者四肢、躯干部位出现红肿、大小不等的连片水疱,为周围神经营养障碍所致。

（二）神经系统

1. 中毒性脑病　ACOP 引起大脑弥漫性功能和器质性损害,全脑症状表现为不同程度的意识障碍、精神症状、抽搐和癫痫等,局灶症状表现为偏瘫、单瘫及震颤等。

2. 脑水肿　表现为意识障碍、呕吐及颈项抵抗,眼底检查可见视盘水肿。

3. 脑疝　表现为深昏迷、呼吸不规则、瞳孔不规则对称及对光反射消失等。

4. 皮质盲　因双侧枕叶缺血、中毒引起,表现为双眼视力减退或黑矇、瞳孔对光反射存在,而患者精神状态较好。

5. 周围神经损害　较少见,中、重度患者在神志清醒后出现面神经麻痹、喉返神经损伤等。

（三）呼吸系统

1. 急性肺水肿　表现为呼吸急促,咳白色或粉红色泡沫痰,双肺闻及大水泡音。

2. ARDS　出现气促发绀、烦躁焦虑及出汗等,呼吸频率>30次/分,伴低氧血症。

（四）循环系统

少数病例可发生休克、心律失常等,急性左心衰竭罕见。

（五）泌尿系统

由于呕吐、摄入量不足、脱水或并发横纹肌溶解综合征导致肌红蛋白尿等因素,引起尿量减少,BUN和Scr升高,如不及时纠正可发展为急性缺血性肾小管坏死,造成AKI。

（六）其他临床表现

出现休克可表现为脉压缩小、脉搏细数、少尿或无尿等,体检血压降低、四肢末梢湿冷、皮肤苍白及毛细血管充盈时间延长等;少数患者可并发横纹肌溶解综合征、脑梗死、脑出血或癫痫等。

（七）ACOP迟发脑病

又称神经精神后发症。ACOP患者在意识障碍恢复后经过2～60日的"假愈期",可出现下列临床表现之一。① 精神意识障碍:呈现痴呆状态、谵妄状态或去大脑皮质状态。② 锥体外系神经障碍:出现震颤麻痹综合征。③ 锥体系神经损害:如偏瘫、病理反射阳性或小便失禁等。④ 大脑皮质局灶性功能障碍:如失语、失明等,或出现继发性癫痫。

【辅助检查】

（一）实验室检查

1. 血COHb测定　目前多采用定量法,有脉冲血氧定量法和血气分析法,正常值<10%;轻度CO中毒血COHb为10%～30%,中度中毒为30%～50%,严重中毒>50%。

2. 心肌酶谱和动脉血气分析　CPK、LDH、AST及ALT在心、肺、肾、脑、骨骼肌及胃肠道等组织内含量多,ACOP时可达到正常值的10～1 000倍,增高程度远远超过AMI。动脉血气分析可有低氧血症、低碳酸血症和呼吸性碱中毒等。当昏迷患者所在CO环境不能明确、鉴别诊断困难时,血清酶学显著增高与血气分析异常是诊断ACOP的重要依据。

3. 其他　如血尿常规、电解质、血乳酸及肝肾功能等,可作为常规检测项目。

（二）特殊检查

1. 脑电图检查　不作为常规检查,轻度ACOP可见局部(额叶多见)低波幅慢波(θ波及δ波)增多,中、重度患者慢波弥漫性增多,呈广泛中度或重度异常。

2. 头颅CT和MRI检查　轻、中度ACOP患者头颅CT检查可无明显异常改变;重症昏迷的ACOP患者进行头颅MRI检查具有重要的鉴别诊断意义。重度ACOP患者中有60%～80%早期表现为双侧大脑白质弥漫性低密度、灰白质界限不清、脑室缩小或脑沟脑池变窄等脑水肿影像,脑水肿消失后仍可见苍白球及脑白质低密度影像,可伴有脑萎缩,少数合并脑梗死或脑出血。MRI检查早期表现为双侧苍白球长T_1、T_2信号,双侧大脑半球白质等T_1、稍长T_2信号,DWI及FLAIR为稍高信号或高信号;晚期表现为半卵圆中心,侧脑室周围长T_1、T_2信号,FLAIR高信号,脑室扩大、脑沟增宽等脑萎缩征象。

3. 胸部 X 线和心电图检查　合并肺水肿或 ARDS 时胸部 X 线检查可表现为双肺纹理增多、边缘模糊、肺门影增大及斑片状阴影等。心电图检查部分患者有 ST－T 非特异性改变。

【诊断和鉴别诊断】

（一）诊断

1. ACOP　根据吸入较高浓度 CO 的病史、皮肤黏膜特征性表现和急性中枢神经损害的表现,结合当时血 COHb 测定的结果、现场调查及空气中 CO 浓度测定结果,并排除其他病因后,可明确诊断;血心肌酶谱和动脉血气分析也具有重要诊断意义。

2. ACOP 迟发脑病　明确 ACOP 病史;明确的假愈期;以痴呆、精神症状、肌张力增高和震颤麻痹为主的典型临床表现;影像学改变,脑 CT 和 MRI 改变主要发生在半卵圆中心和侧脑室旁,苍白球常见对称性病变,还可累及胼胝体、海马、皮质下 U 形纤维及外囊,皮质海绵状改变,晚期可见脑萎缩;病程长,治疗效果欠佳。

（二）鉴别诊断

1. ACOP　应与脑血管意外、脑膜炎、糖尿病酮症酸中毒、高血糖高渗状态、电解质紊乱引起的意识障碍、呼吸衰竭及其他脏器功能衰竭等相鉴别。

2. ACOP 迟发脑病　应与脑梗死性痴呆、皮质下动脉硬化性脑病、帕金森综合征及继发性脑白质病等相鉴别。

（三）分级

1. 轻度　头晕胀痛、耳鸣心悸、恶心呕吐及站立不稳,有短暂的意识模糊;血 COHb 10%～30%。

2. 中度　除上述症状加重外,颜面潮红,口唇呈樱桃红色,脉快、多汗,步态蹒跚,嗜睡甚至昏迷;血 COHb 30%～50%。

3. 重度　除昏迷外,主要表现有四肢厥冷,口唇苍白或发绀,大汗、体温升高,血压下降,瞳孔缩小、不等大或扩大,二便失禁等;呼吸浅表或出现潮式呼吸,各种反射明显减弱或消失;严重并发症如脑水肿、肺水肿、心肌损害、休克、酸中毒及肾功能不全等;血 COHb>50%。

【治疗】

治疗原则:及时脱离中毒环境,吸氧或高压氧治疗,防治脑水肿及支持对症治疗。

（一）院前急救

将患者转移到空气新鲜处,解开衣领,保持呼吸道畅通,昏迷患者须侧卧位,避免呕吐物误吸;立即氧疗,ACOP 现场氧疗的原则是高流量、高浓度。

1. 鼻导管给氧　鼻导管或鼻塞给氧是最经济简便的方法,也可采用经鼻高流量氧疗(HFNT)。

2. 面罩给氧　常用的有简易面罩、贮氧袋面罩和文丘里(Venturi)面罩,治疗时需要较高的氧流量,一般 5～6 L/min 以上。

3. 机械通气　无创机械通气适用于意识清醒、痰液较少且气道通畅的患者。如患者意识不清、存在痰液引流不畅等风险,须建立人工气道后进行机械辅助通气。

4. 便携式高压氧舱　在国外已有报道用于现场救治 ACOP 患者,目前我国已能生产便携式高压氧舱,但疗效仍需进一步验证。

（二）院内急救

治疗原则:除高流量、高浓度给氧外,还包括气道管理,稳定血压和各重要脏器功能,纠正水、电解质和酸碱平衡失调,合理脱水、纠正肺水肿和脑水肿等。当严重低氧血症经吸痰、吸氧等积极处理仍不能改善时,应及时行气管插管、机械辅助通气。

1. 高压氧治疗　高压氧治疗在 ACOP 早期治疗中具有重要临床价值,可以迅速解离 COHb,促进 CO 排出,有益于患者尽快清醒,减轻机体缺氧性损伤,降低迟发性脑病的发生。国内大多采用 $0.20\sim0.25$ MPa 的压力,舱内吸氧时间 $60\sim90$ 分钟,连续治疗 $12\sim15$ 次,一般不超过 30 次。

2. 纠正顽固性低氧血症　应持续监测 SaO_2 和血气分析,患者在氧疗后仍然不能纠正低氧血症($SaO_2<90\%$ 或 $PaO_2<60$ mmHg),应积极寻找原因(如吸入性肺炎、气道梗阻及急性左心衰竭等),特别警惕 ARDS,一旦发生须及时行机械通气治疗。顽固性低氧血症患者在高压氧治疗前应进行各项评估,生命体征不平稳暂不进舱,也可在有效气道保护措施下进行高压氧舱治疗。

3. 选择性脑部亚低温治疗　即通过颅脑降温进行脑部的选择性降温,使脑温迅速下降并维持在亚低温水平($33\sim35℃$),肛温在 $37.5℃$ 左右。亚低温疗法可降低脑耗氧量,减少脑血流量,延迟能量耗竭发生,并抑制炎症反应,减轻脑水肿。对昏迷患者可早期应用亚低温疗法,一般持续 3 日,治疗结束后复温不宜过快。

4. 药物治疗

(1) 糖皮质激素:具有快速、强大而非特异性的抗炎和抗氧化作用,在炎症初期抑制毛细血管扩张,减轻血管内皮细胞的水肿和血管内膜炎症,从而改善脑血液循环,并能减轻对神经细胞的损伤,还可促进肺间质液体吸收,抑制肺纤维化等。重度 ACOP 患者在无明显禁忌证时,可根据病情短期、小剂量使用。

(2) 脱水治疗:目前主要采用 20％甘露醇和高渗盐水(3％ NaCl)等治疗,但大剂量长时间脱水可致电解质平衡失调、血容量不足及心肾功能受损等;也可使用襻利尿剂和白蛋白等。

(3) 神经节苷脂(GM-1):是细胞膜上含糖酯的唾液酸,外源性 GM-1 能促进神经轴突生长,增加损伤部位轴突的存活数目,促进神经恢复,但临床疗效有待于进一步验证。

(4) 抗血小板聚集剂:ACOP 缺氧使血管内皮细胞损伤、脱落,血小板活性增加,血小板黏附、聚集及白细胞黏附于血管壁,使血管腔狭窄,加重脑组织损伤。中、重度 ACOP 患者应使用抗血小板聚集剂(噻氯匹定、阿司匹林或氯吡格雷等),尤其是合并高血压病、糖尿病、心脑血管病及高脂血症等疾病及高龄患者。

(5) 依达拉奉:作用机制主要是消除自由基,抑制脂质过氧化反应和调控凋亡相关基因,ACOP 早期应用可减轻脑缺血再灌注损伤和脑水肿,具有一定脑保护作用。

(6) 吡咯烷酮类:吡拉西坦、奥拉西坦和普拉西坦均为环状 γ-氨基-β-羟基丁酸(GABOB)衍生物,能透过血脑屏障,选择性作用于皮质和海马,激活、保护及促进神经细胞的功能恢复,对 ACOP 引起的脑细胞损害有一定的疗效。

(7) 尼莫地平:为第二代二氢吡啶类 Ca^{2+} 通道阻滞剂,易通过血脑屏障,扩张脑血管,并抑制 B 淋巴细胞瘤-2(Bcl-2)及其相关 X 蛋白(Bax)基因的表达,减少细胞凋亡,对 ACOP 引起的缺血性脑损伤有一定的保护作用。

5. 支持对症治疗　合并感染时应进行各种培养,选择适当抗生素治疗;高热时可采用物理降温方法或冬眠疗法;保持呼吸道通畅,必要时行气管切开;注意补充能量和各种营养素,必要时鼻饲等。

6. ACOP 迟发脑病的治疗　高压氧治疗;可根据病情选用多奈哌齐、益智药、齐拉西酮、吡咯烷酮类及氟哌啶醇等;支持对症治疗,加强护理,预防并发症等。

【中医中药】

中医学中无"ACOP"病名,可参照"中风""神昏"证候进行辨证论治。本病可分为浊毒蒙窍证、痰热阻窍证、阴闭证、内闭外脱证和脱证。浊毒蒙窍证治以芳香辟秽、降浊开窍,方用菖蒲郁金汤加减;痰热阻窍证治以清热涤痰、开窍解毒,方用涤痰汤加减;阴闭证治以豁痰开窍、降浊启闭,方用至宝丹和苏合香丸;内闭外脱证治以清热开窍、回阳固脱,方用安宫牛黄丸合独参汤;脱证治以回阳救逆、固脱复脉,方用生脉散。

常用的中成药有醒脑静注射液 20 ml 或川芎嗪注射液 10～20 ml 稀释后静脉滴注;参附或生脉注射液 20～80 ml 稀释后静脉滴注。

阿片类药物中毒

阿片类药物中毒是指各种原因导致阿片类药物(阿片、吗啡、可待因、复方樟脑酊和罂粟碱等)使用过量后,对中枢神经系统产生先兴奋后抑制、最后以抑制作用为主的各种临床表现。

【病因】

(一) 中毒原因

最主要的原因是成瘾者短时间内滥用阿片类药物,以及在临床治疗过程中的超剂量使用。急性中毒的发生与以下因素有关:个体对药物的耐受性低;成瘾者使用的阿片类毒品纯度增大;戒毒治疗过程中或之后对其耐受性下降;滥用阿片类药物的同时酗酒或使用镇静催眠药物;使用美沙酮等戒毒治疗时滥用其他阿片受体激动剂;静脉途径滥用等。

(二) 药物分类

阿片类药物分为:天然生物碱,如阿片、吗啡及可待因等;半合成衍生物,如二醋吗啡(海洛因)、丁丙诺啡等;人工合成麻醉镇痛药,如哌替啶、美沙酮、阿法罗定、二氢埃托啡及芬太尼等。

【发病机制】

阿片类药物的主要作用部位是中枢神经系统,通过激动中枢的阿片受体对中枢神经系统产生兴奋和抑制作用。兴奋作用主要表现在兴奋动眼神经、脊髓及延髓催吐化学感受区,对支气管、胆管、输尿管和膀胱等平滑肌也有兴奋作用;抑制作用首先表现为抑制大脑皮质的高级中枢,出现镇痛、镇静作用,以后波及延髓,可抑制呼吸中枢,大剂量可抑制延髓的心血管运动中枢。

【临床表现】

（一）轻度中毒

头晕头痛、恶心呕吐,情绪兴奋或抑制,出现幻想,失去时间和空间感觉等。

（二）重度中毒

三大特征性体征为昏迷、瞳孔针尖样缩小和严重呼吸抑制;其他可出现惊厥、牙关紧闭和角弓反张,呼吸变浅变慢,继之出现叹息样或潮式呼吸,常并发肺水肿。

【辅助检查】

（一）实验室检查

1. 常规及生化检查　可行血尿常规、血糖、肝肾功能、电解质及血气分析等检查。

2. 毒物鉴定　留取患者胃内容物、尿液、血液及毛发样品做药物定性、定量检测。

（二）特殊检查

成瘾者的脑电图多有异常,表现为 α 波频率减慢、波幅增高,慢波数量增多,阵发性 θ 节律。其他如心电图、胸部 X 线及头颅 CT 等检查有助于鉴别诊断。

【诊断和鉴别诊断】

（一）诊断

有过量阿片类药物使用史;轻度中毒时的表现没有特异性,重度中毒时出现三大特征性体征;体液及毛发检测有阿片类药物存在。

（二）鉴别诊断

有精神症状或昏迷时应排除脑血管意外或中枢神经器质性病变,还应排除代谢性疾病引起的意识障碍。瞳孔缩小者应排除脑血管意外或其他药物中毒。

【治疗】

治疗原则:早期清除毒物,加强支持治疗,维持生命体征,保护脏器功能。

（一）及时清除毒物

经口中毒者尽快催吐、洗胃,洗胃后向胃内灌入 50～100 g 活性炭混悬液,并用 50% 硫酸钠导泻;忌用阿扑吗啡催吐,必要时可做血液透析和血液灌流。

（二）特效解毒剂

纳洛酮是阿片受体拮抗药,能阻止和逆转阿片样物质所致的呼吸抑制及中枢抑制作用,并能促使血压回升。用法:首剂 0.4～0.8 mg 静脉注射,以后根据病情可重复给药,总量可达到 10 mg 以上。

（三）支持对症治疗

重症患者出现呼吸抑制时,注意保持呼吸道通畅,吸氧、应用呼吸兴奋剂,必要时行机械辅助通气。休克、低血压患者应积极扩容,必要时可给予血管活性药物维持血压;加强心电监护,及时处理严重心律失常、感染等并发症;维持水、电解质和酸碱平衡及内环境稳定等。

镇静催眠类药物中毒

镇静催眠类药物是中枢神经系统抑制药,具有镇静、催眠作用,服用过量的镇静催眠类药物可导致一系列中枢神经系统过度抑制(包括延髓呼吸中枢)的表现。急性中毒多发生于蓄意自杀者,偶尔也可见于误服或药物滥用者的意外中毒。

【病因】

(一) 中毒原因

最主要的原因是在短期内口服或注射大量此类药物而引起不同程度的中枢神经系统功能障碍。

(二) 药物分类

1. **巴比妥类** ① 短效:如司可巴比妥、硫喷妥钠等;② 中效:如戊巴比妥、异戊巴比妥及布他比妥等;③ 长效:如巴比妥、苯巴比妥等。

2. **苯二氮䓬类** ① 短效:半衰期<6 小时,如三唑仑等;② 中效:半衰期 6~30 小时,如阿普唑仑、奥沙西泮等;③ 长效:半衰期>30 小时,如氯氮䓬、地西泮及氟西泮等。

3. **非巴比妥非苯二氮䓬类** 如水合氯醛、格鲁米特、甲喹酮及甲丙氨酯等。

4. **吩噻嗪类** ① 脂肪族:如氯丙嗪等;② 哌啶类:如硫利达嗪等;③ 哌嗪类:如奋乃静、氟奋乃静及三氟拉嗪等。

【发病机制】

目前认为此类药的作用与增强 γ-氨基丁酸(GABA)能神经的功能有关。苯二氮䓬类药物通过增强 GABA 能神经递质的传递和突触抑制作用、抑制谷氨酸对神经元的兴奋作用、影响中枢神经系统兴奋性神经递质(如儿茶酚胺等)的释放和再摄取等效应,发挥镇静、抗惊厥及抗焦虑等作用,药物过量则产生过度抑制效应。巴比妥类对 GABA 能神经具有与苯二氮䓬类相似的作用,对中枢神经系统的抑制有剂量效应关系,随着剂量的增加,由镇静、催眠到麻醉,以至作用于延髓中枢导致麻痹。非巴比妥非苯二氮䓬类药物对中枢神经系统的作用与巴比妥类药物相似,但更易发生耐受性和依赖性。吩噻嗪药物抑制中枢神经系统多巴胺受体,减少邻苯二酚氨的生成,同时又抑制脑干血管运动和呕吐反射,阻断 α-肾上腺素能受体以及抗组胺、抗胆碱能等作用。

【临床表现】

(一) 巴比妥类中毒

1. **轻度** 表现为头痛头晕、意识模糊、言语不清、共济失调、嗜睡及昏迷等。

2. **重度** 中毒早期表现为呼吸浅快或浅慢,瞳孔缩小,对光反射迟钝,腱反射减弱或消失,巴氏征阳性;晚期可出现潮式呼吸、脉搏细弱、缺氧性麻痹扩张,以及皮肤湿冷及血压下降等休克表现,体温可下降至 32℃ 甚至更低;呼吸、循环和肾功能衰竭是致死的主要原因。苯巴比妥的单剂致死量为 2~10 g,司可巴比妥、戊巴比妥的单剂致死量为 2~3 g,若同时存在乙醇或其他中枢抑制剂中毒,则致死量更小。

(二) 苯二氮䓬类中毒

中枢神经系统抑制较轻,主要症状是嗜睡、头晕、言语含糊不清、意识模糊及共济失调,很少出现严重的症状如长时间深度昏迷和呼吸抑制等。

(三) 非巴比妥非苯二氮䓬类中毒

水合氯醛中毒可有心律失常、肝肾功能损害;格鲁米特中毒可有周期性波动的意识障碍,伴抗胆碱能症状(如瞳孔散大);甲喹酮中毒可有明显的呼吸抑制,伴锥体束征如肌张力增强、腱反射亢进及抽搐等;甲丙氨酯中毒常伴有血压下降等。

(四) 吩噻嗪类药物中毒

最常见的为锥体外系反应,临床可见有以下 3 类:① 震颤麻痹综合征;② 静坐不能;③ 急性肌张力障碍反应,如斜颈、吞咽困难及牙关紧闭等。

(五) 戒断综合征

长期服用大剂量镇静催眠类药物的患者突然停药或迅速减少药量时,可发生主要表现为自主神经兴奋性增高和神经精神症状的一系列不适反应。轻症患者一般在最后一次服药后 1 日或数日内出现焦虑、易激动、失眠、头痛及震颤等症状,2~3 日后达到高峰,伴恶心呕吐、肌肉痉挛等。重症患者在突然停药后 1~2 日,甚至 7~8 日后出现癫痫样发作,有时出现以幻觉、妄想、定向力丧失及高热为特征的谵妄。滥用巴比妥类者戒断综合征发病较多、较早,且症状较重;而滥用苯二氮䓬类者戒断综合征发病较晚、较轻,以焦虑、失眠为主。非巴比妥非苯二氮䓬类药物较前两种药物更易出现戒断综合征,症状相似。吩噻嗪类药物较少引起严重的戒断综合征。

【辅助检查】

(一) 实验室检查

1. 常规及生化检查　可行血尿常规、血糖、肝肾功能、电解质及血气分析等检查。

2. 毒物鉴定　可行血液、尿液、胃液及毛发等标本的药物定性、定量检测。

(二) 特殊检查

心电图、胸部 X 线及头颅 CT 等检查有助于确定并发症及鉴别诊断。

【诊断和鉴别诊断】

(一) 诊断

根据患者用药史、症状及体征可以做出初步诊断;复杂情况下需对体液和组织标本中药物含量进行检测鉴定。

(二) 鉴别诊断

本病需与脑血管意外、癫痫、糖尿病、肝病或肾病等引起的意识障碍以及 CO、乙醇等其他药物或毒物中毒相鉴别,根据既往病史及接触史,结合体检和辅助检查可鉴别。

【治疗】

治疗原则:尽早清除毒物,维持患者生命体征,保护和维持脏器的正常功能,直至将药物代谢并排出。

（一）及时清除毒物

洗胃、导泻和使用活性炭对吸附各种镇静催眠类药物有效；强化碱性化利尿，呋塞米和碱性溶液只对长效类苯巴比妥有效；血液透析对苯巴比妥、吩噻嗪类药物有效，对苯二氮䓬类效果较差；血液灌流对各类镇静催眠药均有效。

（二）特效解毒剂的使用

1. **巴比妥类** 无特效解毒药，纳洛酮可与β-内啡肽竞争阿片受体，对抗巴比妥类和苯二氮䓬类药物中枢抑制。用法：0.4～0.8 mg 稀释后间断静脉滴注。

2. **苯二氮䓬类** 氟马西尼能通过竞争抑制苯二氮䓬受体而阻断此类药物的中枢神经系统作用，是特异性拮抗剂。用法：0.2 mg 缓慢静脉注射（>30 秒），1 分钟内如未唤醒，可每分钟追加 0.1 mg 重复注射，总量不超过 2 mg。

3. **吩噻嗪类** 出现惊厥时可用异戊巴比妥 0.1～0.2 g 静脉滴注或硫喷妥钠 250 mg 加于葡萄糖液 40 ml 缓慢静脉注射，有锥体外症状者可用苯海索、东莨菪碱等治疗；昏迷时可给予哌甲酯 50～100 mg 肌内注射，必要时每 30～60 分钟重复应用直至苏醒，也可用纳洛酮。

（三）支持对症治疗

患者平卧位，避免体位性低血压，血压下降时取头低脚高位；加强监护、护理，保持气道通畅，吸氧，必要时行气管内插管及机械通气；维持血压，可静脉输液扩容以补充血容量，必要时给予血管活性药物；严重心律失常者可酌情给予抗心律失常治疗；促进意识恢复，给予 B 族维生素、纳洛酮和醒脑静等；维持各脏器功能稳定，如出现肺部感染、皮肤水疱及 AKI 等并发症，需及时对症处理。

急性酒精中毒

急性酒精中毒（acute alcohol intoxication）是指由于短时间摄入大量乙醇或含乙醇饮料后出现的中枢神经系统功能紊乱状态，多表现行为和意识异常，严重者损伤脏器功能，导致呼吸循环衰竭，甚至危及生命，也称为急性乙醇中毒（acute ethanol intoxication）。

【病因】

患者在短时间内主动或被动摄入大量乙醇或含乙醇饮料，约 20% 的乙醇在胃内吸收，80% 在十二指肠及小肠吸收。乙醇的中毒量和致死量因人而异，一般乙醇成人致死量为 250～500 g，小儿的耐受性较低，致死量为婴儿 6～10 g，儿童约 25 g。是否发生中毒及程度与以下因素有关：空腹时吸收快，胃内有脂肪性食物可减慢吸收，胃肠排空功能正常则吸收较快，以及个体转化乙醇至乙酸的能力。

【发病机制】

绝大部分乙醇在肝脏经过一系列酶的作用被氧化成乙酰辅酶 A、CO_2 和水，同时产生热量，仅小部分由肺和肾排出，乙醇中毒对中枢神经系统的影响最大。乙醇进入血液循环后可迅速透过大脑中枢神经细胞膜，促使内源性阿片肽的释放，同时乙醇的代谢产物乙醛在体内与多巴胺共同合成内源性阿片肽，直接或间接作用于脑内阿片受体，大脑皮质功能表现为先兴奋后抑制,严重时可抑制延髓的血管运动和呼吸中枢;循环中的乙醇可引起血小板聚集,导致高凝状态,血栓素 A_2 释放增加导致脑血管收缩,脑血流量下降使脑组织缺血、缺氧,甚至出现脑水肿;患者昏睡或昏迷时,因体位不当可能引起颅外血管的压迫而加重脑血液循环障碍。

【临床表现】

(一) 急性中毒

一次大量饮酒中毒可引起中枢神经系统抑制,症状与饮酒量和血乙醇浓度以及个人耐受性有关,临床上分为 3 期。

1. 兴奋期 血乙醇浓度达到 11 mmol/L 即感头痛、欣快及兴奋;浓度超过 16 mmol/L,出现健谈、饶舌、情绪不稳定、自负及易激怒,可有粗鲁行为或攻击行动,也可能沉默、孤僻;浓度达到 22 mmol/L 时,无法控制自主行为,易发生各种意外伤害和事故,如驾车易发生车祸等。

2. 共济失调期 血乙醇浓度达到 33 mmol/L 时,出现言语含糊不清,眼球震颤、视力模糊及复视,肌肉运动不协调、行动笨拙及步态不稳,出现明显共济失调;浓度达到 43 mmol/L,出现恶心呕吐、困倦嗜睡。

3. 昏迷期 血乙醇浓度达到 54 mmol/L 时,患者进入昏迷期,表现为昏睡、瞳孔散大及体温降低;浓度超过 87 mmol/L 时,患者陷入深昏迷,心率快、血压下降,呼吸慢而有鼾音,可出现呼吸、循环麻痹而危及生命。此外,重度中毒患者可并发意外损伤,以及水、电解质和酸碱平衡紊乱、低血糖症、肺炎或急性肌病等,甚至出现 AKI。

(二) 戒断综合征

长期酗酒者在突然停止饮酒或减少酒量后,可发生下列 4 种类型戒断反应。

1. 单纯性戒断反应 在减少饮酒后 6~24 小时发病,出现震颤、焦虑不安、兴奋失眠、心动过速、血压升高、大量出汗及恶心呕吐等,多在 2~5 日内缓解自愈。

2. 酒精性幻觉反应 患者意识清晰,定向力完整,以幻听为主,也可出现幻视、错觉及视物变形,多为被害妄想,一般持续 3~4 周后缓解。

3. 戒断性惊厥反应 往往与单纯性戒断反应同时发生,也可在之后出现癫痫大发作,多数只发作 1~2 次,每次持续数分钟,少数也可在数日内多次发作、持续时间较长。

4. 震颤谵妄反应 一般在停止饮酒 24~72 小时后出现,也可在 7~10 小时内发生。患者精神错乱,全身肌肉出现粗大震颤;谵妄是在意识模糊的情况下出现生动、恐惧的幻视,可有大量出汗、心动过速及血压升高等交感神经兴奋的表现。

【辅助检查】

(一) 实验室检查

1. 常规及生化检查 出现血白细胞升高、低血糖、电解质紊乱及血淀粉酶升高等;动脉血气分析可有轻度代谢性酸中毒等表现。

2. 血液或呼出气体乙醇浓度检测 浓度≥11 mmol/L 可确诊。

3. 呕吐物及胃内容物检测 可检测出乙醇成分。

(二) 特殊检查

1. 心电图检查 可见各种心律失常及 ST-T 异常。

2. X线及CT检查　合并外伤时,需进行受伤部位X线及CT检查。

【诊断和鉴别诊断】

（一）诊断

患者有明确过量乙醇或含乙醇饮料摄入史,呼出气体或呕吐物有乙醇气味,并有以下表现之一：① 易激惹、多语或沉默、语无伦次,情绪不稳,行为粗鲁或有攻击行为,以及恶心呕吐等;② 感觉迟钝、运动不协调,躁动、步态不稳及共济失调,眼球震颤、复视;③ 出现较深的意识障碍如昏睡、昏迷、神经反射减弱,颜面苍白、皮肤湿冷、体温降低、血压升高或降低,呼吸节律或频率异常,心搏加快或减慢,二便失禁等。结合实验室检查：血液或呼出气体检测乙醇浓度≥11 mmol/L,可确诊。

（二）分级

1. 轻度（单纯性醉酒）　仅有情绪、语言兴奋状态的神经系统表现,如语无伦次但不具备攻击行为,能行走,但有轻度的运动不协调,嗜睡能被唤醒,简单对答基本正确,神经反射正常存在。

2. 中度　具备下列之一者为中度酒精中毒：① 处于昏睡或昏迷状态,GCS 5～8分;② 具有经语言或心理疏导不能缓解的躁狂或攻击行为;③ 意识不清伴神经反射减弱的严重共济失调状态;④ 具有错、幻觉或惊厥发作;⑤ 血液生化检查有代谢紊乱的表现,如酸中毒、低血钾和低血糖;⑥ 在轻度中毒的基础上并发脏器功能明显受损表现,如与酒精中毒有关的心律失常（频发期前收缩、心房颤动或心房扑动等）、心肌损伤表现（ST-T异常、心肌酶学升高2倍以上）,或上消化道出血、急性胰腺炎等。

3. 重度　具备下列之一者为重度酒精中毒：① 处于昏迷状态,GCS≤5分;② 出现微循环灌注不足表现,如脸色苍白、皮肤湿冷、口唇微紫、心动过速、脉搏细弱或不能触及,血压代偿性升高或下降（<90/60 mmHg,或收缩压较基础血压下降≥30 mmHg）,如昏迷伴有失代偿期休克则为极重度;③ 出现代谢紊乱的严重表现,如酸中毒、低血钾及低血糖者;④ 出现重要脏器如心、肺、肝或肾等急性功能不全表现。

（三）鉴别诊断

1. 单纯酒精中毒　应与低血糖、肺性脑病及肝性脑病等相鉴别。另外,患者同时服用其他药物或毒物表现为混合性乙醇药物过量的情况也很多见,在确诊后也需考虑合并外伤、隐蔽性颅脑损伤及代谢紊乱的可能。可通过从患者随行人员处获得准确的病史,并反复查体以及结合辅助检查来确诊。

2. 诱发疾病　急性酒精中毒能使已有的基础疾病如冠心病、脑血管意外等恶化,并发贲门黏膜撕裂症、上消化道出血或穿孔、心律失常、胰腺炎及横纹肌溶解综合征等。应尽可能获得翔实的病史,系统、细致的查体和必要的辅助检查有助于减少漏诊、误诊。

3. 类双硫醒反应　患者在应用某些药物过程中饮酒或饮酒后应用某些药物（如头孢菌素类等）,出现类似服用戒酒药双硫醒（disulfiram）后饮酒的反应,多在饮酒后半小时内发病,表现为面部潮红、头痛、胸闷气短、心率增快、四肢乏力、多汗、恶心呕吐及视物模糊等,严重者血压下降及呼吸困难,可出现意识丧失及惊厥,偶可引起死亡。因与多种疾病特点相似,易造成误诊,应注意鉴别。

【治疗】

治疗原则：采用有效、安全的方法促进乙醇排出和代谢、促醒，防治误吸等并发症，稳定基础疾病。

（一）单纯急性轻度酒精中毒的治疗

一般不需特殊治疗，有肥胖和通气不良等基础疾病的患者要保暖、侧卧位，防止呕吐物误吸等并发症，发生严重类双硫醒反应者需早期对症处理。

（二）经消化道途径促排乙醇的措施

由于乙醇吸收迅速，催吐、洗胃和使用活性炭不适用于单纯酒精中毒患者。洗胃仅限于以下情况之一者：① 饮酒后 2 小时内无呕吐，病情可能恶化的昏迷患者；② 同时存在或高度怀疑其他药物或毒物中毒；③ 已留置胃管特别是昏迷伴休克患者。洗胃液一般用 1％ 碳酸氢钠液或温开水，每次入量不超 200 ml，总量不超过 4 000 ml；洗胃时需注意气道保护，防止误吸。

（三）药物治疗

1. 促进乙醇代谢药物　美他多辛是乙醛脱氢酶激活剂，能拮抗急、慢性酒精中毒引起的乙醇脱氢酶（ADH）活性下降，加速乙醇及其代谢产物乙醛和酮体经尿液排泄；改善酒精中毒引起的三磷酸腺苷（ATP）和细胞内还原型谷胱甘肽（GSH）水平降低，维持体内抗氧化系统的平衡，起到拮抗氧化应激反应的作用；改善肝功能损害和心理行为异常。可以用于中、重度酒精中毒特别是伴有攻击行为、情绪异常的患者。用法：0.9 g 加入适量生理盐水静脉滴注，每日 1 次，哺乳期、支气管哮喘患者禁用。另外，适当补液及补充维生素 B_1、B_6 和维生素 C 有利于乙醇氧化代谢。

2. 促醒药物　纳洛酮能特异性拮抗内源性吗啡样物质介导的各种效应，解除中枢抑制效应，缩短昏迷时间。用法：中度中毒首剂 0.4～0.8 mg 加生理盐水 10～20 ml 静脉注射，必要时可加量重复使用；重度中毒首剂用 0.8～1.2 mg 加生理盐水 20 ml 静脉注射，用药后 30 分钟如神志未恢复可重复 1 次，或 2 mg 加入 5％ 葡萄糖或生理盐水，以 0.4 mg/h 的速度静脉滴注，直至神志转清。盐酸纳美芬为具有高度选择性和特异性的长效阿片受体拮抗剂，作用较纳洛酮更强更持久，但尚需进一步研究评估其在急性酒精中毒的疗效。

3. 镇静剂　急性酒精中毒应慎重使用镇静剂，烦躁不安或过度兴奋特别是有攻击行为者可用地西泮 5～10 mg 肌内注射，注意观察呼吸和血压；躁狂者可用氟哌啶醇或奥氮平口服，避免用氯丙嗪、吗啡和苯巴比妥类镇静剂。

4. 胃黏膜保护剂　H_2 受体拮抗剂或 PPI 可常规应用于中重度中毒特别是消化道症状明显的患者。

（四）血液净化

血液透析可以直接将乙醇和乙醇代谢产物迅速从血中清除，可作为重度中毒的首选；CRRT 也是可行的措施，但费用昂贵。病情危重或经常规治疗后病情仍恶化，并具备下列之一者可行血液净化治疗：血乙醇含量超过 87 mmol/L；呼吸、循环严重抑制并处于深昏迷；严重酸中毒（pH≤7.2）伴休克表现；重度中毒合并 AKI；明确或高度怀疑合并其他药物中毒并危及生命。

（五）抗感染治疗

单纯急性酒精中毒无须应用抗生素，除非有明确合并感染的证据，如呕吐误吸导致肺部感染等。应用抗生素时注意可诱发类双硫醒反应,其中头孢菌素类特别是头孢哌酮最常见,其他有甲硝唑、呋喃唑酮等,用药期间宜留院观察。

(六) 对症与支持治疗

对昏睡及昏迷患者应评估其气道和通气功能,必要时行气管插管;做好患者的安全防护,躁动或激越行为者必要时给予适当的保护性约束;注意保暖,意识不清者侧卧体位,防止受凉或中暑;使用床栏,防止跌落等意外发生;维持水、电解质和酸碱平衡,纠正低血糖,脑水肿者给予脱水剂等。

第三节 理化因素所致急症

电 击 伤

电击伤俗称触电,是指一定量的电流或电能与人体直接接触,通过人体引起不同程度的组织损伤和功能障碍,甚至死亡。

【病因】

意外电击常发生于工作或生活中违反用电操作规程者,风暴、地震或火灾致电线断裂也可产生意外电击;绝大多数电击发生于青少年男性和从事电工作业者。

【发病机制】

电击对人体损伤程度与接触的电压高低、电流类型[直流电(direct current,DC)和交流电(alternating current,AC)]、电流强度、频率高低、触电部位皮肤电阻、触电时间长短、电流体内途径和所处环境气象条件等因素密切相关。电击时,产生的电阻由电流通过人体的途径决定,人体组织电阻由小到大依次为神经、血液、黏膜、肌肉、干燥皮肤、肌腱、脂肪和骨骼。

电击损伤包括电流对细胞的直接损伤和电阻产热引起的组织和器官损伤,如皮肤及皮下组织的烧伤;深部组织(肌肉、脂肪和肌腱等)局部水肿,压迫营养血管引起闭塞,发生缺血和坏死;接触超高压电能使组织迅速"炭化";电流通过中枢神经系统会立即引起呼吸、心搏骤停,导致死亡。大多数高压电击伤是热损伤,组织学显示为凝固性坏死。尸检发现,高压电击致死者,中枢神经和全身组织器官均有充血、水肿、出血及坏死。

【临床表现】

(一) 全身表现

轻度电击者出现惊恐、心悸、头晕头痛、面色苍白和痛性肌肉收缩等;高压电击特别是雷击时,发生意识丧失、心搏和呼吸骤停,幸存者遗有定向力丧失和痫性发作,部分患者有心肌和心脏传导系统损伤;大面积体表烧伤或组织损伤处体液丢失过多时,出现低血容量休克;直接肾脏损伤、肌肉组织坏死产生肌红蛋白血症及溶血后产生血红蛋白尿都能诱发 AKI,合并脱水或血容量不足时可使病情加速或恶化。

（二）局部表现

触电部位释放电能最大，局部皮肤组织损伤最严重。高压电击时电流入口处烧伤严重，烧伤部位组织可炭化或坏死出现空洞，组织解剖结构清楚，常发生前臂腔隙综合征。由于触电后大肌群强直性收缩，可发生脊椎压缩性骨折或肩关节脱位。

【辅助检查】

（一）实验室检查

血常规检查可见白细胞和中性粒细胞升高等；如患者有烧伤或组织处损伤液体丢失，则 HCT 可能升高；肾脏损伤或肌肉损伤时，生化检查可见 BUN、Scr 和肌红蛋白含量增高，电解质紊乱等。尿肌红蛋白（Mb）阳性。

（二）特殊检查

1. 心电图检查　可显示非特异性 ST 段降低、心房颤动或心肌缺血等改变。
2. X 线检查　可明确有无骨折等其他损伤。

【诊断和鉴别诊断】

（一）诊断

电击史结合临床表现及辅助检查可明确诊断。

（二）鉴别诊断

本病应与心肌梗死、脑血管意外和中毒等相鉴别。

【治疗】

治疗原则：立即脱离电源，进行心、肺、脑复苏，并维持水、电解质和酸碱平衡，防治并发症。

（一）脱离电源

发现电击患者后，应立即切断电源，用绝缘物使患者与电源断离。

（二）心肺复苏

对心搏和呼吸停止者立即进行心肺脑复苏，挽救患者生命；对所有电击患者应连续 48 小时心电监护，注意迟发性心律失常发生；如发生心律失常，可使用相应的抗心律失常药物。

（三）AKI 的治疗

静脉输注平衡液，迅速恢复循环容量，维持尿量在 50～75 ml/h 或以上；肌红蛋白尿者，通过输液扩容维持尿量在 100～150 ml/h，同时用碳酸氢钠碱化尿液；病情严重者，经治疗后有效血容量恢复但尿量未增加，可适当使用利尿剂，必要时进行血液透析。

（四）外科处理

对于广泛组织烧伤、肢体坏死和骨折者，应进行相应外科消毒清创、包扎固定处理。

中　暑

热应激是机体对受到超过自身体温调节能力的过高温度刺激时产生的非特异性反应，持续、严重的热应激可导致中暑。中暑是指在高温高湿环境中，机体因产热或散热失衡，发生体温调节中枢障碍、汗腺功能衰竭和水、电解质丢失过量,导致发热、皮肤干燥无汗、电解质紊乱及以中枢神经系统症状为主要表现的急性热损伤疾病。重症中暑可分为热痉挛、热衰竭和热射病,死亡率高达 20%～80%,是夏季常见的危重职业病。

【病因】

大气温度升高(>32℃)、湿度较大(>60%)、对高热环境不能充分适应及工作时间长、剧烈运动或军事训练,而无充分防暑降温措施时极易发生中暑。发生中暑的原因有:① 环境温度过高,人体能从外界环境获取过量的热能;② 产热增加,重体力劳动、发热疾病、甲状腺功能亢进症和应用某些药物(如苯丙胺)使产热增加;③ 散热障碍,如湿度大、肥胖、穿着透气性不良的衣服或无风天气等;④ 汗腺功能障碍,人体主要通过皮肤汗腺散热,系统性硬化病、广泛皮肤瘢痕或先天性无汗症及抗胆碱能药或滥用毒品均可抑制出汗。

【发病机制】

根据外界温度情况,下丘脑体温调节中枢通过控制产热和散热来维持体温的相对稳定。

(一) 体温调节

1. 产热　人体产热主要来自体内氧化代谢,运动和寒战亦能产热,其中肌肉产热占 90%。气温在 28℃左右时,静息状态下人体产热主要来自基础代谢,而剧烈运动时产热增加。

2. 散热　当体温升高时,通过自主神经系统调节皮肤血管扩张,大量出汗促进散热,也会引起水、电解质丢失。人体与环境之间通过以下方式进行热交换:① 辐射:约占散热量的 60%,室温在 15～25℃时辐射是人体主要散热方式。② 蒸发:约占散热量的 25%,在高温环境下蒸发是人体主要的散热方式,湿度>75%时蒸发减少,达到 90%～95%时蒸发完全停止。③ 对流:约占散热量的 12%,散热速度取决于皮肤与环境的温度差和空气流速。④ 传导:约占散热量的 3%,水较空气的热传导性强,人体皮肤直接与水接触时,散热速度是正常的 20～30 倍。

(二) 高温对人体各系统的影响

中暑损伤主要是由于体温过高(>42℃)对细胞产生直接损伤作用,引起酶变性、线粒体功能障碍、细胞膜稳定性丧失和有氧代谢途径中断,导致 MODS 或 MOF。

1. 中枢神经系统　高热能引起大脑和脊髓细胞快速死亡,继发脑局灶性出血、水肿、颅内压增高和昏迷;小脑 Purkinje 细胞对高热反应极为敏感,中暑后常发生构音障碍、共济失调和辨距不良。

2. 心血管系统　热射病患者常表现高动力循环状态,外周血管阻力降低,心动过速(>180 次/分)及心排血指数(CI)、CVP升高;持续高温引起心肌缺血、坏死,诱发心律失常,加重心力衰竭,继而心排血量下降和皮肤血流减少,影响散热,形成恶性循环。

3. 呼吸系统　高热时呼吸频率增快和通气量增加,如持续不缓解会引起呼吸性碱中毒;热射病时可致肺血管内皮损伤发生 ARDS。

4. 水和电解质代谢　热适应后第 2 周,因出汗、排尿丢失及补充不足,体内总钾量减少 20%(500 mmol)以上;大量出汗常导致水和钠丢失,引起脱水和电解质失衡。

5. **泌尿系统** 由于严重脱水、心血管功能障碍和横纹肌溶解等，可发生 AKI。

6. **消化系统** 中暑时的直接热损伤和胃肠道血液灌注减少可引起缺血性溃疡，易发生消化道出血；热射病患者发病 2～3 日后，几乎都有不同程度的肝坏死和胆汁淤积。

7. **血液系统** 严重中暑患者发病后 2～3 日后可出现不同程度的 DIC，DIC 又可进一步促使重要器官（心、肝、肾等）功能障碍或衰竭。

8. **肌肉损伤** 劳力性热射病患者由于肌肉局部温度增加、缺氧和代谢性酸中毒等，常发生严重肌肉损伤，引起横纹肌溶解和血清肌酸激酶（CPK）升高。

【临床表现】

（一）先兆中暑（前驱期）

在高温环境中出现大量出汗、口渴、头昏耳鸣、胸闷乏力、心悸及注意力不集中等症状，体温正常或略高。如及时转移到阴凉通风处，降温、补充水和盐分，短时间内即可恢复。

（二）轻症中暑

除上述表现外，体温升到 38℃ 以上，伴大汗、面色潮红及皮肤灼热，也可出现面色苍白、皮肤湿冷、心率加快及血压下降等早期周围循环衰竭表现，如及时处理后多在数小时内缓解。

（三）重症中暑

重症中暑的 3 种类型（热痉挛、热衰竭和热射病）在临床上一般以单一形式出现，亦可以多种症状同时出现，但以某一种类型为突出表现。

1. **热痉挛** 是一种短暂、间歇发作的肌肉痉挛，可能与钠盐丢失有关；热痉挛常发生于初次进入高温环境工作，或运动量过大时，大量出汗且仅补充水分者。

2. **热衰竭** 指热应激后以血容量不足为特征的一组临床综合征。严重热应激情况下，体液、钠丢失过多，水、电解质紊乱，表现为发热多汗、疲劳、眩晕头痛、判断力下降及恶心呕吐，有时可出现为肌肉痉挛、体位性眩晕和晕厥，但无明显中枢神经系统损害表现。热衰竭如得不到及时诊治，可发展为热射病。

3. **热射病** 典型的临床表现为高热、无汗和昏迷。不同的病因引起临床表现也有所不同，可分为以下类型。① 劳力型热射病：见于健康年轻人，在高温高湿环境下进行高强度训练或从事重体力劳动一段时间后，忽感全身不适，发热、头痛头晕，出现反应迟钝，或突然晕倒、神志不清，伴恶心呕吐、呼吸急促等，继而体温迅速升高达 40℃ 以上，出现谵妄、嗜睡和昏迷；皮肤干热，面色潮红或苍白，开始大汗、冷汗，继而无汗，心动过速、休克等；在热射病基础上伴有严重的横纹肌溶解，AKI、急性肝功能损害及 DIC 出现得早，在发病后十几小时甚至几小时即可出现，病情恶化快、病死率极高。② 经典型热射病：见于年老、体弱和有慢性疾病的患者，一般为逐渐起病；前驱症状不易发现，1～2 日后症状加重，出现神志模糊、谵妄昏迷等，或伴二便失禁，体温可高达 40～42℃，可有心力衰竭、AKI 等表现。

【辅助检查】

（一）实验室检查

1. **血常规和感染指标检查** 发病早期因脱水致血液浓缩可出现 Hb 和 HCT 升高，血小板在发病初期正常,继而迅速下降,尤以发病后 1～3 日为甚,严重时低于 10×10^9/L。白细胞总数和中性粒细胞增高,增高的程度与中暑的严重程度相关,合并感染者升高更加明显,伴有 C 反应蛋白(CRP)、降钙素原(PCT)及 IL-6 等其他感染指标升高。

2. 生化检查 可出现高钾、低钠、低氯、低钙及高磷血症等电解质紊乱;肾功能指标如 Scr、BUN 及尿酸(UC)均出现不同程度升高;肝功能指标如 AST、ALT 及 LDH 早期即显著升高,总胆红素在 24～72 小时后开始升高,可伴有低蛋白血症;横纹肌溶解时 CPK>1 000 U/L,最高达 30 万～40 万 U/L,一般 CPK>5 000 U/L 表明肌肉损伤严重,CPK>16 000 U/L 则提示与 AKI 相关;Mb 明显增高,一般血 Mb>1 000 ng/ml,严重时超过 70 000～8 0000 ng/ml;尿 Mb>500 ng/ml,严重时超过 50 000 ng/ml;中暑早期血 Mb 高于尿 Mb,随着肾功能恢复,尿 Mb 可高于血 Mb。

3. 凝血功能检查 凝血功能障碍一般出现在重症中暑发生的第 2 日或第 3 日,DIC 诊断标准详见本书第八章第三节;发病早期应每 4～6 小时复查凝血功能;如有条件可行血栓弹力图(TEG)、凝血和血小板功能分析仪等检查。

4. 动脉血气分析 常提示代谢性酸中毒和呼吸性碱中毒、高乳酸血症及低氧血症等。

5. 尿常规及尿生化检查 尿色呈茶色或酱油色,镜检可见大量颗粒管型和红细胞,尿 Mb 增高。

6. 粪便检查 合并消化道出血时,粪便隐血试验可阳性。

（二）特殊检查

1. 心电图检查 多表现为快速型心律失常,一般为窦性心动过速、室性期前收缩等;有时也可表现为心动过缓,可伴有 ST 段及 T 波异常。

2. 头颅 CT 和 MRI 检查 发病初期头颅 CT 检查多无阳性发现,3～5 日后可出现脑实质弥漫性水肿,偶有蛛网膜下腔出血。热射病后期 MRI 检查表现为基底节、苍白球、双侧内囊、壳核和小脑的缺血、软化灶;部分患者 MRI 检查显示双侧小脑、尾状核、皮质下白质异常和海马区均匀增强,严重者会出现小脑缺血坏死甚至脑萎缩。

【诊断与鉴别诊断】

（一）诊断

暴露于高温高湿环境,进行高强度运动的病史,并出现以下临床表现:严重中枢神经系统功能障碍表现(如昏迷抽搐、精神错乱等);核心温度高于 40℃;皮肤温度升高和(或)持续出汗;肝功能显著异常;血小板明显下降,并很快出现 DIC;肌无力、肌痛及茶色尿;CPK>正常值 5 倍。

核心体温测量方法:① 直肠测温:将温度计探极插入肛门 15 cm 以下深处测定体温。② 食管测温:将温度计探极插入喉部 24 cm 以下深处测定体温。

（二）鉴别诊断

热痉挛伴腹痛者应与各种急腹症相鉴别;热衰竭应与消化道出血或宫外孕引起的休克、低血糖相鉴别;热射病主要与其他引起高热伴昏迷的疾病相鉴别,如脑膜炎、脑型疟疾、急性脑血管病、有机磷中毒、肝性脑病、尿毒症昏迷、糖尿病急症、中毒性肺炎、中毒性细菌性痢疾、抗胆碱能药物中毒、产褥热及其他急性感染等。

【治疗】

早期有效治疗是决定预后的关键。治疗原则：迅速降低核心温度；血液净化；防治 DIC。具体救治措施为"九早一禁"，即早降温、早扩容、早血液净化、早镇静、早气管插管、早纠正凝血功能紊乱、早抗感染、早肠内营养及早免疫调理，在凝血功能紊乱期禁止手术。

（一）降温

快速降温是治疗的首要措施，病死率与体温过高及持续时间密切相关。

1. **现场降温** 迅速脱离高温高湿环境，转移至通风阴凉处，将患者平卧并去除全身衣物；用凉水喷洒或用湿毛巾擦拭全身，扇风，加快蒸发、对流散热；持续监测体温等。

2. **送院途中降温** 打开救护车内空调或开窗；用凉水擦拭全身；输液，持续监测体温等。

3. **病房内降温** 室温调节在 $20\sim24℃$；快速静脉输液；使用降温毯；冰块置于散热较快的区域（双侧颈部、腹股沟和腋下）；用 $4℃$生理盐水 $200\sim500\ ml$ 进行胃灌洗和（或）直肠灌肠；血液净化；有条件可用血管内降温仪或将患者浸入冷水浴中（水温为 $15\sim20℃$），必要时联合使用冬眠合剂等。

（二）循环监测与液体复苏

1. **循环监测** 连续监测血压、心率、呼吸频率、SpO_2、血气分析、每小时尿量及尿液颜色等，必要时监测 CVP。

2. **液体复苏** 首选晶体液，如生理盐水、葡萄糖溶液或平衡液，输液速度控制在使尿量保持 $20\sim30\ ml/h$ 以上；在尿量充足的情况下，第一个 24 小时输液总量可达 $6\sim10\ L$，动态监测血压、脉搏和尿量，根据监测指标调整输液速度；早期充分补液扩容后，如尿量仍偏少，可给予呋塞米 $10\sim20\ mg$ 静脉推注，之后可根据尿量追加剂量；注意监测电解质，及时补钾；补充碳酸氢钠以碱化尿液，使尿 pH>6.5。

（三）血液净化

具备以下一条可考虑行持续床旁 CRRT，如有以下两条及以上者应立即行 CRRT 治疗。① 一般物理降温方法无效且体温持续高于 $40℃$ >2 小时；② 血钾>6.5 mmol/L；③ CPK>5 000 U/L，或每 12 小时上升速度超过 1 倍；④ 少尿、无尿，或难以控制的容量超负荷；⑤ Scr 每日上升>44.2 μmol/L；⑥ 难以纠正的电解质和酸碱平衡紊乱；⑦ 严重感染、脓毒血症，血流动力学不稳定；⑧ 合并多脏器损伤或出现 MODS。

停用 CRRT 指征：生命体征和病情稳定；CPK<1 000 U/L；水、电解质和酸碱平衡紊乱得到纠正；尿量>1 500 ml/d 或肾功能恢复正常。如其他器官均恢复正常，仅肾功能不能恢复的患者可考虑长期行血液透析或腹膜透析维持治疗。

（四）镇静镇痛治疗

热射病患者会出现躁动、抽搐，应选择作用快、效力强、副作用少的镇静药，如丙泊酚、苯二氮䓬类药物。

（五）气管插管

指征：意识障碍；气道分泌物多，且不能主动排痰；误吸；深度镇静状态；呼吸衰竭，PaO_2<60 mmHg，且氧合状况有进行性恶化趋势；血流动力学不稳定，对液体复苏及血管活性药物反应欠佳。

（六）纠正凝血功能紊乱

主要包括先补充凝血因子和后续抗凝治疗两个方面。

1. **补充凝血因子和血小板** 应尽早补充凝血因子,如新鲜冰冻血浆、凝血酶原复合物、纤维蛋白原及冷沉淀等。血小板$<50\times10^9$/L 时即可输注 1 个治疗量的机采血小板,理论上可提高血小板$(10\sim20)\times10^9$/L,输注后及时复查血小板计数以评价疗效。

2. **抗凝治疗** 如 D-二聚体显著升高,在积极补充凝血因子后早期给予抗凝治疗;注意监测凝血相关指标如 PT、APTT、INR、纤维蛋白原及 D-二聚体等。常用抗凝药物为低分子肝素,每日 $100\sim200$ U/kg 皮下注射,每日 1 次或分为 2 次;也可用普通肝素,每日总量 $1.5\sim3.0$ mg/kg,持续静脉滴注;如有活动性出血(如颅内出血、消化道大出血等)且出血量较大时,须停用或暂缓抗凝。抗凝疗程应持续到血小板维持在理想水平,D-二聚体等凝血指标全部正常后,继续使用 1 周以上方可停药;停药后须每周监测凝血功能变化,持续 $2\sim3$ 周;个别患者在停药后 D-二聚体再次升高,需要重新抗凝治疗。

（七）抗感染治疗

早期预防性使用抗生素,如第二代头孢菌素。如有感染表现,应及时留取相关标本行涂片及培养,根据病情选择使用广谱抗生素,必要时加用抗真菌药物。

（八）肠内营养

如患者血流动力学及内环境稳定,且无消化道出血和麻痹性肠梗阻,应尽早给予肠内营养。

（九）抗炎及免疫调节

1. **乌司他丁** 具有显著的抗炎及免疫调节作用,能够减轻全身炎症反应,保护器官功能。用法:推荐剂量为 40 万～80 万 U 静脉滴注,每日 2 次,疗程为 $7\sim10$ 日。

2. **糖皮质激素** 符合下列之一者考虑应用糖皮质激素:① 持续高热≥39℃,同时肺部影像学出现多发或大片实变和(或)阴影,短期内进展迅速;② 有明显呼吸窘迫,达到 ARDS 诊断标准。用法:成人推荐剂量为每日地塞米松 7.5 mg,或氢化可的松每日 200 mg,或甲泼尼龙每日 $80\sim120$ mg 分次静脉滴注,可根据病情及个体差异调整。应同时给予制酸剂和胃黏膜保护剂;监测及控制血糖在 $8\sim10$ mmol/L;预防二重感染。

3. **胸腺肽和丙种球蛋白** 具有调节免疫功能作用,可根据病情应用。用法:胸腺肽 1.6 mg 肌内或皮下注射,每日 1 次或隔日 1 次,疗程 $7\sim10$ 日;丙种球蛋白每日 $10\sim20$ g 静脉滴注,疗程 $7\sim10$ 日。

（十）禁止早期手术及非必要有创操作

由于热射病患者早期常合并有凝血功能紊乱,易发生 DIC,进行手术及其他有创操作往往会加重出血,甚至危及生命。因此,除一些必要操作如血液净化置管、中心静脉置管等,应尽可能减少手术操作(如气管切开、筋膜腔切开减压术等)。

【中医中药】

中暑俗称发痧,古称中热、中暍,与暑病有着密切的联系。最早的记载可以追溯到《黄帝内经》。《素问·六元正纪大论篇》记载:"三之气,天政布,炎暑至,少阳临上,雨乃涯。民病热中,聋瞑血溢,脓疮咳呕,衄蚵渴嚏欠,喉痹目赤,善暴死。"汉代医圣张仲景在《金匮要略·痉湿暍病脉证并治》中记载:"太阳中热者,暍是也。"意为暑邪伤人先从太阳开始,故称太阳中暍,并首开暑病辨证论治之先河,将白虎加人参汤作为治疗暑病的代表方剂。暑为阳邪,传变迅速,多径入阳明气分;暑性酷烈,内灼气分,逼津外泄;暑多挟风,亦可扰动心神。暑气通于心,气分不解,可内陷心营,生痰生风,或损伤血络,迫血妄行而见各种血证;或蒙蔽心包而出现舌謇肢厥,出现神昏谵妄;或引动肝风而痉厥抽搐。病因主要有暑热外邪、正气虚弱、脾虚湿盛及肺气虚衰等。

中暑可分为阳暑、阴暑、暑厥和暑风,暑厥和暑风就是重症中暑,属于危急重症。治疗可分为清泻暑热、益气生津及和中健脾。清泻暑热可选用白虎汤为基本方,加用三石(生石膏、寒水石和滑石)及黄连;益气生津之法多以白虎汤为基础,加人参以益气养阴;和中健脾则多选用芳香健脾利湿之药,以芳香化浊,宣畅气机,清热解暑。外治则可选用刮痧、刺络放血的方法进行治疗。

冻 僵

冻僵又称意外低温(accidental hypothermia),是在寒冷环境(<−5℃)中逗留和工作时间过久,而保暖御寒措施不足,导致机体体温过低(核心体温<35℃)引起以神经系统和心血管损伤为主的严重全身性疾病,通常暴露寒冷环境6小时以上发病。冻伤(frostbite)是寒冷引起的局部组织损伤,以四肢和面部为多见。本文重点讨论冻僵。

【病因】

大多数患者发病有区域性和季节性,常见于长时间暴露于寒冷环境又无充分保暖措施,多在热能供给不足时发生;年老体衰、婴幼儿、严重营养不良患者及合并慢性疾病(痴呆、精神病及甲状腺功能减退症等)的患者在低室温下也容易发生;意外冷水或冰水淹溺者。

【发病机制】

冻僵的严重程度与暴露环境的温/湿度、风速和暴露时间、身体暴露部位情况及机体营养状态等因素有关。寒冷使交感神经兴奋性增强、外周血管收缩,氧耗量和心排血量增加;体温每降低1℃,脑血流量减少7%,代谢速度减慢约6%;随着暴露时间延长,血管内皮损伤、通透性增加,血浆等无形成分外渗及血小板等有形成分聚集,形成血栓,导致循环障碍和组织坏死;细胞脱水及变性引起代谢障碍。

冻僵时,患者机体代谢与核心体温相关。① 轻度冻僵(核心体温32~35℃):寒冷刺激使交感神经兴奋性增强,引起皮肤血管收缩,心率及呼吸频率增加,血压升高,脑血流增加及寒冷性利尿,机体防御性散热减少和基础代谢增加;低温时肌张力增加,出现寒战,耗热增加,加速寒冷伤害。② 中度冻僵(核心体温28~32℃):此时体温调节机制衰竭,寒战停止,代谢明显减慢,引起MODS或MOF;核心体温<30℃时,窦房结起搏频率减慢,导致心动过缓,同时胰岛素分泌减少、血糖升高及外周组织胰岛素抵抗增加等。③ 严重冻僵(核心体温<28℃):内分泌和自主神经系统热储备机制丧失,基础代谢率下降50%,室颤阈下降,呼吸明显变慢;核心体温低于24℃时,全身血管阻力降低,血压测不出,神志丧失,瞳孔散大,最终死于循环和呼吸衰竭。

【临床表现】

（一）轻度冻僵

表现为疲乏健忘,多尿及肌肉震颤,血压升高,心率和呼吸加快,可有不完全性肠梗阻。

（二）中度冻僵

表现为表情淡漠,语言障碍,精神错乱,行为异常,运动失调或昏睡;核心体温在 30℃时,寒战停止,意识丧失,瞳孔扩大,心动过缓。

（三）严重冻僵

表现为皮肤苍白或青紫,四肢肌肉和关节僵硬,少尿,瞳孔对光反射消失,呼吸减慢,心室颤动;核心体温降至 24℃时出现僵死样面容;低于 20℃时心搏和呼吸停止,瞳孔散大固定,最后死亡。

【辅助检查】

实验室检查无特殊诊断价值。心电图检查表现：① 中度冻僵时,心电图检查可显示心房扑动或颤动、室性期前收缩和出现特征性的 J 波(指 J 点抬高≥0.1 mV,时程≥0.02 s,圆顶样或驼峰样向上偏离基线的波形,又称 osborn 波,见图 9-1);② 核心体温在 30℃时,心电图检查可显示 PR 间期、QRS 波和 QT 间期延长;③ 严重冻僵时心电图检查可显示心室颤动;④ 核心体温低于 20℃时,心电图或脑电图检查显示等电位线。

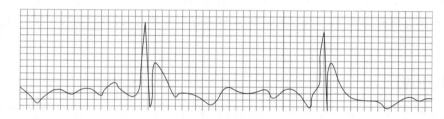

图 9-1 冻僵时心电图的 J 波

【诊断】

根据长时间寒冷环境暴露史和临床表现,诊断成立;测定核心体温可证实诊断。

【治疗】

治疗原则：积极采取急救复苏和支持措施,防止体热进一步丢失,采取安全有效的复温措施和预防并发症。

（一）现场处理

迅速将患者移至温暖环境,立即脱去潮湿的衣服,擦干身体,用毛毯或厚棉被包裹身体;搬动时要谨慎,以防发生骨折。

（二）院内处理

1. 急救处理 在未获得确切死亡证据前,必须积极进行复苏抢救。对于反应迟钝或昏迷者,应保持气道通畅,进行气管插管或气管切开,吸入加热的湿化氧气;休克患者复温前,首先应恢复有效循环血容量;核心体温<30℃者,对阿托品、电除颤或置入心脏起搏器常无效。心搏、呼吸停止者,如果核心体温升至 28℃ 以上仍无脉搏,应行 CPR 及相关药物治疗;复苏超过 30 分钟、核心体温升至 36℃ 仍未恢复心脏搏动和自主呼吸者,可中止复苏。

2. 复温技术　根据患者情况,选择复温方法和复温速度;对于老年或心脏病患者,应慎重复温。① 被动复温(passive rewarming),即通过机体产热自动复温,适用于轻度冻僵患者。② 主动复温(active rewarming),即将外源性热传递给患者,适用于:核心体温<32℃;循环状态不稳定者;高龄老人;中枢神经系统功能障碍;内分泌功能低下;疑有继发性低体温者。

3. 支持治疗和监护措施

(1) 支持治疗:① 补充循环血容量和热能:静脉输注生理盐水或 5% 葡萄糖氯化钠溶液(输液量 20 ml/kg)恢复血容量;同时纠正代谢及电解质紊乱,补充热能。② 维持血压:早期维持 MAP≥60 mmHg;如果补充血容量和复温后血压未恢复,可予多巴胺 5～10 μg/(kg·min)静脉滴注,或使用去甲肾上腺素;血压正常患者,静脉滴注小剂量硝酸甘油可改善重要器官血液灌注。③ 恢复神志:神志障碍者给予纳洛酮和维生素 B_1 治疗。

(2) 监护措施:放置鼻胃管行胃肠减压,以防呕吐、误吸;持续心电、血压及 SpO_2 监测,及时发现心律失常等异常情况;监测血糖,复温前血糖轻度升高(6.2～10 mmol/L)无须使用胰岛素治疗,以避免发生低血糖;留置导尿管,监测尿量及肾功能。

4. 并发症治疗　低体温持续时间较长时,常发生非心源性肺水肿、应激性溃疡、胰腺坏死、心肌梗死、脑血管意外和 DVT 等并发症;冻僵患者能诱发支气管黏液溢(bronchorrhea),由于保护性咳嗽反射能力丧失,常会发生肺不张、吸入性肺炎和复温后肺水肿。出现上述并发症应进行相应处理。

【中医中药】

冻僵又称为"冻疮""冻烂疮""冻风"及"冻裂"等,始见于《诸病源候论·冻烂肿疮候》。其临床特点是局部冻伤者较轻,局部发胀发凉、瘙痒疼痛、皮肤紫斑及水疱,甚则溃破成疮。清代《外科大成·冻疮》主张"宜服内托之药,以助阳气"。

其辨证分型主要分为寒凝血瘀证、气虚血瘀证、瘀滞化热证及寒盛阳衰证。寒凝血瘀证治以温经散寒、养血通脉,方选当归四逆汤或桂枝加当归汤加减;气虚血瘀证治以益气养血、祛瘀通脉,方选人参养荣汤或八珍汤合桂枝汤;瘀滞化热证治以清热解毒、活血止痛,方选四妙勇安汤加减;寒盛阳衰证治以回阳救逆、散寒通脉,方选四逆加人参汤或参附汤加味。

外治是中医治疗冻僵的特色。红肿痛痒未溃者,可予红灵酒或生姜辣椒酊轻揉患处,或用冻疮膏或阳和解凝膏外涂;如有水疱,可先抽出疱液后,外涂湿润烧伤膏、冻伤膏、红油膏或生肌白玉膏等;有溃烂者,可用红油膏掺入九一丹外敷;腐脱新生时,用红油膏掺生肌散或用生肌玉红膏外敷。

淹　溺

淹溺(drowning)又称溺水,是指人淹没于水中(包括其他液体),水和水中的污泥、杂草等异物经呼吸道吸入后充满呼吸道和肺泡,或引起反射性喉、气管及支气管痉挛导致通气障碍而窒息。即一个人的气道入口处于液态介质中而导致呼吸障碍的过程,在这一过程之后,无论患者存活或死亡都属于淹溺的范畴。全球每年约有 37.2 万人死于淹溺,意味着每小时约有 40 人因淹溺而死亡;我国每年约有 5.7 万人因淹溺死亡,成为青少年意外伤害致死的头号杀手。

【病因】

淹溺常见于水上运动(游泳、划船意外等)、跳水(头颈或脊髓损伤)或潜水员因癫痫、低血糖、心脏病或心律失常发作引起神志丧失者;下水前饮酒或服用损害脑功能药物者;在水中运动时间较长而过度疲劳者;也可见于水灾、交通意外或投水自杀者等。

【发病机制】

当患者被水淹没时,起初会屏住呼吸,在这一过程中,淹溺者会反复吞水;随着屏气时间延长,淹溺者会出现缺氧和高碳酸血症,喉痉挛反射可能会暂时地防止水进入到肺内;最终这些反射会逐渐减弱,水被吸入肺内,吸入液体量达 2.2 ml/kg(约 150 ml)已足够引起机体出现严重的缺氧症状。无论肺内水量多少,或是吸入海水还是淡水,从临床角度并没有实质性区别,共同之处都是缺氧。

【临床表现】

(一) 症状

淹溺者出现意识丧失、呼吸停止及大动脉搏动消失,处于临床死亡状态。近乎淹溺者可有头痛或视觉障碍、剧烈咳嗽、胸痛、呼吸困难或咳粉红色泡沫痰等。溺入海水者可有明显口渴感,最初数小时出现寒战和发热等。

(二) 体征

淹溺者口腔、鼻腔充满泡沫状液体或污泥、杂草等异物;患者烦躁不安、抽搐、昏睡或昏迷;皮肤黏膜苍白或发绀,面部浮肿,双眼结膜充血和肌张力增加;呼吸浅表、急促或停止,肺部可闻及干、湿啰音;可出现心律失常,严重时心音微弱或心搏停止;腹部膨隆,四肢湿冷,血压下降或测不出;常伴有头部、颈椎或四肢损伤。

【辅助检查】

(一) 实验室检查

外周血白细胞计数轻度增高,多数患者存在严重混合型酸中毒,所有患者均有不同程度的低氧血症;海水淹溺者血 Na^+、Cl^- 升高,淡水淹溺者血 K^+ 可增高;可有溶血,尿中可见游离血红蛋白,严重者可出现 DIC 相关凝血指标异常。

(二) 特殊检查

1. 心电图检查　可显示窦性心动过速、非特异性 ST 段和 T 波改变,以及室性心律失常或完全性心脏传导阻滞等。

2. X 线和 CT 检查　淹溺数小时后胸部 X 线或 CT 检查可见弥漫性肺泡和肺间质水肿;同时也可通过相关检查明确头部、颈椎或其他部位是否存在损伤。

【诊断】

根据溺水史、临床表现及辅助检查诊断可明确。

【治疗】

（一）淹溺生存链

包括预防、识别、提供漂浮物、脱离水面和现场急救 5 个关键环节（图 9-2）。

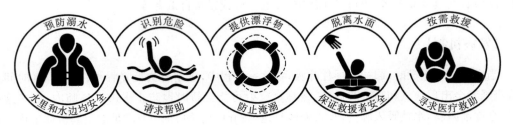

图 9-2　淹溺生存链

1. **预防措施**　安置醒目的安全标识或警告牌，救生员要经过专业培训。应对所有人群进行淹溺预防的宣传教育（饱食、空腹、酒后、服药后及身体不适者避免下水或进行水上活动）；儿童、老年人及伤残人士避免单独接近水源。在人群中普及心肺复苏术可大大提高淹溺抢救成功率。

2. **第一目击者救援**　淹溺时第一目击者在早期营救和复苏中发挥关键作用。当发生淹溺时，第一目击者应立刻启动现场救援程序。首先应呼叫周围群众援助，有条件的应尽快通知附近的专业水上救生人员或消防人员，同时尽快拨打 120 急救电话。第一目击者在专业救援到来之前，可向遇溺者投递竹竿、衣物、绳索及漂浮物等，不推荐非专业救生人员下水救援及多人手拉手下水救援。如有可能，可在 120 调度指导下对患者进行生命体征的判断，如发现患者无意识、无呼吸或仅有濒死样呼吸，可进行徒手心肺复苏，包括清理患者口腔异物、开放气道、进行人工呼吸和胸外按压；淹溺患者出现心脏停搏时不推荐单纯的胸外按压。

3. **专业人员水中救援**　应立即将淹溺者移离水中，特别是在淹溺者无脉搏、无呼吸时。如果淹没时间少于 10 分钟，淹溺者的预后比较良好，淹没时间超过 25 分钟则预后极差。一旦将患者救出，除非有明显的不可逆死亡证据（如尸僵、腐烂、断头或尸斑等），均应立即复苏，并在能够保持按压质量的前提下尽量转送到急诊室进一步治疗。在不影响心肺复苏的前提下，尽可能去除湿衣服，擦干身体，防止患者出现体温过低。

4. **水中人工呼吸**　专业救生人员在深水区发现无反应的淹溺者时，可在漂浮救援设施的支持下实施水中通气，但不建议非专业救生人员在水中为淹溺者进行人工呼吸。

（二）岸边基础生命支持

基础生命支持应遵循 A—B—C—D 顺序，即开放气道、人工通气、胸外心脏按压和早期除颤。

1. **开放气道**　淹溺患者的核心病理是缺氧，尽早开放气道和人工呼吸优先于胸外按压。上岸后将患者置于平卧位，立即清理患者口鼻内的泥沙和水草等异物，用常规手法开放气道。

如患者存在自主有效呼吸,应置于稳定的侧卧位(恢复体位),口部朝下,以免发生气道窒息。

2. 人工通气　用 5～10 秒观察胸腹部是否有呼吸起伏,如没有呼吸或仅有濒死呼吸应尽快给予 2～5 次人工通气,每次吹气时间超过 1 秒,确保能看到胸廓有效的起伏运动。在人工通气时,患者口鼻可涌出大量泡沫状物质,此时无须浪费时间去擦拭,应尽快进行复苏。

3. 胸外心脏按压　如果淹溺者对初次通气无反应,应置于硬平面上开始胸外心脏按压。按压与通气比为 30∶2,成人按压深度至少 5～6 cm,具体方法详见本书第四章第一节。由于大多数淹溺者是在持续缺氧后导致心脏停搏的,因此实施单纯胸外按压的 CPR(只按压不通气)并不能达到复苏目的,应予以避免。

4. 早期除颤　在 CPR 开始后尽快使用半自动体外除颤器(AED),按照提示进行电击除颤。

（三）高级生命支持

1. 气道与呼吸　对尚有自主呼吸的淹溺者,最好采用带有储氧气囊的非重复呼吸面罩,给予 10～15 L/min 高流量吸氧。如果氧疗无效,则考虑早期气管内插管并给予正压通气,气管内插管与声门上气管相比可以提供更好的气道保护和呼吸管理。调节 FiO_2 使 SaO_2 维持在 94% 以上,设置 PEEP 5～10 cmH_2O,如果严重缺氧则可能需要 15～20 cmH_2O 以上;必要时可进行留置胃管减压。

2. 循环与除颤　部分淹溺患者的大动脉搏动极其微弱,此时脉搏检查对于心脏停搏的判断不够可靠。如有条件,一些监护设备如心电图、呼吸末二氧化碳分压($EtCO_2$)或超声心动图等辅助检查可帮助尽快明确心脏停搏的诊断。大多数淹溺者会出现低血容量,此时需要快速开放静脉通道输液,纠正低血容量。淹溺患者心脏停搏后的心律通常是心室静止或无脉性电活动(PEA),发生心室颤动少见;如果淹溺者出现心脏停搏,遵循高级生命支持标准流程抢救;如果淹溺者是低体温,则按照目标体温管理流程进行处理。

3. 复苏后生命支持　无论病情轻重,所有经历过淹溺的患者均应常规到医院观察或治疗。

（1）呼吸系统:淹溺患者发生 ARDS 的风险很高,淹溺后早期实施保护性通气可改善 ARDS 患者的存活率;ECMO 对于难治性心脏停搏、难治性低氧血症和长时间淹没在冰水中的患者有一定效果。危重患者一旦气管插管成功,应予妥善固定,及时吸引,维持气道通畅;留置鼻胃管减压;常规进行胸部 X 线、心电图及血气分析等检查,大多数患者会发生代谢性酸中毒,此时应首先通过调节呼吸机参数纠正,不推荐常规使用碳酸氢钠;淹没于污水的患者考虑预防性使用抗生素,如果有明确感染依据则应给予广谱抗生素治疗。

（2）循环系统:在充分给氧、快速晶体液注入,患者恢复正常体温之后循环可逐渐稳定。当伴有心功能不全时液体复苏不能稳定循环,应及时行超声心动图检查和有创监测,结合临床表现决定如何使用血管活性药物。

（3）神经系统:神经系统损害主要取决于缺氧的时间,应早期积极进行评估和治疗神经功能的损害。常规治疗的目标是实现维持正常血糖、SaO_2 和 $PaCO_2$,避免增加脑代谢。推荐核心温度保持 32～36℃至少 24～48 小时,对于伴有脑水肿、抽搐的患者应选较低温度,对于伴有严重出血创伤的患者应选较高温度。根据临床症状、血生化检测、电生理和影像学检查结果进行完善的神经学测评,并给予适当的脑保护治疗。

（4）其他：淹溺复苏后患者要积极预防和处理全身炎症反应综合征（SIRS）。

4. 终止复苏

（1）提示预后有利的因素：水温低于10℃、女性、3岁以上儿童、开始有效复苏的时间少于10分钟、快速恢复自主心跳、核心体温＜35℃、GCS＞6分及瞳孔有反应等。自主呼吸和循环恢复、稳定后，可停止复苏，继续进行进一步高级生命支持。

（2）终止复苏的时机：在持续生命支持30分钟内未出现任何生命迹象，可考虑终止复苏，医务人员亦可根据具体情况适当延长复苏时间，但不建议进行没有意义的过度救治。

第十章
外科急危重症

导学 掌握多发伤和复合伤、挤压综合征和外科急腹症的诊断、临床表现和治疗。熟悉挤压综合征、外科急腹症和急性喉阻塞的病因、发病机制。了解中医中药治疗

第一节 多发伤和复合伤

多发伤（multiple injuries）是指单一创伤因素造成两个及两个以上解剖部位损伤，且至少一个部位的损伤威胁生命。复合伤（combined injury）是指两种及以上致伤因子同时或相继作用于机体所造成的损伤。

【病因】

多发伤多由于车祸、爆炸伤或坠落伤所致，造成患者严重的生理紊乱严重和复杂的全身反应。复合伤在日常生活中多由生产活动和交通意外所致，如矿井瓦斯爆炸、有毒气体运输过程中的意外事故等；在战争中一般为核辐射、热辐射、化学毒物和火器等造成的伤害。

【发病机制】

（一）多发伤

多发伤是各种致伤因素对全身多个部位同时造成伤害，不仅仅是各部位创伤的简单叠加，而是伤情彼此掩盖、相互作用的综合征，常伴大出血、休克和严重的生理功能紊乱。多发伤后机体的防御系统被过度激活，分泌大量炎症因子、细胞介质等引起 SIRS，严重恶化后可进展为MODS。早期可出现创伤或失血性休克、DIC、低氧状态，晚期可出现 ARDS 和 MOF，导致死亡。

（二）复合伤

复合伤可分为放射复合伤和化学复合伤。前者为放射损伤引起，取决于辐射剂量，可出现休克、全身感染、败血症及造血功能障碍等表现。后者一般以化学毒物损伤为主，出现皮肤红斑、水肿和水疱等，逐步扩大为溃疡坏死，并有全身感染中毒的表现，晚期出现创伤性休克和感染中毒性休克。

【临床表现】

除各种致伤因素引起的原发性表现外，还可出现以下情况。

（一）休克

多发伤和复合伤中休克发生率约为 50%。休克的发生与低血容量密切相关，如实质脏器破裂、血管损伤、骨盆或长骨骨折等。除此之外，也与疼痛、组织坏死、毒素吸收及感染等因素有关，还可能因张力性气胸、心脏压塞、心肌挫伤或梗死、气栓等因素引起心源性休克，与低血容量性休克重叠存在。

（二）低氧血症

严重创伤早期低氧血症的发生率高达 90%。如颅脑外伤伴胸外伤、血气胸时，可出现呼吸功能不全导致咳嗽反射减弱、消失，造成痰液堵塞，发生严重低氧血症，甚至窒息。

（三）合并感染

1. 炎症反应和免疫功能低下　严重创伤破坏的组织、被激活的血管活性介质及生物活性裂解产物导致炎症反应，还可抑制细胞免疫和体液免疫功能，致免疫功能低下，引起严重的全身感染。

2. 伤口及各种导管感染　创伤后伤口及留置有创性导管（如导尿管、气管插管、动静脉插管、Swan - Ganz 导管及长期静脉营养导管）易致组织器官屏障功能受损，诱发感染，引起败血症。

3. 创伤后感染　创伤后长期卧床、制动及疼痛可导致呼吸道分泌物积聚，引起坠积性肺炎、脓胸等感染。

【辅助检查】

（一）实验室检查

包括血尿常规、血气分析、肝肾功能、血糖、电解质、凝血功能及血型鉴定、交叉配血等。血常规检查可反复多次检测，以动态评估活动性出血情况。血栓弹力图（TEG）和旋转血栓弹力测量（ROTEM）等黏弹性止血分析技术可全程反映凝血和纤溶水平。

（二）特殊检查和操作

X 线、超声、腹腔镜、CT 及 MRI 等检查及胸腔穿刺、腹腔穿刺等操作，有条件可在床旁进行。

【诊断和鉴别诊断】

（一）多发伤的诊断

多发伤是一种动态性损伤，深部损伤一般比较隐蔽，由于早期临床表现可不明显，需进行严密监测。诊断的重点为十二指肠和胰腺损伤、后腹膜脏器损伤、膈肌损伤、继发性头颅和胸腹腔的损伤以及放射化学性损伤，同时应注意以下问题。

1. 合并休克的诊断　临床上常以血压来诊断患者是否合并休克，事实上严重多发伤合并休克原因复杂，如单以一次血压判断是否存在休克，会延误休克的早期诊断。休克代偿期可能有血压轻度上升，但脉搏增快、脉压变小，还有其他情况：① 内出血合并严重脑外伤者，由于脑外伤表现为血压升高、脉搏变慢而掩盖了内出血所致的血压下降及脉搏增快。② 患者有高血压史，受伤后内出血可使血压降至正常范围，但实际上患者已处于休克状态。进行有创动态血压监测可提供准确、及时的动态血压参数,在急性多发伤/复合伤合并休克早期患者的抢救治疗中更具优势。因此,须根据患者循环灌注不足的表现(如四肢末梢循环、尿量),以及是否处于代偿阶段、伤前血压水平等情况综合考虑。

2. 严重颅脑外伤合并其他伤的诊断　颅脑外伤所致昏迷及颅内高压表现为脉搏缓慢、血压上升,从而掩盖了三腔(腹腔、胸腔和盆腔)出血的表现。昏迷患者不能诉说疼痛、腹膜刺激征不明显,可能会掩盖空腔脏器损伤或脊柱损伤造成的截瘫。因此,需详细了解患者的受伤情况,结合重要脏器的体检和辅助检查指标进行综合考虑。

3. 心脏外伤的诊断　如果患者的受伤部位在心前区、背部及左上腹部,并出现动脉压下降、颈静脉怒张和(或)充盈及心音遥远等表现,就应高度怀疑,及时行心包穿刺,这既可以确诊,也可暂时缓解心脏压塞,为急诊手术争取时间。

（二）复合伤的诊断

复合伤的诊断与多发伤相似,应根据不同的致伤原因进行综合性分析,防止漏诊和误诊。常见复合伤的诊断如下。

1. 放射复合伤　有遭受核辐射、光辐射和冲击波等病史,如合并大面积烧伤时,可诊断为放烧复合伤;如出现胸闷、呼吸困难、咳嗽、咯血及鼓膜破裂等冲击伤表现,可诊断为放冲复合伤;如以上情况都存在,可诊断为放烧冲复合伤。

2. 化学复合伤　有接触化学毒物的病史,患者创面有特殊液滴和气味,伴水肿、水疱及色泽异常等情况,并出现全身中毒表现,可确诊。通过提取创面分泌物进行鉴定可明确化学毒物的种类和性质。

（三）鉴别诊断

多发伤和复合伤的鉴别诊断主要在于区别临床上易于混淆的概念,即多处伤和联合伤。

1. 多处伤　指同一解剖部位或脏器存在两处或以上的创伤,如同一肢体有两处以上的骨折,一个脏器有两处以上的裂伤等。

2. 联合伤　从狭义上讲是指胸腹联合伤,因为胸腹两个解剖部位仅以膈肌相隔,有时腹部伤是否累及胸部或胸部伤是否累及腹部在诊断上很困难,往往把此两处伤称为联合伤;从广义上讲联合伤亦称多发伤。

【治疗】

治疗原则:多发伤和复合伤是独立的临床综合征,临床医师应把各部位的损伤视为整体,对其严重程度进行综合评分,从全局制定抢救措施和手术顺序;术后进入外科重症监护室(SICU)监护及治疗。一定要注意抢救顺序,及时解决威胁患者生命的主要矛盾,一般抢救顺序是胸、腹、颅脑、泌尿系统及四肢(图 10 - 1)。

（一）非手术治疗

即 VIPC 计划。创建一个由有经验的各专科医师组成的创伤救治小组,负责多发伤和复合伤的救治;必须预先制定计划与分工组织实施,保证抢救迅速、准确、有条不紊地进行。

1. V(ventilation)　指保持呼吸道畅通及充分给氧。解决呼吸道堵塞要尽早而有效,创伤引起低氧血症者出现呼吸困难、鼻导管给氧后不能改善,必须采取针对性措施,杜绝浪费抢救生命的宝贵时间。颅脑外伤昏迷者及胸外伤呼吸困难者,应及时清除口腔内的血块、呕吐物、痰液、各类分泌物及假牙等,即刻进行气管插管、呼吸机辅助呼吸。颌面、颈椎或喉部外伤伴呼吸困难者,行气管内插管有困难时,应尽快行环甲膜或气管切开术。胸外伤伴血气胸、张力性气胸者,先行胸腔闭式引流,再行气管切开或插管;开放性气胸须立即封闭伤口;如果为主气管及气管下段完全断裂,插管及气管切开都不能解决通气问题,则必须进行紧急体外循环,在保证循环及气体交换的条件下,紧急开胸修补或吻合气管,重建气道的连续性。

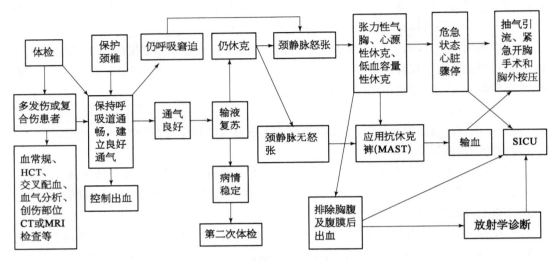

图 10-1　多发伤和复合伤的救治程序

2. I(infusion)　指快速输液输血进行扩充有效循环血容量,恢复血容量、纠正休克是仅次于纠正缺氧的主要急救措施。在 15～30 min 内,通过多条静脉通道快速输入液体2 000 ml(平衡液 1500 ml、右旋糖酐 500 ml);经上述措施后血压仍不回升者,可立即输血400～600 ml;如果休克仍不能好转,排除心源性休克后,在抗休克的同时紧急手术止血;给予碳酸氢钠纠正酸中毒。

3. P(pulsation)　指心泵功能的监测。休克患者除注意纠正低血容量休克外,也应注意并存的心源性休克,特别是伴有张力性气胸、心肌挫伤、心脏压塞、AMI 及冠状动脉气栓而致的心泵衰竭。经过适量扩容后低血容量性休克可得到改善,如此时患者仍有休克征象,动脉压不升并出现颈静脉怒张、CVP 正常或偏高时应考虑同时存在心源性休克。对外伤性心源性休克应查明原因,针对病因可做胸腔闭式引流、心包穿刺、控制输液量和速度及使用血管活性药物等。

4. C(control bleeding)　指紧急控制出血。对伤口立即用敷料加压包扎,通常可以达到控制外出血的目的。需要用止血带才能止血者必须记录止血带使用时间,并按时放松,放松前应加快输液、输血,以免加重休克;如果上述方法不能止血,应在伤口中寻找出血点进行结扎。胸腔出血先行闭式引流,并严密观察出血情况,补充血容量,一般出血可以停止;如果引流管中出血量大而快速,需考虑开胸探查术。腹腔内出血明确诊断后,应紧急行剖腹探查术止血。腹膜后血肿常由盆腔骨折引起,经大量输液、输血后血流动力学仍不稳定者,可通过股动脉插管进行选择性血管造影,明确出血的准确部位,同时应用弹簧栓、明胶海绵等栓塞止血。

(二) 手术治疗

多发伤和复合伤患者的伤情复杂、涉及多个专科。经抢救使伤情稳定后,手术前须再进行一次必要的重点检查,以免漏诊。临床上以伤情危重程度来决定手术的先后顺序,一般以胸、腹、颅脑、泌尿系统及四肢顺序进行;如果两处伤情均危及生命时,为了争取宝贵时间,可以同台分组进行手术。对伤情危重而不能搬动的患者,应在急诊科手术室就地手术。

手术指征:严重颅脑外伤,一侧或两侧瞳孔散大者;胸、腹腔内大出血,经抢救后血压不升或升后又下降者;盆腔粉碎性骨折伴多发伤不能搬动、腹膜后血肿增大、重度休克需紧急手术止血者;心脏外伤、心脏压塞;在抢救时突然心脏骤停者,经胸外按压无效或因胸外伤严重不能施行胸外按压者,应立即开胸施行心脏按压者。

（三）术后治疗

创伤、休克、重要脏器功能紊乱、多部位手术引起的组织破坏、失血及缺氧等,可使患者机体抵抗力严重下降,易并发各种感染,病情严重者导致感染性休克和 MODS。因此,抢救或术后及时对生命体征及各脏器功能进行严密监测和治疗十分重要。

1. 急性呼吸功能衰竭　肺脏常是 MODS 的始发器官,为了防止序贯性 MODS 的发生,必须对肺功能进行严密监测。防治措施:严密观察呼吸频率、呼吸状况及潮气量;监测动脉血气分析可及时发现低氧血症,是监测肺功能的重要手段;对胸外伤伴有肺部挫伤(创伤性湿肺)者应及早进行理疗及雾化治疗,以改善通气状况,并防治肺部感染。

2. 急性循环功能衰竭　对老年或原患有心肺功能不全的患者应注意 AHF 的发生。防治措施:伤后应注意血流动力学监测,如脉搏、血压、CVP、MAP、PCWP、心电图及心排出量等;控制补液量及速度,正确使用血管活性药物和洋地黄类药物。

3. AHF　多发伤和复合伤时并发 AHF 者并非少见。防治措施:注意定期监测肝功能,维持稳定的血液循环和充足的血容量;早期采用保肝措施;补充足够的营养素。

4. AKI　多发伤或复合伤尤其是伴有休克或大面积挤压伤的患者,必须注意 AKI 的发生。防治措施:每日监测尿量、尿比重、尿 pH、Scr 及 BUN 等;维持水、电解质和酸碱平衡;早期适量使用利尿剂,保持每小时尿量在 30～50 ml 以上;选用肾毒性小的抗生素等。如发生 AKI,需及时进行肾脏替代疗法。

5. AGI　创伤伴有脊柱、腹膜后损伤,尤其是伴腹内脏器损伤者极易出现腹胀、肠麻痹及呕吐,甚至发生消化道应激性溃疡、出血或穿孔。防治措施:伤后必须经常观察有无腹胀呕吐、呕血黑便、肠蠕动及肠鸣音情况,抽吸排空胃内容物;监测胃液 pH,使用 PPI、H_2 受体阻滞剂或胃黏膜保护剂(如氢氧化铝)等,使胃液 pH 维持 4.0 以上,可减少应激性溃疡出血或穿孔发生率;一旦胃肠功能恢复,应尽快恢复肠内营养,以免引起肠源性感染。

6. 感染　感染是严重创伤最常见的并发症之一。防治措施:注意各种导管及胸、腹腔感染的监测,早期(伤后 3～4 小时内)静脉足量使用广谱抗生素;正确处理各种类型的创伤,适当安置引流管并根据病情尽早拔除;开放性伤口通过彻底清创后设法早期覆盖,污染严重者应引流通畅,待创口干净后延期覆盖;若有腹腔残余脓肿应及时引流,防止诱发 MODS。

第二节　挤压综合征

挤压综合征(crush syndrome)是指四肢或躯干等肌肉丰富的部位长时间受到挤压后,出现以肢体肿胀、坏死、高钾血症、肌红蛋白尿以及 AKI 为特点的临床综合征。人体软组织广泛、长时间受外力挤压或躯体自压（长期固定体位的自压），造成肢体缺血、缺氧和组织破坏；当压迫解除、血液循环恢复后，可引起再灌注损伤、肌肉组织水肿、筋膜间室压力增高和体液外渗，导致有效循环血容量降低，进而发生休克、AKI，甚至 MODS。挤压综合征患者的早期现场救治是降低死亡率的关键措施，而后方医院的综合治疗是减少伤残和死亡率的主要环节。

【病因】

挤压综合征多发生于工程事故、交通事故或地震等自然灾害导致的意外伤害，以及昏迷、冻僵或麻醉等因素造成机体局部肌肉组织的长时间挤压。

【发病机制】

主要病理生理机制包括肌肉组织的直接损伤和缺血—再灌注损伤两方面。机体受到挤压时组织内血液循环被部分或完全阻断，低灌注导致肌细胞缺氧、水肿。如持续时间超过 2.5 小时，骨骼肌纤维即开始出现不可逆性坏死。解除压迫后缺血组织发生再灌注损伤，细胞因子和炎症介质如组胺、过氧化氢、白三烯及 TNF-α 等大量释放，导致毛细血管通透性增高，组织水肿、筋膜间室压力迅速增高，加重组织缺血；大量组织液外渗导致循环血容量下降，产生休克；肌肉坏死溶解释放出大量肌红蛋白，在乳酸、磷酸等酸性物质作用下，形成正铁肌红蛋白，可阻塞肾小管，诱发 ATN 和 AKI；细胞破裂释放大量 K^+ 可引起心律失常，甚至心脏骤停。

【临床表现】

（一）症状

与伤者被挤压的组织面积和挤压的时间有关。

1. 休克　患者被救出后，受压较重、时间较长者，解除压迫后可出现休克症状，如血压下降、心率增快、脉搏细弱、末梢循环差、口渴尿少、皮肤湿冷、苍白及指（趾）甲发绀等。

2. AKI　早期即可有深褐色或红棕色的肌红蛋白尿，在解除压力后 12 小时达高峰，持续 12～24 小时，继之发生少尿、无尿等。肌红蛋白血症与肌红蛋白尿是诊断挤压综合征的一个重要诊断依据。

3. 局部挤压伤症状　受压肢体逐渐出现肿胀、皮肤紧张和水肿发亮，可见点状红斑、瘀斑及水疱，被动活动、牵拉肌肉可引起剧痛，远端肢体的皮温下降和感觉减退，动脉搏动逐渐减弱消失，严重者可引起局部组织坏死。

4. 电解质紊乱和酸碱失衡　肌肉坏死、细胞破裂，细胞内的 K^+ 大量进入血液循环，加上 AKI、排钾困难，在少尿期血钾可每日上升 2 mmol/L，严重者 24 小时内升至致命水平。高血钾同时伴有高血磷、高血镁及低血钙，少尿期患者常死于高钾血症。肌肉缺血坏死后，大量磷酸根、硫酸根等酸性物质释出，导致代谢性酸中毒。

5. 其他症状　全身无力、精神紧张、食欲下降、恶心及腹胀；随病情的发展出现不同程度的意识障碍，严重者可致昏迷；部分患者解除挤压后，早期精神状态正常，甚至可下地行走，但如不及时诊断、有效防治，可因高钾血症导致心脏骤停。

（二）体征

可见局部皮肤会变色，并可能有压迫性坏死；触诊发现受压肌群存在肌无力。随着创伤或压迫加重，受累区域可出现感觉和运动缺失，与单根神经分布不相吻合。

（三）临床分级

可按伤情的轻重、肌群受累的容量和相应的检验结果，将挤压综合征分为3级。

1. 一级　肌红蛋白尿试验阳性，血CPK＞1万U/L（正常值130 U/L以内），而无AKI等全身反应者；若伤后早期不做筋膜切开减张，则可能恶化而发生全身反应。

2. 二级　肌红蛋白尿试验阳性，血CPK＞2万U/L，Scr和BUN增高而尿量正常，但存在血浆大量渗入组织间隙，造成有效血容量丢失，出现低血压。

3. 三级　肌红蛋白尿试验阳性，血CPK显著增高，出现少尿或无尿、休克、代谢性酸中毒以及高血钾。

【辅助检查】

（一）实验室检查

1. 尿液检查　早期尿量少，比重在1.020以上，尿钠＜60 mmol/L，尿尿素＞0.333 mmol/L。在少尿或无尿期，尿比重降低，固定于1.010左右，尿肌红蛋白阳性，尿中含有蛋白质、红细胞或管型；尿钠＞60 mmol/L，尿尿素＜0.166 5 mmol/L，尿尿素氮与BUN之比＜10∶1，尿肌酐与Scr之比＜20∶1。多尿期及恢复期时一般尿比重仍偏低，可逐渐恢复正常。

2. 血常规和凝血功能检查　Hb、红细胞计数、HCT等指标用以估计失血、血浆成分丢失、贫血或少尿期液体潴留的程度；血小板、出凝血时间等指标可提示机体凝血、纤溶机制的异常。

3. 血清肌酶检测　测定肌肉缺血坏死所释放出的肌酶如肌红蛋白、CPK、AST及乳酸脱氢酶（LDH）等，可了解肌肉坏死程度及疗效。

4. 血电解质和血气分析　血电解质和血气分析监测可了解患者病情的严重程度及疗效，特别须关注血钾和酸中毒情况。

（二）特殊检查

X线、超声和CT等检查有助于原发病及伤情的诊断。

【诊断和鉴别诊断】

（一）诊断

根据患者病史或受伤经过、临床表现及实验室检查结果即可做出诊断。挤压综合征的诊断标准为：有长时间受重物挤压的受伤史；持续少尿或无尿，或者出现红棕色、深褐色尿；尿中出现蛋白质、红细胞及管型；血清肌红蛋白、CPK及LDH等肌酶水平明显升高；伴有AKI。

（二）鉴别诊断

1. 以色素尿为表现的鉴别　色素尿有各种各样的原因，通过显微镜检查红细胞可以区别血尿和肌红蛋白尿。类似于肌红蛋白尿，血红蛋白尿时尿液变色为褐色或者红色，试纸检测呈阳性，但是显微镜检查未见或仅见极少量的红细胞。色素尿也可见于急性间歇性卟啉病，尿中也含有胆原,但与挤压综合征有不同的临床表现。某些药物或食物也可以引起色素尿,但是尿检结果呈阴性,并且显微镜下检查未见红细胞。

2. 以运动无力为表现的鉴别　在挤压伤时,运动无力可能与四肢瘫痪、脊髓损伤相似,即使确诊为横纹肌溶解症,也并不能排除并发脊髓损伤,故所有外伤患者必须进行脊柱预防性治疗。挤压综合征经过治疗后,通常能改善运动功能。

3. 以血 CPK 升高为表现的鉴别　血 CPK 水平升高合并疼痛的患者必须考虑合并 ACS 的可能,特别是疼痛局限于胸口部位。仔细询问是否患有缺血性胸痛的病史,并进行心电图及肌钙蛋白等检查,有助于明确血 CPK 水平升高的病因。

【治疗】

(一) 早期现场救治

现场接诊患者后,首先要认真检查伤者全身情况,监测呼吸、心跳、脉搏及血压等生命体征;注意是否合并其他伤害,有呼吸、心脏骤停者立即进行心肺复苏;立即采取有效的止血、包扎和固定措施,四肢外伤应进行伤处制动,以防加重伤情;对于仅有四肢创伤的患者应给予镇静止痛。低血容量性休克和高钾血症是导致挤压综合征患者早期死亡的重要原因,是现场救治的重点。

1. 补液　尽早实施,发现患者后立即开始现场救治,迅速建立外周静脉通路,如不能静脉补液,应进行口服补液。首选生理盐水,以 $500 \sim 1\,000$ ml/h 的速度静脉滴注,避免使用含钾的液体进行液体复苏;儿童的输液速度为 $15 \sim 20$ ml/(kg·h)。治疗 2 小时后输液速度减半,根据患者的基础情况(年龄、体重和基础疾病等)、受伤程度、血流动力学和容量负荷状态、环境温度以及尿量情况进行调整。除非存在失血性休克需要紧急扩容维持生命体征的情况,否则一般不选择胶体液(如羟乙基淀粉类)。对于合并高钠血症或高氯性代谢性酸中毒,根据实际情况补充 5% 葡萄糖或 5% 碳酸氢钠溶液;如果低钙血症患者出现低钙抽搐等症状,可适当补充 10% 葡萄糖酸钙溶液。密切监测尿量,液体输入 3 L 后仍无排尿,排除尿道撕裂伤后须留置导尿管,并查找病因;若静脉补液后出现排尿[尿量>0.5 ml/(kg·h)],但患者后续不能监测,则补液应限制在每日 $3 \sim 6$ L。

2. 防治高钾血症　尽快进行心电图或血钾检测,明确高血钾的诊断;静脉通路建立后,给予 10% 葡萄糖酸钙注射液静脉注射,以及 5% 碳酸氢钠与葡萄糖—普通胰岛素补液维持静脉滴注;给予阳离子交换树脂(降钾树脂)$15 \sim 30$ g 口服;有排尿的患者可给予呋塞米注射液 $20 \sim 60$ mg 静脉注射。

既往认为对长时间挤压的患肢短期使用止血带,可防止因横纹肌融解产生的 K^+、肌红蛋白等进入血液循环,但止血带可导致肢体坏死、血栓形成等进一步损伤,现已不主张使用,除非患者发生危及生命的出血。

3. 预防 AKI　① 碱化尿液:给予碳酸氢钠(第 1 日总量为 $200 \sim 300$ mmol,相当于 5% 碳酸氢钠 $300 \sim 500$ ml)静脉点滴,维持尿液 pH 在 6.5 以上。② 渗透性利尿:如果液体复苏后尿量超过 30 ml/h,给予 20% 甘露醇缓慢静脉点滴[甘露醇 $1 \sim 2$ g/(kg·d),输入速度<5 g/h],低血容量、无尿或者心力衰竭患者慎用。③ 避免和(或)去除导致 AKI 的因素,如肾毒性药物、尿路梗阻、出血、感染、低血压、心力衰竭和贫血等。④ 襻利尿剂和多巴胺不能预防挤压伤相关的

AKI,不作常规使用。⑤ 监测容量和电解质平衡,如果无尿的患者出现容量负荷过多,则应限制液体输入,并根据情况考虑实施肾脏替代治疗。

4. 局部处理 ① 包扎止血:对被挤压的肢体有开放性伤口出血者,应进行包扎止血,但禁止加压。② 制动与冷敷:无论有无骨折,伤肢都应立即制动以减少组织分解和毒素的吸收,并予局部冷敷,禁止热敷和按摩。③ 止血带:可酌情使用,但结扎不宜过紧,时间不宜超过1.5小时,以防肌肉坏死。

(二)医院内综合治疗

1. 病情判断与疾病诊断 对于转诊到医院的挤压伤患者,应完善各项检查,准确判断病情,特别是要明确有无骨筋膜室综合征和AKI。

(1)骨筋膜室综合征:外伤后肢体肿胀严重,剧烈疼痛;被动牵拉试验阳性;血管搏动减弱或消失;骨筋膜室内压明显升高。

(2)AKI:详见本书第八章第三节。

(3)脏器及躯体外伤:地震等突发事件导致的挤压综合征患者,常合并颅脑损伤、胸腹部脏器损伤以及躯体多处外伤等,应进行系统检查,以准确判断患者的病情。

(4)水、电解质和酸碱平衡紊乱:挤压综合征患者经常合并高钾血症、低钙血症、代谢性酸中毒及脱水,合并肺部损伤可出现混合型酸碱平衡失调,补液不当可出现低钠血症等,须及时纠正。

2. 手术治疗 对确诊骨筋膜室综合征的患者,应早期实施充分筋膜和肌膜的切开减压;严格掌握截肢指征,指征明确的患者应尽快实施手术;同时要注意临床表现不明显的臀部、腰部肌肉坏死,如存在须给予手术清除,以减少各种毒素释放入血,减轻对机体的进一步损害。

3. 血液净化

(1)治疗时机:患者出现少尿、无尿、氮质血症以及高钾血症、酸中毒等水、电解质和酸碱平衡紊乱,经补液治疗后无明显好转;或者如果补液3L以上仍无尿,合并容量超负荷的患者,均应尽早进行血液净化治疗。

(2)血液净化模式、CRRT处方设定及抗凝方案等:详见第八章附录。

(3)容量管理:挤压综合征患者早期常因低蛋白血症、贫血而导致有效循环血容量不足和全身水负荷过重,纯超滤经常引起有效循环血容量下降而难以有效减少全身液体超负荷。推荐"以胶体置换晶体"方案,即血液净化治疗的净超滤量,补充等量的血浆和白蛋白,当有效循环血容量明显改善后再超滤出多余的液体负荷。治疗后期,由于患者的有效循环血容量增加,存在发生或加重肺水肿的危险,因此治疗原则是"宁干勿湿",尽可能地减轻患者的液体超负荷。

(4)停止血液净化治疗的指征:根据患者的临床状态综合判断,达到以下标准时可以考虑停止血液净化治疗:① 生命体征和病情稳定;② 血清肌红蛋白和CPK水平基本恢复正常;③ 水、电解质和酸碱平衡紊乱得以纠正;④ 每日尿量>1 500 ml。达到前三条标准,可以停用CRRT,改用间断性血液透析。肾功能始终不能恢复正常的患者,可进行长期血液透析或腹膜透析维持治疗。

4. ICU治疗 挤压综合征病情复杂,治疗上常常涉及多个学科的合作,因此强调有条件时应早期进入ICU监护治疗。ICU常规治疗管理措施:① 血流动力学监测与心肺功能支持；② 监测患者的意识、瞳孔变化，积极防治继发的脑功能损害，保护主要脏器功能；③ 监测挤压部位和伤口情况，早期处理，并有效止血；④ 积极防治感染，特别注意预防破伤风和气性坏疽等特殊感染等。

5. **营养治疗** 挤压综合征由于创伤、休克及感染等危重应激状态，能量消耗和需求增加，引起负氮平衡，导致营养不良、抵抗力低下，影响伤口愈合，并易合并感染，因此营养支持治疗非常重要。原则上首选肠内营养，合并腹膜损伤、胃肠功能紊乱或消化道出血时可选择胃肠外营养；根据病情发展的不同阶段选择适当的肠内营养与静脉营养配合使用。

6. **心理与康复治疗**

(1) 心理康复：突发事件引发的挤压综合征患者，由于对事件的恐惧、亲人和财产丧失、躯体伤残等应激因素常造成严重的心理创伤，部分患者会发生创伤后应激障碍（post-traumatic stress disorder, PTSD）。表现为极度恐惧、焦虑和抑郁，孤独无助，缺乏安全感和信任感，以及自我形象的紊乱和自尊心降低。早期由专业心理医师参与、辅助治疗具有重要作用。

(2) 功能康复：包括重要脏器功能和营养状态的康复；伤残肢体的功能康复；假肢安置与锻炼等。

第三节 外科急腹症

概 述

急腹症是指腹腔内病变，包括腹部、胸部和全身系统性疾病引起的急性腹痛，发病时间短于1周，可能需要紧急干预，如介入或手术治疗等。腹部疼痛往往来自消化系统疾病，但也可能是由腹外疾病引起的。

【病因】

急腹症的常见病因包括急性阑尾炎、胆石症、小肠梗阻、输尿管结石、胃炎、消化性溃疡穿孔、急性胰腺炎、憩室炎、产科和妇科疾病等。另外，血管性疾病导致的急腹症明显增多，如腹主动脉瘤、肠系膜动脉闭塞、非阻塞性肠系膜缺血及主动脉夹层破裂等，且死亡率极高。以急性腹痛为主的病因及相关疾病归类，详见附录"表附录1-3"。

【发病机制】

常见急腹症的基本病理变化为功能障碍、炎症、穿孔、梗阻与出血5类。腹痛的发病机制可分为3种，即内脏性腹痛、躯体性腹痛和牵涉痛，详见附录"表附录1-5"。

【临床表现】

(一) 症状

1. **腹痛** 是急腹症的主要表现形式。

(1) 部位：有定位价值，在鉴别诊断上十分重要，如胆囊炎疼痛多在右上腹部，急性阑尾炎疼痛常发生在右下腹麦氏(McBurney)点等。

(2) 性质:对诊断具有参考意义。绞痛往往代表空腔脏器的梗阻,如肠梗阻、胆管结石等,常伴阵发性加重;锐痛提示消化性溃疡穿孔,多为烧灼性或刀割样,可迅速扩散到全腹;胀痛常为器官包膜张力增加、系膜牵拉或肠管胀气扩张等所致;剑突部位钻顶样痛是胆道蛔虫常有的症状;持续性疼痛常提示炎症或血运障碍等。

(3) 程度:有时与病变的严重程度一致,如腹膜炎、梗阻、绞窄或缺血等病变时腹痛剧烈;但患者对疼痛的耐受性有很大差异,如老年人或反应差的患者,有时病变虽重,疼痛表现却不太显著。

(4) 放射或转移:由于神经分布的关系,一些部位病变引起的疼痛常放射至固定的区域,如胆管或膈下的疾患可引起右肩或肩胛下疼痛;胰腺位于腹膜后,其疼痛常涉及后腰背部;肾盂、输尿管的病变,其疼痛多沿两侧腹部向腹股沟方向放射。另外,疾病不同阶段的牵涉痛可引起腹痛部位的转移,最典型是急性阑尾炎的转移性疼痛。

2. 病程 包括腹痛发生的时间,起病缓急或进行性加重,疼痛是持续性还是间歇性等。

3. 呕吐 对疼痛与呕吐、进食与呕吐的关系和吐后疼痛是否减轻都应该注意;呕吐出现的早晚、呕吐物的性质,对判断梗阻的部位和原因等都有重要的意义。

4. 相关伴随症状 如腹痛是否伴有排便的改变,骤然发作的腹痛若伴腹泻和脓血便常提示有肠道感染;如腹痛无排便和排气则可能是肠梗阻;腹痛伴尿急、尿频、尿痛、尿血或尿石等提示泌尿系统感染或结石。是否伴有寒战、发热、黄疸、脱水及休克等,亦需加以注意。

5. 诱因 如饮酒和进食油腻食物可诱发急性胰腺炎或胆道疾病;暴饮暴食后可发生急性胃扩张或溃疡穿孔;急性胃肠炎可因饮食不洁而发生;创伤、受寒及精神因素等也可成为某些急腹症的诱因。

6. 既往史 如过去有无类似发作、发作的频度及规律,以往的患病和手术史,有无长期接触某种有害物质的职业史等。另外,还应了解患者既往的诊治情况,如以前疾病发作后做过哪些检查和治疗,以及对治疗的反应等,这些可作为诊断和治疗的参考。

7. 月经和婚育史 对育龄期女性患者要询问月经和婚育情况,排除妇科疾病。

(二) 体征

1. 全身情况 可以初步判断患者病情的轻重缓急,是否需要做一些紧急处置。危重患者检查的顺序有时不能按常规进行,也不能过于繁琐;可在有重点地进行问诊和必要的体检后,立即进行抢救生命的处理,待情况稳定后再做详细检查。

2. 腹部体征

(1) 观察腹部外形:有无膨隆、胀气、肠型及胃型,腹式呼吸是否受限等。

(2) 压痛与肌紧张:部位固定、持续性的深部压痛伴有肌紧,通常提示有炎症反应;表浅的压痛或感觉过敏,或轻度肌紧张而压痛不明显、疼痛不剧烈,常为邻近器官病变引起的牵涉痛;全腹压痛、反跳痛与肌强直,为空腔脏器穿孔引起腹膜炎的表现。

(3) 腹部肿块:要注意肿块的部位、大小、压痛、质地(软硬及囊性感)、有无杂音及活动度等;炎性肿块常伴有压痛和腹壁的肌紧张,边界不甚清楚,而非炎性肿块境界比较清楚。

(4) 肝浊音界和移动性浊音:肝浊音界消失,对胃肠穿孔有一定的诊断意义,但有时肺气肿或结肠胀气也可使肝浊音界叩不出;少量积液时不容易发现移动性浊音,但阳性对腹膜炎的诊断很有意义,可通过诊断性穿刺证实。

（5）肠鸣音:要连续监测肠鸣音的变化,如金属音、气过水声等。高亢的肠鸣音结合腹部胀气或发现肠襻提示可能有肠梗阻存在,但在肠麻痹阶段也可有肠鸣音减弱或消失。

（6）直肠和阴道检查:对于下腹部的急腹症,直肠检查有时可以触及深部的压痛或摸到炎性肿块;对成年女性患者可进行妇科检查,有助于对盆腔病变的诊断。

【辅助检查】

（一）实验室检查

血白细胞计数和分类提示有无炎症;红细胞、Hb 和 HCT 连续测定有助于判断出血程度和速度。尿液白细胞计数升高提示泌尿道感染,出现红细胞提示泌尿系出血,可能源于肿瘤或结石损伤;尿胆红素阳性表明黄疸为梗阻性。血、尿和腹腔穿刺液淀粉酶/脂肪酶明显升高,有助于急性胰腺炎的诊断。腹腔穿刺液的涂片镜检见到革兰阴性杆菌常提示继发性腹膜炎,溶血性链球菌提示原发性腹膜炎,革兰阴性双球菌提示淋球菌感染。人绒毛膜促性腺激素(hCG)测定有助于判断异位妊娠。怀疑卟啉病要测尿紫质,怀疑铅中毒应查尿铅。

急腹症涉及的实验室检查项目很多,应本着快速准确、不盲目追求全面的原则,首先通过病史和查体得出第一印象,进而选择合适的实验室检查项目。

（二）特殊检查

1. X 线检查　目的在于观察胸部有无病变、膈下有无游离气体、膈肌的运动度以及有无肠积气和液平面;当怀疑乙状结肠扭转或肠套叠时可行钡剂灌肠检查。

2. 超声检查　在急腹症的诊断中有着重要作用,对于诊断腹腔实质性器官损伤、破裂和占位的诊断以及结石类强回声病变十分敏感,如检查胆囊或胆总管结石,患者必须空腹。超声检查可用于妇科盆腔器官检查,如子宫、卵巢,可协助对病变进行定位,判断形态和大小;也可用于腹腔积液和积血的定位和定量,并可协助进行腹腔定位穿刺引流。缺点是受进食、腹部胀气及操作者技术等因素影响较大。

3. CT 和磁共振检查　已成为急腹症常用的诊断方法,可以帮助了解病变部位、性质、范围以及与周边脏器的关系。如急性胰腺炎时,可以显示胰腺的肿胀程度、胰腺导管有无扩张、胰管内有无结石及胰腺周围有无渗出等。

4. 选择性动脉造影　对于不能明确出血部位的病变,可采用选择性动脉造影,以协助明确出血部位,并可用于栓塞出血的血管。

5. 诊断性穿刺　对于腹膜炎、腹腔内出血、胰性腹水及腹腔脓肿等可行诊断性穿刺;采用超声定位下的细针穿刺,对穿刺物应立即做常规涂片显微镜检查及细胞培养;对妇科急腹症患者有时需做阴道后穹隆穿刺或腹腔镜检查。

6. 内镜检查　是消化道病变常用的诊断和治疗方法。在消化道出血时,可以判断出血的部位、性质,也可以进行注射硬化剂、喷洒止血粉及上血管夹等止血处理。在急性胆管炎时可在内镜下经十二指肠乳头放置经鼻胆管引流管或支架,进行胆管减压,避免急诊手术的风险,是首选的治疗方法。

【诊断和鉴别诊断】

（一）诊断

根据病史、症状、体征和辅助检查，即可对急腹症进行诊断。接诊急腹症患者的医师可采用一种系统和全面的医学病史采集法"OPQRWT"（O，发病；P，缓解或诱因；Q，性质或程度；R，部位或放射；W，相关症状；T，持续时间）进行病史采集。

（二）鉴别诊断

腹痛的鉴别诊断思路详见本书附录一。

（三）急腹症的初步处理流程

推荐采用两步法。

1. 步骤一　检查生命体征和气道（A）、呼吸（B）、循环（C）及意识（D，指中枢神经系统）。对于病情稳定者直接进入"步骤二"；对于生命体征和 ABCD 中任一项异常者，应紧急治疗、处理，包括气道保护或通气治疗（给氧）、建立静脉通路（快速输液）及进行紧急检查（便携式胸部 X 线检查、心电监护、腹部超声和 CT 检查）等。在稳定生理状态的同时要进行病史采集和最基础的检查，做出初步诊断，区分超突发性疾病（AMI、腹主动脉瘤破裂、APE、主动脉夹层及心脏压塞等）和突发性疾病（肝癌破裂、宫外孕、缺血性肠病、严重急性胆管炎及腹膜炎伴脓毒症休克等），并决定是急诊手术或介入治疗还是转 ICU。难以进行紧急检查或救治时，患者在初步紧急处理后应转院治疗。

2. 步骤二　根据病史与体格检查进一步评估病情，当生命体征稳定时，应根据病史和腹部检查情况决定急诊或择期手术或介入治疗。

【治疗】

急腹症的初始治疗与病情评估密切相关。对于危及生命的急腹症要紧急处理，对于病情相对稳定的急腹症要判断有无进行急诊手术的必要性，同时关注患者的全身情况，给予对症治疗。早期给予镇痛剂以缓解疼痛，有利于病情的观察；与感染相关的急腹症早期使用抗生素治疗。

（一）输液治疗

急性腹痛患者常有脱水、食欲减退、液体摄入量减少，同时存在恶心呕吐、腹泻，以及发热出汗而使液体排泄增加。当腹腔感染时，即使循环动力学稳定，亦推荐立即启动输液治疗。稳定的循环动力学对休克患者极为重要，失血性休克或腹腔感染引起的脓毒症休克，应快速输液（必要时输血）稳定循环动力学，首先使用晶体溶液。

与晶体溶液相比，白蛋白并没有降低患者死亡率或不良事件的发生，且成本较高，在需要大量输液或有低蛋白血症时可考虑使用。输血应在 Hb<70 g/L 时实施，目标为 Hb≥70～90 g/L。

（二）镇痛剂的使用

推荐早期使用镇痛剂。非甾体抗炎药缓解胆绞痛与阿片类药物一样有效，可作首选。无论疼痛严重程度如何，建议静脉给予对乙酰氨基酚 1 000 mg。麻醉性镇痛药应按疼痛严重程度给药。解痉药如东莨菪碱可作为一种绞痛的辅助治疗，但不作为腹痛的首选药物。吗啡、阿片类药物如芬太尼、拮抗镇痛药如喷他佐辛和丁丙诺啡在急性腹痛时也可考虑使用。

（三）抗生素的使用

当怀疑或诊断腹部感染时，应尽快进行血培养和应用抗菌药物。急性腹部感染所致的感染性休克，应在 1 小时内给予抗生素。准备进行手术时，应在术前给予适当的抗菌药物以预防手术部位感染。

此外，可进行手术治疗或探查。

急性胆管炎

急性胆管炎是指肝、内外胆管的急性炎症，单纯的胆道感染而未合并胆道梗阻可以不引起急性胆管炎症状。急性胆管炎的病死率为 $10\%\sim30\%$，死因大多是感染性休克和 MOF。

【病因】

（一）常见病因
胆管结石、胆管良性狭窄、胆管恶性肿瘤以及先天性胆管畸形等各种引起胆道梗阻的因素。

（二）危险因素
胆汁中存在细菌和内镜逆行胰胆管造影（ERCP）是引起急性胆管炎的危险因素。

【发病机制】

胆管梗阻、扩张，压力增高；管壁充血、水肿，形成溃疡；带菌胆汁可逆行进入肝脏，引起肝脏感染、细胞坏死，甚至并发细菌性肝脓肿；同时大量细菌和毒素进入血循环，引起全身炎症反应、血流动力学改变和 MODS。

【临床表现】

本病发病急骤，病情迅速发展；青壮年多见，男女发病比例接近。本病除有急性化脓性胆管炎的 Charcot 三联征（患者依次出现的腹部绞痛、寒战发热及黄疸）外，严重时还有休克、中枢神经系统受抑制的表现，称为 Reynolds 五联征。

（一）症状
分为肝外梗阻和肝内梗阻。若为肝外梗阻则腹痛、寒战高热及黄疸都明显；而肝内梗阻则寒战高热明显，可有腹痛，黄疸较轻。常伴有恶心呕吐等消化道症状；神经系统症状主要表现为神情淡漠、嗜睡、神志不清甚至昏迷；合并休克可表现为烦躁、谵妄等。

（二）体征
体温常呈弛张热或持续升高达 $39\sim40$℃或以上，脉搏快而弱，血压降低；口唇发绀，指（趾）甲床青紫，严重时全身皮肤可有出血点和皮下瘀斑；剑突下或右上腹有压痛，或有腹膜刺激征，肝脏常肿大伴有压痛和叩击痛；肝外梗阻可触及肿大的胆囊。

【辅助检查】

（一）实验室检查

1. 血常规检查　白细胞计数升高，严重时可超过 $20\times10^9/L$，中性粒细胞比例升高，胞质内可出现中毒颗粒；C反应蛋白升高。

2. **生化检查**　可有各种电解质紊乱及不同程度的肝功能异常[血清胆红素、ALT、AST和γ-谷氨酰转肽酶(γ-GT)等升高]、凝血酶原时间延长等；严重时，动脉血气分析常有代谢性酸中毒，PaO_2和SaO_2降低等。

（二）特殊检查

1. **B超、CT和MRI等影像学检查**　通常难以直接确诊胆管的急性细菌性炎症，而是通过胆管扩张证明存在胆道梗阻和(或)发现其他病因学证据(如肿瘤、胆囊结石或寄生虫等)来间接支持急性胆管炎的诊断。

2. **内镜检查**　经皮肝穿刺胆管引流术(PTCD)或经内镜鼻胆管引流术(ENBD)减压后，可行经皮经肝胆管造影(PTC)或ERCP检查。

【诊断】

（一）诊断标准

参照《急性胆道系统感染的诊断和治疗指南(2021版)》，诊断标准见表10-1。

表 10-1　急性胆管炎的诊断标准

诊断标准	内　容
A. 全身炎症	1. 发热(体温>38℃)和(或)寒战 2. 实验室检查：白细胞计数$<4\times10^9/L$或$>10\times10^9/L$，C反应蛋白$\geq10\ mg/L$
B. 胆汁淤积	1. 黄疸(总胆红素$\geq34.2\ \mu mol/L$) 2. 实验室检查：LDH(U/L)$>1.5\times$ULN，γ-GT(U/L)$>1.5\times$ULN，AST(U/L)$>1.5\times$ULN，ALT(U/L)$>1.5\times$ULN
C. 影像学检查	1. 胆道扩张 2. 影像学发现病因(狭窄、结石、肿瘤或支架等)

注：怀疑诊断：A 1项+B或C 1项；确诊：A、B、C各1项。

（二）严重程度分级

急性胆管炎病情较轻者症状缓解迅速，预后较好；重者可能发展为脓毒血症、MODS。根据症状、体征及治疗效果的不同，该指南将急性胆管炎分为轻、中和重度3级(表10-2)。

表 10-2　急性胆管炎严重程度分级

严重程度	内　容
Grade Ⅲ(重度)	急性胆管炎合并以下≥1个器官功能不全： 1. 心血管功能障碍：低血压需要多巴胺$\geq5\ \mu g/(kg\cdot min)$，或使用去甲肾上腺素 2. 神经系统功能障碍：意识障碍 3. 呼吸功能障碍：氧合指数$<300\ mmHg$ 4. 肾功能障碍：少尿，Scr$>176.8\ \mu mol/L$ 5. 肝功能不全：PT/INR>1.5

（续表）

严重程度	内　　　容
Grade Ⅱ（中度）	急性胆管炎合并以下 2 项可诊断： 1. 白细胞计数（＞12×10⁹/L 或＜4×10⁹/L） 2. 高热（≥39℃） 3. 年龄（≥75 岁） 4. 黄疸（总胆红素≥85.5 μmol/L） 5. 低蛋白血症（＜0.7×ULN g/L）
Grade Ⅰ（轻度）	急性胆管炎，但不符合 Grade Ⅱ和 Grade Ⅲ诊断标准

注：PT - INR，凝血酶原时间-国际标准化比值。

【治疗】

治疗原则：解除胆道梗阻并引流，降低胆道压力。急性胆管炎的处理流程见图 10 - 2。

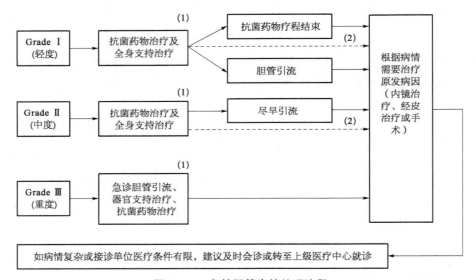

图 10 - 2　急性胆管炎的处理流程

注：(1) 抗菌药物治疗前，留取血培养，胆管引流时留取胆汁并培养；(2) 急性胆管炎的治疗原则包括抗菌药物治疗、胆管引流和病因治疗；轻、中度患者合并胆总管结石时，如有可能，尽量同期行胆管引流和取石。

（一）非手术治疗

1. 输液、抗感染　维持有效的输液通道，尽快恢复有效循环血容量；所有怀疑急性胆管炎的患者应立即使用抗菌药物，进行胆汁培养和血液培养。

（1）轻度急性胆管炎：常由单一的肠道致病菌，如大肠埃希菌感染所致，应使用单一抗菌药物治疗。首选第一、第二代头孢菌素（如头孢替安等）或氟喹诺酮类（如左氧氟沙星等）药物，疗程 3～5 日。

（2）中、重度急性胆管炎：常为多重耐药菌感染，首选含 β-内酰胺类/β-内酰胺酶抑制剂的复合制剂、第三代或第四代头孢菌素及单环类药物静脉用药，疗程至少 5～7 日，之后根据症状、体征以及白细胞、C 反应蛋白等炎症指标来确定是否延长治疗时间。需要强调的是，不适当或过度使用第三、第四代头孢菌素以及碳青霉烯类药物可导致耐药菌株出现。

2. 支持对症治疗　纠正水、电解质紊乱和酸碱失衡；降温、补充维生素和支持治疗；如经短时间治疗后患者仍不好转，应考虑应用血管活性药物以提高血压，糖皮质激素以保护细胞膜、减轻炎症反应，使用抑制炎症反应药物等；纠正低氧状态。经以上治疗病情仍未改善，应在抗休克的同时紧急行胆道引流治疗。

（二）胆道减压引流

任何抗菌治疗都不能替代解除胆道梗阻的治疗措施。轻度急性胆管炎经保守治疗，控制症状后，根据病因继续治疗。中、重度急性胆管炎通常对于单纯支持治疗和抗菌治疗无效，需要立即行胆道引流。

1. 内镜下胆道引流术　是首选方案，内镜十二指肠乳头括约肌切开术（EWT）和 ENBD 的并发症发生率、病死率均低于开腹胆道引流术。EWT 的优势在于引流的同时可以取石，但重度急性胆管炎及凝血功能障碍时不宜进行。ENBD 则没有该禁忌证，引流的同时可以进行胆汁培养。

2. PTCD　可作为次选治疗方式，如由肝门或肝门以上位置肿瘤、结石或狭窄引起胆道梗阻所致的急性胆管炎首选 PTCD。

3. 开腹胆道引流术　如果患者内镜下胆道引流和 PTCD 失败，或存在禁忌证时，可考虑行开腹胆道引流术。先放置 T 管引流解除梗阻，待二期手术解决胆道梗阻病因。此外，肝内胆管结石合并急性肝内胆管炎时，应及时解除胆道梗阻，保持胆道引流通畅。

（三）手术治疗

胆管减压引流一般不可能完全去除病因，如患者一般情况改善，宜在 1～3 个月后根据病因选择根治性手术治疗；任何肝叶切除应在急性胆道感染完全控制后方能实施。

【中医中药】

中医辨证治疗胆道感染一般将其分为静止期和发作期，本病应属发作期急性胆道感染，其基本病理变化为气郁、血瘀和湿热所演变，"不通则痛"贯穿疾病的始终。

本病可分为蕴热期、湿热期和热毒期。蕴热期治以疏肝清热、通下利胆，方用柴胡汤合金铃子散；湿热期治以清热利胆、化湿通下，方用茵陈蒿汤合大柴胡汤；热毒期治以泻火解毒、养阴利胆，方用茵陈蒿汤合黄连解毒汤。

溃疡病急性穿孔

胃溃疡和十二指肠溃疡的发病与胃酸—蛋白酶的消化作用有关，故统称为消化性溃疡。溃疡病急性穿孔是指溃疡活动期逐渐向深部侵蚀，将胃或十二指肠穿破，其内容物进入腹腔，是溃疡病的严重并发症之一。其中，十二指肠溃疡穿孔多发生在球部前壁，胃溃疡穿孔多见于胃小弯。

【病因】

（一）病因

在溃疡病急性穿孔的患者中，约 70% 有长期溃疡病史，穿孔前常有溃疡病症状加重的表现。

（二）诱因

常见的诱因有精神紧张、饮食不当、长期使用糖皮质激素、腹部大手术或严重烧伤史,以及穿孔前常有暴饮暴食、进食刺激性食物、情绪激动或过度疲劳等病史。

【发病机制】

溃疡穿孔后酸性的胃内容物流入腹腔,引起化学性腹膜炎,腹膜受到刺激产生剧烈腹痛和渗出;6～8 小时后细菌开始繁殖,逐渐形成化脓性腹膜炎。常见病菌为大肠埃希菌、链球菌,大量液体丢失加上细菌毒素吸收,可以引起休克。

【临床表现】

（一）症状

1. 腹痛 突然发生剧烈腹痛是穿孔早期最常见和最重要的症状。疼痛最初开始于上腹部或穿孔的部位,常呈刀割或烧灼样痛,一般为持续性,也可伴有阵发性加重,后期由于腹膜大量渗出液将消化液稀释,疼痛可以减轻;疼痛很快扩散至全腹部,因消化液沿升结肠旁向下渗,可引起右下腹疼痛;刺激横膈时疼痛可放射到肩部,呈刺痛或酸痛感觉。

2. 恶心呕吐 约有半数患者有恶心呕吐,在早期为反射性,并不剧烈,呕吐物可能为血性;肠麻痹时呕吐加重,并有腹胀、便秘等症状。

3. 休克 发病初期患者常有一定程度休克症状,主要是腹膜受刺激后引起的神经源性休克,待大量腹膜反应性渗出液中和消化液后,休克症状往往自行好转;病情发展至细菌性腹膜炎和肠麻痹时,患者可再次出现感染性休克征象。

（二）体征

1. 腹部触痛及腹肌紧张 全腹压痛、反跳痛及肌紧张,腹肌有明显紧张强直现象,常呈"板样强直"。腹肌强直在穿孔初期最明显,晚期腹膜炎出现后,强直程度反而有所减轻;穿孔数小时后腹膜液大量渗出,腹腔积液超过 500 ml 时移动性浊音阳性。

2. 腹腔游离气体的体征 溃疡穿孔后,胃和十二指肠内的气体将进入腹腔内,在站立或半卧位时气体积于膈下,可出现肝浊音界缩小或消失等体征,这是诊断溃疡穿孔的有力证据。

【辅助检查】

（一）实验室检查

可有血白细胞计数和 C 反应蛋白增高等感染征象。严重时出现代谢性酸中毒、电解质紊乱等表现。

（二）特殊检查

在站立位腹部 X 线检查有 80%～90%患者可见膈下半月状游离气体影(图 10-3);腹部 CT 检查也可见膈下游离气体影。

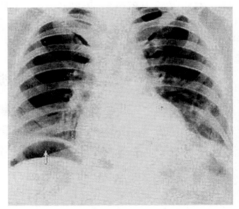

图 10-3 溃疡穿孔 X 线检查
(→膈下游离气体影)

【诊断和鉴别诊断】

（一）诊断

既往有溃疡病史,近期有加重史。突发上腹部刀割样剧烈疼痛,加上典型的"板样腹"腹部体征和X线检查显示膈下游离气体,可以明确诊断。高龄、体弱以及空腹小穿孔患者的临床表现和腹部体征可不典型,需要仔细询问病史和体格检查进行鉴别。

（二）鉴别诊断

1. **急性胆囊炎**　表现为右上腹绞痛或持续性疼痛伴阵发加剧,疼痛向右肩放射,伴畏寒发热,右上腹局部压痛、反跳痛,可触及肿大的胆囊,Murphy征阳性。胆囊坏疽穿孔时有弥漫性腹膜炎表现,但X线检查无膈下游离气体;超声检查提示胆囊炎或胆囊结石。

2. **急性胰腺炎**　急性胰腺炎的腹痛发作一般不如溃疡急性穿孔者急骤,腹痛多位于上腹部偏左并向背部放射;腹痛有一个由轻转重的过程,肌紧张程度较轻。血清、尿液和腹腔穿刺液淀粉酶明显升高。X线检查无膈下游离气体,CT、超声检查提示胰腺肿胀、周围渗出等。

3. **急性阑尾炎**　溃疡穿孔后消化液沿右结肠旁沟流到右下腹,引起右下腹痛和腹膜炎体征,可与急性阑尾炎表现混淆。但阑尾炎一般症状比较轻,体征局限于右下腹,无腹壁板样强直,X线检查无膈下游离气体。

【治疗】

急性胃十二指肠穿孔以穿孔缝合术为主要手术方式,术后仍需正规的抗溃疡药物治疗。彻底性手术可以选择胃大部切除术,可以一次性解决穿孔和溃疡两个问题。迷走神经切断术已很少应用。穿孔时间短,估计腹腔污染轻微者可选择腹腔镜方法;穿孔时间长,估计腹腔污染严重者应选择开腹方式。

【中医中药】

按照病情发展过程,中医学将溃疡病急性穿孔的非手术治疗分为3期。第一期急性期是从穿孔发生到穿孔闭合(一般12～24小时之内),第二期恢复期是从穿孔闭合到腹腔渗出完全吸收,第三期稳定期则指溃疡病。

第一期的主要病机为中焦气血郁闭,治疗目的在于缓解症状、稳定病情,增加机体的抗病能力、促进穿孔的闭合,此期疗程一般1～2日,治以疏通气血、缓急止痛,治疗以针刺为主(针刺中脘、梁门、天枢、内关和足三里等穴位),配合禁食、胃肠减压、半卧位、输液输血及维持水、电解质、酸碱平衡;如患者腹痛明显减轻,压痛、肌紧张局限上腹部,肠鸣音恢复或有排气,可转入第二期治疗;如治疗6～8小时后症状、体征不见好转并加重,应立即改为手术治疗。第二期的治疗目的在于消除腹腔渗出及感染,促进胃肠功能恢复,此期疗程一般4～5日,治以疏肝理气、清热解毒和通里攻下,方用大柴胡汤,配合针灸治疗;如患者腹膜炎体征消失,食欲恢复、大便通畅,可转入第三期溃疡病的治疗。

肠　梗　阻

任何原因引起的肠内容物通过障碍的肠道统称为肠梗阻(intestinal obstruction),是外科常见的急腹症之一。肠梗阻发病后,不但在肠管形态上和功能上发生改变,还可导致一系列全身性病理改变,严重时可危及患者的生命。

【病因】

(一) 按梗阻发生的原因分类

1. 机械性肠梗阻　为最常见的类型,是由于各种原因引起肠腔变狭小,使肠内容通过发生障碍。常见病因:① 肠外因素,如粘连及束带压迫、疝嵌顿或肿瘤压迫等;② 肠壁因素,如肠套叠、肠扭转、肿瘤或先天性畸形等;③ 肠腔内因素,如蛔虫梗阻、异物、粪块或胆石堵塞等。

2. 动力性肠梗阻　分为麻痹性和痉挛性两种,是由于神经抑制或毒素刺激以致肠壁肌运动紊乱,但无器质性肠腔狭小。麻痹性肠梗阻较为常见,多发生在腹腔手术后、腹腔创伤或弥漫性腹膜炎患者,由于严重的神经、体液及代谢(如低钾血症)改变所致。痉挛性肠梗阻较为少见,可发生于急性肠炎、肠道功能紊乱或慢性铅中毒的患者。

3. 血运性肠梗阻　由于动脉硬化等疾病造成肠系膜血管栓塞或血栓形成,使肠管血运障碍,继而发生肠麻痹而使肠内容物不能运行。

4. 假性肠梗阻　与麻痹性肠梗阻不同,本病是一种无明显病因的慢性疾病,也可能与遗传因素有关;表现为反复发作的肠梗阻症状,但十二指肠和结肠蠕动可以正常。

(二) 按肠壁有无血运障碍分类

1. 单纯性肠梗阻　仅为肠内容物通过受阻,而无肠壁血运障碍。

2. 绞窄性肠梗阻　指梗阻并伴有肠壁血运障碍者,可因肠系膜血管受压、血栓形成或栓塞以及肠壁高度扩张等引起。

(三) 按梗阻部位分类

可分为高位(空肠以上)梗阻、低位小肠(回肠)梗阻和结肠梗阻,后者因有回盲瓣的阻挡作用,肠内容物只能从小肠进入结肠,而不能反流,故又称闭襻性梗阻。只要存在肠襻两端完全阻塞(如肠扭转),均属闭襻性梗阻。

(四) 按梗阻程度分类

可分为完全性和不完全性肠梗阻。根据病程发展快慢,又分为急性和慢性肠梗阻。慢性不完全性肠梗阻多为单纯性,急性完全性肠梗阻多为绞窄性。

【发病机制】

(一) 局部变化

单纯性机械性肠梗阻一旦发生,一方面梗阻点以上的肠蠕动增加,以期增加肠内容物通过障碍的动力;另一方面,肠腔内因气体和液体的积贮而膨胀。急性完全性梗阻时,肠管迅速膨胀,肠壁变薄,肠腔内压力不断升高,最终导致肠壁血运障碍,表现为静脉回流受阻,肠壁的毛细血管及小静脉淤血,肠壁充血水肿、增厚,呈暗红色。由于组织缺氧,毛细血管通透性增加,血浆、红细胞及其他液体渗入肠腔和腹腔,临床上可见血性便;随着血液循环进一步障碍,出现动脉血供受阻、血栓形成,肠壁失去活力,肠管可缺血坏死而溃破穿孔。

(二) 全身变化

1. 水、电解质紊乱和酸碱失衡　由于上述变化可以造成严重脱水,并导致血容量减少和血液浓缩,以及酸碱平衡失调。但也因梗阻部位的不同而有差别,如高位梗阻可因丢失大量 Cl^- 和酸性胃液而产生碱中毒;小肠梗阻丢失的多为碱性或中性体液,Na^+、K^+ 丢失较 Cl^- 为多,在低血容量和缺氧情况下酸性代谢物剧增,加之脱水、少尿可引起严重的代谢性酸中毒;严重的缺钾可加重肠壁膨胀,并可引起肌无力和心律失常。

2. 血容量下降　肠壁膨胀可影响局部血液循环,大量血浆外渗至肠腔和腹腔内,如有肠绞窄则更为严重。另外,肠梗阻时蛋白质分解增多,肝脏合成蛋白质的能力下降等,都可加剧血浆蛋白减少和血容量下降。

3. 呼吸和循环功能障碍　肠壁膨胀时腹压增高,横膈上升,影响肺内气体交换;腹痛和腹胀可使腹式呼吸减弱;这些都可引起呼吸功能障碍。腹内压增高和血容量不足可使心排血量和下腔静脉回流量减少,导致循环功能障碍。

4. 休克及 MODS　体液丢失、血容量减少、电解质紊乱、酸碱平衡失调、腹膜炎和感染等,可引起严重休克。休克、感染、呼吸和循环功能障碍等多种因素可导致 MODS,甚至因 MOF 而死亡。

【临床表现】

（一）症状

1. 腹痛　机械性肠梗阻发生时,由于梗阻部位以上肠管强烈蠕动,表现为阵发性绞痛,疼痛多在中腹部,也可偏于梗阻所在的部位;腹痛发作时可伴有肠鸣音活跃,自觉有气体在腹中窜动,并受阻于某一部位;有时能见到肠型和肠蠕动波;如果腹痛的间歇期不断缩短,以至成为剧烈的持续性腹痛,可能是绞窄性肠梗阻的表现。

2. 呕吐　在肠梗阻早期,呕吐呈反射性,呕吐物为食物或胃液;呕吐物如为棕褐色或血性,是肠壁血液循环障碍的表现。呕吐随梗阻部位的高低而有所不同,高位肠梗阻时呕吐出现早而频繁,呕吐物主要为胃及十二指肠内容物;低位肠梗阻时呕吐出现迟而少,呕吐物可呈粪样;结肠梗阻时呕吐少见,个别患者到晚期才出现;麻痹性肠梗阻时,呕吐多呈溢出性。

3. 腹胀　高位肠梗阻时腹胀不明显,有时可见胃型;低位肠梗阻及麻痹性肠梗阻时腹胀显著,遍及全腹;结肠梗阻时,如果回盲瓣关闭良好,梗阻以上结肠可形成闭襻,则腹部周围膨胀显著;而肠扭转等闭襻性肠梗阻则以腹部隆起不对称为其特点。

4. 肛门停止排气排便　完全性肠梗阻发生后,肠内容物不能通过梗阻点,故多不再排气排便。但在梗阻早期,尤其是高位肠梗阻时,由于梗阻部位以下的肠腔内尚残存一些粪便和气体,可自行或在灌肠后排出。某些绞窄性肠梗阻如肠套叠、肠系膜血管栓塞或血栓形成,则可排出血性黏液样粪便。

（二）体征

1. 全身情况　单纯性肠梗阻早期,患者全身情况多无明显改变。梗阻晚期或绞窄性肠梗阻可表现口干舌燥、眼窝内陷、皮肤弹性消失、少尿或无尿等显著脱水征象,或脉搏细速、血压下降、面色苍白及四肢发冷等全身中毒和休克征象。

2. 腹部体征　① 视诊:机械性肠梗阻常可见肠型和蠕动波,肠扭转时腹胀多不对称,麻痹性肠梗阻则腹胀均匀。② 触诊:单纯性肠梗阻因肠管膨胀,可有轻度压痛,但无腹膜刺激征;绞窄性肠梗阻可有固定压痛和腹膜刺激征;肿瘤性肠梗阻有时可触及腹部包块。③ 叩诊:

单纯性肠梗阻由于肠管积气、膨胀,多呈鼓音;绞窄性肠梗阻时腹腔有渗液,移动性浊音可呈阳性。④听诊:肠鸣音亢进,有气过水声或金属音,为机械性肠梗阻早期表现;肠梗阻晚期及麻痹性肠梗阻时肠鸣音减弱或消失。

【辅助检查】

(一)实验室检查

1. 血常规及生化检查　血白细胞、HCT、电解质及血气分析等。

2. 尿常规　根据尿量、尿比重可以判断患者的容量情况。

3. 呕吐物和粪便检查　如果隐血阳性,则提示肠壁有血液循环障碍的可能。

(二)特殊检查

1. 腹部 X 线检查　一般在肠梗阻发生 4~6 小时后腹部 X 线检查可显示出肠腔内气体影,立位或卧位摄片可见液平面及胀气肠襻(图 10-4)。由于梗阻的部位不同则各有其特点,如空肠黏膜环状皱襞可显示"鱼肋骨刺"状;结肠梗阻时胀气位于腹部周边,显示结肠袋形;如液平面呈阶梯状,则提示小肠梗阻;如显示"同心圆"X 线征象时,应考虑肠套叠;如果显示孤立的"鸟嘴样"X 线征象时,应考虑有乙状结肠或小肠扭转。

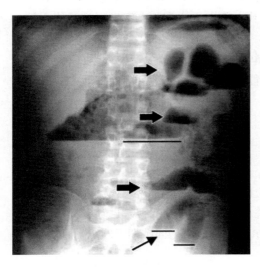

图 10-4　肠梗阻 X 线检查

(➡为液平面,→为肠襻)

2. 腹部 CT 检查　可以辅助诊断疝嵌顿、腹内疝等少数病因引起的肠梗阻。

【诊断】

根据"痛、吐、胀、闭"四大症状和腹部可见肠型或蠕动波、肠鸣音亢进等体征,结合腹部 X 线或 CT 检查,诊断可明确。

【治疗】

治疗原则:解除局部梗阻、矫正因肠梗阻所引起的全身生理紊乱;根据肠梗阻的类型、部位和患者的全身情况确定不同的治疗方案。

(一)基本处理

无论手术还是非手术治疗,均需应用基本处理措施。

1. 禁食和胃肠减压　是治疗肠梗阻的基本方法之一。通过禁食和胃肠减压,吸出胃肠道内的气体和液体,可以减轻腹胀,降低肠腔内压力,改善肠壁血液循环,减轻肠壁水肿;同时可以直接吸出肠腔内的细菌和毒素,减轻全身中毒情况。

2. 纠正水、电解质紊乱和酸碱失衡　补液量和种类需根据呕吐情况、脱水程度、血液浓缩程度、尿量和比重等,并结合血电解质和血气分析检测结果而定。单纯性肠梗阻特别是在早期,上述生理紊乱较易纠正;而在单纯性肠梗阻晚期和绞窄性肠梗阻时,还需输注血浆、全血或血浆代用品,以补充肠腔或腹腔内丢失的血液成分。

3. **抗感染治疗** 应用抗肠道细菌(包括抗厌氧菌)的抗生素是非常必要的。肠梗阻后,肠壁血液循环障碍,肠黏膜屏障功能受损而致肠道细菌移位,或肠腔内细菌直接穿透肠壁至腹腔内产生感染,肠腔内细菌可迅速繁殖;同时,膈肌升高影响肺部气体交换和分泌物排出,易发生肺部感染。

4. **其他治疗** 腹胀可影响肺的功能,患者宜吸氧,严重时可采用机械通气;为减轻胃肠道的膨胀可给予生长抑素,以减少胃肠液体的分泌量;出现 MODS 时,须加强各脏器支持治疗等。

(二) 解除梗阻

解除梗阻分非手术治疗和手术治疗两大类。

1. **非手术治疗**

(1) 适应证:单纯性粘连性(特别是不完全性)肠梗阻;蛔虫或粪块堵塞引起肠梗阻;麻痹性或痉挛性肠梗阻;肠结核等疾病引起不完全性肠梗阻、肠套叠早期等。

(2) 方法:除支持对症治疗外,还包括中药治疗、针刺疗法、口服或胃肠道灌注植物油,以及根据不同病因采用低压空气或钡剂灌肠、经乙状结肠镜插管及腹部按摩等各种复位疗法。在非手术治疗期间必须严密观察,如症状、体征不见好转或有加重,应立即手术治疗。

2. **手术治疗** 当急性肠梗阻患者的全身情况比较严重时,应在最短手术时间内以最简单的方法解除梗阻、恢复肠腔的通畅。

(1) 适应证:各种类型的绞窄性肠梗阻;肿瘤及先天性肠道畸形引起的肠梗阻;合并腹膜刺激征或有弥漫性腹膜炎征象的各类肠梗阻;非手术治疗无效的肠梗阻。

(2) 方法:解决引起梗阻的原因,如粘连松解术、肠切开取出异物、肠套叠或肠扭转复位术等;如肠管因肿瘤、炎症等因素造成狭窄,或局部肠襻已经出现坏死,则应行肠切除-肠吻合术;当引起梗阻的原因既不能简单解除,又不能切除时(如晚期肿瘤已浸润固定),则可做梗阻近端与远端肠襻的短路吻合术;肠造口或肠外置术适用于患者情况极严重或局部病变复杂、不能耐受复杂手术者,临床上主要多用于低位肠梗阻,如急性结肠梗阻。

【中医中药】

肠梗阻归属于中医学"关格""腹痛""肠结"的范畴。中医理论认为,六腑系"传化之腑""以通为用"。凡气血瘀滞、寒邪凝滞、热邪郁闭、湿邪内阻、饮食不节及虫团积聚等因素,均可导致肠腑气血瘀阻、阻结不通,不通则痛。若进一步发展,则郁久化热,热甚肠腐,导致亡阴亡阳之厥证。

其辨证分型主要有痞结型、瘀结型和疽结型。治以通里攻下为主,以"开肠结、通肠腑"为主要手段,方用大承气汤、大陷胸汤、温脾汤及三物备急丸等加减。

第四节 急性喉阻塞

喉阻塞(laryngeal obstruction)是喉部或邻近器官的病变使喉部气道变窄而发生吸气性呼

吸困难的一组综合征,分急性和慢性两类。急性喉阻塞是五官科急症,可在发病数分钟内引起窒息而危及生命。

【病因】

引起喉阻塞的原因很多,常见的原因:① 喉部及邻近部位的炎症或异物等;② 外伤及外伤后遗症,如吸入性喉部烧伤及继发的瘢痕性喉狭窄;③ 各类药物或致敏原所致变态反应性或神经血管性水肿;④ 双侧喉返神经麻痹(多见于甲状腺切除术后);⑤ 颈部病变的压迫;⑥ 喉部手术后引起的瘢痕性增生等。

【临床表现】

（一）症状

急性喉阻塞常为突然出现极其严重的症状,如喉水肿、喉外伤等。一些慢性阻塞如喉肿物,虽然阻塞症状随肿物生长而逐渐加重,一旦有黏稠分泌物停滞于声门时也会骤然出现急性喉阻塞的症状。主要症状:① 发绀:因缺氧而面色青紫、烦躁不安,是喉阻塞的晚期症状。② 呼吸困难:主要表现为吸气性呼吸困难。③ 吸气性喉鸣:因气流通过狭窄的喉腔产生振动和涡流时发生的鸣声,当声门下黏膜肿胀时可发生犬吠样咳嗽。④ 声音嘶哑:病变在声带处,由于声带活动障碍而发生声音嘶哑症状。

（二）体征

由于吸气时胸腔内产生负压,使胸壁的软组织内陷而出现胸骨上窝、锁骨上窝、肋间隙及上腹部等处的吸气性凹陷现象(三凹征)。

（三）分级

Ⅰ级:平静时无症状,哭闹、活动时有轻度吸气性困难。

Ⅱ级:安静时有轻度吸气性呼吸困难,活动时加重,但不影响睡眠和进食,缺氧症状不明显。

Ⅲ级:吸气期呼吸困难明显、喉鸣声较响亮,胸骨上窝、锁骨上窝等处软组织吸气期凹陷明显,患者因缺氧而出现烦躁不安、难以入睡、不愿进食,伴脉搏加快、血压升高及心跳强而有力。

Ⅳ级:呼吸极度困难,由于严重缺氧和 CO_2 积聚,患者坐卧不安、出冷汗、面色苍白、发绀及大小便失禁,脉搏细弱、心律不齐,出现血压下降,如不及时抢救可因窒息及心力衰竭而死亡。

【诊断】

根据症状、体征,详细询问病史,病情允许者可进行咽喉检查,如间接/直接喉镜、纤维喉镜、喉 X 线体层摄片及喉部 CT 检查等,查找出病因,诊断急性喉阻塞并不困难。

【治疗】

治疗原则:针对病因迅速解除阻塞,恢复呼吸道通畅。

（一）现场急救

对异物、外伤等引起的突发性喉阻塞,若发现患者有Ⅳ级阻塞的严重情况出现,应立即用锐器(最好为带有管腔的锐器)穿入喉结下颈前气管,缓解患者呼吸窘迫状况。

（二）院内治疗

1. 病因治疗 在一定情况下可先采用,如取出喉异物、咽后脓肿切开等,可立即解除阻塞而免于气管切开术。

2. 不同程度喉阻塞的治疗 炎症、过敏引起的喉阻塞如严重程度在Ⅰ级、Ⅱ级,可根据病情进行静脉注射抗生素和糖皮质激素类药物,同时严密观察呼吸变化,做好气管切开术的准备工作;全身情况较差或为肿瘤所致者,宜及早行气管切开术。Ⅲ级喉阻塞如炎症性病变时间较短,可在严密观察、积极使用药物治疗的同时,做好气管切开术准备。Ⅳ级喉阻塞需立即行气管切开术或先行环甲膜切开术,同时给予药物治疗。

3. 气管切开的时机选择 ① 凡治疗短期内无明显疗效,病情倾向于恶化者应及早行气管切开术,如喉部恶性肿瘤、白喉等;② 喉外伤(如喉烧伤等)、喉头水肿在24小时内有进行性加重的可能,应密切观察呼吸状况,及早行气管切开术;③ 紧急环甲膜切开置管时间一般不宜超过24小时,呼吸困难缓解后应改行常规气管切开;④ 各种原因所致的Ⅳ级急性喉阻塞,如具备手术条件,可立即行气管切开术。

附　录

附录一
急诊诊断思路

🔍 **导学** 掌握胸痛、呼吸困难、腹痛、意识障碍和发热的定义、鉴别诊断思路及诊疗流程。熟悉相关疾病的病因及发病机制。

胸　痛

胸痛（chest pain）是临床上常见的症状，主要由胸部疾病所致，少数由其他疾病引起。胸痛的程度因个体痛阈的差异而不同，与病情轻重程度不完全一致。

【病因】

引起胸痛的原因主要为胸部疾病。常见的病因涉及胸壁、心血管系统、呼吸系统、纵隔及过度通气综合征、痛风、食管疾病、膈下脓肿、肝脓肿、脾梗死和神经症等。性质包括外伤、炎症、肿瘤、缺血及理化因素刺激等。

有些胸痛来势汹汹，程度剧烈，如果不能及时诊断和处理常危及患者生命（如 ACS、主动脉夹层、APE 及张力性气胸等）；有些胸痛虽反复发作，也会影响患者情绪和睡眠，但不会产生严重不良后果（如肋软骨炎、带状疱疹及神经症等）。从急诊处理和病情程度，可将胸痛分为致命性胸痛和非致命性胸痛两大类。

【发病机制】

各种化学、物理因素及刺激因子均可刺激胸部感觉神经纤维产生痛觉冲动，并传至大脑皮质的痛觉中枢引起胸痛。胸部感觉神经纤维有肋间神经感觉纤维、支配主动脉的交感神经纤维、支配气管与支气管的迷走神经纤维及膈神经的感觉纤维等。另外，除患病器官的局部疼痛外，还可见远离该器官的某部位体表或深部组织疼痛，称为放射痛（radiating pain）或牵涉痛，其原因是内脏病变与相应区域体表的传入神经进入脊髓同一节段，并在后角发生联系，故来自内脏的感觉冲动可直接激发脊髓体表感觉神经元，引起相应体表区域的痛感。如心绞痛时，除出现心前区、胸骨后疼痛外，可放射至左肩、左臂内侧（可达环指和小指）、左颈及左侧面颊部（似牙痛）等；胆囊疾病可放射至右肩背部。

【鉴别诊断思路及诊疗流程】

胸痛是急诊科常见的就诊症状。面对主诉胸痛就诊的患者，首要任务是快速地检查患者

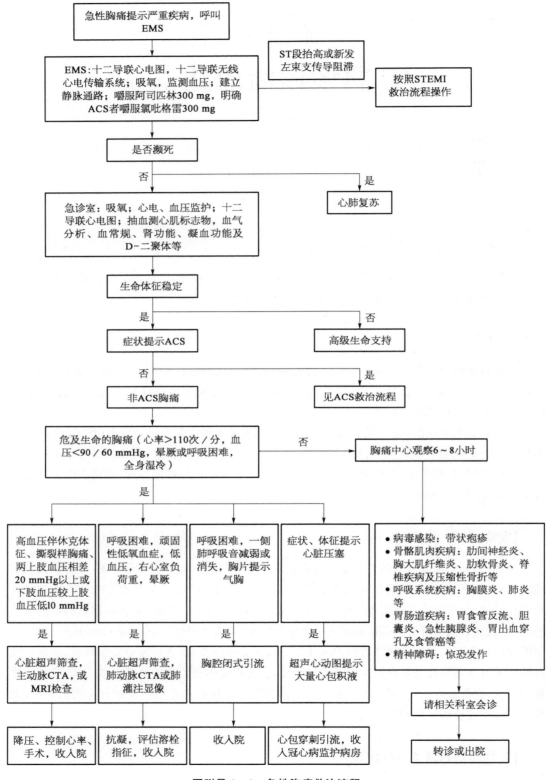

图附录 1-1 急性胸痛救治流程

生命体征,简要收集临床病史(既往史,疼痛部位、性质、持续时间,伴随症状及影响疼痛因素等),进行鉴别诊断,并迅速判断是否存在危险性或具有潜在的危险性,以决定是否需要立即对患者实施抢救(图附录 1-1 和表附录 1-1)。

表附录 1-1 急性胸痛的常见病因和临床表现

分类		疾病	临床表现	特征
致命性胸痛	心源性	不稳定型心绞痛(UAP)	类似于稳定型心绞痛,但通常程度更重	一般持续时间<30 分钟;耐受运动或寒冷的阈值更低;休息和舌下含服硝酸甘油只能暂时或不完全缓解症状
		AMI	类似于稳定型心绞痛,但通常程度更重	突发,常持续 30 分钟或以上;常伴发呼吸短促、心律失常、低血压和休克、恶心呕吐等
	非心源性	急性心脏压塞	急性循环衰竭,动脉压下降、脉压变小甚至休克	突发胸闷,呼吸困难,全身冷汗,极度烦躁、面色苍白或发绀、神志不清,呈现休克或休克前状态
		主动脉夹层	疼痛程度一开始即极为剧烈,呈前胸部突发的撕裂样疼痛,常向后背部扩展	持续性剧痛;常发生于高血压或结缔组织遗传缺陷性疾病(如马方综合征)的患者
		APE	既往无心、肺疾病的患者出现呼吸困难或既往有心、肺疾病的患者呼吸困难加重;胸膜性胸痛	呼吸困难、呼吸急促和右心衰体征;常见于 DVT、手术或骨折患者
		张力性气胸	突发胸痛,多局限于患侧,伴有不同程度的胸闷、呼吸困难	X 线检查可见压缩边缘,胸腔内高透明度气腔,内无肺纹理
非致命性胸痛	心源性	急性心包炎	锐痛,疼痛可随体位而改变,仰卧或吸气时加重,坐位前倾则缓解	心包摩擦音
	非心源性	稳定型心绞痛	胸骨后压迫感、烧灼感或沉重感;常放射至左肩、左臂,也可放射至颈部、下颌、上腹部	常由运动、寒冷、情绪激动所激发;持续时间一般<10 分钟;休息和舌下含服硝酸甘油能缓解症状
		肺动脉高压	进行性、活动性气短;胸痛与右心肥厚、冠状动脉供血不足有关,可呈典型心绞痛样表现	肺动脉高压体征,如肺动脉瓣区第二心音亢进和时限不等的分裂;右心衰竭体征
		胸膜炎	突发刺痛	呼吸和咳嗽时加重,有胸膜摩擦音、胸膜摩擦感
		气管、支气管炎	在中线附近烧灼样不适	往往先有上呼吸道感染,咳嗽时加重
		胃食管反流病	胸骨下、上腹部的烧心感,伴或不伴胃内容物反流至口腔	多在餐后特别是饱餐后、平卧或躯体前屈时出现;抗酸药物可缓解
		胃溃疡	多在餐后 0.5~1 小时发生	进食加重腹痛,节律性、周期性疼痛
		十二指肠溃疡	饥饿痛、夜间痛	进食可缓解腹痛,节律性、周期性疼痛
		急性胆囊炎	右上腹部持续性疼痛,可向右肩和右肩胛下区放射	常于饱餐或高脂饮食后发作

（续表）

分类	疾病	临床表现	特征
非致命性胸痛	急性胰腺炎	突发持续性上腹部胀痛、钝痛	常在胆石症发作不久、大量饮酒或饱餐后发生
	肋软骨炎	突发的短暂剧痛，病变部位多在胸前第2～5肋软骨处，以第3肋软骨最常见	有压痛和肿大隆起；深吸气、咳嗽或活动患侧上肢时疼痛加剧
	颈椎间盘病	突发的短暂疼痛，可伴头痛、眩晕，颈部酸胀、活动受限，肩背部疼痛，上肢麻木胀痛等	颈部活动时加剧
	外伤或拉伤	持续性疼痛	触诊、胸壁或上肢活动时加重
	带状疱疹	疼痛剧烈难忍，可发生在皮疹出现前，表现为感觉过敏、轻触诱发疼痛；疼痛常持续至皮疹完全消退后，有时可持续数个月之久	簇集水疱，沿一侧周围神经呈群集带状分布
	惊恐障碍	胸闷或胸痛，通常伴有呼吸困难，持续30分钟或以上，与用力和运动无关	患者有其他情感障碍的迹象

呼 吸 困 难

呼吸困难（dyspnea）是指患者主观感到空气不足、呼吸费力，客观上表现呼吸运动用力，严重时出现张口呼吸、鼻翼扇动、端坐呼吸甚至发绀、呼吸辅助肌参与呼吸运动，并且可有呼吸频率、深度及节律的改变。一般将呼吸困难定义为：患者的某种不同强度、不同性质的空气不足、呼吸不畅、呼吸费力及窒息等呼吸不适感的主观体验，伴或不伴呼吸费力表现，如张口呼吸、鼻翼扇动及呼吸肌辅助参与呼吸运动等，也可伴有呼吸频率、深度与节律的改变，患者的精神状况、生活环境、文化水平、心理因素及疾病性质等对其呼吸困难的描述具有一定的影响。

【病因】

（一）通气机械功能障碍

腹部或胸部巨大肿块；支气管哮喘、肺气肿及支气管炎；气管内肿瘤；肺间质纤维化；脊柱后凸及侧弯；淋巴管性肿瘤；肥胖；中枢及外周气流受限；胸膜肥厚；胸壁及膈肌扩展受限（如胸壁烧伤后焦痂形成）或膈肌麻痹；肺扩张受限；气管、喉头水肿或狭窄等。

（二）呼吸泵功能减退

重度过度充气；神经肌肉疾病；肥胖；胸腔积液；气胸；脊髓灰质炎等。

（三）呼吸驱动增加

心排血量减少；有效循环血红蛋白减少，如中毒等；低氧血症；肾脏疾病；肺内呼吸感受器兴奋性增加等。

（四）无效通气

肺毛细血管毁损；肺大血管阻塞等。

（五）心理异常因素

如焦虑、躯体化障碍、抑郁及诈病等。

【发病机制】

呼吸困难的病理机制尚未完全阐明，可能与呼吸系统的机械负荷增加、神经肌肉功能下降、呼吸驱动异常增加、呼吸反射异常及精神异常等综合因素有关。目前认为，呼吸肌肌力减退在呼吸困难的感受中并非必要因素，CO_2反射化学感受器刺激增加可诱发呼吸困难，肺部的迷走神经 C 纤维参与呼吸困难感受的产生过程。脑成像研究证实，呼吸困难的感受与大脑边缘系统尤其与大脑岛区有关。发生呼吸困难可能的病理机制：来自外周的化学/迷走神经 C 纤维感受器的传入信号经大脑边缘系统和感觉运动皮质区的感觉中枢处理，呼吸肌肉的神经冲动增加，但这种神经冲动由于呼吸肌肌力减退、麻痹或机械负荷增加而变为通气异常感受信号，这种异常的通气感受信号由肺部迷走神经受体及呼吸肌的机械感受器传入大脑感觉运动皮质，最终产生呼吸困难感觉。

【鉴别诊断思路及诊疗流程】

（一）呼吸困难分类

1. **肺源性**　由呼吸道、肺、肺循环、胸膜、纵隔、胸廓及呼吸肌的各种疾病引起通气和（或）换气功能障碍，导致缺氧和（或）CO_2潴留，或因呼吸阻力增强，使呼吸有关感受器过度兴奋等。

2. **心源性**　见于各类心脏病引起左心或右心功能衰竭时，尤以左心功能衰竭时更为显著；大量心包积液也可出现呼吸困难。

3. **中毒性**　因呼吸中枢受毒物刺激或药物抑制所致，见于酸中毒、尿毒症、毒血症及化学毒物/药物中毒等。

4. **血源性**　由红细胞携带氧减少或大出血休克刺激呼吸中枢等所致，见于重症贫血、休克、白血病及变性血红蛋白血症等。

5. **神经精神性与肌病性**　常因颅内压升高和供血减少而使呼吸中枢抑制，或神经肌肉麻痹致通气不足，以及心理因素等引起，常见于脑部疾病（大面积脑梗死、脑出血等）、重症肌无力危象、吉兰－巴雷综合征（Guillain‐Barre syndrome）及癔症等。

6. **其他疾病**　如大量腹水、气腹、腹内巨大肿瘤、妊娠后期、急性传染性疾病伴高热、肺出血性钩端螺旋体病、中暑、高原病及移植肺等。

（二）明确呼吸困难的起病缓急

呼吸困难的诊治应首先区分急性、慢性和发作性呼吸困难，这关系到呼吸困难处理的轻重缓急。

（1）急性呼吸困难常见病因的鉴别诊断要点：见表附录 1‐2。

表附录 1-2　急性呼吸困难病因鉴别要点

病　　因	提示诊断要点
气道阻塞;喉痉挛,异物吸入	有异物吸入或呛咳史;听诊可在喉部或大气管闻及吸气相哮鸣音
ARDS	有肺部感染、误吸、脓毒症等高危因素;呼吸增快、窘迫;胸部 X 线检查显示两肺浸润阴影;PaO_2／吸入氧浓度(FiO_2)≤300 mmHg;除外心源性肺水肿
APE	有制动、创伤、肿瘤、长期口服避孕药等诱发因素;合并 DVT 的症状与体征;血 D-二聚体测定有排除意义
肺炎	伴有咳嗽、咳痰、发热、胸痛等;肺部听诊闻及干、湿啰音或(和)哮鸣音
AECOPD	有吸烟史、粉尘接触史;慢性咳嗽、咳痰及喘息病史;进行性呼吸困难;桶状胸、呼气相延长,肺气肿体征等
支气管哮喘及其急性加重	过敏史,支气管哮喘病史,双肺呼气相哮鸣音
气胸	有抬举重物等用力动作或咳嗽、屏气等诱发因素;合并一侧胸痛;体检发现气管向健侧移动,患者胸部膨隆,呼吸运动减弱,叩诊呈过清音或鼓音,听诊闻及呼吸音减弱或消失
间质性肺疾病	有职业及环境暴露;进行性呼吸困难;干咳;肺部吸气相湿啰音;杵状指(趾)
心功能不全	多有高血压、冠心病、糖尿病等基础疾病;感染、劳累、过量或过快输液等诱因;体检发现双肺湿啰音,左心扩大,可闻及奔马律或心脏杂音;胸部 X 线检查可显示肺淤血、心脏增大等征象
中毒	有药物或化学物质中毒病史;呼吸缓慢、变浅伴有呼吸节律异常的改变如潮式呼吸(Cheyne-Stokes 呼吸)或间停呼吸(Biots 呼吸)
精神性	有情绪异常、神经质、焦虑和抑郁病态;伴有叹气

（2）急性呼吸困难患者的处理流程：见图附录 1-2。

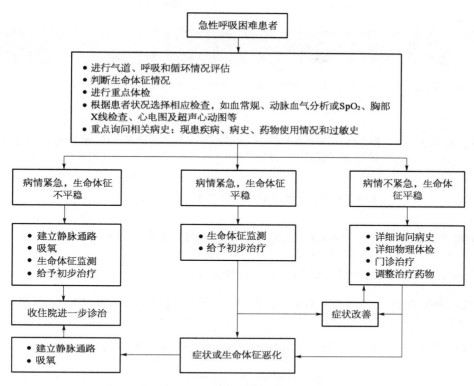

图附录 1-2　急性呼吸困难处理流程

腹　痛

腹痛(abdominal pain)是临床常见的症状,多数由腹部脏器疾病引起,但腹腔外疾病及全身性疾病也可引起。腹痛的性质和程度,既受病变性质和病变严重程度的影响,也受神经和心理因素影响。由于腹痛的病因较多,病理机制复杂,因此必须仔细询问病史,进行全面体格检查和必要的辅助检查,并结合病理生理改变进行综合分析。临床上一般将腹痛按起病缓急、病程长短分为急性腹痛和慢性腹痛。

【病因】

(一) 急性腹痛病因

见表附录 1-3。

表附录 1-3　急性腹痛病因及相关疾病归类

病　因	疾　病
腹腔脏器急性炎症	急性胃炎、急性肠炎、肠套叠、急性胰腺炎、急性出血坏死性肠炎、急性胆囊炎、急性阑尾炎等

（续表）

病　因	疾　病
空腔脏器阻塞或扩张	肠梗阻、肠套叠、胆管结石、胆道蛔虫症及泌尿系统结石等
脏器扭转或破裂	肠扭转、绞窄性肠梗阻、胃肠穿孔、肠系膜或大网膜扭转、卵巢囊肿瘤蒂扭转、肝破裂、脾破裂及异位妊娠破裂等
腹膜炎症	多由胃肠穿孔引起,少部分为自发性腹膜炎
腹腔内血管阻塞	缺血性肠病、腹主动脉瘤及门静脉血栓形成等
腹壁疾病	腹壁挫伤、脓肿及腹壁皮肤带状疱疹
胸腔疾病所致的腹部牵涉痛	大叶性肺炎、肺梗死、心绞痛、心肌梗死、急性心包炎、胸膜炎、食管裂孔疝及胸椎结核
全身性疾病所致的腹痛	腹型过敏性紫癜、糖尿病酮症酸中毒、尿毒症、铅中毒及血卟啉病等

（二）慢性腹痛病因

见表附录1-4。

表附录1-4　慢性腹痛病因及相关疾病归类

病　因	疾　病
腹腔脏器慢性炎症	慢性胃炎、十二指肠炎、慢性胆囊炎及胆道感染、慢性胰腺炎、结核性腹膜炎、溃疡性结肠炎及克罗恩病等
消化道运动障碍	功能性消化不良、肠易激综合征及胆道运动功能障碍等
胃、十二指肠溃疡	胃、十二指肠溃疡
腹腔脏器扭转或梗阻	慢性胃扭转、肠扭转、十二指肠壅滞症及慢性肠梗阻
脏器包膜的牵张	肝淤血、感染、肝脓肿及肝癌等
中毒与代谢	铅中毒、尿毒症等
肿瘤压迫及浸润	以恶性肿瘤居多

【发病机制】

（一）腹痛的机制

可分为内脏性腹痛、躯体性腹痛和牵涉痛 3 种,见表附录 1-5。

表附录 1-5　腹痛的发病机制

分　类	作　用　机　制	疼　痛　特　点
内脏性疼痛	是腹腔内某一器官的痛觉信号由交感神经传入脊髓引起	(1) 疼痛部位不确切,接近腹中线 (2) 疼痛感觉模糊,多为痉挛、不适、钝痛或灼痛 (3) 常伴恶心呕吐、出汗等其他自主神经兴奋症状
躯体性疼痛	是由来自腹膜壁层及腹壁的痛觉信号,经体神经传入脊神经根,反映到相应脊髓节段所支配的皮肤所引起	(1) 定位准确,可在腹部一侧 (2) 程度剧烈而持续 (3) 可有局部腹肌强直 (4) 腹痛可因咳嗽、体位变化而加重
牵涉痛	指内脏性疼痛牵涉到身体体表部位,即内脏痛觉信号传至相应脊髓节段,引起该节段支配的体表部位疼痛	(1) 定位明确 (2) 疼痛剧烈 (3) 有压痛、肌紧张及感觉过敏等

（二）牵涉痛和神经节段支配

熟悉神经分布与腹部脏器的关系对疾病的定位诊断有帮助,见表附录 1-6。

表附录 1-6　神经分布与内脏

内　脏	传入神经	相应的脊髓节段	体表感应部位
胃	内脏大神经	胸髓节 7～8(可延伸至胸髓节 6 及 9)	上腹部
小肠	内脏大神经	胸髓节 9～10(可延伸至胸髓节 11)	脐部
升结肠	腰交感神经链与主动脉前神经丛	胸髓节 12 与腰髓节(可延伸至胸髓节 11)	下腹部与耻骨上区
乙状结肠与直肠	骨盆神经及其神经丛	骶髓节 2～4	会阴部与肛门区
肝与胆囊	内脏大神经	胸髓节 7～8(可延伸至胸髓节 6 及 9)	右上腹及右肩胛
肾与输尿管	内脏最下神经及肾神经丛	胸髓节 12,腰髓节 1、2(可延伸至胸髓节 11)	腰部与腹股沟部

（续表）

内　脏	传入神经	相应的脊髓节段	体表感应部位
膀胱底	上腹下神经丛	胸髓节 11、12，腰髓节 1	耻骨上区与下背部
膀胱颈	骨盆神经及其神经丛	骶髓节 2～4	会阴部及阴茎
子宫底	上腹下神经丛	胸髓节 11、12，腰髓节 1	耻骨上区与下背部
子宫颈	骨盆神经及其神经丛	骶髓节 2～4	会阴部

临床上不少疾病的腹痛涉及多种机制，如急性阑尾炎早期疼痛在脐周或上腹部，常有恶心呕吐，为内脏疼痛；随着疾病的进展，持续而强烈的炎症刺激影响相应脊髓节段的躯体传入纤维，出现牵涉痛，疼痛转移至右下腹麦氏（McBurney）点；当炎症进一步发展波及腹膜壁层，则出现躯体性疼痛，程度剧烈，伴压痛、肌紧张及反跳痛。

【鉴别诊断思路及诊疗流程】

（一）鉴别要点及思路

1. 腹痛部位　一般腹痛部位多为病变所在部位，如胃、十二指肠和胰腺疾病，疼痛多在中上腹；胆囊炎、胆石症及肝脓肿等疼痛多在右上腹部；急性阑尾炎疼痛在右下腹 McBurney 点；小肠疾病疼痛多在脐部或脐周；结肠疾病疼痛多在下腹部或左下腹部；膀胱炎、盆腔炎及异位妊娠破裂，疼痛亦在下腹部。弥漫性或部位不定的疼痛见于急性弥漫性腹膜炎、机械性肠梗阻、急性出血坏死性肠炎、血卟啉病、铅中毒及腹型过敏性紫癜等。

2. 诱发因素　胆囊炎或胆石症发作常有进油腻食物史，急性胰腺炎发作前常有酗酒和（或）暴饮暴食史，部分机械性肠梗阻多与腹部手术有关，腹部受暴力作用引起的剧痛并有休克，可能由肝、脾破裂所致。

3. 腹痛性质和程度　突发的中上腹剧烈刀割样痛或烧灼样痛，多为胃、十二指肠溃疡穿孔；中上腹持续性隐痛，多为慢性胃炎或胃、十二指肠溃疡；上腹部持续性钝痛或刀割样疼痛、呈阵发性加剧，多为急性胰腺炎；持续性、广泛性剧烈腹痛伴腹壁肌紧张或板样强直，提示急性弥漫性腹膜炎。其中，隐痛或钝痛多为内脏性疼痛，多由胃肠张力变化或轻度炎症引起，胀痛可能为实质脏器包膜牵张所致。胆石症或泌尿系统结石常为阵发性绞痛，疼痛剧烈，致使患者辗转不安；阵发性剑突下钻顶样疼痛是胆道蛔虫症的典型表现。绞痛多为空腔脏器痉挛、扩张或梗阻引起，临床常见者有肠绞痛、胆绞痛和肾绞痛，三者鉴别要点见表附录 1-7。

表附录 1-7　不同腹部绞痛的鉴别要点

疼痛类别	疼痛的部位	特　　点
肠绞痛	多位于脐周围、下腹痛	常伴有恶心呕吐、腹泻、便秘、肠鸣音增强等
胆绞痛	位于右上腹，放射至右背与右肩胛	常有黄疸、发热，可触及肿大胆囊或 Murphy 征阳性

（续表）

疼痛类别	疼痛的部位	特　　点
肾绞痛	位于腰部并向下放射至腹股沟、外生殖器及大腿内侧	常有尿频、尿急,尿含蛋白质、红细胞等

4. 发作时间　餐后疼痛可能由于胆胰疾病、胃部肿瘤或消化不良所致;周期性、节律性上腹痛见于胃、十二指肠溃疡;子宫内膜异位者腹痛与月经来潮有关;卵泡破裂者腹痛发生在月经间期等。

5. 与体位的关系　某些体位可使腹痛加剧或减轻。如胃黏膜脱垂患者左侧卧位时疼痛可减轻;十二指肠淤滞者胸位或俯卧位时可使腹痛及呕吐等症状缓解;胰腺癌患者仰卧位时疼痛明显,前倾位或俯卧位时疼痛减轻;反流性食管炎患者烧灼痛在躯体前屈时明显,直立位时减轻。

6. 伴随症状

见表附录1-8。

表附录1-8　相关疾病的伴随症状

伴随症状	提示疾病
发热、寒战	提示炎症存在,见于急性胆道感染、胆囊炎、肝脓肿及腹腔脓肿 也可见于腹腔外感染性疾病
黄疸	可能与肝、胆、胰疾病有关 急性溶血性贫血也可出现腹痛与黄疸
休克	有贫血者可能是腹腔脏器破裂(如肝、脾或异位妊娠破裂) 无贫血者则见于胃肠穿孔、绞窄性肠梗阻、肠扭转及SAP等 腹腔外疾病如心肌梗死、大叶性肺炎也可有腹痛与休克,应特别警惕
呕吐、反酸	提示食管、胃肠病变,呕吐量提示胃肠道梗阻 伴反酸、嗳气则提示胃、十二指肠溃疡或胃炎
腹泻	提示消化吸收障碍或肠道炎、溃疡或肿瘤
血尿	可能为泌尿系统疾病,如泌尿系结石

（二）腹痛诊疗流程

见图附录1-3。

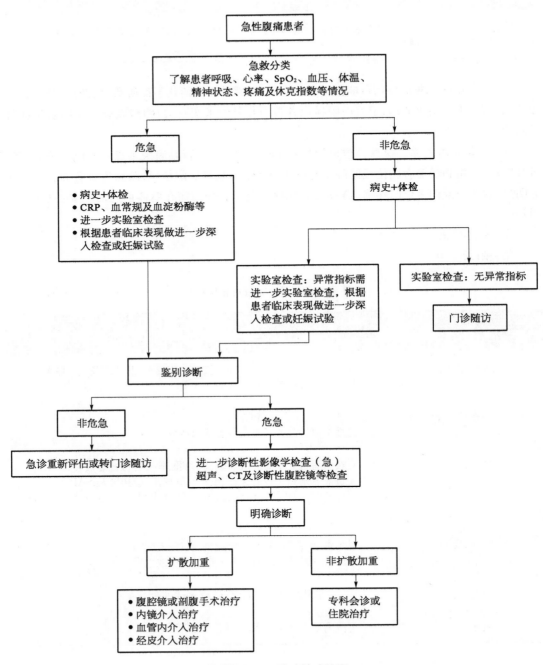

图附录 1 - 3 腹痛诊疗流程

意 识 障 碍

意识障碍（disturbance of consciousness）是指人对周围环境及自身状态的识别和觉察能力出现障碍。多由于高级神经中枢功能活动（意识、感觉和运动）受损所引起，可表现为嗜睡、意识模糊、昏睡和谵妄，严重的意识障碍为昏迷。

【病因】

各种感染、中毒和机械压迫等因素引起神经细胞或轴索损害，均可产生不同程度的意识障碍（表附录 1-9）。

表附录 1-9 意识障碍病因

病　　因	疾　　病
急性重症感染	败血症、肺炎、中毒型菌痢、伤寒、斑疹伤寒、羔虫病和颅脑感染（脑炎、脑膜炎及脑型疟疾）等
颅脑非感染性疾病	脑血管疾病：脑缺血、脑出血、蛛网膜下腔出血、脑栓塞、脑血栓形成及高血压脑病等 脑占位疾病：脑肿瘤、脑脓肿等 颅脑损伤：脑震荡、脑挫裂伤、外伤性颅内血肿及颅骨骨折等 癫痫
内分泌与代谢障碍	甲状腺危象、尿毒症、肝性脑病、肺性脑病、糖尿病、低血糖及妊娠中毒症等
心血管障碍	重度休克、心律失常引起 Adams-Stokes 综合征等
水、电解质和酸碱平衡紊乱	低钠血症、低氯血性碱中毒及高氯性酸中毒等
外源性中毒	安眠药、有机磷杀虫药、氰化物、CO、酒精和吗啡等中毒；毒蛇咬伤等
物理及缺氧性损害	高温中暑、热射病、触电及高山病等

【发病机制】

由于脑缺血、缺氧、葡萄糖供给不足及酶代谢异常等因素可引起脑细胞代谢紊乱，从而导致网状结构功能损害和脑活动功能减退，均可产生意识障碍。意识有两个组成部分，即意识内容及"开关"系统。意识内容即大脑皮质功能活动，包括记忆、思维、定向力和情感，还有通过视、听、语言和复杂运动等与外界保持紧密联系的能力；意识状态的正常取决于大脑半球功能的完整性，急性广泛性大脑半球损害或半球向下移位压迫丘脑或中脑时，则可引起不同程度的意识障碍。意识的"开关"系统包括经典的感觉传导径路（特异性上行投射系统）和脑干网状结构(特异性上行投射系统),可激活大脑皮质并使之有一定水平的兴奋,使机体处于觉醒状态,从而在此基础上产生意识内容;"开关"系统不同部位与损害程度,可发生不同程度的意识障碍。

【临床分级】

意识障碍的临床分级见表附录 1-10。

表附录 1-10　意识障碍的临床分级

临床分级		临床表现及特征
嗜睡 (somnolence)		最轻的意识障碍,是一种病理性倦睡。患者陷入持续的睡眠状态,可被唤醒,并能正确回答问题和做出各种反应,但当刺激去除后很快又再入睡
意识模糊 (confusion)		意识水平轻度下降,较嗜睡更深的一种意识障碍。患者能保持简单的精神活动,但对时间、地点、人物的定向能力发生障碍,常有思维不连贯、思维活动迟钝等
昏睡 (stupor)		接近于人事不省的意识状态。患者处于熟睡状态,不易唤醒。只有在强烈刺激下(如压迫眶上神经,摇动患者身体等)可被唤醒,但很快又再入睡。醒时表情茫然,答话含糊或答非所问,不能配合检查,对提问或指令不能做出适当反应
谵妄 (delirium)		是一种常见而严重的意识障碍形式,以兴奋性增高为主的高级神经中枢急性活动失调状态。临床上主要表现为意识模糊、定向力丧失、感觉错乱(幻觉、错觉)、躁动不安、言语杂乱。谵妄可发生于急性感染的发热期间、某些药物中毒(如颠茄类药物中毒、急性酒精中毒)、代谢障碍(如肝性脑病)、循环障碍或中枢神经疾患等。由于病因不同,有些患者可以康复,有些患者可发展为昏迷状态
昏迷 (coma)	浅昏迷	意识大部分丧失,无自主运动,对声、光刺激无反应,对疼痛刺激尚可出现痛苦表情或肢体退缩等防御反应。腹壁反射消失,但角膜反射、瞳孔对光反射、眼球运动、吞咽反射、腱反射等存在
	中昏迷	对周围事物及各种刺激均无反应,对剧烈刺激可出现防御反应。角膜反射减弱,瞳孔对光反射迟钝,眼球无转动
	深昏迷	全身肌肉松弛,对各种刺激全无反应。深、浅反射均消失。呼吸、循环和体温调节功能发生障碍

【鉴别诊断思路及诊治流程】

急性意识障碍是急诊最为常见的临床症状之一,发生原因众多,涉及多个学科及机体的多个系统。短时间内迅速明确意识障碍的诊断及其产生的病因,对于进行有效的治疗与改善预后十分重要。

（一）鉴别诊断思路

见图附录 1-4。

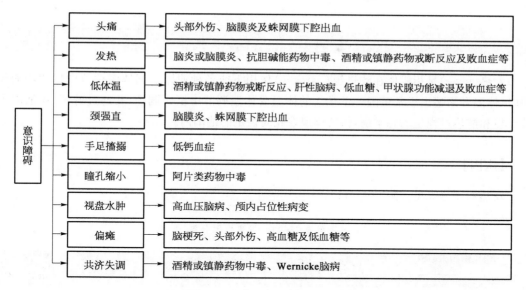

图附录 1-4　意识障碍鉴别诊断思路

（二）急性意识障碍内科诊治流程

见图附录 1-5。

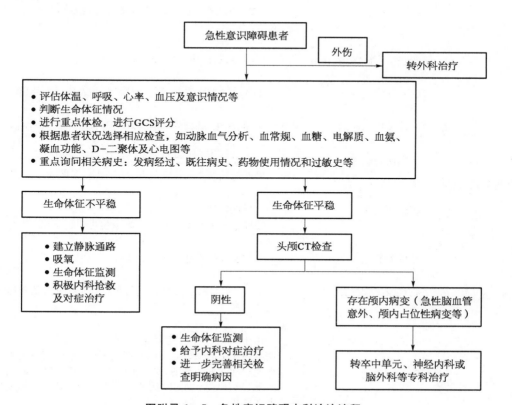

图附录 1-5　急性意识障碍内科诊治流程

发　热

发热(fever)是指机体在致热源(pyrogen)作用下或各种原因引起体温调节中枢的功能障碍时,体温升高超出正常范围。正常人的体温受体温调节中枢所调控,并通过神经、体液因素使产热和散热过程呈动态平衡,保持体温在相对恒定的范围内。

【病因】

发热病因分类见表附录1-11。

表附录1-11　发热病因分类

病因分类		疾　病
感染性发热		各种病原体如病毒、细菌、支原体、立克次体、螺旋体、真菌、寄生虫等引起的感染,不论是急性、亚急性或慢性,局部性或全身性,均可出现发热
非感染性发热	血液病	白血病、淋巴瘤、恶性组织细胞病等
	结缔组织疾病	SLE、皮肤炎、硬皮病、类风湿关节炎及结节性多动脉炎等
	变态反应性疾病	风湿热、药物热、血清病及溶血反应等
	内分泌代谢疾病	甲状腺功能亢进症、甲状腺炎、痛风及重度脱水等
	血栓及栓塞疾病	AMI、APE、脾梗死和肢体坏死等,通常称为吸收热
	颅内疾病	脑出血、脑震荡、脑挫伤等,为中枢性发热癫痫持续状态可引起发热,为产热过多所致
	皮肤疾病	广泛性皮炎、鱼鳞病等慢性心力衰竭使皮肤散热减少也可引起发热
	恶性肿瘤	各种恶性肿瘤也可能引起发热
	物理及化学性损害	中暑、大手术后、内出血、骨折、大面积烧伤及重度安眠药中毒等
	自主神经功能紊乱	由于自主神经功能紊乱,影响正常的体温调节过程,使产热大于散热,体温升高,多为低热,常伴有自主神经功能紊乱的其他表现,属功能性发热范畴。常见的功能性低热有原发性低热、感染治愈后低热、夏季低热及生理性低热

【发病机制】

在正常情况下,人体的产热和散热保持动态平衡。由于各种原因导致产热增加或散热减少,则出现发热,详见表附录 1-12。

表附录 1-12　发热的发病机制

分　类	发　生　机　制	
致病源性发热	各类微生物病原体及其产物,如细菌、病毒、真菌及细菌毒素等	
外源性致热源（exogenous pyrogen）	炎性渗出物及无菌性坏死组织	外源性致病源多为大分子物质,特别是细菌内毒素分子量非常大,不能通过血脑屏障直接作用于体温调节中枢,而是通过激活血液中的中性粒细胞、嗜酸性粒细胞和单核吞噬细胞系统,使其产生并释放内源性致热源,从而引起发热
	抗原抗体复合物	
	某些类固醇物质,特别是肾上腺皮质激素的代谢产物原胆烷醇酮	
	多糖体成分及多核苷酸、淋巴细胞激活因子等	
内源性致热源（endogenous pyrogen）	又称白细胞致病源（leukocytic pyrogen）,如白介素（IL-1）、肿瘤坏死因子（TNF-α）和干扰素等。一方面通过血—脑脊液屏障直接作用于体温调节中枢的体温调节点,使其上升,体温调节中枢必须对体温加以重新调节发出冲动,并通过垂体内分泌因素使代谢增加或通过运动神经使骨骼肌阵缩（临床上表现为寒战）,使产热增加;另一方面,通过交感神经使皮肤血管及竖毛肌收缩,停止排汗,散热减少。这一综合调节作用使产热大于散热,体温升高引起发热	
非致病源性发热	体温调节中枢直接受损,如颅脑外伤、出血、炎症等 引起产热过多的疾病,如癫痫持续状态、甲状腺功能亢进症等 引起散热减少的疾病,如广泛性皮肤病变、心力衰竭等	

【鉴别诊断思路及诊疗流程】

（一）问诊要点

1. **诱因**　发热前 2~3 周内有无皮肤外伤及疖肿史,现已愈合的皮肤切割伤或疖一般不引起患者注意,但常作为细菌入侵门户,是诊断败血症尤其是葡萄球菌败血症的重要线索;近 1~3 周内有无传染病疫区逗留史,如蚊虫叮咬可引起乙型脑炎、疟疾等;1 个月内有血吸虫病疫水接触史,可引起急性血吸虫病等。

2. **热度及热型**　患者是否规范的测量体温,每日最高和最低体温是多少,有助于判断患者是否为高热及对热型的判断。

3. **体温升降类型**　骤升型见于疟疾、急性肾盂肾炎、大叶性肺炎、败血症及输液反应等;缓升型见于伤寒初期、结核病及布氏菌杆病等;骤降型见于疟疾、急性肾盂肾炎、大叶性肺炎、输液反应及服退热药者;渐降型见于伤寒缓解期、风湿热及感染性疾病经抗生素治疗有效时。发热的热型特征与疾病关系见表附录 1-13。

表附录 1-13 发热的热型特征与疾病关系

热 型	特 征	提 示 疾 病
稽留热	体温恒定维持在 39~40℃ 或以上,达数日或数周,24 小时内体温波动范围不超过 1℃	大叶性肺炎、斑疹伤寒及伤寒高热期
弛张热	又称败血症热型,体温常在 39℃ 以上,波动幅度大,24 小时内波动范围超过 2℃,但都在正常水平以上	败血症、风湿热、重症肺结核及化脓性炎症等
间歇热	体温骤升大高峰后持续数小时,又迅速降至正常水平,无热期可持续 1 日至数日,如此高热期与无热期反复交替出现	疟疾、急性肾盂肾炎等
波性热	体温逐渐上升达 39℃ 或以上,数日后又逐渐下降至正常水平,持续数日后又逐渐升高,如此反复多次	布氏杆菌病
回归热	体温逐渐上升达 39℃ 或以上,持续数日后逐渐下降至正常水平,高热期与无热期各持续若干日后规律性交替 1 次	回归热、霍奇金病等
不规则热	发热的体温曲线无一定规律	结核病、风湿热、支气管肺炎、渗出性胸膜炎等

4. 发热的伴随症状 见表附录 1-14。

表附录 1-14 发热的伴随症状

伴随症状	疾 病
寒战	大叶性肺炎、败血症、急性胆囊炎、急性肾盂肾炎、流行性脑脊髓膜炎、疟疾、钩端螺旋体病、药物热、急性溶血或输血反应等
结膜充血	麻疹、流行性出血热、斑疹伤寒及钩端螺旋体病等
单纯疱疹	口唇单纯疱疹多见于急性发热性疾病,如大叶性肺炎、流行性脑脊髓膜炎、间日疟及流行性感冒等
淋巴结肿大	传染性单核细胞增多症、风疹、淋巴结结核、局灶性化脓性感染、丝虫病、白血病、淋巴瘤及转移瘤等
肝、脾肿大	传染性单核细胞增多症、病毒性肝炎、肝及胆道感染、布氏杆菌病、疟疾、结缔组织病、白血病、淋巴瘤、黑热病及急性血吸虫病等

（续表）

伴随症状	疾　　　病
出血	重症感染及某些急性传染病,如流行性出血热、病毒性肝炎、斑疹伤寒、败血症;也可见于某些血液病,如急性白血病、再生障碍性贫血及恶性组织细胞病等
关节肿痛	败血症、猩红热、布氏杆菌病、风湿热、结缔组织病及痛风等
皮疹	麻疹、猩红热、风疹、水痘、斑疹伤寒、风湿热、结缔组织病及药物热等
昏迷	先发热后昏迷者见于流行性乙型脑炎、斑疹伤寒、流行性脑脊髓膜炎、中毒性菌痢及中暑等 先昏迷后发热者见于脑出血、巴比妥类药物中毒等

（二）诊疗流程

见图附录 1-6。

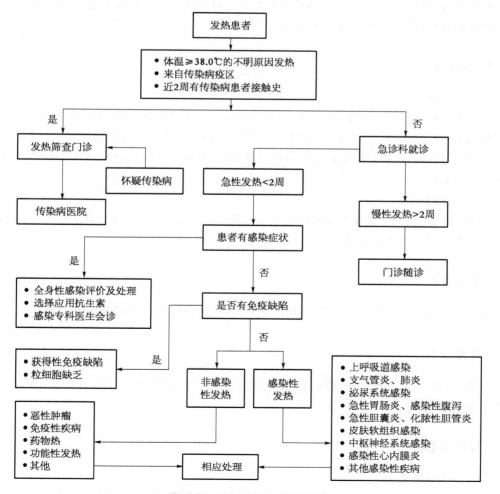

图附录 1-6　发热的诊疗流程

附录二
常用操作技术

 导学 掌握各项操作的适应证和禁忌证。熟悉操作步骤和并发症。

中心静脉置管

中心静脉穿刺置管是测量 CVP、监测右心负荷、长期静脉输液及肠外营养的重要手段。穿刺路径有颈内静脉、锁骨下静脉、腋静脉或股静脉。随着床旁超声的临床应用发展,超声引导下的中心静脉插管可以减少并发症和提高成功率。

【适应证】

（一）治疗

各类重症休克、脱水、失血、血容量不足和其他危重患者无法进行周围静脉穿刺者;需接受大量快速补液或输血以纠正低血容量的患者;需长期静脉输注高渗或刺激性液体及实施完全肠外营养者;经中心静脉导管安置心脏临时起搏器;需要血液管路的治疗,如用于血液透析或血液滤过、ECMO 等。

（二）监测

对危重患者、各类心血管手术或其他大型复杂手术的患者进行血流动力学监测;需长期多次静脉取血化验及临床研究等。

【禁忌证】

穿刺部位局部有外伤或感染;严重凝血功能障碍;患者兴奋、躁动或极不配合者等。

【并发症】

气胸、血胸、局部血肿、创伤性动静脉瘘、神经或胸导管损伤、血栓形成和栓塞、感染、大血管和心脏穿孔等。

【操作步骤】

（一）用物准备

一次性中心静脉穿刺装置 1 套:内有穿刺针头 1 个,扩张器 1 个,导丝推进器 1 套(内含导丝），中心静脉导管 1 根，肝素帽若干，治疗孔巾 1 张，各种注射器若干，纱布若干，小皮针 1 枚，1 号缝线，小刀片 1 枚，无菌手套等；其他用物有皮肤消毒液、棉签、1％甲紫（定位用）、2％利多卡因或 1％～2％普鲁卡因注射液等。

（二）穿刺途径及方法

1. 颈内静脉穿刺

（1）解剖结构：颈内静脉是颈部最粗大的静脉干，颅底的颈静脉孔处续于颅内乙状窦（硬脑膜静脉窦），伴随颈内动脉下降，最初在该动脉的背侧，随后达其外侧，向下与颈总动脉（偏内）、迷走神经（偏后）共同位于颈动脉鞘内。该静脉在胸锁关节后方与锁骨下静脉汇合成头臂静脉。以乳突尖和下颌角连线中点至胸锁关节中点的连线作为颈内静脉的体表投影。

（2）穿刺步骤：① 患者平卧位，头低 20°～30°或肩枕过伸位，头转向对侧（一般取右侧穿刺）。② 找出胸锁乳突肌的锁骨头、胸骨头和锁骨三者形成的三角区，该区的顶端为穿刺点，在动脉搏动外侧进针，这是最为常用的径路，称为中间径路；也可在胸锁乳突肌—颈外静脉交点上缘进针，针头指向胸骨上切迹，称为后侧径路；或在甲状软骨水平，胸锁乳突肌内侧缘，颈动脉搏动的外侧缘平行进针，称为前侧径路。③ 常规消毒，最大化铺巾，用利多卡因局部麻醉；用盛有肝素生理盐水的注射器，接上穿刺针，左手示指定点，右手持针，在选定的穿刺点进针，针轴与额平面呈 30°～45°，若取中间入路，进针方向为同侧乳头或髂前上棘；进针深度与颈部长短和胖瘦有关，以针尖不超过锁骨为度，边进针边抽回血，当暗红色血液回抽十分通畅时，经注射器针尾插入导引钢丝，退出穿刺针，扩张皮肤，然后沿导引钢丝再插入静脉导管，根据导管上的刻度调整导管位置，一般导管插入深度为 13～15 cm 为宜；确认导管回血通畅，可连接补液或测压系统；用纱布或透明贴膜覆盖局部。

2. 锁骨下静脉穿刺

（1）解剖结构：锁骨下静脉是腋静脉的延续，呈轻度向上的弓形，长 3～4 cm，直径 1～2 cm，由第 1 肋外缘行至胸锁关节的后方，在此与颈内静脉相汇合形成头臂静脉，其汇合处向外上方开放的角称为静脉角。锁骨下静脉下后壁与胸膜仅相距 5 mm，该静脉的管壁与颈固有筋膜、第 1 肋骨膜、前斜角肌及锁骨下筋膜鞘等结构相互附着，因而位置恒定，不易发生移位，有利于穿刺，但管壁不易回缩，若术中不慎易进入空气导致气栓。在锁骨近心端锁骨下静脉有 1 对静脉瓣，可防止头臂静脉的血液逆流。

（2）穿刺步骤：① 患者仰卧位、去枕，头低 15°，转向对侧。② 穿刺点为锁骨与第 1 肋骨相交处，即在锁骨中 1/3 与内 2/3 交界处，锁骨下缘 1～2 cm 处，沿锁骨下缘进针。③ 常规消毒、铺巾，用利多卡因局部麻醉；常用锁骨下径路穿刺，右手持针，保持穿刺针与额面共平面，左手中指放在胸骨上，穿刺针指向内侧略上方，紧贴锁骨后，对准胸骨柄上切迹进针，进针深度为 3～5 cm，抽到静脉回血后，旋转针头，经注射器针尾插入引导钢丝，退出穿刺针，扩张皮肤，沿导引钢丝插入静脉导管，导管插入深度为 13～15 cm。也可应用锁骨径路穿刺，穿刺点在胸锁乳突肌锁骨头后缘锁骨上方，针尖通过锁骨头附着处的后方和锁骨深面指向对侧乳头，针尾与矢状面夹角为 45°，与冠状面夹角为 10°～15°，边进针边轻轻回抽，进针深度为 1～3 cm，可进入锁骨下静脉或锁骨下静脉与颈内静脉的交汇处，导管插入深度为 12～15 cm；确认导管回血通畅，可连接补液或测压系统；用纱布或透明贴膜覆盖局部。一般在右侧穿刺置管，左侧易损伤胸导管。

3. 腋静脉穿刺

（1）解剖结构：腋静脉是锁骨下静脉向外的延续，在锁骨内侧为锁骨下静脉，超出锁骨外缘部分为腋静脉，其沿胸廓外缘走行，长度为 8～10 cm，直径约 1.2 cm。腋静脉解剖位置相对固定、表浅、远离胸膜顶，穿刺风险较小，不易造成血气胸，目前已成为留置深静脉导管和心脏植入式电子装置（CIED）导线植入静脉路径的理想选择。

（2）穿刺步骤：① 患者平卧位，双肩自然下垂，双上臂紧贴身体的两侧。② 穿刺点为三角肌与胸大肌之间的肌间沟内侧 1.5 cm 处做肌间沟的平行线上、锁骨下缘 2.5 cm 处。③ 常规消毒、铺巾，用利多卡因局部麻醉；穿刺时负压进针，针尖斜面向下，45°倾斜，针尖指向甲状软骨下缘，进针深度不超过 3 cm，进针后若无回血，将穿刺针回撤，针尖向内侧偏斜 10°～20°，或向外侧偏斜 10°左右再进针；抽到静脉回血后，旋转针头，经注射器针尾插入导引钢丝，退出穿刺针，扩张皮肤，然后沿导引钢丝再插入静脉导管，导管插入深度 13～15 cm 为宜；确认导管回血通畅，可连接补液或测压系统，用纱布或透明贴膜覆盖局部。

4. 股静脉穿刺

（1）解剖结构：股静脉是下肢的主要静脉干，其上段位于股三角内。股三角的上界为缝匠肌的内侧缘，内侧界为长收肌的内侧缘，前臂为阔筋膜，后壁凹陷，由髂腰肌与耻骨肌及其筋膜组成。股三角内的血管、神经排列关系是：股动脉居中，外侧为股神经，内侧为股静脉。

（2）穿刺步骤：① 患者平卧位，穿刺侧大腿外展、外旋 30°～45°，常规备皮。② 定位在腹股沟韧带下方 3～4 cm，股动脉搏动的内侧。当股动脉搏动触摸不清时，可用下述方法确立股静脉的位置：将髂前上棘与耻骨结节之间的连线分为 3 等份，股动脉位于中内 1/3 段交界处，股静脉位于股动脉内侧 0.5～1.0 cm 处，可先用细针试穿。③ 常规消毒、铺巾，用利多卡因局部麻醉；用左手示指、中指和环指触及股动脉搏动，并探明股动脉的行走方向，右手持针，在股动脉搏动的内侧进针穿刺股静脉，针轴方向与大腿纵轴一致，与皮肤夹角为 30°～45°，针尖指向剑突，进针深度为 2～4 cm。抽取回血后，放入导引钢丝，扩张皮肤，送入静脉导管，确认导管回血通畅，冲洗管腔，固定导管；用纱布或透明贴膜覆盖局部。

【注意事项】

术前需详细告知患者或家属穿刺的必要性、可能发生的并发症及处理方法，并签署知情同意书。穿刺动作尽量轻柔，定位精准，尽量避免盲穿后重复穿刺。一次未成功，应将穿刺针退至皮下或完全退出，避免重复一处穿刺，稍退针即改变方向穿刺则易造成血管壁损伤。左颈内静脉穿刺易伤及胸导管，且左肺尖与胸膜顶较右侧高，故临床上多采用右颈内静脉穿刺。通过回血的颜色和血管内压力来判断动、静脉。导管留置期间，每日用 2～3 ml 的肝素（10～100 U/ml）生理盐水封管；穿刺点每 2～3 日更换 1 次敷料；如出现局部红肿、导管位置变化、皮下渗液或缝针松动等情况，应及时处理。

胸腔穿刺和胸腔闭式引流

胸腔穿刺和胸腔闭式引流术是急诊科和胸外科基本的治疗手段之一，对于气胸、胸腔积液的诊治有重要作用，同时在一些急危重症患者的抢救、诊治方面具有不可替代的作用。

【适应证】

1. **胸腔积液的病因诊断**　穿刺抽出胸腔积液以检查其性质,明确其病因(炎症、肿瘤、创伤或特殊感染等)。

2. **排除积液干扰、发现隐匿病源**　由于大量或包裹性胸腔积液导致肺不张、实变,不利于明确肺部、胸膜或纵隔病情,需抽出液体减压,显露胸部状况,有助于诊断病情。

3. **治疗性胸腔穿刺术**　肺容积压缩<30%、初次发作且无严重并发症的自发性气胸患者,可经穿刺抽气治疗单侧或双侧气胸,但复发率较高,需要密切观察气胸发展情况;治疗创伤所致少量局限性血胸;改善呼吸状况,解除大量胸腔积液导致的压迫症状;由胸腔内注射抗生素、抗肿瘤药物或促进胸膜粘连的药物,以控制炎症感染、肿瘤复发播散以及减少胸腔积液等。

4. **胸腔闭式引流术**　中至大量气胸(单侧肺容积压缩>50%)、开放性气胸和张力性气胸;胸腔穿刺术治疗后肺无法复张或拔除胸腔引流管后气胸或血胸复发的患者;需使用机械通气或人工通气的气胸或血气胸患者;持续引流胸腔积液(血性、脓液、中等量以上积液及乳糜液等),促进肺膨胀、恢复胸腔正常负压;开胸手术后引流及观察术后出血、漏气等并发症。

【禁忌证】

无绝对禁忌证。相对禁忌证:凝血功能障碍;穿刺区域感染;患者无法配合;心脏疾患未得到有效控制;机械通气状态;呼吸功能不稳定;肺气肿合并肺大疱等。另外,终末期肿瘤、终末期肝硬化合并胸腔积液及严重分隔的多房性胸腔积液是闭式引流的相对禁忌证。

【并发症】

最严重的并发症是胸膜反应及胸膜休克,表现为在操作过程中或结束后 5 分钟内,患者出现头晕、冷汗、面色苍白及心率增快等,严重时可出现休克。应立即停止操作,静卧、吸氧,必要时予地塞米松静脉注射及肾上腺素皮下注射等治疗。其他可有复张性肺水肿、出血、感染、损伤、皮下气肿、持续气胸及顽固性胸腔积液等。

【操作步骤】

（一）用物准备

胸腔穿刺包(含弯盘、尾部连接乳胶管的 16 号和 18 号胸腔穿刺针各 1 根、中弯止血钳、纱布及标本留置瓶数个等),1 000 ml 量筒或量杯,消毒用品(0.5%聚维酮碘或 2.5%碘酊和 75%乙醇),2%利多卡因,前端多孔硅胶引流管及一次性水封瓶 1 套。

（二）方法

1. **体位**　对于气胸,通常采用半卧位或平卧位;而胸腔积液则可采用坐位、半卧位或健侧卧位。

2. **穿刺点的选择**　气胸一般在锁骨中线第 2 肋间外侧 1～2 cm,抽液多选在腋中线第 6、第 7 肋间,肩胛后线或腋后线第 7、第 8 肋间;右侧穿刺可适当提高 1 个肋间;局限性积液可采用 B 超定位。

3. **胸腔穿刺** 麻醉后用小针筒抽出气体或液体,证实已进入胸腔后拔出针头,改用胸腔穿刺针(常用 18 号针头)连接乳胶管及 20 ml 或 50 ml 空针筒,针头多在肋间隙的中下部进入(可避免损伤肋间神经和血管);进入皮下后保持负压,缓慢垂直进针,直至抽出气体或液体,穿刺进入胸膜腔时或有落空感;顺利抽出气体或液体后,应固定针头,避免针头滑出或深入;待针筒抽满后将乳胶管夹闭,排空针筒,重复抽取。

4. **闭式引流** 消毒后在胸壁全层做局部浸润麻醉,切开皮肤,钝性分离肌层,经肋骨上缘置入带侧孔的胸腔引流管(如为套管针,可穿入套管针后拔除针芯,迅速置入前端多孔的硅胶管后退出套管,针孔处以中号丝线缝合 1 针);引流管的侧孔应深入胸腔内 2～3 cm,不宜超过 4～5 cm,以中号丝线缝合胸壁皮肤切口,并结扎固定引流管,敷盖无菌纱布;纱布外再以长胶布环绕引流管后粘贴于胸壁;引流管末端连接消毒长橡皮管至水封瓶,并用胶布将接水封瓶的橡皮管固定于床面上;需保证胸腔内气体、液体克服 0.29～0.39 kPa($3～4$ cmH$_2$O)的压力才能通畅引流出胸腔,而外界空气、液体不会吸入胸腔;术后经常挤压引流管以保持管腔通畅,记录定时的引流液量。

（三）**拔管**

拔管指征:胸管内没有气体逸出;引流管通畅且没有感染、出血,24 小时引流量＜100 ml;肺部听诊呼吸音对称、清晰;胸部 X 线检查提示肺膨胀良好。拔引流管时,应先消毒切口周围皮肤,拆除固定缝线,用 12～16 层纱布及 2 层凡士林纱布(含凡士林稍多为佳)覆盖引流口处,患者深吸气屏气时拔除引流管,压紧引流口敷料,胸带加压包扎。

【注意事项】

整个操作都应该避免空气从穿刺针进入胸腔;高危患者术中应行心电、血氧监测;进针不宜过低、过深,以免伤及肝脏和脾脏;避免术中剧烈咳嗽,伤及肺脏。每次抽液不应过多、过快,诊断性抽液 50～100 ml 即可,减压抽液首次不超过 600 ml,以后每次不超过 1 000 ml;如为脓胸,则每次应尽量抽尽。

留置胃管和洗胃术

留置胃管(又称鼻胃管)可用于鼻—胃管肠内营养、胃肠减压及洗胃等,洗胃术是急性中毒患者的抢救处理方法之一。

【适应证】

急性胃扩张;上消化道穿孔或胃肠道梗阻;急腹症有明显胀气;较大的腹部手术前;昏迷或不能经口进食;不能张口的患者,如破伤风;病情危重或拒绝进食;服毒自杀或食物中毒洗胃(口服中毒 6 小时内,特殊情况超过 6 小时仍可洗胃)等。

【禁忌证】

强酸、强碱及其他对消化道有明显腐蚀作用的毒物中毒;鼻咽部有癌肿或急性炎症;食管静脉重度曲张、急性上消化道出血、AHF 及重度高血压等。

【并发症】

留置胃管后,患者可出现喉咙部不适感或疼痛,一般短期内可自行缓解;洗胃术的并发症有消化道出血、急性胃黏膜损伤及消化道穿孔等。

【操作步骤】

（一）器械准备

治疗盘内放入治疗碗、压舌板、镊子、胃管、无菌手套、50 ml 注射器、纱布、治疗巾、液状石蜡、棉签、胶布、皮筋、听诊器及温水等,洗胃术需加用洗胃包（洗胃盆、粗胃管、压舌板及治疗碗各一）和洗胃机。

（二）常用洗胃液

洗胃液的温度一般为 35～38℃,温度过高可使血管扩张,加速血液循环,从而促使毒物吸收;用量一般为 2～4 L。洗胃液种类可为清水或生理盐水、碳酸氢钠溶液（常用于除敌百虫以外的有机磷中毒）和保护剂（如吞服腐蚀性毒物后,可用牛乳、蛋清、米汤和植物油等）。

（三）操作步骤

1. 留置胃管　① 患者平卧位、半卧位或坐位,有剧烈呕吐者可取左侧卧位;去除口鼻腔异物,包括活动假牙。② 液状石蜡或其他润滑剂涂抹胃管,将胃管头端由一侧鼻孔插入至咽部（10～15 cm）;清醒患者嘱其深呼吸,做大口吞咽动作,顺其咽下时将胃管送入;如患者呈昏迷状态,则应轻轻抬起其头部,使咽喉部弧度增大,轻快地把胃管插入;当插到 50 cm 左右时胃管进入胃内（插入长度以 45～55 cm 为宜,约前额发际到剑突的距离）。在插入胃管过程中如遇患者剧烈呛咳、呼吸困难及面色发绀,应立即拔出胃管,休息片刻后再插,避免误入气管。

确认胃管在胃内的方法:可抽吸出胃液;用注射器快速将空气注入胃管的同时,在剑突下及中上腹听诊闻及气过水声;将体外胃管的开口插入水中,无气泡冒出。

2. 洗胃　现在常用自动洗胃机洗胃,将配好的洗胃液放置在清洁溶液桶（瓶）内;将洗胃机上的药液管一端放入溶液桶内液面以下,出水管的一端放入污水桶（瓶）内,胃管的一端和患者洗胃管相连接;调节好洗胃液量大小,接通电源后按“手吸”键,吸出胃内容物,再按“自动”键,机器开始进行自动冲洗;待冲洗干净后,按“停机”键;洗毕,反折胃管迅速拔出,以防管内液体误入气管;帮助患者漱口、洗脸,测量生命体征,让患者安卧休息。

【注意事项】

留置胃管、肠内喂养的相关注意事项详见本书附录三。在洗胃过程中应随时观察患者生命体征的变化,如患者感觉腹痛、流出血性灌洗液或出现休克现象,应立即停止洗胃;要注意每次灌入量与吸出量的基本平衡,每次灌入量为 200～300 ml,灌入量过多可引起急性胃扩张,使胃内压上升,增加毒物吸收;洗胃总量一般不超过 10 L;口服毒物时间过长（超过 6 小时者）,可酌情采用血液透析治疗。

人工气道建立

人工气道建立是为了保证气道通畅,而在生理气道与空气或其他气源之间建立的有效连接,包括无创气道和有创气道。无创气道包括经口/鼻气管内插管、声门上技术(喉罩等)等;有创气道包括气管切开、环甲膜穿刺/切开等。其中,气管内插管是建立人工气道的主要方法。

【适应证】

适用于任何需要气道管理的状况。为了便于气道管理,患者全身麻醉时常需要气管内插管;气管内插管也是多系统疾病或损害的危重患者监护的一部分。紧急插管适应证包括心脏呼吸骤停、气道不能防止误吸、气道阻塞、缺氧或通气不足等。

【禁忌证】

在致命性呼吸衰竭的情况下,无绝对禁忌证。相对禁忌证有喉部水肿、急性咽峡(喉)炎、气管黏膜下血肿、气管离断及严重凝血功能障碍等。

【并发症】

最严重的并发症是误插入食管,这会导致胃内容物吸入、高碳酸血症和死亡。喉镜检查会刺激呕吐和胃内容物吸入,引起吸入性肺炎(可在插管时采用 Sellick 手法,即压迫环状软骨而间接压迫食管,减少胃内容物反流);其他并发症包括因咽部刺激导致的心动过缓、喉痉挛、支气管痉挛和呼吸暂停,也可能发生牙齿、口唇、声带的损伤和颈椎棘突损伤的加重。

【操作步骤】

(一)用物准备

不同型号的硬式喉镜及叶片或可视喉镜;不同型号的气管内导管(男性一般使用导管内径 8.0～8.5 mm,女性一般使用 7.0～7.5 mm,经鼻插管导管口径减小 0.5 mm);气管内导管引导物:硬质管芯、可视管芯及光棒等;备用物品:声门上气道(如喉罩或插管型喉罩),光学纤维支气管镜,环甲膜穿刺或气管切开套件;其他:吸引设备,呼吸气囊,注射器,润滑剂,固定带,听诊器,呼出气体 CO_2 监测装置,急救、麻醉及镇静镇痛肌松药物等。

(二)操作步骤

1. 经口插管 给予高流量面罩吸氧,并保证在插管过程中及插管后予以高流量吸氧。患者仰卧位,头后仰,要求口轴、咽轴、喉轴这三轴尽可能地调整在同一直线上;吸引清理口腔和气管的分泌物;用左手持喉镜沿口角右侧置入口腔,将舌体推向左侧,使喉镜片至正中位,此时可见悬雍垂(显露声门的第一标志),慢慢推进喉镜使其顶端抵达舌根,稍上提喉镜,可看到会厌的边缘(显露声门的第二标志);继续推进喉镜,使其顶端抵达舌根与会厌交界处,然后上提喉镜,间接拉起会厌而显露声门;右手执笔式持住导管中上段,由右侧进入口腔,斜口对声门裂,在吸气末顺势将导管轻柔插入;导管尖端进入声门 2 cm 后,可令助手拔出导管管芯;插管深度(导管尖端至上切牙的距离)为成年男性为 22～24 cm,女性为 21～23 cm;导管插入气管后,立即塞入牙垫,退出喉镜;导管气囊充气后接呼吸气囊辅助通气,听诊双侧呼吸音是否对称,确认导管在气管内,将导管与牙垫用胶布固定,并与患者面部固定。

2. 经鼻插管 分为盲探经鼻气管内插管和明视经鼻气管内插管,本篇不做具体讲述。

3. 确定导管位置 气管导管放置后需重点确认其在气管内的合适位置。检查方法包括胃泡区和双侧胸部(腋中线第 4 肋间)听诊、观察胸廓起伏及呼气时气管导管壁上出现"水蒸气"样变化等,但有时结果并不可靠;呼气末 CO_2 检测是可靠且简单易行的定位气管导管位置的方法,插管后连续检测到呼气末 CO_2 即可确认气管导管在气管内;影像学检查可用于进一步判断气管内插管深度。

【注意事项】

每次操作时中断呼吸时间不能超过 40～45 秒,如一次操作未能成功,应立即给予面罩纯氧通气,保证患者 SaO_2 正常,然后再重复进行操作;上提喉镜时着力点应始终放在喉镜片顶端,严禁以门齿作为支点。

附录三
肠内和肠外营养

导学　熟悉肠内和肠外营养的方式及禁忌证。

肠 内 营 养

肠内营养(enteral nutrition，EN)是指通过胃肠道途径提供营养物质的一种营养支持治疗方式。当患者在非自然饮食条件下口服肠内营养制剂称为口服营养补充(oral nutritional supplements，ONS)；当患者存在上消化道通过障碍时，经鼻胃(十二指肠)管、鼻空肠管、胃造口或空肠造口等方式给予肠内营养制剂则称为肠内管道喂养(enteral tube feeding，TF)。肠内营养是各类重症患者优先考虑选择的营养支持途径。临床研究表明，实现早期肠内营养(24～48 小时内开始喂养)比延迟的肠内营养更能使各类患者获益，且病死率有下降的趋势。

【适应证】

意识障碍、昏迷患者和某些神经系统疾病，如神经性厌食等；吞咽困难和失去咀嚼能力的患者；上消化道梗阻或术后患者，如食管癌、幽门梗阻等；高代谢状态患者，如严重创伤、大面积烧伤等；消化道瘘患者，一般用于低流量瘘或瘘的后期，所提供的营养物质不会从瘘口流出者；营养不良者的术前准备；炎性肠病的缓解期；短肠综合征；胰腺疾病；慢性营养不良患者，如恶性肿瘤及免疫缺陷疾病者；脏器功能不全或脏器移植患者；肠外营养的补充或过渡等。

【禁忌证】

在下列情况下肠内营养并不适宜或应慎用肠内营养：完全性机械性肠梗阻、胃肠道出血及严重腹腔感染；严重应激状态早期、休克状态；短肠综合征早期；高流量空肠瘘；持续严重呕吐，顽固性腹泻，严重小肠/结肠炎；胃肠道功能障碍或某些要求肠道休息的病情；SAP 的急性期；无法建立肠内营养喂养通路；3 个月内婴儿、糖尿病或糖代谢异常者及氨基酸代谢异常者不宜应用要素制剂等。

【喂养途径和方式】

（一）途径

大多数重症患者是需要通过管饲供给营养的。肠内营养的管道喂养途径包括鼻胃(十二指肠)管、鼻空肠管、胃造口及空肠造口等导管。胃/空肠造口更适合于长时间需要管饲肠内营养者,优点:去除了鼻管,减少了鼻咽与上呼吸道的感染性并发症,延长导管放置时间,经小肠喂养还可能减少反流与误吸的发生。

（二）方式

肠内营养的输注方式有一次性投给、间歇性重力滴注和连续性经泵输注 3 种。连续性泵控制持续输注是许多重症患者肠内营养实施中选择的方式,相对间歇性分次注射方式而言,是更为安全和易接受的肠内营养方式。

【并发症及防治】

（一）机械性并发症

与喂养管的质地、粗细以及置管方法及部位有关,主要包括鼻、咽及食管损伤,喂养管堵塞,喂养管拔除困难,造口并发症等。应通过改置较细质软的喂养管、经常检查局部做好口鼻部护理、每次喂养管输注后用 20～50 ml 清水冲洗等方式防治。

（二）胃肠道并发症

这是肠内营养支持治疗最常见的并发症,也是影响肠内营养实施的主要因素,主要表现为腹胀、腹泻、肠痉挛、恶心呕吐及便秘等。当患者出现肠痉挛时,应首先鉴别是否存在机械性或麻痹性肠梗死,如果存在应及时停止肠内营养,否则按腹胀处理。

1. **腹胀腹泻**　先鉴别是否与管饲有关,如考虑有关者可调整膳食配方(如选用膳食纤维配方、等渗配方、高水解配方、无乳糖配方或低脂配方等),并可稍加温后鼻饲及规范操作等。无关者可考虑停用相关药物,肠内营养从小剂量、低浓度开始,必要时补充胰酶、要素制剂或加用补充性肠外营养等。

2. **恶心呕吐**　可考虑抬高床头、加用胃动力药、改变喂养途径及调整配方等。

3. **便秘**　需注意出入平衡,选用富含膳食纤维的肠内营养制剂,鼓励患者适当运动。

（三）代谢并发症

常与营养制剂的质量、管理监护等相关。主要包括水、电解质和酸碱代谢异常,糖代谢异常,微量元素异常,维生素及必需脂肪酸缺乏,肝功能异常等。可通过尽可能选用等渗配方,监测出入量,适当调整水、电解质、糖类的摄入量,适当补充必需脂肪酸及脂溶性维生素等方式防治;高血糖应选用糖尿病专用配方及胰岛素控制。

（四）感染并发症

主要包括营养液的误吸和污染两方面。

1. **营养液误吸**　主要表现为吸入性肺炎,原因包括:床头未足够抬高;喂养管位置不当;喂养管太粗;胃排空延迟或胃潴留;患者高危因素(如体弱、昏迷或神经肌肉疾患等)。预防措施:输注中床头抬高 30°～45°;选择较细较软的喂养管,并调整喂养管位置;减慢输注速度;改用胃造口或空肠造口等。

2. **营养液污染**　可能原因:配置过程污染;输液器械不清洁;储存温度过高;储存时间过长;患者口腔不清洁等。预防措施:在肠内营养制剂的使用过程中应严格遵守无菌配制原则;已打开的制剂在室温下保存 12 小时内一般不会有细菌生长,冰箱(4℃下)保存不超过 24 小时;建议输注时间<8 小时。

【肠内营养制剂的类型和选择】

肠内营养制剂根据其组成分为几种类型,如整蛋白配方饮食、预消化配方(短肽)、单体配方(要素饮食)、疾病特殊配方(肝肾疾病等)、匀浆膳和管饲混合饮食等。① 整蛋白配方:营养配比完全,可口、价廉,适用于胃肠道消化功能正常者。② 预消化配方:简单消化即可吸收,适用于胃肠道有部分消化功能者。③ 氨基酸单体配方:以氨基酸为蛋白质来源的要素营养,可直接吸收,适用于短肠及消化功能障碍患者。④ 疾病特殊配方:适用于某种疾病,如合并糖尿病、肾功能障碍、呼吸功能障碍及肝功能不全等。

肠 外 营 养

全肠外营养(total parenteral nutrition,TPN)是指通过中心静脉或周围静脉插管的途径,输入包括葡萄糖、氨基酸、脂肪乳、电解质、多种微量元素及维生素等各种营养物质,使危重患者在部分或完全不能由胃肠道摄取营养的情况下,保持正氮平衡,维持良好的营养状态。

【适应证】

1. 总适应证 长时间(>7 日)不能进食或经肠内途径摄入每日所需热量、蛋白质或其他营养素者;由于严重胃肠道功能障碍或不能耐受肠内营养而需营养支持者;通过肠内营养无法达到机体需要的目标量时应该补充肠外营养。

2. 具体适应证 由于以下情况无法进食或通过消化道吸收营养物质:广泛小肠切除、小肠疾病、放射性肠炎、严重腹泻及顽固性呕吐等;接受大剂量放、化疗的营养不良患者;进行骨髓移植患者;无法进行或不能耐受肠内营养的 SAP 患者;消化道功能障碍的严重营养不良患者;营养不良的获得性免疫缺陷性疾病(AIDS)患者或存在并发症(如顽固性腹泻、并发其他感染或接受化疗等)的 AIDS 患者;存在严重分解代谢状态的患者(如颅脑外伤、严重创伤/烧伤等),在 5~7 日内无法利用胃肠道进食。

【禁忌证】

虽然肠外营养在某种程度上具有不可替代的意义,但某些情况下并不适宜或应慎用,如肠道功能正常,能获得足量营养;预计需肠外营养支持少于 5 日;心血管功能紊乱或严重代谢紊乱尚未控制或纠正;预计发生肠外营养并发症的风险大于其可能带来的益处;需急诊手术者,术前不宜强求肠外营养;临终或不可逆昏迷等患者。

【输注途径】

肠外营养液经静脉的输注途径可分为外周静脉置管(peripheral venous catheter,PVC)和中心静脉置管(central venous catheter,CVC)。外周静脉不适合肠外营养;中心静脉置管又分为经外周置入中心静脉导管(peripherally inserted central catheter,PICC)、经皮直接穿刺中心静脉置管(暂时性中心静脉置管)和静脉输液港(永久性中心静脉导管)等。若单纯以肠外营养输注为目的,通常不采用静脉输液港。常用的中心静脉通路是腋静脉、锁骨下静脉和颈内静脉,股静脉发生血栓栓塞和感染并发症风险高,一般不推荐用于肠外营养。

肠外营养的规范化应用提倡"全合一"系统(TNA)。其中,自配型肠外营养主要用于病情特殊或多变、需要营养干预的患者,即用型预混式多腔袋(multi-chamber bag, MCB)主要用于病情稳定的营养不良或高风险患者。

【并发症及防治】

(一)导管相关并发症

分为机械性并发症、感染并发症和血栓栓塞并发症。

1. **机械性并发症**　常发生在中心静脉置管的穿刺过程中。穿刺前纠正患者的凝血功能异常,选择合适体位,采用超声静脉定位,穿刺时先用细针头定位,插管时采用"J"形头导丝引导技术等措施,有助于减少并发症的发生。

2. **感染性并发症**　是肠外营养时最常见、最严重的并发症,包括全身感染和局部感染。预防导管相关感染最重要的措施是在穿刺置管、肠外营养配置、给药和导管护理时严格遵守无菌原则,一般不需预防使用抗菌药物,没有感染证据时也不必定期更换导管。当疑似导管感染时,应尽快拔除或更换,并及时做导管细菌培养,合理使用有效的抗生素。

3. **血栓栓塞并发症**　常见于锁骨下静脉和上肢静脉,血栓形成后可逐渐增大并脱落,造成血栓栓塞,严重可导致患者死亡。抗凝治疗可减少导管相关静脉血栓形成的发生率和血栓栓塞的风险;已有血栓形成的患者可进行溶栓治疗。导管阻塞常因导管内血栓形成或药物/无机盐沉淀所致,可试用溶栓药冲洗,必要时更换导管。

(二)代谢性并发症

肠外营养中各组分供给不足或过量,均会引起代谢性问题。并发症及相关防治措施详见表附录3-1。

表附录3-1　肠外营养的常见代谢紊乱及其防治

营养组分	代谢紊乱	防治原则
葡萄糖	低血糖或高血糖	葡萄糖输注速度≤4～5 mg/(kg·min);血糖监测,必要时使用胰岛素,避免低血糖
脂肪	必需脂肪酸缺乏	至少0.2 g/(kg·d)LCT,MCT/LCT应加倍量
	高甘油三酯血症	输毕至少5～6小时抽血查血三酰甘油水平*;若输毕12小时后血三酰甘油仍>4.6 mmol/L,脂肪乳摄入应减量,若血三酰甘油>11.4 mmol/L,应停用
	脂肪超载综合征	一旦发生立即停用,并对症处理
氨基酸	氮质血症	减量并控制输注速度;评估患者是否存在脱水、肾功能不全或处于高分解代谢状态

（续表）

营养组分	代谢紊乱	防 治 原 则
电解质	电解质紊乱	血电解质水平监测,调整供给
维生素	维生素缺乏	症状监测,足量补充
微量元素	微量元素缺乏	症状监测,足量补充

注：＊表示大多数患者脂肪的血清廓清时间为 5～6 小时。LCT,豆油长链脂肪乳。MCT/LCT,中/长链脂肪乳。

【营养素及需要量】

（一）常规营养素成分

包括液体、碳水化合物类、脂肪、氨基酸、电解质、维生素和微量元素等。外源葡萄糖供给量一般从每日 100～150 g 开始,占非蛋白质热量的 50％～60％,葡萄糖：脂肪的比例保持在 60：40～50：50；外源性脂肪的补充一般占总热量的 15％～30％,或占非蛋白质热量的 30％～50％,补充量在 0.8～1.5 g/(kg·h)；各种必需氨基酸和非必需氨基酸比例适当,具有较好的蛋白质合成效应；电解质包括钾、钠、氯、钙、镁及磷等；维生素包括水溶性和脂溶性维生素；在较长时间应用肠外营养时不能忽视必需微量元素的补充。

（二）全静脉营养混合液配置注意

肠外营养时各种营养素应同时进入人体内,否则将影响其有效的利用,即无菌条件下配制成全静脉营养混合液(total nutrient admixture, TNA)后持续匀速输注。为确保输入的混合营养液的稳定性,不应在全静脉营养混合液中添加抗生素、胰岛素等任何其他药物；同时配置时应注意混合原则,如钙剂和磷酸盐分别加入不同的溶液内稀释,否则易产生磷酸钙沉淀；应用时需要监测血脂水平、脂肪廓清以及肝肾功能等。

（三）药理营养素

严重应激状态下体内某些营养素代谢发生了改变,这类营养素应视为在特殊时期具有治疗作用的药物。其中一些可以特定方式刺激免疫细胞,增强应答能力；维持正常、适度的免疫反应,调控细胞因子的产生和释放,从而有助于减轻有害或过度的炎症；支持肠黏膜屏障结构与功能等。这类营养元素被称为"药理营养素或免疫营养素"。在标准的营养配方基础上,通过添加某些特殊营养物质的药理学作用达到治疗和调节机体代谢与免疫功能的目的。目前这方面研究较多的主要有谷氨酰胺(在感染、炎症、代谢应激和营养不良状态下成为条件必需氨基酸)、Ω-3 多不饱和脂肪酸、精氨酸、膳食纤维以及富含乳酸杆菌和双歧杆菌的生态免疫营养等,但目前尚缺乏确切的临床使用依据。

附录四
镇痛和镇静

导学 熟悉疼痛、躁动和谵妄的评估,以及镇静、镇痛和谵妄的相关治疗。

镇痛、镇静治疗是 ICU 的基本治疗之一,其狭义定义特指应用药物手段以消除患者疼痛,减轻患者焦虑和躁动,催眠并诱导顺行性遗忘。

疼痛和镇痛

疼痛是组织损伤或潜在损伤所引起的不愉快感觉和情感体验,被称为"第五生命体征",与体温、呼吸、脉搏和血压同样重要。疼痛在 ICU 患者中很普遍,包括休息与常规 ICU 治疗的时间,而女性比男性经历更多的疼痛。科学的评估疼痛程度是进行镇痛的基础,是合理、恰当镇痛治疗的保证。

【评估方法】

目前对于疼痛评估最可靠和有效的方法是患者的主诉。最常用的评分方法为数字评分法(numeric rating scale,NRS),见图附录 4-1,此方法在评价老年患者急、慢性疼痛的有效性和可靠性上已获得证实。另外,也可选择语言评分法(verbal rating scale,VRS)、视觉模拟法(visual analogue scale,VAS)。这些评分依赖于患者和医护人员之间的交流能力。面部表情疼痛评分法(faces pain scale,FPS)由面部表情来作为评分标准,程度从不痛到疼痛难忍。患者可选择图像或数字来反映最接近其疼痛的程度,见图附录 4-2。FPS 与 VAS、NRS 有很好的相关性,可重复性也较好。

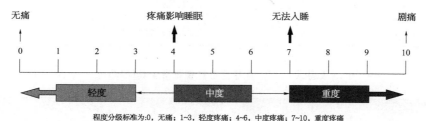

程度分级标准为:0,无痛;1~3,轻度疼痛;4~6,中度疼痛;7~10,重度疼痛

图附录 4-1　数字疼痛评分尺(NRS)

面对于各种危重症、手术或创伤(脑外伤除外)后不能自我表达,但运动功能完好、行为可以观察到的 ICU 患者,疼痛行为列表(behavioral pain scale,BPS)(表附录 4-1)与重症监护疼

痛观察工具(critical-care pain observation tool，CPOT)(表附录4-2)是最适当和可靠的疼痛行为评估标准。

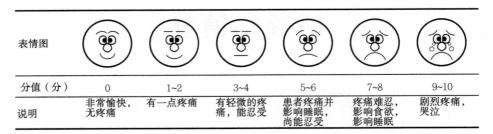

图附录4-2 面部表情疼痛评分法(FPS)

表附录4-1 疼痛行为列表(BPS)

观察指标	分值	描述
面部表情	1	放松
	2	面部部分绷紧(如皱眉)
	3	面部完全绷紧(如眼睑紧闭)
	4	做鬼脸，表情疼痛
上肢	1	无活动
	2	部分弯动(移动身体或很小心地移动身体)
	3	完全弯曲(手指伸展)
	4	肢体处于一种紧张状态
呼吸机的顺应性	1	耐受良好
	2	大多数时候耐受良好,偶有呛咳
	3	人机对抗
	4	没法继续使用呼吸机

表附录4-2 重症监护疼痛观察工具(CPOT)

观察指标	描述		分值
面部表情	观察不到肌肉的紧张	放松、中性的表情	0
	表现出皱眉头、眉毛下垂、眼窝紧缩、轻微的面肌收缩或其他改变(如在伤害性操作过程中出现睁眼或流泪)	表情紧张	1

（续表）

观察指标	描　　　述		分值
	出现上述所有面部运动并有眼睑紧闭(可以表现出张口或紧咬气管插管)	脸部扭曲，表情痛苦	2
身体活动	根本不动(不一定是没有疼痛)或正常体位(运动不指向疼痛位点或不是为了保护的目的而动)或正常体位	没有活动	0
	缓慢、小心地活动，触摸或者摩擦痛处，通过活动获取别人注意	防卫活动	1
	拔管，试图坐起，肢体乱动或翻滚，不听指令，攻击医护人员，试图爬离病床	躁动不安	2
呼吸机的顺应性(插管患者)	无报警，通气顺畅	耐受呼吸机或活动	0
	咳嗽，可触发报警但自动停止报警	咳嗽但耐受	1
	不同步：人机对抗，报警经常被触发	人机对抗	2
发声(拔除气管插管患者)	正常音调交谈或不出声		0
	叹息，呻吟		1
	喊叫，哭泣		2
肌肉紧张度	被动运动时无抵抗	放松	0
	被动运动时有抵抗	紧张、僵硬	1
	强烈抵抗，导致不能完成被动运动	非常紧张或僵硬	2

【治疗】

实施镇痛治疗之前，应尽可能以非药物手段去除或减轻导致疼痛的诱因。对ICU患者进行可能导致疼痛的操作前，建议进行非药物干预或预先使用镇痛剂，以减轻患者疼痛。

（一）非药物治疗

包括音乐疗法和放松技巧等，可能会起到减少阿片类药物用药剂量和增强镇痛的作用，但具体疗效尚需进一步研究证实。

（二）药物治疗

治疗药物主要包括阿片类镇痛药、非阿片类中枢性镇痛药、非甾体抗炎药(NSAID)及局部麻醉药。

1. **阿片类镇痛药**　对于非神经病理性疼痛，静脉应用阿片类药物是一线首选用药。临床上应用的阿片类药物多为相对选择μ受体激动药。阿片类药物的副作用主要是引起呼吸抑制、血压下降和胃肠蠕动减弱，在老年人尤其明显。阿片类药物的药物学特性见表附录4-3。

表附录 4-3　阿片类药物的药物学特性

阿片类药物	起效时间	半衰期	负荷剂量	维持剂量	不良反应
吗啡	5～10 min	3～4 h	2～4 mg	2～30 mg/h	恶心呕吐、眩晕、呼吸抑制、低血压、便秘及成瘾性；累计使用有肝肾损害；促进组织胺释放
芬太尼	1～2 min	2～4 h	0.35～0.5 μg/kg	0.7～10 μg/(kg·h)	与吗啡相似，但较弱
瑞芬太尼	1～3 min	3～10 min	0.5～1.0 μg/kg (iv>1 min)	0.02～0.15 μg/(kg·h)	呛咳、低血压、心动过缓、恶心呕吐、呼吸抑制及肌肉僵直等
舒芬太尼	1～3 min	13 h左右	0.2～0.5 μg/kg	0.2～0.3 μg/(kg·h)	低血压、心动过缓、恶心呕吐、眩晕、尿潴留、呼吸抑制及肌肉僵直等

注：iv,静脉注射。

（1）吗啡：治疗剂量对血容量正常患者的心血管系统一般无明显影响，低血容量患者则容易发生低血压，在肝肾功能不全时其活性代谢产物可造成延时镇静及副作用加重；累计使用可有肝肾损害，促进组胺释放诱发哮喘。

（2）芬太尼：具有强效镇痛效应，对循环的抑制较吗啡轻，较少发生低血压；但由于清除半衰期（$T_{1/2\beta}$）较长，重复用药后可导致明显的蓄积和延时效应；累积使用有肝损害。

（3）瑞芬太尼：是新型的短效 μ 受体激动剂，镇痛作用持续时间为芬太尼的 2 倍；可用于短时间镇痛的患者，多采用持续输注；肾功能不全患者较少发生蓄积作用；超重患者（体重＞130％理想体重）须按理想体重计算用量。

（4）舒芬太尼：镇痛作用强，持续时间为芬太尼的 5～10 倍；剂量个体差异性较大，分布半衰期短，代谢半衰期长，长期使用可能延长机械通气时间。

（5）哌替啶：与单胺氧化酶抑制剂合用可出现严重副作用，所以在 ICU 镇静不推荐使用；持续静脉用药需评估镇静深度，及时调整剂量和速度。

2. 局部麻醉药　目前常用药物为布比卡因和罗哌卡因。局部麻醉药加阿片类药物用于硬膜外镇痛，优点是药物剂量小、镇痛时间长及镇痛效果好，但应注意可能导致延迟性呼吸抑制及发生神经并发症。

3. 其他镇痛药

（1）合成的镇痛药：曲马多属于非阿片类中枢性镇痛药，治疗剂量不抑制呼吸，可用于老年人，主要用于术后轻度和中度的急性疼痛治疗。2018 年《中国成人 ICU 镇痛和镇静治疗指南》指出应用此类药物可以减少阿片类药物的用量及相关不良反应。

（2）NSAID：主要不良反应包括胃肠道出血、血小板抑制后继发出血和肾功能不全。对肝功能衰竭的患者易加重肝损害；在低血容量或低灌注、老年和既往有肾功能不全的患者，易加重肾损害。

焦虑、躁动和镇静

　　焦虑是一种强烈的忧虑、不确定或恐惧状态；躁动是指一种伴有不停动作的易激惹状态，或者说是一种伴随着挣扎动作的极度焦虑状态。理想的镇静水平是既保证患者安静入睡，又容易被唤醒。

【评估方法】

　　应在镇静治疗开始时就明确所需要的镇静水平，定时、系统地进行评估和记录，并随时调整镇静用药以达到并维持所需镇静水平。Richmond 躁动—镇静评分（Richmond agitation-sedation scale，RASS）和 Riker 镇静—躁动评分（sedation-agitation scale，SAS）是 ICU 成人患者镇静质量与深度真实可靠的评估工具。

　　（一）主观评估

　　RASS 是临床上使用最为可靠的躁动镇静评分标准，分为 10 级（表附录 4-4）；SAS 是根据患者 7 项不同的行为对其意识和躁动程度进行评分（表附录 4-5）。

表附录 4-4　Richmond 躁动—镇静评分（RASS）

分值	状　态	临　床　症　状
+4	有攻击性	有暴力行为
+3	非常躁动	试着拔出呼吸管、胃管或静脉点滴
+2	躁动焦虑	身体激烈移动，无法配合呼吸机
+1	不安焦虑	焦虑紧张但身体只有轻微的移动
0	警觉但安静	清醒自然状态
−1	昏昏欲睡	没有完全清醒，但可保持清醒超过 10 秒
−2	轻度镇静	无法维持清醒超过 10 秒
−3	中度镇静	对声音有反应
−4	重度镇静	对身体刺激有反应
−5	昏迷	对声音及身体刺激都无反应

表附录 4-5　Riker 镇静—躁动评分（SAS）

分值	定　义	描　述
7	危险躁动	拉拽气管内插管，试图拔除各种导管，翻越床栏，攻击医护人员，在床上辗转挣扎

（续表）

分值	定　义	描　　　　述
6	非常躁动	需要保护性束缚并反复语言提示劝阻,咬气管插管
5	躁动	焦虑或身体躁动,经言语提示劝阻可安静
4	安静合作	安静,容易唤醒,服从指令
3	镇静	嗜睡,语言刺激或轻轻摇动可唤醒并能服从简单指令,但又迅即入睡
2	非常镇静	对躯体刺激有反应,不能交流及服从指令,有自主运动
1	不能唤醒	对恶性刺激*无或仅有轻微反应,不能交流及服从指令

注：＊指吸痰或用力按压眼眶、胸骨或甲床 5 秒。

（二）客观评估

客观性评估是镇静评估的重要组成部分,应用肌松药物的 ICU 患者可联合使用客观脑功能监测。

【治疗】

镇静治疗是在去除疼痛因素的基础之上,帮助患者克服焦虑、诱导睡眠和遗忘的进一步治疗。

（一）非药物治疗

非药物治疗能降低患者所需镇静药的剂量。主要方法包括：为患者营造舒适、人性化的环境,保持患者体位适宜,尽量降低噪声、灯光刺激,减少灯光对患者睡眠周期的刺激（使用眼罩和耳塞等）,维持病房温度适中,集中治疗护理活动;积极寻找诱因,纠正其紊乱的生理状况,如低氧血症、低血糖、低血压和疼痛等;向患者解释病情及所做治疗的目的和意义,尽可能使患者了解自己的病情,并积极配合参与治疗。

（二）药物治疗

理想的镇静药应具备以下特点：起效快,剂量—效应可预测;半衰期短,无蓄积;对呼吸、循环功能抑制最小;代谢方式不依赖肝、肾功能;抗焦虑与遗忘作用同样可预测;停药后能迅速恢复;价格低廉等。

1. **苯二氮䓬类药物**　是较理想的镇静、催眠药物。通过与中枢神经系统内 GABA 受体的相互作用,产生剂量相关的催眠、抗焦虑和顺行性遗忘作用;本身无镇痛作用,但与阿片类镇痛药有协同作用,可明显减少阿片类药物的用量。ICU 常用的苯二氮䓬类药有咪达唑仑、地西泮以及劳拉西泮等。

不良反应：负荷剂量可引起血压下降,尤其是血流动力学不稳定的患者;反复或长时间使用此类药物可致药物蓄积或诱导耐药的产生;可能引起反常的精神作用。

2. **非苯二氮䓬类药物**　在机械通气的成人 ICU 患者采用非苯二氮䓬类的镇静药物方案（如丙泊酚、右美托咪定）的疗效,效果可能优于苯二氮䓬类药物,并改善临床结局。

谵 妄

谵妄(delirium)是多种原因引起的一过性的意识混乱状态,ICU 患者因骤然的病理生理变化而出现焦虑、意识改变、代谢异常、缺氧、循环不稳定或神经系统病变等原因,可以出现谵妄症状,且长时间置身于陌生而嘈杂的 ICU 环境会加重谵妄的临床症状。谵妄常表现为精神状态突然改变或情绪波动,注意力不集中,思维紊乱和意识状态改变,伴或不伴有躁动状态。临床上伴有躁动的谵妄比较容易识别,不伴有躁动的谵妄往往因不易被察觉而预后较差。

【评估方法】

ICU 患者需常规监测谵妄的发生,其诊断主要依据临床检查及病史。目前推荐使用 ICU 谵妄诊断的意识状态评估法(CAM - ICU)联合重症监护谵妄筛查量表(intensive care delirium screening checklist,ICDSC),详见表附录 4 - 6 和 4 - 7。

表附录 4 - 6　ICU 谵妄诊断的意识状态评估法(CAM - ICU)

临床特征	评价指标	结果
1. 意识状态急性改变或波动	与基线状况相比,患者的意识状态是否发生急性改变 过去 24 小时是否有反常行为,如时有时无或者时而加重时而减轻 过去 24 小时镇静评分(SAS 或 RASS)或昏迷评分(GCS)是否有波动	无(阴性)
2. 注意力障碍	"当我读到数字'8'时,捏一下我的手" 按顺序读下列数字:6 8 5 9 8 3 8 8 4 7 错误:读"8"时没有捏手或读其他数字时做出捏手动作 如果不能完成数字法,改用图片法	0～2 个错误为阴性
3. 意识水平改变	当前 RASS 评分	RASS 不为 0(阳性)
4. 思维混乱	检查其能否正确回答以下问题: ① 石头会浮在水面上吗 ② 海里有鱼吗 ③ 一斤比两斤重吗 ④ 你能用锤子砸烂一颗钉子吗 在整个评估过程中,患者能否跟得上回答问题和执行指令 ① 你是否有一些不太清楚的想法 ② 举这几个手指头(检查者在患者面前举两个手指头) ③ 现在换只手做同样的动作(检查者不用再重复动作)	0～1 个错误(阴性) >1 个错误(阳性谵妄存在)

注:若患者有临床特征 1 和 2,或者临床特征 3,或者临床特征 4,就可诊断为谵妄。SAS,镇静镇痛评分;RASS,Richmond 躁动—镇静评分;GCS,Glasgow 昏迷评分。

表附录 4-7   重症监护谵妄筛查表(ICDSC)

项　　　目	评判标准
1. 意识变化水平(如果为 A 或者 B,该期间暂时终止评价)	
A. 无反应	0分
B. 对于加强和重复的刺激有反应	0分
C. 对于轻度或者中度刺激有反应	1分
D. 正常清醒	0分
E. 对正常刺激产生夸大的反应	1分
2. 注意力不集中	0分或者1分
3. 定向力障碍	0分或者1分
4. 幻觉—幻想性精神病状态	0分或者1分
5. 精神运动性激越或者迟滞	0分或者1分
6. 不恰当的言语和情绪	0分或者1分
7. 睡眠—觉醒周期失调	0分或者1分
8. 症状波动	0分或者1分
	总分(0~8 分)

【治疗】

早期发现和及时治疗谵妄可以促进患者充分地与临床医师沟通交流,从而改善患者预后。镇静镇痛药使用不当可能会加重谵妄症状。

（一）非药物治疗

包括一般性支持治疗及针对潜在病因的治疗。所有出现神志状态改变的急诊患者都要首先考虑谵妄的可能性,并须始终处于医务人员的密切监护之下。治疗措施:保持气道通畅、吸氧、维持正常血容量、营养支持、预防压疮、鼓励患者早期恢复活动及尽早拔除导尿管等,其中实行早期活动可显著减少谵妄的发生率与持续时间,是最重要的非药物治疗措施。

（二）药物治疗

一旦发生谵妄,可以使用不同药物以减轻患者谵妄的严重程度和持续时间。既往国际指南推荐使用氟哌啶醇治疗谵妄,其特点是抗胆碱能和心血管相关的副作用都很少,镇静作用也很小,一般不会引起谵妄症状加重;副作用为锥体外系症状,还可引起剂量相关的 Q-T 间期延长,增加室性心律失常的危险,使用过程中须心电监护。对于与酒精或苯二氮䓬类药物戒断作用无关的谵妄患者,给予持续静脉输注右美托咪定进行镇静,可缩短谵妄的持续时间;苯二氮䓬类药物治疗激惹症状严重的年轻急性谵妄患者,起效迅速且副作用小,老年患者使用则需特别警惕呼吸抑制的副作用。奥氮平和利培酮也是治疗谵妄的常用药物。

附录五
危重患者常用的评分方法

 导学　了解危重患者常用的评分方法。

　　重症患者评分系统可以为临床提供量化、公平的指标,用以评估疾病严重程度和治疗效果。ICU 常用的评分系统主要有非特异性病情严重程度评分、多脏器功能障碍病情评分及特定器官功能障碍评分等。本文主要讨论非特异性病情严重程度评分和多脏器功能障碍病情评分,其他特定器官功能障碍评分在相关的章节分别进行阐述。

一、非特异性病情严重程度评分

(一) APACHE Ⅱ 评分系统

　　1985 年由 Knaus 等提出并改进的急性生理学及慢性健康状况评分系统Ⅱ(APACHE Ⅱ),目前成为临床上 ICU 应用最广泛、最具权威的危重病情评价系统。APACHE Ⅱ 评分系统是由急性生理学评分(A 项,含 12 个小项)、年龄评分(B 项)和慢性健康状况评分(C 项)3 部分组成。APACHE Ⅱ 评分见表附录 5-1。

　　意义:APACHE Ⅱ 评分分值越高,病情则越严重。可用于评估病情,有利于制订治疗方案;选择手术时机;评估预后;评价医疗措施的效果,医疗质量和医疗费用控制的评分;科研或学术交流等。

表附录 5-1　APACHE Ⅱ 评分表

项　目	分　值								
	+4	+3	+2	+1	0	+1	+2	+3	+4
A. 急性生理学指标									
体温(℃)	≥41	39.0~40.9		38.5~38.9	36.0~38.4	34.0~35.9	32.0~33.9	30.0~31.9	≤29.9
MAP (mmHg)	≥160	130~159	110~129		70~109		50~69		≤49
心率(次/分)	≥180	140~179	110~139		70~109		55~69	40~54	≤39
呼吸频率(次/分)	≥50	35~49		25~34	12~24	10~11	6~9		≤5

（续表）

项目	分值								
	+4	+3	+2	+1	0	+1	+2	+3	+4
PaO_2(mmHg)($FiO_2 < 50\%$) 或 $P_{A-a}DO_2$($FiO_2 \geqslant 50\%$)	≥500	350~499	200~349		>70 <200	61~70		55~60	<55
动脉血 pH 或 HCO_3^-(mmol/L)	≥7.7 ≥52.0	7.6~7.69 41.0~51.9		7.5~7.59 32.0~40.9	7.33~7.49 23.0~31.9		7.25~7.32 18.0~21.9	7.15~7.24 15.0~17.9	<7.15 <15.0
血 Na^+(mmol/L)	≥180	160~179	155~159	150~154	130~149		120~129	111~119	≤110
血 K^+(mmol/L)	≥7.0	6.0~6.9		5.5~5.9	3.5~5.4	3.0~3.4	2.5~2.9		<2.5
Scr(mg/L)（急性肾衰竭时分值加倍）	≥3.5	2.0~3.4	1.5~1.9		0.6~1.4		<0.6		
HCT(%)	≥60.0		50.0~59.9	46.0~49.9	30.0~45.9		20.0~29.9		<20.0
血白细胞计数（×10⁹/L）	≥40.0		20.0~39.9	15.0~19.9	3.0~14.9		1.0~2.9		<1.0

GCS 见表附录 5-7	分值=15-GCS

A. 急性生理学评分(APS)=12 项评分总和

B. 年龄评分
≤44 岁,0 分;45~54 岁,2 分;55~64 岁,3 分;65~74 岁,5 分;≥75 岁,6 分

C. 慢性健康评分;器官功能严重不足或免疫低下患者的评分
a. 非手术或急诊手术者,5 分
b. 择期手术者,2 分

APACHE Ⅱ 评分=A+B+C

注：① 数据采集应为患者入 ICU 或抢救开始后 24 小时内最差值。② C 项中"非手术或急诊手术者"应理解为由于患者病情危重而不能接受手术治疗者。③ 器官功能严重不足指：a. 心,心功能Ⅳ级;b. 肺,慢性缺氧,阻塞性或限制性通气障碍,运动耐力差;c. 肾,慢性透析者;d. 肝,肝硬化门静脉高压,有上消化道出血史,肝性脑病,肝功能衰竭史;e. 免疫损害,如接受放疗、化疗、长期或大量激素治疗,有白血病、淋巴瘤或艾滋病等。④ MAP=(收缩压+2×舒张压)/3,若有直接动脉压监测则记录直接动脉压。⑤ 呼吸频率应记录患者的自主呼吸频率。⑥ 如果患者是急性肾损伤(AKI),则血清肌酐一项分值应在原基础上加倍(×2)。

（二）创伤评分

对创伤的严重程度进行评分量化，已成为研究患者院前急救、院内救治和 ICU 监护治疗必不可少的客观指标。目前已建立的评分方案可概括为 3 个类别，即用于现场急救和评判的院前评分法，用于急诊科和病房的院内评分法，以及用于 ICU 患者的 ICU 评分法，本文仅介绍院前评分法，修正的创伤记分（revised trauma score，RTS）、院前指数（prehospital index，PHI）和创伤患者 CRAMS 评分法被认为是目前较好的院前评分方法。

1. RTS　分值范围为 0～12 分，分值越低，伤情越重。RTS≥11 分为轻伤，RTS<11 分为重伤。见表附录 5-2。

表附录 5-2　修正的创伤评分

参数/分值	4	3	2	1	0
意识状态(GCS)	13～15	9～12	6～18	4～5	3
呼吸(次/分)	10～29	>29	6～9	1～5	0
收缩压(mmHg)	>89	76～89	50～75	1～49	0

2. PHI　分值范围为 0～24 分，分值越高，伤情越重。0～3 分为轻伤；4～5 分为中度伤；6 分以上为重伤。见表附录 5-3。

表附录 5-3　院前指数

参数/分值	0	1	2	3	4	5
收缩压(mmHg)	>100	86～100	75～85			0～74
脉搏(次/分)	51～119			≥120		≤50
呼吸(次/分)	正常(14～28)			费力或表浅>30		缓慢<10 或需气管插管
神志	正常			模糊或烦躁		不可理解的言语
胸或腹部穿透伤	无			有		

3. 创伤患者 CRAMS 评分法　包括循环（circulation）、呼吸（respiration）、胸腹压痛（abdomen）、运动（motion）和语言（speech）等 5 种器官功能参数，按照各参数表现评定为 0～2 分共 3 级。CRAMS 分值范围为 0～10 分，分值越低，病情越重。9～10 分为轻伤，7～8 分为重伤，≤6 分为极重伤。见表附录 5-4。

表附录 5-4 创伤患者 CRAMS 评分

指标/分值	2	1	0
循环			
毛细血管充盈	正常	迟缓	无充盈
收缩压(mmHg)	≥100	86~99	≤85
呼吸	正常	异常(浅或费力,>35 次/分)	无自主呼吸
胸腹压痛	无压痛	胸或腹压痛	连枷胸、板状腹或穿透伤
运动	遵嘱动作	只有疼痛刺激有反应	无反应
语言	回答切题	错乱、语无伦次	语言听不懂或无发音

二、多脏器功能障碍病情评分

(一) MODS 评分标准

为了重视器官功能障碍在临床过程中的动态变化,树立早期诊断和干预的理念,可采用计分法定量诊断、动态评价 MODS 病理生理变化和疾病程度。Marshall 于 1995 年提出 Richard 2001 年改良版,其优点是参数少、评分简单,对病死率和预后情况预测准确。缺点是此评分系统只反映 6 个常见器官功能的 1 个指标,不能全面反映其功能状态,没有考虑其他影响预后的因素(表附录 5-5)。

表附录 5-5 Marshall 的 MODS 评分标准

器官及系统	0分	1分	2分	3分	4分
呼吸系统(PaO_2/FiO_2)	≥301	226~300	151~225	76~150	≤75
肾(Scr, μmol/L)	≤100	101~200	201~350	351~500	>500
肝(总胆红素, μmol/L)	≤20	21~60	61~120	121~240	>240
心血管(PAHR)	≤10.0	10.1~15.0	15.1~20.0	20.1~30.0	>30.0
血液(血小板, $\times 10^9$/L)	≥150	100~149	51~99	21~50	≤20
中枢神经系统(GCS)	15	13~14	10~12	7~9	≤6

注:PAHR(压力调整后心率)=心率×[右心房(中心静脉)压/MAP];GCS,如使用镇静剂或肌松剂,除非存在内在的神经障碍证据,否则应做正常计分。

(二) SOFA 评分

SOFA 评分于 1994 年由欧洲重症医学会提出,其评分的主要目的是描述 MODS 的发生、发展,并评估发病率。该评分强调早期动态监测,目前研究表明最高评分和评分的动态变化对评价病情变化更有意义(表附录 5-6)。

表附录 5-6　SOFA 评分

器官系统	检测项目	0 分	1 分	2 分	3 分	4 分	得分
呼吸	PaO_2 / FiO_2 (mmHg) 呼吸支持(是/否)	≥400	300~400	200~300	100~200 是	<100 是	
凝血	血小板($×10^9$/L)	≥150	100~149	50~99	21~49	<21	
肝	胆红素(μmol/L)	<20.5	20.5~ 32.4	34.2~ 100.9	102.6~ 203	>205	
循环	MAP(mmHg)		<70				
	多巴胺[(μg/kg·min)]			≤5	>5	>15	
	肾上腺素[(μg/kg·min)]				≤0.1	>0.1	
	去甲肾上腺素[(μg/kg·min)]				≤0.1	>0.1	
	多巴酚丁胺(是/否)			是			
神经	GCS	15	13~14	10~12	6~9	<6	
肾脏	Scr(μmol/L)	<110	110~170	171~299	300~440	>440	
	24 小时尿量(ml/24 h)	≥500			200~500	<200	

注:每日评估时应采取每日最差值;分数越高,预后越差。

意义:SOFA 评分系统由 6 个器官系统构成,每个器官系统根据功能不全/衰竭程度分别赋予 0~4 分,总分越高说明病情越重。同样,住 ICU 期间 SOFA 平均分值及最高分值可以预测死亡率,入住 ICU 后 48 小时内 SOFA 分值增加也是死亡的重要预测因素。

(三)　昏迷程度评分

1. 格拉斯哥昏迷评分法(Glasgow coma scale,GCS)　是临床上评估患者昏迷程度的方法,主要用于判定急性颅脑损伤轻重、监测病情变化及评估预后等。GCS 包括三方面的内容,即运动能力、语言能力和睁眼能力,昏迷程度以三者分数相加来评估,得分值越高,提示意识状态越好。正常人为 15 分,8 分以下为昏迷,3 分以下为深度昏迷。应选择评判时的最好反应状态计分;注意运动评分时左侧和右侧肢体可能不同,用较高的分数进行评分。见表附录 5-7。

2. 格拉斯哥-匹兹堡昏迷评分法(Glasgow-Pittsburgh coma scale,GCS-P)　是在 GCS 的基础上增加 4 项脑干反射项目(PBSS)而成。GCS-P 评分法对于判断昏迷患者的预后及神经功能恢复更有临床价值。见表附录 5-8。

表附录5-7　格拉斯哥昏迷评分

内容/分值	6	5	4	3	2	1
运动能力(M)	按吩咐运动	对疼痛刺激产生定位反应	对疼痛刺激产生屈曲反应	异常屈曲(去皮质状态)	异常伸展(去脑状态)	无反应
语言(V)		语言正常	语言混乱	只能说出单词(不适当的)	只能发音	无语言
睁眼(E)			自发睁眼	能通过语言吩咐睁眼	通过疼痛刺激睁眼	不能睁眼

注：评分时应注意有无影响评分的因素,如镇静剂、气管插管、气管切开、肢体瘫痪及听力障碍等,如存在以上因素,需另加说明。患者应气管插管或气管切开不能说话时,按患者能否配合指令动作评分;能完全配合指令动作者5分,完全不能配合动作者1分,处于两者中间状态者3分。

表附录5-8　格拉斯哥-匹兹堡昏迷评分

内容/分值	6	5	4	3	2	1
运动能力	按吩咐运动	对疼痛刺激产生定位反应	对疼痛刺激产生屈曲反应	异常屈曲(去皮质状态)	异常伸展(去脑状态)	无反应
语言能力		正常交谈	胡言乱语	只能说出单词(不适当的)	只能发音	不能发音
睁眼能力			自发睁眼	能通过语言吩咐睁眼	通过疼痛刺激睁眼	不能睁眼
瞳孔对光反射		正常	迟钝	两侧反应不同	大小不等	无反应
脑干反射		全部存在	睫毛反射消失	角膜反射消失	头、眼及前庭反射消失	上述脑干反射均消失
抽搐		无抽搐	局限性抽搐	阵发性大发作	连续性大发作	松弛状态
自主呼吸		正常	周期性	中枢过度换气	不规则/低换气	无

参考文献

[1] Singer M, Deutschman CS, Seymour CW, et al. The third international consensus definitions for sepsis and septic shock (sepsis3)[J]. JAMA, 2016, 315(8): 801 - 810.

[2] Panchal AR, Bartos JA, Cabanas JG, et al. Part 3: Adult basic and advanced life support: 2020 American Heart Association guidelines for cardiopulmonary resuscitation and emergency cardiovascular Care[J]. Circulation, 2020, 142(16suppl 2): S366 - S468.

[3] Wyckoff MH, Greif R, Morley PT, et al. 2022 International consensus on cardiopulmonary resuscitation and emergency cardiovascular care science with treatment recommendations: summary from the basic life support; advanced life support; pediatric life support; neonatal life support; education, implementation, and teams; and first aid task forces[J]. Resuscitation, 2022, 181(10): 208 - 288.

[4] Heidenreich PA, Bozkurt B, Aguilar D, et al. 2002 AHA/ACC/HFSA Guideline for the management of heart failure: a report of the American college of cardiology/American heart association joint committee on clinical practice guidelines [J]. Circulation, 2022, 145(18): e876 - 1032.

[5] Erbel R, Aboyans V, Boileau C, et al. 2014 ESC guidelines on the diagnosis and treatment of aortic diseases: Document covering acute and chronic aortic diseases of the thoracic and abdominal aorta of the adult. The task force for the diagnosis and treatment of aortic diseases of the European society of cardiology (ESC) [J]. Eur Heart J, 2014, 35(41): 2873 - 2926.

[6] Neumr RW, Shuster M, Caiiaway CW, et al. 2015 American heart association guidelines update for cardiopulmonary resuscitation and emergency cardiovascular care [J]. Circulation, 2015, 132(18 suppl 2): s315 - s367.

[7] Levy B, Bastien O, Karim B, et al. Experts' recommendations for the management of adult patients with cardiogenic shock[J]. Annals of Intensive Care, 2015, 5(1): 17.

[8] Ranieri VM, Rubenfeld GD, Thompson BT, et al. Acute respiratory distress syndrome: the Berlin Definition[J]. JAMA, 2012, 307(23): 2526 - 2533.

[9] Gans SL, Pols MA, Stoker J, et al. Guideline for the diagnostic pathway in patients with acute abdominal pain[J]. Digest Surg, 2015, 32(1): 23 - 31.

[10] Palevsky PM, Liu KD, Brophy PD, et al. KDOQI US commentary on the 2012 KDIGO clinical practice guideline for acute kidney injury[J]. Am J Kidney Dis, 2013, 61(5): 649 - 672.

[11] Mcintosh SE, Opacic ML, Freer L, et al. Wilderness medical society practice guidelines

for the prevention and treatment of frostbite: 2014 update [J]. Wilderness & Environmental Medicine, 2014, 25(4 Suppl): S43 - 54.

[12] 陈灏珠,林果为.实用内科学[M].14 版.北京:人民卫生出版社,2013.

[13] 葛均波,徐永健.内科学[M].8 版.北京:人民卫生出版社,2013.

[14] 中华医学会.临床诊疗指南(重症医学分册)[M].北京:人民卫生出版社,2009.

[15] 刘大为,王小亭,张宏民,等.重症血流动力学治疗北京共识[J].中华内科杂志,2015,54(3):248 - 271.

[16] 王春耀,杜斌.2014 年欧洲危重病医学会休克及血流动力学监测共识[J].中华急诊医学杂志,2015,24(2):139 - 141.

[17] 于学忠,姚咏明,周荣斌.中国脓毒症/脓毒性休克急诊治疗指南(2018)[J].2018,19(9):567 - 581.

[18] 中国医师协会急诊医师分会.中国急诊感染性休克临床实践指南[J].中华急诊医学杂志,2016,25(2):274 - 287.

[19] 康焰.临床重症医学教程[M].北京:人民卫生出版社,2015.

[20] 刘大为.实用重症医学[M].2 版.北京:人民卫生出版社,2019.

[21] 熊旭东,胡祖鹏.实用危重病急救与进展[M].北京:中国中医药出版社,2014.

[22] 于凯江,管向东,严静.中国重症医学专科资质培训材料[M].北京:人民卫生出版社,2016.

[23] 中国老年医学学会,国家老年疾病临床医学研究中心(解放军总医院),解放军老年医学专业委员会.感染诱发的老年多器官功能障碍综合征诊断与治疗中国指南 2019[J].中华老年多器官疾病杂志,2019,18(11):801 - 838.

[24] 刘清泉,张晓云,孔立,等.高热(脓毒症)中医诊疗专家共识意见[J].中国中医急症,2014,23(11):1961 - 1963.

[25] 侯晓彤,杨峰,童朝晖,等.中国开展成人体外膜肺氧合项目建议书[J].中华危重病急救医学,2014,26(11):769 - 772.

[26] 肖雯,陈芳.J - SSCG 2020 脓毒症合并 DIC 的诊断及治疗解读[J].实用休克杂志(中英文),2022,6(1):44 - 46.

[27] 王力军,柴艳芬.脓毒症并发弥散性血管内凝血诊治急诊专家共识[J].实用检验医师杂志,2017,9(3):129 - 132.

[28] 管向东,司向.休克定义及分型的再思考[J].协和医学杂志,2019,10(5):438 - 441.

[29] 何亚荣,郑玥,周法庭,等.2020 年美国心脏协会心肺复苏和心血管急救指南解读——成人基础/高级生命支持[J].华西医学,2020,35(11):1311 - 1323.

[30] 何庆,黄煜.2020 AHA 心肺复苏指南解读(二)——成人基础和高级生命支持(上)[J].心血管病学进展,2020,41(12):1333 - 1337.

[31] 黄煜,何庆.2020 AHA 心肺复苏指南解读(三)——成人基础和高级生命支持(中)[J].心血管病学进展,2020,41(12):1338 - 1344.

[32] 黄煜,何庆.2020 AHA 心肺复苏指南解读(四)——成人基础和高级生命支持(下)[J].心血管病学进展,2020,41(12):1345 - 1352.

[33] 中华医学会心血管病学分会,中华心血管病杂志编辑委员会.急性 ST 段抬高型心肌梗死

诊断和治疗指南[J].中华心血管病杂志,2015,43(5)：380－393.

[34] 张新超,于学忠,陈凤英,等.急性冠脉综合征急诊快速诊治指南(2019)[J].临床急诊杂志,2019,20(4)：253－262.

[35] 陈凤英,邓颖,李燕,等.急性心力衰竭中国急诊管理指南(2022)[J].临床急诊杂志,2022,23(8)：519－547.

[36] 中国医师协会急诊分会.急性循环衰竭中国急诊临床实践专家共识[J].中华急诊医学杂志,2016,25(2)：143－149.

[37] 葛均波,霍勇,杨杰孚,等.慢性心力衰竭"新四联"药物治疗临床决策路径专家共识[J].中国循环杂志,2022,37(8)：769－781.

[38] 孙英贤,赵连友,田刚,等.高血压急症的问题中国专家共识[J].中华高血压杂志,2022,30(3)：207－218.

[39] 刘宏宇,孟维鑫,孙博,等.急性 StanfordA 型主动脉夹层的治疗策略——2014 年欧洲心脏病学会《主动脉疾病诊断和治疗指南》详细解读[J].中华胸心血管外科杂志,2015,31(6)：321－324.

[40] 中华医学会外科分会血管外科学组.主动脉夹层腔内治疗指南[J].中国实用外科杂志,2008,28(11)：909－912.

[41] 中国医师协会急诊医师分会,中国急性感染联盟.2015 年中国急诊社区获得性肺炎临床实践指南[J].中华急诊医学杂志,2015,24(12)：1324－1344.

[42] 中国医师协会急诊医师分会.中国急诊重症肺炎临床实践专家共识[J].中国急救医学,2016,36(2)：97－107.

[43] 中华医学会呼吸病学分会.中国成人社区获得性肺炎诊断和治疗指南(2016 年版)[J].中华结核和呼吸杂志,2016,39(4)：127.

[44] 孙永昌.重度哮喘的定义、评估和治疗[J].中华结核和呼吸杂志,2014,37(10)：748－752.

[45] 中华医学会呼吸病学分会哮喘学组,中国哮喘联盟.重症哮喘诊断与处理中国专家共识[J].中华结核和呼吸杂志,2017,40(11)：813－829.

[46] 中华医学会呼吸病学会分会哮喘学组.支气管哮喘防治指南(2020 年版)[J].中华结核和呼吸杂志,2020,43(12)：1023－1042.

[47] 慢性阻塞性肺疾病急性加重(AECOPD)诊治专家组.慢性阻塞性肺疾病急性加重(AECOPD)诊治中国专家共识(2017 年更新版)[J].国际呼吸杂志,2017,37(14)：1041－1057.

[48] 中华医学会呼吸病学分会呼吸危重症医学学组.急性呼吸窘迫综合征患者机械通气指南(试行)[J].中华医学杂志,2016,96(6)：404－424.

[49] 中华医学会心血管病学分会肺血管病学组.急性肺栓塞诊断与治疗中国专家共识(2015)[J].中华心血管病杂志,2016,44(3)：197－211.

[50] 中国急诊气道管理协作组.急诊气道管理共识[J].中华急诊医学杂志,2004,3(6)：705－708.

[51] 中华医学会重症医学分会.机械通气临床应用指南(2006)[J].中国危重病急救医学,2007,19(2)：65－72.

[52] 中华医学会呼吸病学分会危重症医学学组.体外膜氧合治疗成人重症呼吸衰竭临床操作

推荐意见[J].中华结核和呼吸杂志,2014,37(8)：572-578.

[53] 中国医师协会体外生命支持专业委员会.成人体外膜氧合循环辅助专家共识[J].中华医学杂志,2018,98(12)：886-894.

[54] 中国医师协会急诊医师分会.急性上消化道出血急诊诊治流程专家共识[J].中国急救医学,2015,35(10)：865-873.

[55] 中华内科杂志社,中华医学杂志社,中华消化杂志社,等.急性非静脉曲张性上消化道出血诊治指南[J].中华消化杂志,2015,35(12)：793-798.

[56] 黄耿文,申鼎成.意大利重症急性胰腺炎共识指南(2015)解读[J].中国普通外科杂志,2016,25(3)：313-317.

[57] 中华医学会外科学分会胰腺外科学组.中国急性胰腺炎诊治指南(2021)[J].浙江实用医学,2021,26(6)：511-519,535.

[58] 中华中医药学会脾胃病分会.急性胰腺炎中医诊疗专家共识意见(2017)[J].中华中医药杂志,2017,32(9)：4085-4088.

[59] 中国中西医结合学会普通外科专业委员会.重症急性胰腺炎中西医结合诊治指南[J].中国中西医结合外科杂志,2014,20(4)：460-464.

[60] 孟庆华,段忠辉.2011美国肝病研究学会急性肝衰竭处理立场声明解读[J].中国医学前沿杂志,2013,5(1)：61-69.

[61] 中华医学会感染病学分会肝衰竭与人工肝学组,中华医学会肝病学分会重型肝病与人工肝学组.肝衰竭诊治指南(2012年版)[J].中华临床感染病杂志,2012,5(6)：321-327.

[62] 贾建平,陈生弟.神经病学[M].7版.北京：人民卫生出版社,2013.

[63] 中华医学会神经病学分会,中华医学会神经病学分会脑血管病学组.中国急性缺血性脑卒中诊治指南2018[J].中华神经科杂志,2018,51(9)：666-682.

[64] 中华预防医学会卒中预防与控制专业委员会介入学组,急性缺血性脑卒中血管内治疗中国专家共识组.急性缺血性脑卒中血管内治疗中国专家共识[J].中华医学杂志,2014,94(27)：2097-2101.

[65] 中华医学会神经病学分会,中华医学会神经病学分会脑血管病学组.中国脑出血诊治指南(2019)[J].中华神经科杂志,2019(12)：994-1001.

[66] 中华医学会神经病学分会,中华医学会神经病学分会脑血管病学组.中国蛛网膜下腔出血诊治指南2015[J].中华神经科杂志,2016,49(3)：182-191.

[67] 中华医学会神经病学分会,中华医学会神经病学分会脑血管病学组,中华医学会神经病学分会神经血管介入协作组.中国蛛网膜下腔出血诊治指南2019[J].中华神经科杂志,2019(12)：1006-1017.

[68] 张柏臾,董建华,周仲英,等.中医内科学[M].上海：上海科学技术出版社,1985.

[69] 中国抗癫痫协会.临床诊疗指南——癫痫病分册[M].北京：人民卫生出版社,2015.

[70] 中华医学会内分泌学分会.中国糖尿病血酮监测专家共识[J].中华内分泌代谢杂志,2014,30(3)：177-183.

[71] 中国2型糖尿病防治指南(2020年版)(上)[J].中国实用内科杂志,2021,41(8)：668-695.

[72] 中国2型糖尿病防治指南(2020年版)(下)[J].中国实用内科杂志,2021,41(9)：757-

784.

［73］杨叔禹.国家糖尿病基层中医防治管理指南（2022）［J］.中医杂志,2022,63（24）:2397 -
2414.

［74］中华医学会内分泌学分会.中国糖尿病患者低血糖管理的专家共识［J］.中华内分泌代谢
杂志,2012,28（8）:619 - 623.

［75］中华医学会内分泌学分会,中国医师协会内分泌代谢科医师分会,中华医学会核医学分
会,等.中国甲状腺功能亢进症和其他原因所致甲状腺毒症诊治指南［J］.中华内分泌代谢
杂志,2022,38（8）:700 - 735.

［76］中华医学会内分泌学分会.成人甲状腺功能减退症诊治指南［J］.中华内分泌代谢杂志,
2017,33（2）:167 - 180.

［77］闫文娟,张炯.急性肾损伤的研究进展［J］.临床与病理杂志,2019,39（7）:1571 - 1575.

［78］王忍,高春林,夏正坤,等.肾功能和疾病规范命名:改善全球肾脏病预后（KDIGO）会议共
识［J］.临床儿科杂志,2022,40（8）:627 - 633.

［79］中华医学会血液学分会血栓与止血学组.弥散性血管内凝血诊断中国专家共识（2017 年
版）［J］.中华血液学杂志,2017,38（5）:361 - 363.

［80］江利冰,蒋守银,张茂,等.严重创伤出血和凝血病处理欧洲指南（第四版）［J］.中华急诊医
学杂志,2016,25（5）:577 - 579.

［81］阮晓岚,李胜,孟详喻,等.弥散性血管内凝血诊疗现状:ISTH/SSC 最新共识解读［J］.中
国循证医学杂志,2015,15（9）:993 - 999.

［82］宋志芳.实用危重病综合救治学［M］.北京:科学技术文献出版社,2007.

［83］刘清泉.中医急诊学［M］.北京:中国中医药出版社,2013.

［84］中国医师协会急诊医师分会,中国毒理学会中毒与救治专业委员会.急性中毒诊断与治疗
中国专家共识［J］.中华急诊医学杂志,2016,25（11）:1361 - 1375.

［85］中国毒理学会中毒及救治专业委员会,中国研究型医院学会心肺复苏学专业委员会.突发
中毒事件应急医学救援中国专家共识 2015［J］.中华危重病急救医学,2015,27（11）:865 -
874.

［86］中国毒理学会中毒与救治专业委员会.化学毒剂与有毒化学品中毒急救处置中国专家共
识 2015［J］.中华危重病急救医学,2015,27（11）:865 - 874.

［87］中国医师协会急诊医师分会.急性有机磷农药中毒诊治临床专家共识（2016）［J］.中国急
救医学,2016,36（12）:1057 - 1065.

［88］高春锦,葛环,赵立明,等.一氧化碳中毒临床治疗指南（一）［J］.中华航海医学与高气压医
学杂志,2012,19（2）:127 - 129.

［89］高春锦,葛环,赵立明,等.一氧化碳中毒临床治疗指南（二）［J］.中华航海医学与高气压医
学杂志,2012,19（5）:315 - 317.

［90］高春锦,葛环,赵立明,等.一氧化碳中毒临床治疗指南（三）［J］.中华航海医学与高气压医
学杂志,2013,20（1）:72 - 74.

［91］高春锦,葛环,赵立明,等.一氧化碳中毒临床治疗指南（四）［J］.中华航海医学与高气压医
学杂志,2013,20（5）:356 - 358.

［92］急性酒精中毒诊治共识专家组.急性酒精中毒诊治共识［J］.中华急诊医学杂志,

2014,23(2)：135-138.

[93] 全军重症医学专业委员会.热射病规范化诊断与治疗专家共识(草案)[J].解放军医学杂志,2015,40(1)：1-7.

[94] 中国心胸血管麻醉学会,急救与复苏分会,中华医学会急诊医学分会,等.淹溺急救专家共识[J].中华急诊医学杂志,2016,25(12)：1230-1236.

[95] 陈孝平,汪建平.外科学[M].8版.北京：人民卫生出版社,2013.

[96] 挤压综合征急性肾损伤诊治协助组.挤压综合征急性肾损伤诊治的专家共识[J].中华医学杂志,2013,93(17)：1297-1300.

[97] 陈志芳,赵斌.2015年急腹症基本临床实践指南解读[J].中国医刊,2017,52(6)：9-13.

[98] 中华医学会外科学分会胆道外科学组.急性胆道系统感染的诊断和治疗指南(2021版)[J].中华外科杂志,2021,59(6)：422-429.

[99] 万学红,卢学峰.诊断学[M].8版.北京：人民卫生出版社,2013.

[100] 中华心血管病杂志编辑委员会,胸痛规范化评估与诊断共识专家组.胸痛规范化评估与诊断中国专家共识[J].中华心血管病杂志,2014,42(8)：627-632.

[101] "胸痛中心"建设中国专家共识组."胸痛中心"建设中国专家共识[J].中国心血管病研究,2011,9(5)：325-334.

[102] 呼吸困难诊断、评估与处理的专家共识组.呼吸困难诊断、评估与处理的专家共识[J].中华内科杂志,2014,53(4)：337-341.

[103] 张静,蔡映云.呼吸困难鉴别诊断的临床思维[J].中国呼吸与危重监护杂志,2004,3(6)：346-347.

[104] 聂鹏,幺天保,张琪,等.平针法盲穿腋静脉与常规锁骨下静脉植入起搏导线2902例回顾性分析[J].中国心脏起搏与心电生理杂志,2023,37(2)：122-124.

[105] 吴再涛,颜伟,许道超,等.新体表标志法腋静脉穿刺技术的准确性验证与改进[J].江苏医药,2020,46(1)：101-103.

[106] 李伦超,单凯,赵雅萍,等.2018年欧洲肠外肠内营养学会重症营养治疗指南(摘译)[J].临床急诊杂志,2018,19(11)：723-728.

[107] 中华医学会重症医学分会.中国成人ICU镇痛和镇静治疗指南[J].中华危重病急救医学,2018,30(6)：497-506.